Schriften des Sigmund-Freud-Instituts

Herausgegeben von
Marianne Leuzinger-Bohleber und Rolf Haubl

Reihe 2
Psychoanalyse im interdisziplinären Dialog

Herausgegeben von
Marianne Leuzinger-Bohleber und Rolf Haubl

Band 17
Marianne Leuzinger-Bohleber / Robert N. Emde /
Rolf Pfeifer (Hg.)
Embodiment – ein innovatives Konzept für
Entwicklungsforschung und Psychoanalyse

Marianne Leuzinger-Bohleber /
Robert N. Emde / Rolf Pfeifer (Hg.)

Embodiment – ein innovatives Konzept für Entwicklungsforschung und Psychoanalyse

Mit 14 Abbildungen und 9 Tabellen

Vandenhoeck & Ruprecht

Bibliografische Informationen der Deutschen Nationalbibliothek

Die Deutsche Nationalbibliothek verzeichnet diese Publikation
in der Deutschen Nationalbibliografie;
detaillierte bibliografische Daten sind im Internet
über ‹http://dnb.d-nb.de› abrufbar.

ISBN 978-3-525-45130-4
ISBN 978-3-647-45130-5 (E-Book)

Umschlagabbildung: kallejipp/photocase.com

© 2013, Vandenhoeck & Ruprecht GmbH & Co. KG, Göttingen /
Vandenhoeck & Ruprecht LLC, Bristol, CT, U.S.A.
www.v-r.de
Satz: SchwabScantechnik, Göttingen
Druck und Bindung: ⊕ Hubert & Co., Göttingen

Gedruckt auf alterungsbeständigem Papier.

Inhalt

III   Embodiment, Trauma und Psychoanalyse

Marianne Leuzinger-Bohleber, Robert N. Emde
und Rolf Pfeifer

Vorbemerkungen

»*Den Körper in der Seele entdecken*«, unter diesem Titel nahm die
Sandler Conference 2013 ein zentrales Thema der europäischen
Philosophie und der Psychoanalyse auf. Wissenschaftshistorisch
und -soziologisch ist interessant, dass sich fast gleichzeitig seit den
1990er Jahren in verschiedensten Disziplinen ein neues Interesse am
Leib-Seele-Problem artikuliert hat: in der Philosophie, der Psychoanalyse, der akademischen Psychologie, der Cognitive Science und
den modernen Neurowissenschaften (vgl. dazu u. a. Fuchs, Sattel u.
Henningsen, 2010). Wie in der Einführung zu diesem Band skizziert
wird, fand zum Beispiel in der Cognitive Science vor etwa zwanzig
Jahren eine Art Revolution statt, die zu einem völlig neuen Verständnis von Kognition und Affekt, von Problemlösen, Erinnern
und Handeln führte: Alle diese Prozesse sind »embodied«, das
heißt immer durch sensomotorische Koordinationen im Hier und
Jetzt einer aktuellen interaktiven Situation bestimmt. Das Embodimentkonzept stellt gewissermaßen die bisherige Diskussion in der
Psychoanalyse zu »*Die Seele im Körper entdecken*« auf den Kopf: Es
geht nicht *nur* um das Entschlüsseln der Körpersprache, des nonverbalen Verhaltens, sondern um die Einsicht, dass der Körper an
allen seelischen Prozessen, an Gefühlen, Gedanken, Erinnerungen,
kausal beteiligt ist. Sensomotorische Koordinationen konstruieren
die psychischen Prozesse im Hier und Jetzt einer aktuellen Interaktion zwischen dem Subjekt und seiner Umwelt. Dies ist eine radikal neue Sichtweise auf das Mind-Body-Problem. Embodiment
ist daher inzwischen zu einem revolutionären Konzept geworden,
das sowohl in der Grundlagenforschung als auch in Anwendungs-
feldern – von den Neurowissenschaften bis zur Mikrobiologie und
Genetik – Eingang gefunden hat. Allerdings wird es, wie in diesem
Band diskutiert wird, oft in einer verflachten Weise rezipiert.

Das Embodimentkonzept wirft auch einen neuen Blick auf die

frühen Entwicklungsprozesse. Daher haben wir uns entschlossen, einige ausgewählte Arbeiten der Joseph Sandler Conference aus dem Jahr 2012: »Forschung zur frühen Elternschaft und Prävention von Entwicklungsstörungen. Interdisziplinäre Herausforderungen und Möglichkeiten« in diesem Band einzuschließen und unter dem Aspekt des Embodiments zu diskutieren. Alle Beiträge der beiden Konferenzen werden beim Karnac Verlag in London in englischer Sprache publiziert (Emde u. Leuzinger-Bohleber, 2013, im Druck; Leuzinger-Bohleber, Pfeifer, Target u. Fonagy, 2014, in Vorbereitung).

Die Joseph Sandler Research Conference, die wichtigste Forschungskonferenz der International Psychoanalytical Association (IPA), fand zum sechsten Mal am ersten Märzwochenende 2013 in Frankfurt a. M. statt. Diese Konferenz wurde als eine produktive Antwort auf den sich verändernden Zeitgeist im Bereich der Wissenschaften, und daher auch der psychoanalytischen Forschung, von Annemarie Sandler und ihrem Mann und mit Unterstützung unter anderem von Arnold Cooper, Robert Wallerstein und Peter Fonagy in London ins Leben gerufen. Sie hat – zusammen mit dem zehn Jahre später von Peter Fonagy gegründeten Research Training Program in London – wesentlich dazu beigetragen, die Psychoanalyse in der heutigen Welt der Wissenschaften und der Öffentlichkeit auf neue Weise zu verankern.

Joseph Sandler war Präsident der International Psychoanalytical Association, Freud Memorial Professor am University College London (UCL) und an der Hebrew University Jerusalem. Er war von 1986 bis 1990 Gastwissenschaftler am Sigmund-Freud-Institut. Es war ihm ein Anliegen, Brücken zu bauen zwischen Klinikern, die vorwiegend in ihrer Privatpraxis arbeiten, und psychoanalytischen Forschern verschiedenster Ausprägung, die in Institutionen tätig sind. Joseph Sandler und seine Kollegen haben mit ihrem Engagement für psychoanalytische Forschung die Psychoanalyse einerseits in die Welt der heutigen Wissenschaften gestellt, andererseits auch die spezifische Tradition der Psychoanalyse als Wissenschaft des Unbewussten aufgenommen, die Freud eigentlich immer schon durch Offenheit und Neugier gekennzeichnet hat, eine Haltung, die in der institutionalisierten Psychoanalyse immer wieder neu belebt werden muss: »Sie wissen, wir waren nie stolz auf die Vollständigkeit und Abgeschlossenheit unseres Wissens und Könnens; wir sind, wie früher, so auch jetzt, immer bereit, die Unvollkommenheit unserer Erkenntnisse zuzugeben, Neues dazuzulernen und an unserem Vorgehen abzuändern, was sich durch Besseres ersetzen lässt« (Freud, 1919, S. 183).

Das Sigmund-Freud-Institut (SFI) hat sich in den letzten zehn Jahren immer intensiver in interdisziplinären Forschungskontexten verortet: die Abteilung von Rolf Haubl im Bereich der psychoanalytischen Sozial- und Kulturtheorie sowie im Netzwerk der Gesellschaft für Supervisionsforschung und Coaching. Durch unseren Leiter des medizinischen Schwerpunkts, Heinz Weiss, Chefarzt im Robert-Bosch-Krankenhaus in Stuttgart, sind viele medizinische und psychoanalytisch-klinische Kooperationen dazugekommen, was auch der großen, multizentrischen Therapiewirksamkeitsstudie von verhaltenstherapeutischen verglichen mit psychoanalytischen Langzeittherapien von chronisch Depressiven (der sogenannten LAC-Studie), die wir vor Ort in enger Kooperation mit den psychoanalytischen Instituten durchführen, zugutekommt. Die klinische und Grundlagenabteilung ist, auch dank der Funktion von M. Leuzinger-Bohleber als Vice Chair der International Research Boards der IPA, intensiv mit psychoanalytischen Forschern weltweit vernetzt. Wir freuen uns, dass die neue Administration der IPA, wie das Board der IPA in seiner Sitzung in New York im Januar 2013 zum Ausdruck brachte, auch weiterhin die psychoanalytische Forschung unterstützen wird.

Für das Sigmund-Freud-Institut besonders wichtig ist die Mitarbeit im IDeA-Zentrum der Landes-Offensive für Wirtschaftliche und Wissenschaftliche Exzellenz (LOEWE), das auch die beiden letzten Joseph-Sandler-Research-Konferenzen mitorganisierte. Es ist eine einmalige Chance und Herausforderung, dass das SFI – in enger Kooperation mit dem Institut für analytische Kinder- und Jugendlichenpsychotherapie (dem Anna-Freud-Institut) – mit fünf Frühprojekten in diesem interdisziplinären Forschungszentrum mit inzwischen mehr als 100 Wissenschaftlerinnen und Wissenschaftlern engagiert ist. Das Zentrum wird in diesem Band im Beitrag von Hasselhorn, Hartmann, Reuße und Gold ausführlich vorgestellt.

Der zweite Herausgeber ist einer der international führenden Experten der Entwicklungsforschung, Robert N. Emde, aus Denver. Er war federführend an dem wohl größten Präventionsprojekt, »Early Head Start«, beteiligt, in dem die US-Regierung über 30.000 Familien mit sozialen Risiken förderte. Robert N. Emde ist zudem eines der jahrelangen Staffmitglieder des Research Training Program der IPA und unterstützt in diesem Rahmen, aber auch in vielen anderen internationalen Netzwerken, die junge Generation psychoanalytischer Forscher. Er ist der offizielle Berater des Frühpräventionsprojekts ERSTE SCHRITTE, das Familien mit Migrationshintergrund in den ersten drei Lebensjahren ihrer Kinder unterstützt (vgl. dazu Lebiger-Vogel et al. in diesem Band).

Der dritte Herausgeber, Rolf Pfeifer, ist der Gründer und Direktor des Artifical Intelligence Laboratory des Department of Informatics an der Universität Zürich und hat wesentlich zu der sogenannten »Embodied Revolution« in der Cognitive Science beigetragen. Rolf Pfeifer und Marianne Leuzinger-Bohleber publizierten seit fast drei Jahrzehnten viele gemeinsame Arbeiten und zeigten darin unter anderem die klinische Relevanz des Embodimentkonzepts auf.

Unser Dank gilt auch allen Autorinnen und Autoren dieses Bandes, die mit großem Enthusiasmus, einer hohen Expertise und einem beeindruckenden Engagement die Einsichten zur Funktionsweise der menschlichen Seele, zu ihrer Entwicklung und ihren Störungen sowie zu Möglichkeiten der Prävention und der Therapie erweitern. Auch den Kolleginnen und Kollegen vom SFI, dem Anna-Freud-Institut und dem IDeA-Zentrum gilt unser besonderer Dank. Ohne sie und ihr transdisziplinäres und transgenerationelles Engagement und die unkonventionelle Zusammenarbeit wären weder unsere laufenden Projekte noch unsere Publikationen dazu möglich. Schließlich danken wir allen Übersetzern der Texte aus dem Englischen, allen voran Elisabeth Vorspohl, aber auch Ulrich Baumann, Lorena Hartmann, Lisa Kamper, Lisa Kallenbach, Robert Müller, Verena Neubert, Constanze Rickmeyer, Phillipp Schmidt, Yasaman Soltani und Rebecca Tovar. Die Organisation der Sandler-Konferenzen konfrontiert das SFI immer wieder mit unseren Grenzen. Daher danken wir besonders Gabriele Beumer, Renate Stebahne, Axel Scharfenberg, Herbert Bareuther, Sascha Eggers, Elke Weyrach und Marion Ebert-Saleh sowie meinen Mitarbeiterinnen und Mitarbeitern Tamara Fischmann, Ulrich Bahrke, Alexa Negele, Lothar Bayer, Kurt Grünberg, Katrin Luise Laezer, Nicole

Pfenning-Meerkötter, Judith Lebiger-Vogel, Verena Neubert, Lorena Hartmann, Lisa Kallenbach, Mona Hauser, Constanze Rickmeyer, Anne Busse, Korinna Fritzemeyer und Margerete Schött für ihre Unterstützung der Tagungen und der dort präsentierten Forschungsbeiträge des SFI. Schließlich wäre die Produktion dieses Bandes ohne die sorgfältige und kompetente editorische Arbeit von Ute Ochtendung nicht möglich gewesen.

Ihnen allen gilt unser Dank in der Hoffnung, dass dieses Buch auf Interesse bei meinen psychoanalytischen und nichtpsychoanalytischen Kolleginnen und Kollegen stößt und unser Engagement intensiviert, prägende, traumatische »embodied« Erfahrungen durch Frühprävention oder Psychotherapien von »children at risk« zu lindern.

Literatur

Emde, R. N., Leuzinger-Bohleber, M. (Eds.) (2013, im Druck). Early parenting research and prevention of disorder: psychoanalytic research at interdisciplinary frontiers. London: Karnac.

Freud, S. (1919). Wege der psychoanalytischen Therapie. Gesammelte Werke XII (S. 183–194). Frankfurt a. M.

Fuchs, Th., Sattel, H. C., Henningsen, P. (Eds.) (2010). The embodied self: dimensions, coherence and disorders. Stuttgart: Schattauer.

Leuzinger-Bohleber, M., Pfeifer, R., Target, M., Fonagy, P. (Eds.) (2014, in Vorbereitung). Embodiment – a revolutionary concept? Implications for psychoanalysis. London: Karnac.

Marianne Leuzinger-Bohleber und Rolf Pfeifer

Embodiment: Den Körper in der Seele entdecken – Ein altes Problem und ein revolutionäres Konzept

Thematische Einführung und Überblick über die Beiträge dieses Bandes

»Viele Jahre lang hatte von Comprèse, außer dem, was der Schauplatz und das Drama meines Zubettgehens war, nichts für mich existiert, als meine Mutter an einem Wintertag, an dem ich durchfroren nach Hause kam, mir vorschlug, ich solle entgegen meiner Gewohnheit eine Tasse Tee zu mir nehmen [...] Gleich darauf führte ich, bedrückt durch den trüben Tag und die Aussicht auf den traurigen folgenden, einen Löffel Tee mit dem aufgeweichten kleinen Stücke Madeleine darin an die Lippen. In der Sekunde nun, als dieser mit dem Kuchengeschmack gemischte Schluck Tee meinen Gaumen berührte, zuckte ich zusammen und war wie gebannt durch etwas Ungewöhnliches, das sich in mir vollzog. Ein unerhörtes Glücksgefühl, das ganz für sich allein bestand und dessen Grund mir unbekannt blieb, hatte mich durchströmt. Mit einem Schlage waren mir die Wechselfelder des Lebens gleichgültig, seine Katastrophen zu harmlosen Mißgeschicken geworden. Gleichzeitig aber fühlte ich mich von einer köstlichen Substanz erfüllt oder diese Substanz war vielmehr nicht in mir, sondern ich war sie selbst. [...] Woher strömte diese mächtige Freude mir zu? Ich fühlte, daß sie mit dem Geschmack des Tees und des Kuchens in Verbindung stand, aber darüber hinausging und von ganz anderer Wesensart war. Woher kam sie mir? Was bedeutete sie? Wo konnte ich sie fassen? Ich trinke einen zweiten Schluck und finde nichts anderes darin als im ersten. Dann einen dritten, der mir sogar etwas weniger davon schenkt, als der vorige. Ich muß aufhören, denn die geheime Kraft des Trankes scheint nachzulassen. Es ist ganz offenbar, daß die Wahrheit, die ich suche, nicht in ihm ist, sondern in mir. Er hat sie dort geweckt, aber er kennt sie nicht und kann nur auf unbestimmte Zeit und mit schon schwindender Stärke seine Aussage wiederholen, die ich gleichwohl nicht zu deuten weiß. Sicherlich muß das, was in meinem Inneren in Bewegung geraten ist, das Bild, die visuelle Erinnerung sein, die zu diesem Geschmack gehört und die nun versucht mit jenem bis zu mir zu gelangen. Aber sie müht sich in so großer Ferne und nur allzu schwach erkennbar. Wird sie bis an die Oberfläche meines Bewußtseins gelangen? Diese Erinnerung, jener Augenblick von einst, der von so weit hergekommen ist, um alles in mir zu wecken, in Bewegung zu bringen und wieder heraufzuführen. Ich weiß es nicht. Jetzt fühl ich nichts mehr. Es ist zum Stillstand gekommen – vielleicht in die Tiefe geglitten. Wer weiß, ob es je wieder aus dem Dunklen emporsteigen wird. Zehnmal muß ich es wieder versuchen, mich zu ihm hinunterzubeugen und jedesmal rät mir die Trägheit, die uns von jeder schwierigen Aufgabe fernhalten will, das Ganze auf sich beruhen zu lassen, meinen Tee zu trinken im ausschließlichen Gedanken an meine Kümmernisse von heute und meine Wünsche für morgen, die ich unaufhörlich und mühelos in mir bewegen kann *und dann – mit einem Male – war die Erinnerung da.* Der Geschmack war der jener Madeleine, die mir am Sonntagmorgen in Comprèse, sobald ich ihr guten Morgen sagte, mir meine Tante Leonie anbot, nachdem sie sie in ihren schwarzen oder Lindenblütentee getaucht hatte« (Marcel Proust, Auf der Suche nach der verlorenen Zeit, 1913/1978, S. 63 ff.; Hervorhebung M. L.-B.)

Eindrücklicher und präziser als Marcel Proust kann man »embodied memories« nicht beschreiben: Das Ringen um eine Entschlüsselung von unerwarteten und daher vorerst einmal nicht verständlichen Körperempfindungen in einer spezifischen, aktuellen Interaktionssituation: Im Körper werden – durch analoge sensomotorische Koordinationen – blitzschnell, und vorerst meist unbewusst, Erinnerungen an eine frühere Situation mit analogen Körperempfindungen konstruiert: »In der Sekunde nun, als dieser mit dem Kuchengeschmack gemischte Schluck Tee meinen Gaumen berührte, zuckte ich zusammen und war wie gebannt durch etwas Ungewöhnliches, das sich in mir vollzog. Ein unerhörtes Glücksgefühl, das ganz für sich allein bestand und dessen Grund mir unbekannt blieb, hatte mich durchströmt […]« Die Erinnerung ist sogleich da, doch muss sie, wie Proust dies schildert, erst sukzessiv in Bilder und Sprache gefasst werden »und dann – mit einem Male – war die Erinnerung da« (Proust, 1913/1978, S. 63 ff.).

In der Psychoanalyse, aber auch in der Cognitive Science dauerte es trotz Marcel Proust und anderen Dichtern, die Erinnerungen ähnlich luzide beschrieben haben, bis zum Ende des 20. Jahrhunderts, bis diese relevanten Prozesse endlich als *embodied memories* konzeptualisiert wurden. Im Repräsentanzenmodell der Psychoanalyse und in der Computermetapher der »klassischen Cognitive Science« wurden Gedächtnis und Erinnerung lange Zeit als Prozesse verstanden, in dem (statisch) gespeichertes Wissen aus dem Langzeitgedächtnis ins Kurzzeitgedächtnis transformiert und in einer aktuellen Problemlösungssituation *abgerufen wird*. Bis heute finden wir ein analoges Denken in manchen Lehrbüchern der Klinischen Psychologie. Der berühmte Vergleich von Aristoteles, der das Gedächtnis mit einer Wachstafel verglich, in die sich die Erfahrungen einritzen, scheint fortzuleben. Auch in den populären Sprachgebrauch ist diese (falsche) Vorstellung von Gedächtnis eingegangen: »Wir rufen gespeichertes Wissen ab« oder »Wir suchen im Gedächtnis nach einem vergessenen Namen« (wie nach einem Gegenstand in einer Garderobe). Roediger (1980) hat belegt, dass 75 % der 32 Metaphern, die er in der Literatur zum Gedächtnis gefunden hat, Varianten dieser »store-house-Metapher« sind. Daran hat sich bis heute kaum etwas verändert.

Wie in Teil I dieses Bandes diskutiert wird, waren es vor allem grundlagenwissenschaftliche Erkenntnisse, die sowohl in der Psychoanalyse als auch in der Cognitive Science zu einem revolutionären Umdenken im Verstehen von Erinnern, Problemlösen, von Affekt und Kognition, ja sogar von Träumen, Übertragung/Gegenübertragung und therapeutischer Veränderung geführt haben.

Embodiment: ein revolutionäres Konzept zum grundlagenwissenschaftlichen Verständnis von Gedächtnis, Erinnern, Problemlösen und Lernen, Affekt, Kognition und Handeln

Im I. Teil des Bandes werden die radikalen Veränderungen von Modellen in der sogenannten »Embodied Cognitive Science« skizziert, die dadurch ausgelöst wurden, dass die Forscher in dieser interdisziplinären Disziplin ihre Modelle nicht mehr wie bisher mit Computersimulationen testeten, sondern mit »mobilen Systemen« (Robotern). Dem bekannten Prinzip »learning by doing« von John

Dewey folgend, werden in dieser Grundlagenwissenschaft Theorien empirisch getestet. Das neuronale Netzwerk von Robotern wird nach den theoretischen Vorstellungen der Forschergruppe konstruiert. Anschließend wird beobachtet, ob sich das mobile System auch wirklich so verhält, wie es die Theorien voraussagen (»learning by doing«), und es werden entsprechende Modifikationen in den Modellvorstellungen vorgenommen. Im Gegensatz zu Forschungen an Menschen hat dieses Vorgehen den enormen methodischen Vorteil, dass die Forscher dem Roboter so quasi in den Kopf schauen und die Veränderung der neuronalen Netzwerke durch das Handeln und Interagieren direkt verfolgen können. Diese Form der Empirie ist wenig bekannt und hat zu vielen Missverständnissen geführt (vgl. Leuzinger-Bohleber u. Pfeifer in diesem Band).

Bezogen auf unsere Problemstellungen hier, zeigte sich, dass Gedächtnismodelle, die analog zu einem Speichermodell eines Computers, der »store-house-metaphor«, konzeptualisiert werden, schlichtweg versagen, falls sie zu kreativen Problemlösungsprozessen in ständig sich verändernden Umgebungen bei mobilen Systemen (d. h. den konstruierten Netzwerken der Roboter) führen sollen: Sich bewegende Systeme können nicht lernen, das heißt, sie können Erinnerungen an frühere Situationen und Problemlösungen nicht kreativ nutzen, falls in ihrem »Gedächtnis« ausschließlich statisches Wissen gespeichert ist. Früher gewonnene Erkenntnisse können nicht auf neue Situationen übertragen und dort angewandt werden, weil neue Situationen nie ganz identisch wie die früheren sein werden, wie im Beitrag von *Marianne Leuzinger-Bohleber und Rolf Pfeifer* ausgeführt wird. Daher mussten in der »klassischen Cognitive Science« Gedächtnis, Problemlösen, Lernen, aber auch die Entstehung von Metaphern und Konzepten völlig neu gedacht werden. Viele Autoren sprechen daher von der »Revolution of Embodiment«, die in den 1990er Jahren zu einem radikalen Umdenken menschlicher Intelligenz führte. Es ist nicht zufällig, dass die Grundlagenforscher in der »Embodied Cognitive Science« vermehrt Anleihen bei den sogenannten »life sciences« machen, vor allem bei der Biologie, der Genetik, der empirischen Entwicklungsforschung und den modernen Neurowissenschaften (vgl. Leuzinger-Bohleber u. Pfeifer in diese Band). Gerald Edelmann (1987) mit seinem Buch »Neural Darwinism«, António Damásio (1994) mit »Descartes'

Irrtum« und Lakoff und Johnson (1999) »Philosophy in the Flesh. The Embodied Mind and Its Challenge to Western Thought« sind wohl einige der bekanntesten Beispiele, die zeigen, dass der Descart'sche Dualismus zwischen Geist und Körper zugunsten einer radikal neuen Sichtweise eines »Embodiments« der Seele im Körper revidiert werden muss.

»There exists no Kantian radically autonomous person, with absolute freedom and a transcendent reason that correctely dictates what is and isn't moral. Reason, arising from the body, doesn't transcend the body. What universal aspects of reason there are arise from communalities of our bodies and brain and the environments we inhabit. The existence of these universals does not imply that reason transcendent the body. Moreover, since conceptual systems vary significantly, reason is not entirely universal. […] Since reason is shaped by the body, it is not radically free, because the possible human conceptual systems and the possible forms of reason are limited« (Lakoff u. Johnson, 1999, S. 5).

Vittorio Gallese, einer der Entdecker der Spiegelneuronen, fasst in seinem Beitrag in diesem Band einige faszinierende Ergebnisse der neueren Hirnforschung zusammen, die ebenfalls eine revolutionär neue Konzeptualisierung von psychischen Prozessen nahelegen. Wie das Konzept des »Embodiments« postuliert, betont auch er die kontinuierliche Konstruktion von seelischen Zuständen in aktuellen Interaktionssituationen, eine Position, die den »intersubjective turn« in der Psychoanalyse interdisziplinär abstützt (vgl. dazu auch Gallese, 2009; Knox, 2009; Fuchs, Sattel u. Henningsen, 2010).

In der psychoanalytischen Fachliteratur finden sich inzwischen verschiedene Arbeiten, die das Konzept des Embodiments aufnehmen, allerdings oft nicht in der radikalen Weise, wie wir dies in diesem Band postulieren. Sletvold (2011) verwendet in seinem historischen Abriss eine sehr weite Definition von Embodiment im Sinne von »Arbeit mit dem Körper in psychoanalytischen Therapien«, eine Tradition, die unter anderem auf Wilhelm Reichs Körpertherapie zurückgeht. Er entwickelt, darauf basierend, sogar praktische Richtlinien für eine Arbeit des Analytikers mit »unconscious embodied expressions« (Sletvold, 2012; vgl. dazu auch Bloom, 2006). Frie (2008) weist in seinem Artikel »Fundamentally Embodied: The Experience of Psychological Agency« ebenfalls auf die

Arbeiten von Lakoff und Johnson (1999) und Damasio (1994/1997) hin, nutzt aber das Konzept des Embodiments nicht im Sinne einer neuen theoretischen Erklärung bestimmter klinischer Phänomene, sondern ganz allgemein als Beleg komplexer Reflexionsprozessse, »informed by personal history and fundamentally embedded in biological and sociocultural contexts« (S. 374) (vgl. dazu auch Langan, 2007; Mizen, 2009). Vivona (2009) plädiert in einer ähnlich globalen Weise für eine »embodied language« als Ausdruck einer modernen Integration von Neurowissenschaften und Psychoanalyse.

Hannabach (2007) verweist auf Embodiment, um auf die Relevanz der körperlichen Dimension in der Diskussion von genderspezifischen Erfahrungen der Sexualität hinzuweisen (S. 253) (vgl. dazu auch Marshall, 2009; Green, 2010). Knoblauch (2007) postuliert in ähnlicher Weise, wie wir dies im letzten Teil dieses Bandes formulieren, dass der Analytiker Beobachtungen der »body-based counter-transference experience« nutzen kann, um klinische Phänomene wie das Enactment differenziert zu verstehen (vgl. dazu auch Shapiro, 2009). Stone (2006), aus einer jungianischen Tradition kommend, verwendet das Embodimentkonzept eher metaphorisch zur Beschreibung von körperlich wahrgenommenen Resonanzprozessen zwischen Analytiker und Analysand (vgl. auch Corrigall, Payne u. Wilkinson, 2006).

Interessant ist die konzeptuelle Integration von »embodied simulation« und Studien zu den Spiegelneuronen, die Gaensbauer vorlegt, um das Re-enactment frühester Traumatisierungen zu erklären. Mit drei eindrücklichen Fallbeispielen illustriert er, dass auch sehr kleine Kinder (der zweieinhalbjährige Kevin, die vier Monate alte Jennie und die dreieinhalb Jahre alte Margaret) erlittene oder beobachtete Traumatisierungen, wie zum Beispiel den Tod des Vaters, der in einem Kampf niedergestochen wurde (Kevin), in ihren Spielen präzise wiederholen. Er erklärt diese »embodied Erinnerungen« durch die Funktionsweise der Spiegelneuronen und »embodied simulation«. Er verweist auf ähnliche Erklärungsversuche wie die »deferred imitation« (Gaensbauer, 2002, 2011), verschiedene Formen des impliziten, prozeduralen Gedächtnisses (Siegel, 1995) oder der »behavioral memory« (Terr, 1988). Allerdings verwendet auch Gaensbauer eine spezifische und gleichzeitig breite Definition von Embodiment als körperlich verankerte Emotionen in menschlichen Interaktionen:

»The concept of ›embodiment‹ referring to the bodily states that arise during the perception of an emotional stimulus, has a long distinguished history in psychology having been articulated most notably by William James (1890), among others. Over the past several decades, emotion researchers have provided strong evidence that people ›embody‹ the emotional behavior of others – that is, experience a set of bodily sensations and emotional states that correspond to those being expressed by a person they are observing« (Gaensbauer, 2011, S. 94).

Im Gegensatz zu diesen Autoren plädieren wir in diesem Band für eine enge Definition des Embodiments, die über eine allgemeine Betonung der »Körperlichkeit seelischer Prozesse« hinausgeht.

Embodiment: ein revolutionärer, neuer Blick auf frühe Entwicklungsprozesse, frühe Elternschaft (»early parenting«) und Möglichkeiten der Frühprävention (mit kurzer Übersicht über die Beiträge dieses Bandes)

So wirft ein eng definiertes Konzept des Embodiments ein neues Licht auf Entwicklungsprozesse beziehungsweise die determinierende Wirkung von frühen und frühesten Interaktionserfahrungen. Wie auch epigenetische Studien zeigen, »triggern« diese frühen Beziehungserfahrungen die genetische Anlage des Säuglings in spezifischer Weise (vgl. dazu u. a. Hill, 2009; Suomi, 2011; Leuzinger-Bohleber, im Druck) und erhalten sich im Sinne des Embodiments im Körper. Dadurch bestimmen sie späteres Denken, Fühlen und Handeln grundlegend. Sie bilden die Basis der weiteren psychischen und somatischen Entwicklung, und zwar nicht nur, wie dies bisher oft verstanden wurde, als »nonverbales Kommunikationsverhalten«, sondern als basal *konstitutive* Elemente psychischer Prozesse ganz allgemein. Embodiment heißt daher nie einfach nur »nonverbal« oder »körperlich ausgedrückt«, sondern bedeutet, dass im Hier und Jetzt einer neuen Interaktionssituation durch sensomotorische Koordinationen die Analogien zu früheren Situationen (nicht kognitiv, sondern im Körper) erkannt und Erinnerungen jedes Mal neu konstituiert und dadurch die Interpretation einer aktuellen

Problemlösungssituation determinieren werden. Diese Prozesse spielen sich nicht nur im Gehirn, sondern vor allem im Körper, in den Sinneswahrnehmungen, ab, die in komplexer, unbewusster Weise zusammenspielen und Denken, Handeln und Fühlen determinieren. Dabei folgen sie den Koordinationen, wie sie sich in früheren Interaktionssituationen abgespielt haben. Embodiment ist daher eine Perspektive, die immer den Entwicklungsaspekt berücksichtigt. Dies ist ein Grund, warum das Embodiment für die Psychoanalyse derart fruchtbar ist: Die Psychoanalyse hat immer schon postuliert, dass psychische Realitäten das Produkt komplexer, körperlich-seelischer und immer auch konflikthafter Erfahrungen sind, die sich im Unbewussten erhalten haben und aktuelles Denken, Fühlen und Handeln in neuen Interaktionssituationen unbewusst determinieren. Embodiment ist ein Konzept, das in neuer, innovativer Weise psychoanalytische Erkenntnisse präzise erklären kann. In eindrucksvoller Weise illustriert Agneta Sandell in ihrem zusammenfassenden Bericht einer Psychoanalyse mit einem 22-monatigen Kind, wie sie die »embodied memories« dieses kleinen Mädchens und die darin enthaltenen ungelösten inneren Konflikte entschlüsselt und welche Wirkung die Verbalisierung dieser Konflikte auf das Verhalten und psychische Gesundheit des Kindes ausübt (vgl. dazu ihre Falldarstellungen in Teil III dieses Bandes).

Exemplarisch weisen die originellen Studien des finnischen Psychoanalytikers, Neurologen und Psychiaters *Johannes Lehtonen* auf diese Zusammenhänge hin. Er zeigt, wie das Stillen in eindrucksvoller Weise sowohl von genetischen Faktoren als auch von der Beziehungserfahrung mit der stillenden Mutter geprägt ist und buchstäblich grundlegende Befriedigungsmuster im Körper konstituiert, die, wie die Psychoanalyse immer schon aufgrund ihrer klinischen Beobachtungen postulierte, zu archaischen Sehnsüchten nach dem Wiedererleben von paradiesischen Glückszuständen in der Vereinigung mit einem Liebesobjekt werden und damit wohl zu den wichtigsten Motivationsquellen von uns Menschen. Zu einer ähnlichen Schlussfolgerung kamen die experimentellen Schlaf-Traumforscher und Psychoanalytiker Steven Ellman und Lissa Weinstein (Ellman u. Weinstein, 2012; Weinstein u. Ellman, 2012). Sie zeigten in vielen Experimenten, dass Säuglinge, je nach Temperament, mit unterschiedlichen Schlaf-Wach-Rhythmen geboren werden (vgl.

dazu auch Greenberg et al., 1990). Ellmans Forschergruppe diskutierte, welche Folgen eine adäquate bzw. inadäquate Interpretation
des individuellen Schlaf-Wach-Rhythmus sowie des Temperaments
des Babys durch seine primären Objekte hat. Ein temperamentvolles
Baby steht in Gefahr einer Überstimulation (bis hin zu der Un-
fähigkeit zu schlafen) und wird durch ein überstimulierendes Primärobjekt in einen unerträglichen psychophysiologischen Zustand
versetzt. Es braucht ein einfühlsames Primärobjekt, das versteht,
Überstimulationen zu vermeiden. Im Gegensatz dazu erfordern
Babys mit einem eher »trägen Temperament« eine adäquate Stimulation, um einen lustvollen inneren Zustand zu erleben, der zu einer
genügend guten Aktivierung in den Wachperioden führt, die einen
anschließenden Schlaf im Sinne einer Erholung erst ermöglichen.

Ellman (2010) diskutierte ausführlich die nachhaltigen Folgen
von Fehlinterpretationen des idiosynkratischen, weitgehend genetisch bestimmten Verhaltens des Babys durch seine Primärobjekte.
Eine »genügend gute« Interpretation des idiosynkratischen neurobiologischen (Schlaf-Wach-)Rhythmus durch ein einfühlsames Primärobjekt wird dem Säugling ermöglichen, sich zu einem »Winnicott'schen Baby« zu entwickeln (vgl. dazu auch Weinstein u. Ellman,
2012). Eine häufige Missinterpretation der individuellen Rhythmen
und Bedürfnisse durch das Primärobjekt führt zu einem Scheitern
der frühen Affektregulation. Das Baby ist extremen Stresserfahrungen und negativen Affekten wie Schmerz, Wut, Verzweiflung
und Ohnmacht ausgesetzt. Es wird sich zu einem »kleinianischen
Baby« entwickeln, erfüllt von archaisch destruktiven Fantasien und
Impulsen gegenüber dem Primärobjekt und dem auftauchenden
Selbst. In eindrucksvoller Weise waren solche Prozesse in vivo in
Videoaufnahmen von Interaktionen schwer traumatisierter Mütter
mit ihren Kindern in einer Studie von Schechter (2012) zu beobachten, die ebenfalls in diesem Band zusammengefasst wird: Eine
Teenagermutter ließ ihr Baby – scheinbar aus unerfindlichen Gründen – in einem Zimmer vor laufender Videokamera allein. Der etwa
elf Monate alte Junge reagierte mit Panik und Verzweiflung, suchte
nach der Mutter, schlug heftig an die Türe und verletzte sich dabei
selbst – unfähig, seinen Affektsturm selbst zu beruhigen. Wie sich
aus anschließenden Interviews mit der Mutter eruieren ließ, erinnerte sie das schreiende eigene Kind unbewusst an persönliche

traumatische Gefühle der Hilflosigkeit und Ohnmacht, sodass sie das Baby nicht beruhigen konnte, sondern sich ihm entzog.

Dieses Beispiel mag nicht nur als exemplarisch für eine transgenerative Weitergabe von Traumatisierungen gelten, sondern auch für eine unzulängliche Affektregulation durch das Primärobjekt. Besonders die Regulation von sogenannten »Spitzenaffekten« (Kernberg, 2001) ist für die frühe Selbstentwicklung entscheidend (vgl. dazu auch Leuzinger-Bohleber, 2010, 2013). Das durch die eigene Traumatisierung bestimmte Interaktionsverhalten der Mutter wird dazu führen, dass das Baby in Separationssituationen ebenfalls traumatischen Erfahrungen ausgesetzt wird, die in seinem Körper im Sinne von *embodied memories* erhalten bleiben und eine entscheidende Langzeitwirkung ausüben, in dem sie unbewusst die Erwartungen an neue Interaktionserfahrungen mit wichtigen Bezugspersonen prägen. Schechter und seine Forschergruppe versuchen in ihrem Präventionsprogramm diese transgenerative Weitergabe der Traumatisierungen abzumildern oder im besten Fall zu unterbrechen (vgl. ihren Beitrag in diesem Band).

Empirisch und klinisch gut untersucht ist das frühe Interaktionsverhalten von depressiven Müttern mit ihren Babys (vgl. dazu u. a. Stern, 1985/1992; Beebe u. Lachmann, 2002; Feldmann, 2012; Rutherford u. Mayes in diesem Band). Durch ihre Depression sind Einfühlung und emotionale Resonanz auf die individuellen Bedürfnisse des Säuglings stark eingeschränkt oder brechen sogar weitgehend zusammen. Daniel Stern hat eindrucksvoll beschrieben, dass Säuglingen depressiver Mütter keine andere Wahl bleibt, als sich mit den Affekten ihrer »toten Mutter« zu identifizieren, um überhaupt Nähe zu ihrem Primärobjekt herzustellen. Eine der vier von ihm beschriebenen möglichen langfristigen Copingstrategien, die die werdende Persönlichkeit stark prägen, ist das Ausbilden eines »falschen Selbst« (vgl. dazu auch Leuzinger-Bohleber, 2012).

So besteht eine enge Verbindung von Embodiment und frühen Entwicklungsprozessen: Die frühen Interaktionserfahrungen bestimmen als »embodied memories« die weitere Entwicklung und die spontanen (nicht kognitiven) Erwartungen und unbewussten Interpretationen neuer Interaktionssituationen. Die psychoanalytischen Erkenntnisse, wie entscheidend und langfristig determinierend sich die ersten Beziehungserfahrungen in den durch extreme

Vulnerabilität, aber auch durch enorme Plastizität geprägten ersten Lebenswochen und -monaten erweisen, erhalten daher durch die interdisziplinären Forschungen zum Embodiment und zur frühen Elternschaft eine faszinierende, empirische Abstützung. Schon Freud sagte, dass das Ich ursprünglich ein Körperliches sei.

Wie *Helena Rutherford und Linda Mayes* in ihrem Übersichtsartikel in diesem Band aufzeigen, kann dieses Postulat inzwischen in vielfältigen empirischen, vor allem neurobiologischen Studien konkretisiert werden: Die frühen, »embodied« Interaktionserfahrungen mit den Primärobjekten schlagen sich sowohl im Körper als auch im Gehirn, vor allem im Stressregulationssystem in prägender Weise nieder. Daher sprechen auch führende Neurowissenschaftler heute vom »social brain«. Sie müssten allerdings immer auch ergänzen, dass dieses »social brain« nicht isoliert betrachtet werden kann, sondern Teil eines »social body« ist.

Historisch zu erwähnen ist, dass Alfred Lorenzer, damals Wissenschaftler am Sigmund-Freud-Institut, bereits in den 1970er Jahren als einer der ersten Pioniere die Relevanz des Dialogs mit den Neurowissenschaften für die Psychoanalyse erkannt hat. Lorenzer hat bereits damals postuliert, dass sich Interaktionserfahrungen während der Embryonalzeit und der ersten Lebensmonate »verleiblichen«, das heißt, in sensomotorische Reaktionsweisen des Körpers einprägen und – unbewusst – spätere Informationsverarbeitungsprozesse in adäquater oder inadäquater (»neurotischer«) Weise determinieren, eine Einsicht, die nun auch von empirischen Forschern zur Bedeutung resonanter, interaktiver Prozesse für die frühe Entwicklung des Selbst sowie die Auswirkungen früher Traumatisierungen bestätigt, aber konzeptuell in anderer Weise gefasst wird, wie viele Autoren in diesem Band diskutieren.

Aus der engen Verbindung von Embodiment und früher Entwicklung ergeben sich wichtige Perspektiven für die Frühprävention, wie in Teil II dieses Bandes illustriert wird. Wie *Marcus Hasselhorn, Ulrike Hartmann, Sonja Reuße und Andreas Gold* in ihrem Beitrag beschreiben, werden im Rahmen des IDeA-Zentrums der LOEWE-Exzellenzinitiative frühe Entwicklungsprozesse von »children at risk« und Möglichkeiten der Frühprävention interdisziplinär untersucht. *Robert N. Emde* stellt diese laufenden Forschungsprojekte in einen internationalen Kontext und gibt eine allgemeine Übersicht über die Präventionsforschung. *Massimo Ammaniti* fasst seine Präventionsprogramme zusammen, die er mit seinem Team in Rom durchführt. Ähnlich wie Rutherford und Mayes stützt er sich dabei auf psychobiologische Transformationen der werdenden Eltern während der Schwangerschaft und der ersten Lebensmonate des Kindes. Diese Transformationen können ebenfalls mit dem Konzept des Embodiments charakterisiert werden: Der mütterliche Organismus und das Gehirn verändern sich in der Zeit der frühen Elternschaft unter anderem dank des Spiegelneuronensystems. Diese Prozesse schaffen die »embodied« Voraussetzungen für Empathie, Responsivität und Intersubjektivität, zentrale Fähigkeiten für eine gelingende frühe Elternschaft, aber auch für professionelle Fähigkeiten von Psychotherapeuten. *Daniel Schechter und Sandra Rusconi Serpa* beschreiben, wie schon kurz erwähnt, ein Präventionsprogramm für traumatisierte Mütter, das sie in New York und Genf entwickelt haben. Es sensibilisiert meist noch sehr junge Frauen aus Risikogruppen für die emotionale Kommunikation mit ihren Kleinkindern, indem es sie in professioneller Weise anhand von Videoaufnahmen der Interaktionen mit ihren Kindern beispielsweise mit den Folgen von abrupten Separationserfahrungen für die Kinder konfrontiert. Auf diesen Videoaufnahmen wird eindrücklich sichtbar, wie sich eine traumatische Beziehungserfahrung im vulnerablen Körper der Kleinkinder niederschlägt.

Antoine Guedeney stellt eine große randomisierte Präventionsstudie vor, in der versucht wird, Mütter aus Multiproblemfamilien im Umkreis von Paris durch Heimbesuche in ihrer frühen Mutterschaft zu unterstützen, um die Wahrscheinlichkeit einer Entwicklung von desorganisierten Bindungsmustern zu reduzieren. *Henri Parens* fasst seine jahrelangen Erfahrungen mit Randgruppenfamilien in Philadelphia zusammen, die er in einem psychoanalytisch orientierten Präventionsprogramm begleitete, mit beeindruckend positiven Langzeitwirkungen. Mit vielen eindrucksvollen Fallbeispielen lässt er die betroffenen Familien über dreißig Jahre nach Abschluss des Projektes schildern, wie prägend für sie die Frühprävention war. *Patrick Meurs* berichtet von seinem kultursensitiven Präventionsangebot für Familien mit Migrationshintergrund, das inzwischen eine große Verbreitung gefunden hat und auch in anderen europäischen Ländern angewandt wird. *Judith Lebiger-Vogel, Korinna Fritzemeyer,*

Annette Busse, Claudia Burkhardt-Mußmann, Constanze Rickmeyer und Marianne Leuzinger-Bohleber ließen sich von diesem belgischen Frühpräventionsprojekt anregen und diskutieren erste Erfahrungen mit dem Projekt ERSTE SCHRITTE in Frankfurt und Berlin. Auch dieses Präventionsangebot stützt Eltern mit Migrationshintergrund in den ersten drei Lebensjahren ihrer Kinder, mit dem Ziel, die Wahrscheinlichkeit zu erhöhen, dass überwiegend tragende, emotional resonante Beziehungserfahrungen als »embodied memories« die Entwicklung dieser »children at risk« nachhaltig positiv beeinflussen. Eine analoge Zielsetzung verfolgt die EVA-Studie, die *Katrin Luise Laezer, Verena Neubert, Lorena Hartmann, Tamara Fischmann und Marianne Leuzinger-Bohleber* zusammenfassen. In dieser Studie in Kindertagesstätten mit Hochrisikokindern werden die Ergebnisse von zwei unterschiedlichen Frühpräventionsprojekten miteinander verglichen. Als erstes Ergebnis zeigte sich, wie hoch der Anteil von Kindern mit einem desorganisierten Bindungstyp in dieser Population ist. Bekanntlich sind dies Kinder traumatisierter Eltern, bei denen, wie die Studie von Schechter zeigt, die große Gefahr besteht, dass die Eltern ihre Traumatisierungen an ihre Kinder weitergeben, Traumatisierungen, die als »embodied memories« im Körper der Kinder erhalten bleiben und ihre Entwicklung unbewusst determinieren. Das Frühpräventionsprogramm verfolgt das Ziel, die nachhaltigen Wirkungen dieser Frühtraumatisierungen abzumildern oder im besten Falle sogar zu durchbrechen.

Wie nachhaltig vor allem frühe traumatische Erfahrungen die weitere Entwicklung prägen, wird anhand von zwei exemplarischen Falldarstellungen aus Psychotherapien in Teil III dieses Bandes illustriert.

Agneta Sandell berichtet eindrücklich von der therapeutischen Arbeit mit einem Mutter-Kind-Paar im zweiten und dritten Lebensjahr des Kindes. Ihre Falldarstellung gibt einen Einblick, wie sich unbewusste Konfliktmuster im Sinne des Embodiments beim Kleinkind einprägen und zu auffallenden Störungen der Entwicklung führen. Durch die Psychotherapie können diese Symptome verstanden und der Mutter eine Modifikation ihres Verhaltens ihrem Kind gegenüber ermöglicht werden.

Siri Erika Gullestad zeigt in ihrem Beitrag, dass das Embodimentkonzept, wie es im Titel der Sandler-Konferenz 2013, »Den Körper in der Seele entdecken«, fokussiert wurde, manche Traditionen der Psychoanalyse, auch in Norwegen, auf den Kopf stellt, die immer schon postulierten, dass ein Ziel von Psychoanalysen sei: »Die Seele im Körper entdecken«. Mit einem minutiösen Bericht anhand von Ausschnitten von Adult Attachment Interviews illustriert sie Transformationsprozesse eines Analysanden in seiner Psychoanalyse.

Im Gegensatz dazu postulierte Marianne Leuzinger-Bohleber (2009) in ihrem ausführlichen Fallbericht einer dritten Psychoanalyse mit einer Poliopatientin (der aus Platzgründen nicht nochmals in diesem Band abgedruckt werden kann), dass sich das präzise Entschlüsseln von »embodied memories« an den traumatischen, plötzlichen Beginn der Polioerkrankung als unverzichtbar erwies, um die extrem belastenden Zusammenbrüche der Analysandin in spezifischen aktuellen Interaktionssituationen mit ihrem Ehemann zu verstehen. Diese Zusammenbrüche waren in den beiden ersten Psychoanalysen als *psychotisch* diagnostiziert worden, eine Fehldiagnose, die eine Verhaltensänderung der Analysandin bisher verunmöglicht hatte.

Nach diesem Überblick über die Beiträge dieses Bandes noch einige kurze wissenschaftstheoretischen und methodischen Anmerkungen zum interdisziplinären Dialog Psychoanalyse – Embodied Cognitive Science beziehungsweise Psychoanalyse – Neurowissenschaften.

Einige wissenschaftstheoretische und methodische Anmerkungen

Bezogen auf die Psychoanalyse als klinische und wissenschaftliche Disziplin haben moderne Diskurse zum Leib-Seele-Problem, vor allem im intensivierten Dialog mit den Neurowissenschaften, zu einer neuen Wahrnehmung der Psychoanalyse in der breiteren Öffentlichkeit geführt. So war es wie ein Geschenk zum 150. Geburtstag von Sigmund Freud, dass sogar die Zeitschrift »Der Spiegel« von einer »Renaissance der Psychoanalyse« sprach. Diese neue Aufmerksamkeit in den Medien und in der Fachöffentlichkeit ist unter anderem dem Nobelpreisträger für Neurobiologie Eric Kandel zu verdanken. Sein Buch »Psychiatrie, Psychoanalyse und die neue Biologie des Geistes« (2005) wurde breit rezipiert und führte zu einer Intensivierung spannender interdisziplinärer Dialoge, wie dieser Band illustrieren mag.

Für viele Autoren, auch für Eric Kandel, ist in den letzten Jahrzehnten, dank der enormen technischen Fortschritte im Bereich der Neurowissenschaften, eine Vision von Sigmund Freud teilweise zur Wirklichkeit geworden, nämlich, dass die Erkenntnisse der Psychoanalyse sich auch mit Methoden der Naturwissenschaften belegen lassen. Er ließ diese Vision, die er im »Entwurf einer Psychologie« (1895/1950) beschrieben hatte, angesichts der methodischen Grenzen der Neurowissenschaften seiner Zeit selbst fallen und definierte in der »Traumdeutung« die Psychoanalyse ausschließlich als eine psychologische Wissenschaft des Unbewussten (vgl. u. a. Kaplan-Solms u. Solms, 2000). Wie Kandel in seinem Buch aufzeigt, öffnen die neuen Untersuchungsmethoden der Neurowissenschaften (wie MEG, EKP, PET, fMRI) ein Fenster für die Psychoanalyse, ihre Konzepte und Modelle durch Methoden der »harten Wissenschaften« zu überprüfen. Eric Kandel ist ein leidenschaftlicher Vertreter dieser Vision und sagte beispielsweise im Neuroforum der Hertie-Stiftung 2008 öffentlich, dass die Zukunft der Psychoanalyse weitgehend davon abhänge, ob sie diese neue Herausforderung annehme.

a) Zur Notwendigkeit, die Ergebnisse psychoanalytischer Behandlungen auch mit neurowissenschaftlichen Methoden zu belegen

So ist Kandel davon überzeugt, dass die Psychoanalyse zukünftig die Ergebnisse ihrer Behandlungen auch mit neurowissenschaftlichen Methoden belegen muss. In einem Punkt hat er völlig recht: Wenn es der Psychoanalyse gelingen würde, zu zeigen, dass ihre Therapien auch die Funktionsweise des Gehirns nachhaltig verändern, wie dies etwa der Neurowissenschaftler und Psychoanalytiker Norman Doidge (2007) bereits postuliert, würde sie im Bereich der Medizin und im Gesundheitswesen auf neue Weise ernst genommen. Bereits jetzt versuchen einige Forschergruppen entsprechende Studien durchzuführen – um nur einige wenige zu nennen:

- Buchheim, Kächele et al. in der sogenannten Hanse-Neuro-Psychoanalysis Studie;
- Nordhoff, Grimm, Boeker et al. in ihren Untersuchungen an der Psychiatrischen Universitätsklinik in Zürich;
- am Sigmund-Freud-Institut Tamara Fischmann, Michael Russ, Marianne Leuzinger-Bohleber u. a. – in Kooperation mit dem Max Planck Institute for Brain Research in einer Untersuchung von Veränderungen von chronisch Depressiven im Rahmen der LAC-Studie, gemessen mit dem fMRI und dem EEG im Schlaflabor;
- Manfred Beutel und sein Team an der Psychosomatischen Abteilung der Universitätsklinik in Mainz;
- Linda Mayes und ihre Forschergruppe an der Yale University;
- Bradley Petersen an der Columbia University in New York (vgl. u. a. Peterson, 2013).

Daher haben viele Forschergruppen den Ball aufgenommen, der ihnen von Eric Kandel zugespielt worden ist.

b) Der Dialog zwischen Psychoanalyse und Neurowissenschaften ist noch neu

Im Rahmen dieser kurzen Einführung können wir die interessanten, aber anspruchsvollen wissenschaftstheoretischen und -methodischen Probleme des Dialogs zwischen Psychoanalyse und Neurowissenschaften nur kurz erwähnen, auf die wir schon bei den interdisziplinären Kolloquien gestoßen sind, an dem zwanzig Neurowissenschaftler und Psychoanalytiker, von der Köhler-Stiftung unterstützt, 1992–1998 teilnahmen (vgl. u. a. Leuzinger-Bohleber, Mertens u. Koukkou, 1998; Leuzinger-Bohleber, Roth u. Buchheim, 2008). Der damals beginnende interdisziplinäre Dialog war zwar ausgesprochen spannend und aufregend für beide Seiten, doch gleichzeitig auch kompliziert und verunsichernd. Wir sprachen oft nicht die gleiche Sprache und verstanden unter gleichen Begriffen Unterschiedliches. Dies führte vorerst einmal zu einer babylonischen Sprachverwirrung, die nur mit viel Mühe geklärt werden konnte. Zudem identifizierten wir uns mit verschiedenen

Denk- und Forschungstraditionen und unterschiedlichen wissenschaftstheoretischen Orientierungen. Viel Toleranz und Wissbegier war notwendig, um wirklich einen produktiven, innovativen Dialog zu beginnen, eigene eingeschliffene Denkvorstellungen oder theoretische Engführungen zu erkennen und aufzubrechen sowie eigene Selbstidealisierungen aufzugeben. Die andere, »fremde« Disziplin eignet sich außerdem, wie wir aus der Psychodynamik im Umgang mit dem Fremden wissen, vorzüglich als Projektionsfläche: Von der fremden Disziplin wurden oft unbewusst die Lösungen für offene, kaum verstandene Probleme der eigenen Disziplin erwartet.

Daher kann Kandels Einschätzung, die modernen Neurowissenschaften könnten die Zukunft der Psychoanalyse sichern, nur teilweise zugestimmt werden. Zwar teile ich (M. L.-B.) seine Auffassung, dass Neugier und Offenheit gegenüber neueren Entwicklungen in den Nachbarwissenschaften eine Grundvoraussetzung für innovative und kreative Entwicklungen in der Psychoanalyse darstellen. Um eine produktive »Wissenschaft des Unbewussten« zu bleiben, muss die Psychoanalyse ihre Konzepte und Theorien immer und immer wieder in den kritischen interdisziplinären Wind stellen, sich hinterfragen lassen, sich mit Erkenntnissen anderer Wissenschaften konfrontieren – ihre Theorien müssen sich als »external kohärent« mit ihnen erweisen (Strenger, 1991). In diesem Sinne hängt die Zukunft der Psychoanalyse durchaus, wie Kandel postuliert, auch an ihrer Offenheit gegenüber den Neurowissenschaften!

Andererseits muss sorgfältig ein sogenannter »Kategorienfehler« vermieden werden (vgl. u. a. Leuzinger-Bohleber u. Pfeifer, 2002). Wie die neurowissenschaftlichen Beiträge in diesem Band beispielsweise von Vittorio Gallese und Johannes Lehtonen zeigen, befinden sich die Beobachtungen und Daten der Neurowissenschaften auf einer völlig anderen Ebene als jene der Psychoanalyse, die sich mit dem Sinnverstehen der unbewussten Funktionsweisen der menschlichen Psyche und deren Auswirkungen auf beobachtbares Verhalten befasst, wie die klinischen Fallberichte von Agneta Sandell und Siri Erika Gullestad im letzten Teil des Buches illustrieren. Die Daten der Psychoanalyse »als spezifischer Wissenschaft des Unbewussten« beruhen auf klinischen Beobachtungen in der psychoanalytischen Situation, einer Art Feldforschung mit intensiven, mikroskopischen, intersubjektiv-professionellen Beobachtungen. Daher hat die Psychoanalyse ihre spezifische Forschungsmethode und ihre spezifischen Qualitätskriterien zur Erforschung ihres spezifischen Forschungsgegenstandes – unbewusster Fantasien und Konflikte – entwickelt, die durch keine andere Forschungsmethode, auch nicht durch eine neurowissenschaftliche, ersetzt werden kann (vgl. z. B. Leuzinger-Bohleber, Dreher u. Canestri, 2003).

Externale Kohärenz kann daher nicht bedeuten, dass die Psychoanalyse ihre Autonomie als spezifische Wissenschaft des Unbewussten verliert und sich auf neurobiologische Daten und Modelle reduzieren lässt. Sie bedeutet hingegen einen dauernden, systematischen Vergleich der Wissensbasis und der Theorien der Psychoanalyse mit jenen anderer Disziplinen, zum Beispiel mit der Embodied Cognitive Science und den Neurowissenschaften, wie wir dies in diesem Band versuchen. Es gilt, psychoanalytische Konzeptualisierungen ständig weiterzuentwickeln, um ihren kreativen Erklärungsgehalt komplexer klinischer Daten immer und immer wieder neu zu sichern. So können die Neurowissenschaften weder die genuin klinischen, zum Beispiel behandlungstechnischen Probleme noch konzeptuelle Unschärfen psychoanalytischer Theorien lösen. Dies sind Aufgaben, denen sich Psychoanalytiker selbst stellen müssen (vgl. z. B. Brothers, 2002; Hagner, 2004; Hampe, 2003; Kandel, 2005; Kaplan-Solms u. Solms, 2000; Mancia, 2006; Leuzinger-Bohleber, 2010; Leuzinger-Bohleber u. Pfeifer, 2012). In diesem Sinne müssen die Psychoanalytiker schon selbst die Zukunft ihrer psychoanalytischen Disziplin sichern!

Um diese komplexe Problematik abschließend vereinfacht zusammenzufassen: Klinische und extraklinische Forscher in der Psychoanalyse begeben sich unweigerlich in ein Spannungsfeld. An einem Pol steht die Auffassung, dass die Psychoanalyse ihre eigene, spezifische Forschungsmethode zur Untersuchung ihres spezifischen Forschungsgegenstandes, unbewusste Konflikte und Fantasien, entwickelt hat, die durch keine andere, nichtpsychoanalytische Forschungsmethode zu ersetzen ist. Dies ist einer der Gründe, warum in der Wissenschaftsgeschichte der Psychoanalyse immer wieder die verführerische Gefahr bestand und besteht, sich in eine rein innerpsychoanalytische Diskussion innerhalb des psychoanalytischen Elfenbeinturms und des Austausches mit anderen klinisch tätigen Psychoanalytikern zurückzuziehen und dies dem anstrengenderen Diskurs mit Vertretern von Kunst, Literatur, aber auch anderen wissenschaftlichen Disziplinen, unter ihnen den Neurowissenschaften, vorzuziehen. Am anderen Pol, und hier stimme ich (M. L.-B.) Kandel zu, ist ein offener, von Neugier geprägter Dialog mit der nichtpsychoanalytischen Wissenschaftswelt für eine kreative Weiterentwicklung unverzichtbar. Allerdings besteht hier durchaus auch eine Gefahr, nämlich sich an einen der Psychoanalyse fremden »Zeitgeist« des »schneller, billiger, effizienter« anzupassen und sich einem der Psychoanalyse inadäquaten Wissenschaftsverständnis zu unterwerfen. Dieses Spannungsfeld kann nicht aufgelöst, sondern nur ständig in interdisziplinären, intergenerationellen und internationalen Diskursen kritisch reflektiert werden. Wir hoffen, dass der vorliegende Band ein produktives Nachdenken darüber stimulieren kann.

Literatur

Beebe, B., Lachman, F. M. (2002/2004). Säuglingsforschung und die Psychotherapie Erwachsener. Wie interaktive Prozesse entstehen und zu Veränderungen führen. Stuttgart: Klett-Cotta.

Bloom, K. (2006). The embodied self: Movement and psychoanalysis. London: Karnac Books.

Brothers, L. (2002). The trouble with neurobiological explanations of mind. Psychoanalytic Inquiry, 22, 857–870.

Corrigall, J., Payne, H., Wilkinson, H. (Eds.) (2006). About a body: Working with the embodied mind in psychotherapy. London, New York: Routledge.

Damásio, A. R. (1994/1997). Descartes' Irrtum. Fühlen, Denken und das menschliche Gehirn. München: Deutscher Taschenbuch Verlag.

Doidge, N. (2007/2008). Neustart im Kopf. Frankfurt a. M.: Campus.

Edelman, G. M. (1987/1993). Unser Gehirn – ein dynamisches System. Die Theorien des neuronalen Darwinismus und die biologischen Grundlagen der Wahrnehmung. München: Piper.

Ellman, S. (2010). When theories touch: a historical and theoretical integration of psychoanalytic thought. London: Karnac Books.

Ellman, S., Weinstein, L. (2012). When theories touch: an attempted integration and reformulation of dream theory. In P. Fonagy, H. Kächele, M. Leuzinger-Bohleber, D. Taylor (Eds.), The significance of dreams: Bridging clinical and extraclinical research in psychoanalysis (pp. 109–125). London: Karnac Books.

Feldmann, R. (2012). The neurobiological basis of intersubjectivity: Oxytocin, brain, and interactive synchrony. Paper given at the Joseph Sandler Psychoanalytic Research Conference 2012, »Research in early parenting and the prevention of disorder«, Frankfurt a. M., March 3, 2012.

Freud, S. (1895/1950). Entwurf einer Psychologie. Gesammelte Werke, Nachtragsband (S. 387–477). Frankfurt a. M.: S. Fischer.

Frie, R. (2008). Fundamentally embodied: The experience of psychological agency. Contemporary Psychoanalysis, 44, 367–376.

Fuchs, T., Sattel, H., Henningsen, P. (Eds.) (2010). The embodied self. Stuttgart: Schattauer.

Gaensbauer, T. J. (2002). Representations of trauma in infancy: Clinical and theoretical implications for the understanding of early memory. Infant Mental Health Journal, 23, 259–277.

Gaensbauer, T. J. (2011). Embodied simulation, mirror neurons, and the reenactment of trauma in early childhood. Neuropsychoanalysis, 13, 91–107.

Gallese, V. (2009). Mirror neurons, embodied simulation, and the neural basis of social identification. Psychoanalytic Dialogues, 19, 519–536.

Green, S. (2010). Embodied female experience through the lens of imagination. Journal of Analytic Psychology, 55, 339–360.

Greenberg, R., Pearlman, C., Blacher, R., Katz, H., Sashin, J., Gottlieb, P. (1990). Depression: Variability of intrapsychic and sleep parameters. Journal of the American Academy of Psychoanalysis, 18, 233–246.

Hagner, M. (2004). Geniale Gehirne. Zur Geschichte der Elitegehirnforschung. Göttingen: Wallstein.

Hampe, M. (2003). Plurality of sciences and the unity of reason. In M. Leuzinger-Bohleber, A. U. Dreher, M. Canestri (Eds.), Pluralism and unity? Methods of research in psychoanalysis (pp. 45–63). London: International Psychoanalytical Association.

Hanly, C. (2008). Logic, meaning and truth in psychoanalytic research. Paper given at the Joseph Sandler Research Conference 2008, »Early development and its disturbances«, Frankfurt a. M., March 2, 2008.

Hannabach, C. (2007). Anxious embodiment, disability, and sexuality: a response to Margrit Shildrick. Studies in Gender and Sexuality, 8, 253–261.

Hill, J. (2009). Developmental perspectives on adult depression. Psychoanalytic Psychotherapy, 23, 200–212.

James, W. (1890/1991). The principle of psychology. Cambridge: Havard University Press.

Kandel, E. R. (2005/2006). Psychiatrie, Psychoanalyse und die neue Biologie des Geistes. Frankfurt a. M.: Suhrkamp.

Kaplan-Solms, K., Solms, M. (2000/2003). Neuro-Psychoanalyse. Eine Einführung mit Fallstudien. Stuttgart: Klett-Cotta.

Kernberg, O. F. (2001). Object relations, affects, and drives. Psychoanalytic Inquiry, 21, 604–619.

Knoblauch, S. H. (2007). The perversion of language in the analyst's activity: navigating the rhythms of embodiment and symbolization. International Forum of Psychoanalysis, 16, 38–42.

Knox, J. (2009). Mirror neurons and embodied simulation in the development of archetypes and self-agency. Journal of Analytical Psychology, 54, 307–323.

Lakoff, G., Johnson, M. (1999). Philosophy in the flesh: the embodied mind and its challenge to Western thought. New York: Basic Books.

Langan, R. (2007). Embodiment. American Journal of Psychoanalysis, 67, 249–259.

Leuzinger-Bohleber, M. (2009). Erinnerungen und Embodiment. Aus der Psychoanalyse einer Poliomyelitis-Patientin. In K. Röckerath, L. V. Strauss, M. Leuzinger-Bohleber (Hrsg.), Verletztes Gehirn – Verletztes Ich. Treffpunkte zwischen Psychoanalyse und Neurowissenschaften (S. 163–188). Göttingen: Vandenhoeck & Ruprecht.

Leuzinger-Bohleber, M. (2010). Psychoanalyse als »Wissenschaft des Unbewussten« im ersten Jahrhundert der IPA. Internationale Psychoanalyse. Das Nachrichtenmagazin der IPV, Bd. 18, Sonderausgabe, 24–26.

Leuzinger-Bohleber, M. (2013). Facing the pain in psychoanalyses with severely traumatized chronic depressed analysands – New ways in conceptualization and treatment. Paper will be given at IPA 48th Congress, Prag, 2013.

Leuzinger-Bohleber, M., Dreher, A. U., Canestri, M. (Eds.) (2003). Pluralism and unity? Methods of Research in Psychoanalysis. London: International Psychoanalytical Association.

Leuzinger-Bohleber, M., Fischmann, T. (2006). What is conceptual research in psychoanalysis? International Journal of Psychoanalysis, 87, 1355–1386.

Leuzinger-Bohleber, M., Mertens, W., Koukkou, M. (Hrsg.) (1998). Erinnerung von Wirklichkeiten. Psychoanalyse und Neurowissenschaften im Dialog. Bd. 2: Folgerungen für die psychoanalytische Praxis. Stuttgart: Verlag Internationale Psychoanalyse.

Leuzinger-Bohleber, M., Pfeifer, R. (2002). Remembering a depressive primary object: memory in the dialogue between psychoanalysis and cognitive science. International Journal of Psychonalysis, 83, 3–33.

Leuzinger-Bohleber, M., Pfeifer, R. (2012). Paper given at the 12th International Neuropsychoanalysis Congress »Neuropsychoanalysis: Minding the body«, Berlin, 25.6.2011.

Leuzinger-Bohleber, M., Roth, G., Buchheim, A. (Hrsg.) (2008). Psychoanalyse – Neurobiologie – Trauma. Stuttgart: Schattauer.

Mancia, M. (Ed.) (2006). Psychoanalysis and neuroscience. Milan u. a.: Springer.

Marshall, K. (2009). The embodied self: thinking psychoanalytically in a time of »science«. Journal of Analytical Psychology, 54, 677–696.

Mizen, R. (2009). The embodied mind. Journal of Analytical Psychology, 54, 253–272.

Peterson, B. (2013). »Finding the mind in the body« investigating »children-at-risk«. Paper given at the Joseph Sandler Psychoanalytic Research Conference 2013, »Finding the body in the mind. Researchers and clinicians in dialogue«, Frankfurt a. M., 1.–3. March 2013.

Proust, M. (1913/1978). Auf der Suche nach der verlorenen Zeit. Bd. 1: In Swanns Welt. Frankfurt a. M.: Suhrkamp.

Roediger, H. L. (1980). Memory metaphors in cognitive psychology. Memory & Cognition, 8, 231–246.

Schechter, D. S. (2012). Understanding how traumatized mothers process their toddlers' affective communication under stress: towards preventive intervention for families at high risk for intergenerational violence. Paper given at the Joseph Sandler Psychoanalytic Research Conference 2012, Frankfurt a. M. (Will be published in R. Emde, M. Leuzinger-Bohleber (Eds.), Early parenting and the prevention of disorders. Interdisciplinary research. London: Karnac Books.)

Shapiro, S. A. (2009). A rush to action: Embodiment, the analyst's subjectivity, and the interpersonal experience. Studies in Gender and Sexuality, 10, 93–103.

Siegel, D. (1995). Memory, trauma and psychotherapy: A cognitive science view. Journal of Psychotherapy Practice and Research, 4, 93–122.

Sletvold, J. (2011). »The reading of emotional expression«: Wilhelm Reich and the history of embodied analysis. Psychoanalytic Dialogues, 21, 453–467.

Sletvold, J. (2012). Training analysts to work with unconscious embodied expressions: theoretical underpinnings and practical guidelines. Psychoanalytical Dialogues, 22, 410–429.

Stern, D. N. (1985/1992). Die Lebenserfahrung des Säuglings. Stuttgart: Klett-Cotta.

Stone, M. (2006). The analyst's body as tuning fork: embodied resonance in countertransference. Journal of Analytical Psychology, 51, 109–124.

Strenger, C. (1991). Between hermeneutics and science. An essay on the epistemiology of psychoanalysis. New York: International Universities Press.

Suomi, S. (2011). Trauma und Epigenetik. In M. Leuzinger-Bohleber, R. Haubl (Hrsg.), Psychoanalyse: interdisziplinär – international – intergenerationell (S. 295–315). Göttingen: Vandenhoeck & Ruprecht.

Terr, L. C. (1988). What happens to early memories of trauma? A study of twenty children under five at the time of documented traumatic events. Journal of the American Academy of Child and Adolescent Psychiatry, 27, 96–104.

Vivona, J. M. (2009). Embodied language in neuroscience and psychoanalysis. Journal of the American Psychoanalytic Association, 57, 1327–1360.

Weinstein, L., Ellman, S. J. (2012). Die Bedeutung der endogenen Stimulation für das Träumen und für die Entwicklung: Ein Versuch der Integration und Neuformulierung. Psyche – Zeitschrift für Psychoanalyse und ihre Anwendungen, 66, 862–888.

I Theoretische Grundlagen

Marianne Leuzinger-Bohleber und Rolf Pfeifer

Psychoanalyse und Embodied Cognitive Science in Zeiten revolutionären Umdenkens

Erinnern, Übertragung, therapeutische Veränderung und »embodied metaphors«

Es gibt wohl kaum unterschiedlichere wissenschaftliche Communitys als die Psychoanalyse und die Embodied Cognitive Science beziehungsweise die Robotik: Zentriert sich die eine um die intime, oft jahrelange Erforschung unbewusster Fantasien und Konflikte von Analysanden und Analysandinnen in der Intimität der psychoanalytischen Situation, ist die andere global vernetzt mit Vorlesungen und Kongressen, die weltweit übertragen werden, großem Medieninteresse und lukrativen Anwendungen in der Wirtschaft bis hin zur Raumfahrt.[1] Und doch, aus einer grundlagenwissenschaftlichen Perspektive betrachtet, beschäftigen sich Psychoanalyse und Cognitive Science teilweise mit ähnlichen Fragestellungen: Wie beeinflussen – bewusst und unbewusst – frühere Erfahrungen aktuelles Denken, Fühlen und Handeln? Wie kommt es in spezifischen Situationen zu Erinnerungsprozessen? Beinhalten Erinnerungen narrative oder historische Wahrheiten? Wie funktioniert das Gedächtnis? Wie kann *adäquates* beziehungsweise *inadäquates* Verhalten in einer bestimmten Situation definiert werden? Wie entsteht es? Was zeichnet kreatives Problemlösen und Denken aus? Wie beeinflussen der Körper, wie die Interaktionen mit der Umwelt die inneren Prozesse eines Handelnden? Wie entsteht Sprache? …

Wir haben in den 25 Jahren unserer Zusammenarbeit eine Reihe gemeinsamer Arbeiten zu diesen Themen veröffentlicht. Wir diskutierten, dass sich der »fremde Blick der Cognitive Science« als fruchtbar für eine Vertiefung und teilweise für eine Modifikation psychoanalytischer Konzepte wie Erinnerungen, Trauma, Übertragung-Gegenübertragung oder der Arbeit mit Träumen in therapeu-

---

1 Vgl. Shanghai Lectures von Rolf Pfeifer (2012) sowie das große Medieninteresse anlässlich des 20-jährigen Bestehens des Artificial Laboratory in Zürich am 8.3.2012.

tischen Situationen erweist. Allerdings ist dabei zu bedenken, dass auch die Cognitive Science nicht »Wahrheiten an sich«, das heißt Daten und Beobachtungen präsentiert, die für sich selbst sprechen, sondern – wie alle Wissenschaften – Modelle und Konzepte formuliert, die diese Beobachtungsdaten möglichst adäquat interpretieren und erklären. In anderen Worten besteht der interdisziplinäre Dialog zwischen der Psychoanalyse und den Neurowissenschaften beziehungsweise der Cognitive Science bei näherem Hinsehen aus einem kritischen Austausch von Modellen – Modellen, die psychoanalytische Daten abzubilden versuchen, einerseits, und Modellen, die von Beobachtungen zum Beispiel in den Kognitionswissenschaften, den Neurowissenschaften und empirischen Befunden weiterer Disziplinen ausgehen, andererseits. Daher stellte sich auch in unserem interdisziplinären Diskurs immer wieder die Frage nach der Qualität und der Brauchbarkeit theoretischer Modelle, eine Frage, auf die im zweiten Teil unseres Beitrags ausführlich eingegangen wird.

Ich (M. L.-B.) kann in diesem Rahmen nur einen fragmentarischen Eindruck vermitteln, in welcher Weise sich mein Verständnis von Bewusstwerden bisher unbewusster Konflikte und Fantasien in der psychoanalytischen Situation durch die Auseinandersetzung mit den Neurowissenschaften verändert hat und zu einer Modifikation meiner psychoanalytischen Modelle führte. Für uns Kliniker gelten teilweise andere Gütekriterien von theoretischen Modellen als etwa für empirische Psychotherapieforscher, für die Validität, Reliabilität, Objektivierbarkeit, Operationalisierbarkeit von Modellen zentral sind. Für uns Kliniker ist wesentlicher, ob sich bestimmte Modelle als nützlich erweisen, komplexe, dynamische Prozesse in der analytischen Situation adäquat zu verstehen und dabei unsere frei schwebende Aufmerksamkeit eher unterstützen als erschweren, ob sie unsere Fantasietätigkeit und Entdeckungsfreude anregen, uns erleichtern, Widerspenstiges, Unerwartetes und Tabuisiertes (d. h. Unbewusstes) wahrzunehmen, emotional zu ertragen und kritisch zu reflektieren. – Im Folgenden werden Erfahrungen skizziert, dass Gedächtnismodelle, die zurzeit in der Cognitive Science intensiv diskutiert werden, sich auch für Kliniker als innovativer fremder Blick auf das Eigene erweisen, die klinische Neugier anregen und ermöglichen, den Bewusstwerdungsprozess in der analytischen Situation präziser und detaillierter zu verstehen.

Der Dialog mit der Cognitive Science eignet sich unseres Erachtens besonders gut, um einen solchen »fremden Blick« auf die eigene psychoanalytische Theoriebildung zu werfen, weil sich diese wissenschaftliche Disziplin unter anderem dadurch auszeichnet, dass sie eine große Sensibilität und Radikalität in der eben erwähnten Prüfung der Qualität von Modellen und ihrer Anwendungen entwickelt hat. Die Cognitive Science ist eine interdisziplinäre Wissenschaft, an der Artificial Intelligence, Psychologie, Linguistik, Neurobiologie, Philosophie und Anthropologie beteiligt sind. Sie versteht sich als Grundlagenwissenschaft zum Studium kognitiver Prozesse und bezieht in ihren Modellbildungen immer schon den Austausch mit den Neurowissenschaften mit ein. Konkret bedeutet dies, dass sie die neurowissenschaftlichen Modelle zur Erklärung von kognitiv-affektiven Informationsverarbeitungen, basierend auf neurobiologischen und neurophysiologischen Prozessen des Gehirns, zur Kenntnis nimmt und in ihre eigenen Modellbildungen zu integrieren versucht.

Wir diskutierten verschiedene klinische Beispiele, um zu illustrieren, dass *embodied memories* oft Schlüssel für frühe Traumatisierungen liefern, die sich im Körper der Patienten niedergeschlagen haben und ihr aktuelles Denken, Fühlen und Handeln unbewusst bestimmen. Die Falldarstellung (Leuzinger-Bohleber, 2009) zeigt detailliert, wie unverzichtbar sich das Entschlüsseln von *embodied memories* an den traumatischen Beginn der Polioerkrankung bei einer Analysandin erwies: Erst als die Patientin die biografischen Wurzeln ihrer Symptome präzise erkennen konnte, wurde es ihr möglich, diese nicht mehr wie bisher als psychisch fremd und *psychotisch* zu interpretieren, sondern als *spezifische embodied memories* an ihre ganz eigene, traumatische Lebensgeschichte, die durch ganz spezifische Interaktionssituationen in der Gegenwart ausgelöst wurden. Diese Einsichten ermöglichten ihr endlich eine Verhaltensänderung, was sie als enorme Entlastung für sich selbst, aber auch für ihre Ehe und ihre Beziehung zu ihren Kindern erlebte.

In diesem Beitrag beschäftigen wir uns mit einer anderen Frage. Können in *embodied metaphors,* wie sie in manifesten Träumen von Analysanden enthalten sind, Indikatoren für Transformationsprozesse in Psychoanalysen gesehen werden? Dabei beziehen wir uns auf eine radikale Anwendung des Embodimentkonzeptes von Lakoff und Johnson. Sie schreiben:

»The mind is inherently embodied.
Thought is mostly unconscious.
Abstract concepts are largely metaphorical.
These are three major findings of cognitive science. More than two
millennia of a part of these discoveries, philosophy can never be the
same again« (Lakoff u. Johnson, 2008, S. 3).

Wie Buchholz in seinem Vorwort zu »Leben in Metaphern« ausführt, zeigen Lakoff und Johnson, dass Metaphern universell verbreitet und unverzichtbar sind. Sie formulieren eine »ungemein
ansprechende und überzeugende Theorie, warum die Metapher als
das zentrale Sinnesorgan für unsere soziale und kognitive Welt bezeichnet werden muss. Die Metapher ermöglicht uns ungeheuer viel.
Wir können durch sie Neues adaptieren, Angst reduzieren, diskursiv
Unsagbares formulieren, tiefe Gefühle ausdrücken, denken und
Zukunft projektieren […] Die Metapher erzeugt einen mentalen
Raum zwischen Logik und Phantasie, und dort spielen sich zentrale
therapeutische Prozesse ab. Metaphern sind die Paradigmen unseres
Selbstverständnisses, wer sich immer nur als ›Opfer‹ oder als ›Ver-
sager‹ sieht, muss auch Therapien scheitern lassen« (Buchholz in
Lakoff u. Johnson, 2008, S. 8 f.).

Daher sind Metaphern auch für Psychoanalysen und Psychotherapien interessant. Zum Beispiel postulieren Lakoff und Johnson, dass das Konzept des Selbst immer auf unbewussten *embodied
metaphors* beruht, sodass diese, wie wir in diesem Beitrag diskutieren, einen möglichen Zugang zu therapeutischen Veränderungen
im Bereich einer Transformation des (depressiven, traumatischen)
Selbstgefühls in Psychoanalysen öffnen könnten, wie wir sie in einer
großen, prospektiven Therapievergleichsstudie zu den Ergebnissen
von psychoanalytischen verglichen mit kognitiv-verhaltensthera-
peutischen Langzeittherapien bei chronisch Depressiven, in der
sogenannten LAC-Depressionsstudie,[2] untersuchen. In dieser Studie
werden verschiedenste extraklinische und klinische Untersuchungs-

---

2   LAC ist die Abkürzung für die Vergleichsstudie der Ergebnisse psychoanalytischer
    verglichen mit kognitiv-behavioraler Langzeittherapien bei chronisch Depressi-
    ven, in der bisher über 400 dieser schwer kranken Patienten rekrutiert wurden
    (vgl. u. a. Leuzinger-Bohleber et al., 2013).

methoden einander gegenübergestellt (vgl. dazu u. a. Leuzinger-Bohleber, 2005; Leuzinger-Bohleber et al., 2010; Leuzinger-Bohleber, Bahrke u. Negele 2013). Wenn wir mögliche Veränderungen von *embodied metaphors* in den manifesten Trauminhalten untersuchen, fokussieren wir aus einer klinisch-psychoanalytischen Perspektive innere Prozesse der Analysanden, die – in der Traumerzählung – *embodied memories* an weitgehend unbearbeitete Fantasien und Konflikte mit Visualisierungen, Symbolisierungen und schließlich mit Sprache in Verbindung setzen: Metaphern sind ein erster, zentraler Schritt im psychoanalytischen Versprachlichungsprozess und eine wichtige (unbewusste) Mitteilung des Analysanden an seinen Analytiker. Träume und daher auch die darin enthaltenen *embodied metaphors* können auch heute noch, wie wir zu illustrieren hoffen, als eine »via regia zum Unbewussten« betrachtet werden, auch wenn Freuds Traumtheorie inzwischen weiterentwickelt und modifiziert wurde (vgl. dazu u. a. Moser u. von Zeppelin, 1996; Fischmann, Leuzinger-Bohleber u. Kächele, 2012; Fonagy, Kächele, Leuzinger-Bohleber u. Taylor, 2012).

Da es in diesem Band darum geht, das Konzept des Embodiments zu diskutieren, das, wie erwähnt, inzwischen eine fast inflationäre Verbreitung und durch die Popularisierung seinen spezifischen Erklärungsgehalt eingebüßt hat, gehen wir in dem nächsten Teil des Beitrags nochmals auf diese Spezifität des Konzepts ein und illustrieren sie anhand konkreter Beispiele (vgl. dazu u. a. Leuzinger-Bohleber, Pfeifer u. Röckerath, 1998; Leuzinger-Bohleber u. Pfeifer, 2002, 2012). Darauf skizzieren wir die Bedeutung von Metaphern im psychoanalytischen Prozess und in Diskursen der Embodied Cognitive Science als konzeptueller Rahmen, vor dem wir anschließend Beobachtungen aus einer langen Psychoanalyse mit einem chronisch depressiven Analysanden aus der LAC-Studie diskutieren und abschließend einige Thesen zum aktuellen Stand des Transfers des Embodiments auf psychoanalytische Fragestellungen formulieren.

Von der »klassischen« zur »Embodied Cognitive Science«

Schon in den 1980er Jahren haben wir in verschiedenen gemeinsamen Arbeiten die Frage erörtert, wie Erinnerungs- und Bewusstwerdungsprozesse in analytischen Sitzungen interdisziplinär konzeptualisiert werden können. Anhand von drei Schlüsselszenen aus einer Psychoanalyse versuchten wir damals diese Fragen zu verfolgen und bezogen uns dabei auf Konzepte der *klassischen Cognitive Science*. Wir postulierten, dass die Erinnerungsprozesse durch strukturelle Analogien von Informationsgestalten in der Übertragung, jenen der aktuellen Problemsituation und der frühinfantilen Traumatisierung, evoziert werden, wie sie mit dem Fokus-Konzept der Psychoanalyse beziehungsweise dem Konzept der »Thematic Organization Points« (TOPs) von Schank (1982) beschrieben werden (vgl. Leuzinger-Bohleber u. Pfeifer, 1998).

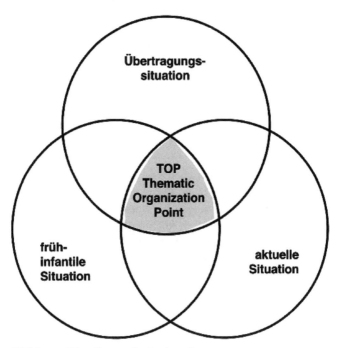

Abbildung 1: Fokus-Konzept der Psychoanalyse

TOPs sind abstrakte Gedächtnisinhalte, die – so unser damaliges Verständnis – gespeichert sind und in der Regel unerkannt, das heißt, unbewusst durch sogenannte Mustervergleichs-Programme (»pattern matching«) aktiviert werden, die die strukturellen Ähnlichkeiten zwischen der aktuellen Situation und den gespeicherten Erfahrungen erkennen können. Bewusstwerden entsteht nach dieser theoretischen Konzeptualisierung durch ein plötzliches (kognitives) Erkennen der Analogien in den aktuellen verglichen mit den gespeicherten Informationen: Es kommt zu einem Prozess der Erinnerung.

Wichtig ist, dass Schank zwar von einem »dynamischen Gedächtnis« spricht, aber in seiner Konzeption von einem »statischen« Speichern von Wissen ausgeht, das abgerufen wird und das Handeln bestimmt. Schank stützt sich auf eine klassische Definition von Gedächtnis, wie sie heute noch sehr verbreitet ist. So wird zum Beispiel die Definition von Baddeley (1990) in seinem klassischen Lehrbuch für Gedächtnis in der kognitiven Psychologie auch heute noch oft zitiert: »Das menschliche Gedächtnis ist ein System, um Informationen zu speichern und wieder abzurufen, Informationen, die selbstverständlicherweise durch unsere Sinne gewonnen wurden« (Baddeley, 1990, S. 13, Übersetzung, d. V.) (vgl. dazu u. a. auch Atkinson u. Shiffrin, 1968).

Die Konzeptualisierung von »Gedächtnis als gespeicherten Strukturen« (»memory as stored structures«) ist fast zu einem Common Sense geworden, führt aber zu einer Anzahl typischer theoretischer Probleme, die für die *klassische Cognitive Science* ganz allgemein gelten (ausführlich vgl. Clancey, 1997; Glenberg, 1996; Pfeifer, 1995; Pfeifer u. Scheier, 1999; Rosenfield, 1988; Pfeifer u. Bongard, 2007). Wir erwähnen hier nur diejenigen, die das Gedächtnis im engeren Sinne und daher auch die Bewusstwerdungsprozesse betreffen:

a) Mit Hilfe des Speichermodells kann nicht erklärt werden, wie *adäquates Verhalten in neuen Situationen aufgrund früherer Erfahrungen, das heißt, gespeichertem Wissen, möglich ist.* Zum Beispiel ist es für uns kein Problem, ein Musikstück zu erkennen, auch wenn es mit einer anderen instrumentalen Besetzung gespielt wird als üblich, das heißt, dass es sich bei dieser Gedächtnisleistung nicht um ein einfaches *Wiedererkennen* im Sinne des Abrufens einer statisch gespeicherten Informationsstruktur (eines einfachen »pattern matching«) handeln kann, sondern um einen kreativen inneren Er-

kennungsprozess, der das Neue mit dem schon Bekannten in noch
nie da gewesener Weise in Beziehung setzt. Es muss sich folglich
um einen aktiven Vorgang handeln und nicht um ein *automatisches
Abrufen* einer gespeicherten Informationsgestalt. Auch sich wieder-
holende motorische Abläufe, wie beispielsweise beim Tennisspiel,
können nicht aufgrund einer Aktivierung von statisch gespeichertem Wissen erklärt werden: Jeder Schlag muss wieder neu aufgebaut
werden und hat nicht genau den gleichen Ablauf wie in früheren
Spielen (vgl. dazu Bartlett, 1932).

Ein weiteres Beispiel mag dies illustrieren: Josh läuft eine Rampe
entlang, die ihn an eine Sequenz aus seiner Kindheit erinnert. Es
war aber nicht notwendig, dass diese Sequenz im Detail gespeichert
worden ist, denn die relevanten sensorischen Stimulationen wurden
während seines Runterlaufens generiert. In diesem Sinne wurde
die Aufgabe durch die aktuell ablaufenden System-Umwelt-Inter-
aktionen gelöst, was die Notwendigkeit einer inneren Speicherung
auf ein Minimum reduzierte. In diesem Sinne stellt das physische
Embodiment eine Gedächtnisfunktion zur Verfügung, und die phy-
sikalische Dynamik kann in diesem Sinne genutzt werden.

b) Ein anderes Beispiel ist die *rasche körperliche Adaption an
komplexe Situationen:* Bei einem Spaziergang durch die Stadt sind
wir einer kontinuierlichen Stimulierung der Sensorik und der Motorik ausgesetzt und müssen schnell handeln können: anderen Leuten
oder Autos ausweichen, im Vorbeigehen Schaufenster anschauen,
nicht über Randsteine stolpern und vieles mehr. Wenn wir darauf
angewiesen wären, statisch gespeichertes Wissen zu aktivieren,
um in den sich rasch wechselnden Situationen adäquat handeln zu
können, wären wir (bezüglich der Verarbeitungsgeschwindigkeit
und der Menge der zu speichernden Informationen) hoffnungslos
überfordert. Die Schnelligkeit und Leichtigkeit, mit der wir uns –
aufgrund unseres *inneren Wissens* – verhalten können, kann folglich
nicht mit dem Speichermodell erklärt werden, sondern bedarf einer
grundsätzlich anderen theoretischen Sichtweise.

c) Ein weiteres theoretisches Problem, das mit dem Speichermodell nicht gelöst werden kann, dreht sich um die Frage, wie die
Bedeutung von Symbolen zustande kommt, das sogenannte *Symbol-
Grounding-Problem.* Wir Menschen haben keinerlei Schwierigkeiten,
neu wahrgenommene Objekte (z. B. einen *roten Plastikapfel* oder ein

Schulgebäude) einer bereits bestehenden Kategorie (in der Terminologie der Cognitive Science: einem *Symbol,* d. h. einer Datenstruktur) zuzuordnen, das heißt, sie als *Apfel* oder *Gebäude* zu erkennen. Ein Speichermodell hingegen kann solche Zuordnungsprozesse nicht spontan vornehmen, es kann nur Objekte (z. B. einen grünen Apfel) einordnen, die genau jenen entsprechen, die es bereits unter einem bestimmten Symbol (grüner Apfel), gespeichert hat (ist der Apfel aber rot und aus Plastik, wird er nicht als dem Symbol *Apfel* zugehörig erkannt).

d) Eine weitere Schwierigkeit der Modellbildung ist die laufende Anpassung des Modells an eine sich verändernde Umwelt beziehungsweise einen sich verändernden Kontext (das sogenannte *Frame-Problem*). Wir Menschen können in einer bestimmten Situation auf Anhieb erkennen, was sich aktuell verändert und was nicht. Beispielsweise wissen wir, dass sich die Farbe eines Raumes nicht verändert, wenn wir ihn verlassen. Was sich aber sehr wohl verändert, ist beispielsweise die Position der Tasche, die wir mit uns herumtragen. Wir können ebenfalls sofort feststellen, was in einer Situation wichtig ist oder nicht, zum Beispiel, dass es für das Verlassen des Raumes irrelevant ist, wenn sich ein Vogel auf das Fensterbrett gesetzt hat, dass es aber relevant ist, wenn jemand die Türe vorher abgeschlossen hat. Für ein theoretisches Gedächtnismodell, das all diese Probleme genau definieren und lösen muss, ist dies aber eine knifflige Problematik. Es stellt sich heraus, dass sich dieses Relevanzproblem in einem klassischen symbolbasierten Gedächtnismodell nicht befriedigend lösen lässt. Wir müssen in solchen Modellen die Relevanz einer Situation immer definieren, eine Relevanz, die sich aber – je nach Kontext – immer wieder ändern kann (vgl. Dennett, 1984).

e) Erwähnen wollen wir schließlich noch das bekannte *Homunculus-Problem*. Vereinfacht gesagt, handelt es sich um die Frage, wer denn die Gedächtnisstruktur, die im Gehirn gespeichert ist, *anschaut,* das heißt, erkennt, dass in neuen Situationen genau diese Gedächtnisstruktur von Relevanz ist und daher das darin enthaltene Wissen aktiviert werden muss. Das Postulat eines Homunculus führt zu einem unendlichen Regress, das heißt, wir brauchen immer wieder einen neuen Homunculus, der den nächsten Homunculus beobachtet und die inneren Steuerungs- und Kontrollfunktionen übernimmt (vgl. u. a. Edelman, 1992).

Alle diese theoretischen Klippen sind wesentlich verbunden mit einem grundsätzlichen Problem der wissenschaftlichen Theoriebildung. Es steht im Zusammenhang mit dem Konzept des sogenannten *Kategorienfehlers* und betrifft die verbreitete Verwechslung von Verhalten und den ihm zugrunde liegenden Funktionen, die dieses Verhalten hervorbringen, in unserem konkreten Fall, die Funktionen des Gedächtnisses. Die damit verknüpften Fragen wurden als das sogenannte *Frame-of-Reference-Problem* beschrieben, das zu den grundlegenden Problemen der Cognitive Science gehört (Clancey, 1991, 1997; Pfeifer u. Bongard, 2007). Seine Vernachlässigung hat zu erheblichen Schwierigkeiten bei der Modellbildung beigetragen, da nicht präziser zwischen einer deskriptiven Beschreibung eines Verhaltens und der Ebene der kausalen Gedächtnismechanismen unterschieden wird, die dieses Verhalten determiniert.

In anderen Worten: Was wir – unreflektiert – in unseren erwähnten Arbeiten als *Gedächtnis* bezeichnen, manifestiert sich immer im Verhalten, also in einer sensomotorischen Koordination beziehungsweise in einer System-Umwelt-Interaktion, und ist somit zu unterscheiden von den inneren Mechanismen des Systems, die das konkrete Verhalten *von innen* determinieren. Gedächtnis ist, wenn wir dies genau betrachten, nicht von der Interaktion mit der Umwelt zu trennen.

So hatten wir damals versucht, die analogen Strukturen in drei Schlüsselszenen einer Psychoanalyse (im Verhalten) präzise herauszuarbeiten. Wir waren uns aber zu jener Zeit nicht genügend bewusst, dass wir damit eine rein deskriptive *Verhaltensanalyse* vorlegen, sondern dachten, dass wir die Funktionsweise des Gedächtnisses selbst beschreiben. Dies war aber *ein Kategorienfehler,* denn die Strukturen (die Verhalten beschreiben) können nicht auf die ihnen zugrunde liegenden Mechanismen im Gedächtnis reduziert werden. Ein analoger Fehler wäre zum Beispiel, wenn eine Grammatik, die zur Beschreibung der Struktur einer natürlichen Sprache verwendet werden kann, mit den spracherzeugenden Mechanismen des Sprechers verwechselt würde (daher spricht Clancey, 1997 von »grammatikalischen Modellen«).

Solche Kategorienfehler sind in der Fachliteratur erstaunlich häufig anzutreffen, denn die Vorstellung von *Gedächtnis als gespeicherter Struktur* ist uns so geläufig, dass wir nur schwer einsehen, warum dies eine falsche theoretische Vorstellung über die Mechanismen ist, die Gedächtnisleistungen zugrunde liegen. Die Computeranalogie von Gedächtnis als *Speichern* und *Abrufen* von Informationen ist auf Anhieb plausibel und bestechend einfach – daher fällt es schwer, sich Gedächtnis grundsätzlich anders vorzustellen.

Doch erweist es sich als unumgänglich, grundsätzlich andere Konzeptualisierungen von Gedächtnis zu entwerfen, in anderen Worten, einen Paradigmenwechsel in diesem Gebiet zu vollziehen. Lässt man sich darauf ein, das Gedächtnis prinzipiell anders zu denken, erledigen sich viele der eben beschriebenen theoretischen Probleme quasi von selbst. Erste alternative Konzeptualisierungen von Gedächtnis wurden von Clancey (1997), Glenberg (1996), Edelman (1993, 1989), Rosenfield (1988), Pfeifer und Scheier (1999), Pfeifer und Bongard (2007) und anderen entwickelt. Manche der Autoren, wie G. M. Edelman, lassen sich bei ihren Konzeptualisierungen von Gedächtnis von der Biologie beziehungsweise der Neurobiologie, also von Signalverarbeitungen im Nervensystem bei lebenden Systemen, inspirieren. Edelman berücksichtigt daher konsequent die *Prinzipien selbstorganisierender (biologischer) Systeme.* Er wendet in seinen Überlegungen systematisch Erkenntnisse aus der Phylogenese und der Ontogenese des Menschen auf die Funktionsweise des Gedächtnisses an. Lebende Systeme sind nämlich (in Gegensatz zu einem Computer mit statischer Hardware) zu einer *dauernden Adaption an ihre Umwelt* gezwungen und haben daher selbstregulative Mechanismen entwickelt, um sich in Interaktion mit den momentanen Erfordernissen einer Situation ständig entsprechend verändern zu können. Daher ist für Edelman ein zentrales Ziel seiner Gedächtnistheorie, eine plausible Erklärung zu finden, wie sich ein Organismus adaptiv in einer immer wieder neuen, kaum vorhersehbaren Welt verhalten kann.

Edelman (1992) illustriert die sich daraus ergebenden grundlegenden Unterschiede in den Konzeptualisierungen von Gedächtnis in Abbildung 2.

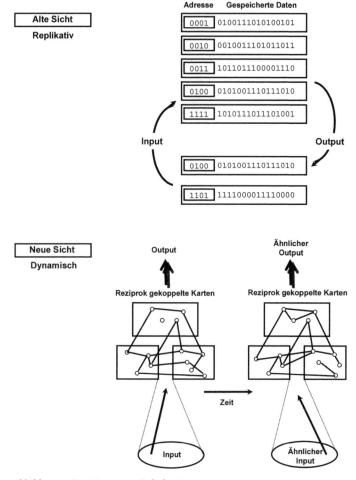

Abbildung 2: Zwei Arten von Gedächtnis
Oben: Ein Beispiel für ein Gedächtnis, das kodierte Information genau speichert (replikatives Gedächtnis). Edelman nennt es replikativ, weil die Erinnerung wie ein Computer das genau gleich kodierte Muster fehlerfrei reproduzieren und damit verdoppeln muss. Jede Veränderung gilt als Fehler. *Unten:* Ein Beispiel für ein dynamisches Gedächtnis ist eine globale Karte der Art, wie sie durch Edelmans Computersimulationsprogramm DARWIN III veranschaulicht wird. Viele ähnlich kategorisierte Objekte können zu demselben Ergebnis führen und Fehler sind möglich. Dieses Gedächtnis ist eine Eigenschaft des ganzen Systems, obwohl es im Grunde auf der Veränderung der synaptischen Stärke beruht, wie sie durch Veränderungen der Linien zwischen den neuronalen Gruppen (Punkten) im Inneren der Karten angedeutet wird (vgl. dazu auch Edelman, 1992, S. 151).

Bei klassischen Gedächtnismodellen geht man – analog zur Informationsverarbeitung in Computern – von einer präzisen Wissensspeicherung aus (vgl. dazu u. a. Newell u. Simon, 1976; Norman, 1981), die aber statisch und unveränderlich ist und daher kaum einen Transfer auf neue Problemlösungssituationen ermöglicht. Hingegen ist die »Wissensspeicherung«[3] in dynamischen, beispielsweise biologischen Modellen zwar ungenauer, ermöglicht aber gerade durch diese Eigenschaft eine optimale Generalisierungsfähigkeit und Adaptionsmöglichkeit an neue Situationen. Edelman erklärt diese für den Organismus funktionale Adaptionsfähigkeit unter anderem anhand von Selektionsprozessen überlegener Varianten in einer großen Population leicht divergierender Proteinstrukturen bei Immunreaktionen und spricht in diesem Zusammenhang von einem »selektiven Erkennungssystem«.

Seine These ist, dass das Immunsystem aufgrund von Erfahrung lernt, das heißt, über *Gedächtnis* verfügt, aber nicht indem es Wissen statisch speichert beziehungsweise Erkennungsprogramme für bestimmte Informationsmuster (Antigene) aufbaut, sondern indem es seine Zellstruktur durch die frühere Erfahrung verändert (mehr Antikörper produziert). Das Gedächtnis entsteht also durch eine Interaktion mit der Umwelt (das eindringende Antigen selektiert die am besten passenden aus einer Vielzahl möglicher Proteinstrukturen und löst dadurch deren Vermehrung aus), die eine Veränderung des Organismus (die Anzahl bestimmter Zellen) zur Folge hat. An diesem Beispiel sehen wir, dass Gedächtnis nicht ohne eine Interaktion mit der Umwelt, aber auch nicht ohne eine ständige (adaptive) Veränderung im Organismus (Embodiment) selbst zu denken ist. Zudem werden die adäquatesten Proteinstrukturen (im Gegensatz zu identischen Mustern in einer Computerspeicherung, vgl. oben) aus einer großen Vielfalt vorhandener Zellen ausgesucht. Schließlich ist hervorzuheben, dass durch diese Prozesse automatisch Kategorien (z. B. die Unterscheidung zwischen Selbst und Nicht-Selbst) entstehen: Sie werden weder von außen vorgegeben noch innerlich statisch gespeichert beziehungsweise durch Detektorenprogramme

---

3 Wir setzen »Wissensspeicherung« in Anführungszeichen, um anzudeuten, dass wir damit nicht an gespeicherte Strukturen denken, sondern an andere Mechanismen, die wir im Folgenden charakterisieren werden.

erkannt. Genau diese Aspekte von Gedächtnis werden nun in Gedächtnistheorien der Embodied Cognitive Science im Gegensatz zu klassischen Konzeptualisierungen betont: die Relevanz der System-Umwelt-Interaktion für das Gedächtnis, das »Embodiment«, das »relativ unpräzise«, aber adaptive In-Beziehung-Setzen von neueren und früheren Informationen und die ständig sich verändernde, »automatische« Rekategorisierung. Oder, wie Clancey (1991) in seiner Definition betont, Gedächtnis wird, analog zu Prozessen von biologischen Systemen, als Fähigkeit aufgefasst, neurologische Prozesse so zu organisieren, dass sie Wahrnehmungen und Bewegungen in analoger Weise miteinander in Beziehung setzen, das heißt, diese zu koordinieren und dadurch zu kategorisieren, wie dies in früheren Situationen geschah (vgl. dazu auch Rusch, 1987).

Zusammenfassend wird Gedächtnis in der Embodied Cognitive Science verstanden als ein aktiver, kreativer Vorgang des gesamten Organismus, der auf sensomotorisch-affektiven Koordinationsprozessen und damit in Zusammenhang stehenden »automatischen«, sich ständig adaptierenden Rekategorisierungsprozessen beruht.

Wie wir im nächsten Abschnitt diskutieren, beruhen auch Metaphern immer auf sensomotorischen Erfahrungen, das heißt, sie sind immer *embodied.*

Zur Bedeutung von Metaphern in der Psychoanalyse und der Embodied Cognitive Science

Immer schon haben Psychoanalytiker betont, wie wichtig sich Metaphern für das Verstehen unbewusster Fantasien und Konflikte sowohl in der klinisch-psychoanalytischen Arbeit als auch in Veränderungsmodellen erweisen, da sie die Fähigkeit haben, primärprozesshafte Qualitäten von Wahrnehmungen mit sekundärprozesshaftem Denken zu verbinden (vgl. dazu u. a. Buchholz, 2008). Leuzinger-Bohleber (2010) hat in verschiedenen Arbeiten anhand der Abbildung 3 versucht, die zirkulären Erkenntnisprozesse in der klinisch-psychoanalytischen Situation zu konzeptualisieren und sie verschiedenen Formen der extraklinischen Forschung gegenüberzustellen. Wie in Abbildung 3 dargestellt, erweisen sich Metaphern als zentraler Schritt, nichtsprachliche, *embodied* Beobachtungen in der klinischen Situation mit Bildern, Symbolen und schließlich mit Verbalisierungen zu verbinden.

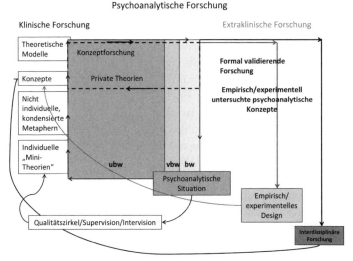

Abbildung 3: Klinische und extraklinische Forschung in der Psychoanalyse

Wir können heute zwischen zwei unterschiedlichen Gruppen psychoanalytischer Forschung unterscheiden, der *klinischen* und *der extraklinischen Forschung.* Unter der klinischen Forschung verstehen wir die genuin psychoanalytische Forschung in der psychoanalytischen Situation selbst. Ulrich Moser bezeichnet sie auch als On-line-Forschung, während die extraklinische Forschung (die Offline-Forschung) nach den psychoanalytischen Sitzungen stattfindet und eine Vielzahl verschiedener Forschungsstrategien umfasst (vgl. dazu Leuzinger-Bohleber, 2010).

Die *klinische Forschung* findet in der Intimität der psychoanalytischen Situation statt und kann als zirkulärer Erkenntnisprozess[4]

---

4   Die zirkulären Erkenntnisprozesse finden zuerst vor allem unbewusst und im Raum impliziter, privater Theorien statt (vgl. dazu auch Britton, 2009). Nur ein kleiner Teil davon ist der bewussten Reflexion des Analytikers zugänglich (vgl. The Working Party on Theoretical Issues of the European Psychoanalytical Federation von Bohleber, Canestri, Fonagy u. Denise).

beschrieben werden, in dem – zusammen mit dem Analysanden – idiosynkratische Beobachtungen unbewusster Fantasien und Konflikte im *embodied enactment* in der Beziehung zum Analytiker stattfinden und sukzessiv visualisiert, symbolisiert und auf verschiedenen Abstraktionsebenen schließlich in Worte gefasst werden. Mit jedem Analysanden werden dabei eigene Metaphern gefunden, um seiner ganz eigenen, individuellen unbewussten Welt der Konflikte und Fantasien eine erste visuelle und sprachliche Form zu verleihen und sie sprachlich zu kommunizieren. Daher bildet das Finden passender Metaphern in jeder Psychoanalyse einen entscheidenden Schritt eines Verstehens, das daraufhin unsere Wahrnehmungsprozesse in folgenden klinischen Situationen unweigerlich prägt, auch wenn wir in jede neue Sitzung mit der genuin psychoanalytischen Grundhaltung eintreten, wie sie beispielsweise von Bion mit »no memory, no desire« beschrieben wurde. Die Metaphern bilden eine Möglichkeit, an frühere Verständigungsprozesse zwischen Analytiker und Analysand anzuknüpfen und dabei die Individualität und Unverwechselbarkeit der analytischen Dyade zu berücksichtigen und nicht auf abstrakte, dem Analysanden unter Umständen fremde Erklärungskonzepte, eine fremde Sprache, zurückzugreifen.

Die in der klinischen Forschung gewonnenen Erkenntnisse werden innerhalb und außerhalb der psychoanalytischen Community kritisch zur Diskussion gestellt. In Übereinstimmung mit vielen heutigen Psychoanalytikerinnen und Psychoanalytikern ist für mich (M. L.-B.) die klinische Forschung nach wie vor das Kernstück psychoanalytischer Forschung überhaupt. Sie ist mit einem charakteristischen psychoanalytischen Erfahrungsbegriff und damit verknüpften »Erkenntniswerten« verbunden (vgl. dazu u. a. Toulmin, 1977; Hampe, 2004, 2009). Die klinisch-psychoanalytische Forschung richtet sich auf das Verstehen unbewusster Sinngestalten, von persönlicher und biografischer Einmaligkeit, etwa auf die genauen Analysen des komplexen Ineinanderwirkens verschiedenster Determinanten in den Mikrowelten der Analysanden (Moser, 2005), und kann daher als kritische Hermeneutik charakterisiert werden.

Die Professionalität des Analytikers ermöglicht ihm in einer Haltung der gleichschwebenden Aufmerksamkeit eigene Gegenübertragungsreaktionen, szenische Beobachtungen des *embodied enactments* des Analysanden (siehe u. a. Argelander, 1967/1978; Leuzinger-Bohleber u. Pfeifer, 2002; Leuzinger-Bohleber, Henningsen u. Pfeifer, 2008), auftretende Fehlleistungen und Fehlhandlungen, Träume etc. zum sukzessiven Verstehen der aktualisierten unbewussten Psychodynamik des Analysanden zu nutzen. Der typisch tastende, psychoanalytische Suchprozess nach unbewussten Wahrheiten kann nur zusammen mit dem Analysanden durchlaufen werden und gilt als eines der charakteristischen Merkmale der Psychoanalyse – etwa im Gegensatz zum Top-Down-Vorgehen der Verhaltenstherapie. Wie das Finden jeweils ganz spezifischer, individueller Metaphern zeigt und Jonathan Lear (1995) so eindrücklich ausführte, zeichnet sich daher die Psychoanalyse als das demokratischste heutiger Therapieverfahren aus. Verbunden damit ist das charakteristische Wahrheitskriterium psychoanalytischer Deutungen: Ob eine bestimmte Interpretation unbewusster Fantasien oder Konflikte wahr ist, die gefundenen Metaphern sich als stimmig und präzise für die individuelle biografische Konflikt- und Traumageschichte des Analysanden erweisen, kann nur zusammen mit dem Analysanden beziehungsweise der gemeinsamen Beobachtung seiner (unbewussten und bewussten) Reaktionen auf entsprechende Deutungen beurteilt werden.[5]

Metaphern fanden auch in der Embodied Cognitive Science u. a. seit den viel beachteten Publikationen von Lakoff und Johnson (»Leben in Metaphern«, zuerst publiziert 1980, 8. Auflage: 2008) große Beachtung: »Die Metapher ist für die meisten Menschen ein Mittel der poetischen Imagination und der rhetorischen Geste – also dem Bereich der außergewöhnlichen und nicht der gewöhnlichen Sprache zugeordnet. Überdies ist es typisch, dass die Metapher für ein rein sprachliches Phänomen gehalten wird – also eine Frage der Worte und nicht des Denkens oder Handelns ist. Aus diesem Grund glauben die meisten Menschen, sehr gut ohne Metaphern auskommen zu können. Wir haben dagegen festgestellt, dass die Metaphern unser Alltagsleben durchdringen, und zwar nicht nur

---

5 Wir verdanken unserer spezifisch psychoanalytischen, klinisch-empirischen Forschungsmethode, den intensiven und minutiösen Feldbeobachtungen mit einzelnen Patienten in der analytischen Situation, den Großteil aller Erkenntnisse, die wir in den letzten 100 Jahren unserer Wissenschaftsgeschichte gewonnen haben – zum Beispiel auch zur Genese und Behandlung chronisch depressiver Patienten.

unsere Sprache, sondern auch unser Denken und Handeln. Unser alltägliches Konzeptsystem, nach dem wir sowohl denken als auch handeln, ist im Kern und grundsätzlich metaphorisch« (Lakoff u. Johnson, 2008, S. 11). »Das Wesen der Metapher besteht darin, dass wir durch sie eine Sache oder einen Vorgang in Begriffen einer anderen Sache beziehungsweise eines anderen Vorgangs verstehen und erfahren können« (S. 13).

Lakoff und Johnson unterscheiden verschiedene Gruppen von Metaphern, denen aber immer die Alltagserfahrung im Sinne des oben diskutierten Embodiments zugrunde liegt. Alle Erfahrungen sind embodied, das heißt, von den aktuellen sensomotorischen Erfahrungen in einer bestimmten (soziokulturell mitbestimmten) Situation. Daher bestimmen sie, wie Lakoff und Johnson eindrucksvoll illustrieren, immer auch die sensomotorische Basis der Metaphern und daher die sprachliche Kommunikation. »Such a metaphor is embodied in three important ways. First, the correlation arises out of our embodied functioning in the world, where we regularly encounter cases in which More correlates with Up. Second the course domain of the metaphor comes from the body's sensorimotor system. Finally, the correlation is instantiated in the body via neural connections« (S. 54).

Für unsere Argumentation hier sind vor allem ihre Ausführungen zu den primären Metaphern (Bezug nehmend auf Narayanans neuronale Theorie) interessant. Lakoff und Johnson führen viele Beispiele an, die die enge Verbindung zwischen den ursprünglichen Erlebnissen meist mit ersten Bezugspersonen, sensomotorischen Erfahrungen und subjektiven Einschätzungen illustrieren, zum Beispiel folgende (Lakoff u. Johnson, 2008, S. 49 ff.):

Affection Is Warmth
Subjective Judgement: Affection
Sensorimotor Domain: Temperature
Example: »They greeted me *warmly*.«
Primary Experience: Feeling warm while being held affectionately.

Happy Is Up
Subjective Judgement: Happiness
Sensorimotor Domain: Bodily orientation

Example: »*I am feeling up today*«.
Primary Experience: Feeling happy and energetic and having an upright position (correlation between affective state and posture).

States Ate Locations
Subjective Judgement: A subjective state
Sensorimotor Domain: Being in a bounded region of space
Example: »*I am close of being in a depression and the next thing that goes wrong will send me over the edge.*«
Primary Experience: Experiencing a certain state as correlated with a certain location (e. g. being cold under a tree, feeling secure in bed).

Seeing Is Touching
Subjective Judgement: Visual perception
Sensorimotor Domain: Touch
Example: »She *picked* my face *out of* the crowd.«
Primary Experience: Correlation between the visual and tactile exploration of objects.

Besonders deutlich ist dies bei den sogenannten *Orientierungsmetaphern,* »weil die meisten von ihnen mit der Orientierung im Raum zu tun haben: oben–unten, innen–außen, vorne–hinten, dran–weg, tief–flach, zentral–peripher« (Lakoff u. Johnson, 2008, S. 22). Diese metaphorischen Orientierungen sind nicht willkürlich, sondern beruhen auf unseren physischen und kulturellen Erfahrungen. So wird beispielsweise in unserer westlichen Kultur glücklich sein mit »oben«, traurig sein mit »unten« assoziiert. »Ich fühle mich heute *oben*auf. Das *beflügelt* meinen Geist. Meine Stimmung *stieg* […] Ich fühle mich *niedergedrückt* […] Ich *verfiel* in eine tiefe Depression. Meine Stimmung *sank*« (S. 23).

Daher sind Metaphern methodisch an der Schnittstelle von sensomotorischen Koordinationsprozessen und höheren kognitiven (auch sprachlichen) Prozessen zu lokalisieren, eine Fragestellung, die auch in der Embodied Cognitive Science kontrovers diskutiert wird (vgl. dazu u. a. Edelman, 1992; Pfeifer u. Bongard, 2007; Lakoff u. Nuñez, 2000).

Wir werden uns im Folgenden darauf beschränken zu untersuchen, ob und wie sich *embodied metaphors* in den manifesten

Träumen eines Analysanden aus der LAC-Depressionsstudie systematisch verändern. Da sie zentrale Erlebnisweisen im Alltag des Analysanden mit seinem Selbst spiegeln, könnten sie als wichtige Indikatoren für die angestrebten psychischen Transformationsprozesse während einer psychoanalytischen Behandlung dienen. Die Beobachtung solcher Veränderungen kann gerade bei einer Gruppe schwer zu behandelnder Patienten, wie chronisch Depressive, für den Analytiker hilfreich sein, da, wie im folgenden Fallbeispiel deutlich wird, Hilflosigkeit, Hoffnungslosigkeit und Ohnmacht das therapeutische Geschehen lange Zeit dominieren und die Wahrnehmung feinster seelischer Veränderungen oft behindern.

Fallbeispiel: »Ich bin wie ein schönes Haus ohne Fundament ...« – Sequenzen aus einer Psychoanalyse[6]

Als ich Herrn W. an der Tür zum Erstinterview abholte, erinnerte er mich gleich an »John« aus den berühmten Filmen der Robertsons.[7] Ich wunderte mich über diese Gegenübertragungsfantasien, denn Herr W. ist Anfang fünfzig, ein großer, gut aussehender Mann. Allerdings fielen mir beim zweiten Blick die melancholischen Augen und die starke Neurodermitis auf. Herr W. erklärte, er leide seit über 25 Jahren an schwersten Depressionen. Er suchte die Ambulanz auf, weil er nach dem letzten depressiven Zusammenbruch nach einer heftigen Attacke vonseiten seiner Frau in einem physischen und psychischen Erschöpfungszustand in der Endphase seines Hausbaus vor eineinhalb Jahren zusammengebrochen sei und sich nicht mehr in der Lage fühle zu arbeiten. Er habe einen Rentenantrag gestellt. Der Arzt, der ihn untersuchte, sagte ihm in für ihn verletzender

---

6 Das Fallbeispiel (M. Leuzinger-Bohleber) ist aus Diskretionsgründen aktiv verschlüsselt.

7 Die Robertsons hatten in den 1970er Jahren den zweijährigen John während zehn Tagen der Trennung von seinen Eltern in einem Kinderheim gefilmt. In eindrucksvoller Weise wird dokumentiert, dass der bisher sicher gebundene Junge mehr und mehr in eine schwere Depression mit bedrohlichen körperlichen Begleitsymptomen verfällt und das Urvertrauen in seine Primärobjekte nachhaltig verliert.

Weise: »Sie brauchen keine Rente, sondern eine gescheite Psychoanalyse.« Herr W. fühlte sich nicht verstanden, vor allem weil er an massiven körperlichen Symptomen leide, besonders an unerträglichen Ganzkörperschmerzen. Er sei überzeugt, dass diese Symptome eine organische Grundlage hätten. Zudem leide er an gravierenden Ess- und Schlafstörungen. Oft schlafe er gar nicht. Meist erwache er nach eineinhalb, höchstens drei Stunden. Er fühle sich zerschlagen und könne sich kaum konzentrieren.

Herr W. hat schon viele erfolglose Therapieversuche hinter sich, eine Verhaltenstherapie, eine Gestalttherapie, eine Körpertherapie sowie mehrere stationäre Aufenthalte in psychiatrischen und psychosomatischen Kliniken. Er gehörte zu der Gruppe von Patienten, die auf Kurztherapien und die meisten Psychopharmaka nicht zu reagieren scheinen und deren Rückfälle sich in immer kürzeren Abständen wiederholen und an Intensität zunehmen. Ein Tumor am Herzen wurde letztes Jahr in einer gefährlichen Operation entfernt. Er hatte gehofft, er würde daran sterben oder wenigstens von seinem »unerträglichen körperlichen Leiden« und seinen Schlafstörungen erlöst. Aber alles blieb unverändert.

Ich habe von dieser Behandlung an anderer Stelle ausführlich berichtet (Leuzinger-Bohleber, 2010, 2013), möchte aber, auch weil der Analysand Publikationen im Rahmen der LAC-Studie zugestimmt hat, auf diese Behandlung hier zurückgreifen, um zu illustrieren, dass das Konzept der *embodied memories* sich als klinisch fruchtbar erwies, die Spuren der frühinfantilen Traumatisierungen im Körper zu erkennen, sowie deren Niederschlag in zentralen Metaphern im manifesten Trauminhalt und deren Veränderungen zu verstehen.

Im ersten Jahr der Psychoanalyse berichtete Herr W. wiederkehrende, furchtbare Albträume:

W.: »Ich sehe einen Mann am Straßenrand liegen, schwer verletzt – es hängen ihm die Gedärme raus, alles ist voll Blut … Es kommt ein Hubschrauber. Es ist nicht klar, ob man auf den Mann noch schießt oder ob man ihm helfen will. Eine Person kommt – und meint, der Mann sei tot. Ich merke, dass der Mann noch lebt, und wirklich, er öffnet die Augen und sagt: ›Warum hilft mir denn keiner?‹ – Die Person gibt ihm einen Kochdeckel – den solle er sich auf die offene Wunde halten … Ich wache voll Panik auf …«
[embodied metaphor: mit einer offenen Wunde daliegen und verbluten …]

Im manifesten Traum[8] ist eine traumatische Situation dargestellt: Das Traumselbst ist in einer lebensbedrohlichen, absolut hilflosen Situation und wird von Todesangst und Panik überflutet.[9] Es kann selbst nichts gegen die existenzielle Bedrohung und Gefahr tun. Auch steht ihm kein empathisches, hilfreiches Objekt zur Verfügung: Das Urvertrauen in ein autonomes Selbst und ein genügend gutes Objekt brechen zusammen.

Die Frau im Traum, die ihm unempathisch einen Kochdeckel zum Abdecken der Wunde reicht, verstand ich damals als Hinweis, dass er mich – nach einer intensiven Phase der positiven Übertragung – nun als unempathisches, ja eventuell sogar sadistisches Objekt erlebte. In der letzten Sitzung hatte ich ihn gefragt, ob die unerträglichen Ganzkörperschmerzen, verbunden mit Panik und Todesangst, etwas mit seinen Erfahrungen in einem Kinderheim als Vierjährigen zu tun haben könnten. Erinnerungen an dieses Heim wiesen darauf hin, dass dort noch rigide, kinderfeindliche, durch den Nationalsozialismus geprägte Erziehungsstile praktiziert worden waren. Die Eltern durften die Kinder nicht besuchen und wurden sogar belogen: Dem Kind gehe es gut – es sei zufrieden und

---

8 Zur Veränderung von manifesten Trauminhalten sowie zum Umgang mit dem latenten Trauminhalt in Psychoanalysen chronisch Depressiver vgl. Leuzinger-Bohleber, 2013; Fischmann, Leuzinger-Bohleber u. Kächele, 2012.

9 Der Traumabegriff wird heute oft inflationär verwendet und verliert dadurch seinen spezifischen Erklärungsgehalt. Daher verwende ich im Folgenden, anlehnend an Cooper (1986), eine enge Definition von Trauma: »Ein psychisches Trauma ist ein Ereignis, das die Fähigkeit des Ichs, für ein minimales Gefühl der Sicherheit und integrativen Vollständigkeit zu sorgen, abrupt überwältigt und zu einer unerträglichen Angst oder Hilflosigkeit oder dazu führt, dass diese droht, und es bewirkt eine dauerhafte Veränderung der psychischen Organisation« (Cooper, 1986, S. 44). In diese Definition gehen sowohl psychoökonomische als auch objektbeziehungstheoretische Perspektiven ein, wie auch Bohleber betont: »Die psychoanalytischen Traumatheorien haben sich auf der Basis zweier Modellvorstellungen entwickelt: der psychoökonomischen und der hermeneutisch-objektbeziehungstheoretischen. Um das Trauma, seine Phänomene und seine Langzeitfolgen angemessen zu begreifen, benötigen wir beide Modelle. Das psychoökonomische Modell fokussiert auf das Übermaß von Erregung und Angst, das seelisch nicht gebunden werden kann, sondern die psychische Textur durchschlägt. Beim objektbeziehungstheoretischen Modell steht der Zusammenbruch der inneren tragenden Objektbeziehungen und der inneren Kommunikation sowie die Erfahrung gänzlicher Verlassenheit im Mittelpunkt, was bewirkt, dass das Trauma narrativ nicht integriert werden kann« (Bohleber, 2012, S. 15).

spiele vergnügt. Eine Tante verschaffte sich schließlich regelrecht mit Gewalt den Zugang zu ihrem Neffen und fand ihn in einem jämmerlichen körperlichen und seelischen Zustand in einem Isolierzimmer. »Kommen Sie mir nicht auch noch mit diesem Unsinn. Schon frühere Therapeuten hatten immer wieder damit angefangen … Es kann doch schlichtweg nicht sein, dass ein dreiwöchiger Heimaufenthalt solche schwerwiegenden Folgen hat – es stimmt einfach etwas nicht mit meinem Nervensystem …«

In einer der nächsten Stunden berichtete Herr W. den folgenden Traum:

W.: »Ich hänge über einer tiefen Schlucht – kann mich kaum noch an einem Stein festhalten. Oben sind zwei Frauen. Sie sehen, dass ich in Not bin, helfen mir aber nicht. Sie kommen dann auf die stupide Idee, ein weißes Band über die Schlucht zu werfen, und wollen sich daran entlanghangeln, auf die andere Seite der Schlucht. Ich weiß, dass dies nicht geht, und sehe dann wirklich, wie die beiden zu Tode stürzen. Ich wache in Panik auf …«
[embodied metaphors: sich am Rande eines Abgrunds festklammern … ins Bodenlose zu Tode fallen …]

A.: »Sie beklagen sich oft über die Dummheit Ihrer Frau – und in einer der letzten Sitzungen hatten Sie vielleicht den Eindruck, auch ich sei beschränkt, als ich eine Brücke über die Schlucht der Depression zu schlagen versuchte, indem ich einen möglichen Zusammenhang zwischen Ihren Ganzkörperschmerzen und Ihrem Heimaufenthalt herstellte. Könnte dies in Ihren Traum eingegangen sein? Die beiden Frauen fallen ja zu Tode, weil sie sich so dumm anstellen …«

In den kommenden Monaten ging es immer und immer wieder um seine Wut auf Frauen. Das Durcharbeiten der damit verbundenen unbewussten Fantasien führte zu weiteren Transformationen. Herr W. fühlte sich oft besser und wagte es, die Dosis seines Medikaments zu reduzieren. Er entdeckte wieder eine gewisse Lebensfreude und mehr Kreativität in seiner Arbeit. Trotz massiver Ängste nahm er private Arbeitsaufträge an, um seine finanzielle Situation zu verbessern.

Diese Transformationen hatten aber keinen Einfluss auf die gravierenden Ganzkörperschmerzen und seine Schlafprobleme. Wie

so oft in Psychoanalysen erwies es sich als unverzichtbar, die Traumatisierung direkt in der Übertragung zu beobachten, zu verstehen
und durchzuarbeiten.

Im dritten Jahr der Behandlung reagierte Herr W. intensiv auf
Trennungen von der Analytikerin. Während einer Ferienpause
unterzog er sich einer umstrittenen medizinischen Operation, ohne
mit mir darüber zu sprechen. Er war danach in einem fürchter-
lichen Zustand und sagte, ohne Gründe zu nennen, zwei Monate
lang die Analysestunden ab. Schließlich entschied ich mich, ihn
anzurufen, und erfuhr, wie schlecht es ihm ging. Durch einige Kri-
seninterventionsgespräche konnte ich ihm schließlich am Telefon
helfen, aus dem *schwarzen Loch* herauszukommen. Offensichtlich
agierte Herr W. seine frühe Trennungserfahrung aus. Ich wurde zur
vernachlässigenden Mutter und anschließend zum *rettenden* Vater
analog zu seiner ersten Kindheitserinnerung, in der er an der Hand
vom Vater das Heim verlässt. Als ich diese Parallele direkt ansprach,
erzählte Herr W. den folgenden Traum:

W.: »Ich blicke erstaunt auf eine Gruppe von Leuten, die alle mit Lehm
eingeschmiert sind und zusammen an der Wand eines Hauses arbeiten.
Ein kalter Wind bläst: Die Arbeit ist schmerzhaft, hart und fast unerträglich.
Und doch, im Traum habe ich das sichere Gefühl, dass diese Männer es
schaffen werden: Irgendwann wird das Haus gebaut sein und ihnen einen
warmen Schutz bieten. Ich drehe mich dann zu meiner Frau um und sage.
›Siehst du, man kann es schaffen, man muss nur zusammenhalten ...‹«
[embodied metaphor: Haus bauen mit warmem Schutz].

In den folgenden Wochen zog Herr W. selbst die Analogien zwischen seinen Panikattacken, der Todesangst und den unerträglichen
Ganzkörperschmerzen auf der einen Seite und seinen traumatischen Erfahrungen während des Heimaufenthaltes. Es wurde immer deutlicher, dass es sich dabei wirklich um *embodied memories*
handelt. In Trennungssituationen evozierten analoge sensomotorische Koordinationen bei Herrn W. analoge Symptome wie in der
ursprünglichen traumatischen Situation, in der er todkrank war.
Das Verstehen dieser Parallelen hatte einen beobachtbaren Einfluss
auf seine Reaktionen auf Trennungen. Aber, wie wir wissen, ist ein
psychischer Heilungsprozess nie einlinig, sondern geprägt von Er-

fahrungen des *Auf und Ab* während der Phase des Durcharbeitens in Psychoanalysen. Wiederum kann ich hier nur einige kurze Beobachtungen dazu erwähnen:

Ein halbes Jahr nach dem oben erwähnten Traum war Herr W. vor der bevorstehenden Sommerpause ganz zuversichtlich. Er erschien aber absolut verzweifelt in die erste Stunde danach. »Ich bin völlig am Ende – meine Körpersymptome sind unerträglich. Ich kann einfach nicht mehr – ich möchte nicht mehr leben …« Er hatte eines Abends seine Medikamente vergessen und brach am nächsten Morgen zusammen: »Ich musste feststellen, wie abhängig ich von diesen Medikamenten bin – ohne sie kann ich schlichtweg nicht leben …«.[10] Auch ich, als Analytikerin, fühlte mich von starken Ohnmachts- und Hilflosigkeitsgefühlen überschwemmt. Erneut quälten mich extreme Zweifel, ob ich Herrn W. überhaupt helfen könne …

A.: »Verständlicherweise war dieser Rückfall eine herbe Enttäuschung für Sie … und einmal mehr war ich gerade in dieser schlimmen Situation nicht für Sie verfügbar. Hatten Sie auch quälende Gedanken über die Psychoanalyse und dass sie Ihnen so gar nicht helfen kann?«
W.: »Ja, das stimmt …«
A.: »Haben Sie die innere Verbindung zu mir verloren?«
W.: »Ja, ich fühlte mich entsetzlich allein … Ich konnte Sie mir nicht mehr innerlich vorstellen: Sie waren fremd für mich und irgendwie ganz unwirklich …«

A.: »Vielleicht ähnlich wie der kleine John,[11] der sich nicht mehr an seine Eltern erinnern konnte im Heim und das innere Bild an sie verlor …«

---

10 Die Medikamente waren für ihn eine Bestätigung der unbewussten Wahrheit, dass er »nicht Herr im eigenen Hause« war, ein interessantes Thema der Psychoanalyse, auf das ich aber in diesem Rahmen nicht eingehen kann (vgl. dazu u. a. Küchenhoff, 2010).

11 Wie erwähnt hatte mich in meiner ersten Gegenübertragungsfantasie im Erstinterview Herr W. an den kleinen John aus den berühmten Filmen der Robertsons in den 1970er Jahren erinnert. In einer späteren Phase der Psychoanalyse war Herr W. selbst auf diese Filme gestoßen. Die extremen Reaktionen des kleinen John auf die zehntägige Trennung von seinen Eltern half ihm, sich der bis dahin unerträglichen Einsicht in die für Erwachsene unvorstellbaren Folgen früher Separationstraumen anzunähern und darin sein eigenes Schicksal zu erkennen.

Herr W. begann hemmungslos zu weinen und weinte während der ganzen Sitzung. Auch ich fühlte mich intensiven Gefühlen von Hoffnungslosigkeit und Ohnmacht ausgesetzt. Die Reaktivierung des Traumas führte zu extremen Gegenübertragungsgefühlen von Ohnmacht, Hilflosigkeit und analytischer Impotenz, ja sogar zum wiederkehrenden Impuls, die Behandlung von meiner Seite abzubrechen. Die Intervision im Rahmen der LAC-Studie erwies sich in diesem Zusammenhang als unverzichtbare Hilfe, um diese Reaktionen zu verstehen und meinen Impuls zu erkennen, der Konfrontation mit der Unerträglichkeit des Traumas zu entfliehen.

Zur nächsten Sitzung kam Herr W. in einer etwas besseren Verfassung:

W.: »Irgendwie hat es gut getan zu weinen, obschon ich immer noch verzweifelt bin. In den Tagen zuvor fühlte ich mich wie in einem Käfig gefangen und spürte gar nichts mehr – alles war tot in mir. Und nachts begann mein Körper verrückt zu spielen – alles war furchtbar schmerzhaft, und ich konnte überhaupt nicht schlafen ...«

Nach einer langen Pause:

A.: »Vielleicht ist es sehr wichtig, dass Sie mir hier das ganze Ausmaß Ihrer Verzweiflung und Panik zeigen können. Vor einiger Zeit sagten Sie mir, dass Sie merken, dass Sie eine tiefe innere Wahrheit in sich tragen, dass niemand, aber auch niemand, in der Lage ist, Sie zu verstehen und auszuhalten, wenn es Ihnen schlecht geht. Und nach dem Heimaufenthalt haben Sie offenbar auch niemandem von Ihrem Elend erzählen können – Sie sind einfach verstummt – und das Leiden hat sich in Ihrem Körper erhalten ...«

Herr W. weinte lange leise vor sich hin. In der nächsten Sitzung wirkte Herr W. immer noch belastet und geprägt von Panik.

W.: »Ich kann es eigentlich gar nicht begreifen. Letzte Nacht muss ich doch kurz eingeschlafen sein. Ich hatte zwei Träume, die so gar nicht zu meiner jetzigen Verfassung passten. Zuerst träumte ich, dass sich eine Frau in mich verliebte. Ich war verwundert und wusste nicht so recht, ob sie mir wirklich gefällt. Doch sagte sie, dies sei nicht schlimm, es werde schon alles gut ... Dann schlief ich wohl nochmals ein und träumte weiter: Ich saß in einem Vorlesungssaal. Eine sehr attraktive Frau setzte sich zu mir und berührte mich an meinen Oberschenkeln. Dies war sehr angenehm. Sie sagte mir, sie habe sich in mich verliebt. Ich sei so lieb und ruhig. Die Frau gefiel mir sehr. Doch dann überlegte ich noch im Traum, dass ich ihr sagen muss, dass ich nicht ruhig, sondern depressiv bin, dies müsse sie wissen ... Und doch habe ich einen Funken Hoffnung, dass sie mich versteht.«

A.: »Ja, Sie sagen ja oft hier, dass Sie nicht mehr schauspielern möchten ... weder in einer Liebesbeziehung noch hier in der Psychoanalyse ...«

W.: »Ja, dies stimmt. Meinen Sie wirklich, der Traum könnte einen Funken Hoffnung enthalten?«

Herr W. schwieg nun relativ lange und wirkte entspannt.

[embodied metaphor: »... ein Funken Hoffnung ...«]

In den nächsten zehn Tagen ging es Herrn W. teilweise sichtbar besser, teilweise aber auch wieder sehr schlecht. Auch in den Sitzungen schwankte Herr W. zwischen Hoffnung und abgrundtiefer Verzweiflung. Doch nachträglich gesehen erwies sich diese Phase des Durcharbeitens als zentral für die psychischen Transformationsprozesse des Patienten. Wie ich in anderen Arbeiten detailliert dargestellt habe, veränderten sich sowohl die manifesten Trauminhalte als auch der Umgang mit Träumen in der Behandlung sowie die darin enthaltenen *embodied metaphors*.[12] Hatte Herr W. sein Trauma in der Übertragung wiedererleben und daher teilweise verstehen und psychisch akzeptieren können?

Jedenfalls kam er nach der anschließenden Weihnachtspause in die erste Sitzung und berichtete, dass er während der Trennung intensiv gegen »den schwarzen Hund« (Metapher für seine Depression) gekämpft habe, mit unterschiedlichem Erfolg. Er habe einen Traum gehabt, der ihn sehr erstaunt habe:

W.: »Ich träumte von einem Paar – sie waren wahrscheinlich kein Liebespaar, aber hatten eine warmherzige Beziehung miteinander. Sie hatten ein Geschäft mit Blumen in Afrika ... (nun fällt mir ein, dass ich am Tag vorher eine Fernsehsendung über ein Paar gesehen hatte, das in Afrika Weihnachtssterne anpflanzte und damit ein gutes Geschäft machte ...). Ich fühlte mich

---

12 Siehe dazu detaillierte Darstellungen in Leuzinger-Bohleber u. Pfeifer, 2012.

von den beiden und ihrer warmherzigen Ausstrahlung sehr angezogen und bat sie inbrünstig, mich an ihrem Geschäft zu beteiligen, mich einzuschließen. Sie akzeptierten mich – und die Frau nahm mich sogar in ihren Arm. Ich verkaufte mein Haus und wagte einen Neuanfang ... Ich war so glücklich, als ich aufwachte, dass ich wünschte, ich könnte nochmals einschlafen und den Traum fortsetzen ... Vielleicht verändert sich ja doch etwas in mir ...« *[embodied metaphors: warmherzige Beziehung, warmherzige Ausstrahlung, in den Arm nehmen]*

In diesem Rahmen müssen wir uns mit dieser kurzen Zusammenfassung der psychoanalytischen Behandlung begnügen. Die veränderten *embodied metaphors* in den geschilderten Sequenzen der Behandlung, aber auch in den manifesten Trauminhalten, schienen Indikatoren dafür, dass sich der Analysand – vorsichtig und misstrauisch – seinen inneren Objekten wieder zuwenden und ein minimales Urvertrauen in ein helfendes, empathisches Gegenüber wiedergewinnen konnte.

Wichtig scheint mir, dass die Wiederbelebung des Traumas in der analytischen Beziehung mit der sie charakterisierenden Erfahrung extremer Ohnmacht und Hilflosigkeit eine unabdingbare Voraussetzung zu sein schien, damit der Analysand sukzessiv das zusammengebrochene Urvertrauen in ein helfendes Objekt sowie die Überflutung durch extreme Angst, Panik und Verzweiflung verstehen und dadurch ansatzweise diesen Erfahrungen etwas entgegensetzen konnte. Immer und immer wieder provozierte er in der analytischen Beziehung die Gefahr, dass auch ich von heftigsten Zweifeln bis hin zu der Überzeugung gequält wurde, dem Analysanden nicht helfen zu können und die Behandlung beenden zu müssen. Ich fühlte mich als Analytikerin – wohl analog zu den Primärobjekten in der traumatischen Separationssituation – selbst hilflos und ohnmächtig, empathiegestört, impotent und verzweifelt. In diesen Phasen erwiesen sich die regelmäßigen Intervisionen im Rahmen der LAC-Studie als entscheidend, um dem Analysanden schließlich die Erfahrung im Sinne Winnicotts zu vermitteln, dass ich als analytisches Objekt die Wiederbelebung des Traumas in der analytischen Beziehung überlebte und seinen Schmerz aushalten und containen konnte – eine Voraussetzung für eine Annäherung an den Schrecken des Traumas und seine Folgen.

Hier nochmals die *embodied metaphors* der erwähnten fünf Träume (die übrigens jeweils für eine ganze Serie von Träumen mit analogen Inhalten stehen). Wir stellen sie analog der oben aufgeführten Beispiele von Lakoff und Johnson dar.

Embodied metaphors im ersten Jahr der Psychoanalyse

Traum A: »mit einer offenen Wunde daliegen und verbluten ...«
Offener Körper als Todesgefahr
Subjektives Urteil: Todesgefahr
Sensomotorische Erfahrung: offener Körper, blutende Wunde, hilflos darniederliegen
Beispiele: »Ich trage eine offene Wunde in mir ...«, »Du lässt mich verbluten ...«, »Das blutende Herz ...«, »Der Arzt verlässt mich mit offenem Brustkorb ...«
Primäre Erfahrung: Offene Wunden sind gefährlich, müssen geschlossen und behandelt werden. Todesgefahr bei schweren Verletzungen. Falls Blutung nicht gestillt werden kann, verblutet man.

Bei Herrn W.: Lebensbedrohliche Krankheit im Kinderheim. »Niemand half mir ... ich blieb hilflos und allein im Isolierzimmer liegen und wäre vermutlich gestorben, wenn mich meine Tante nicht schließlich gefunden hätte ...«

Traum B: »über einem Abgrund hängen ... in die Tiefe stürzen ...«
Fallen ins Nichts
Subjektives Urteil: Todesgefahr
Sensomotorische Erfahrung: in die Tiefe fallen und sich schwer verletzen, Bilder von Suiziden, bei denen sich Menschen aus dem Fenster hoher Gebäude, von einer Brücke etc. in den Tod stürzen
Beispiele: »Ich falle ins Bodenlose ...«, »Fallengelassen werden« (von einer geliebten Person, einem Arbeitgeber etc.), »Er ist abgestürzt ...« (z. B. in seiner Karriere), »Ein Abgrund tut sich auf ...«
Primäre Erfahrung: Kind verletzt sich beim Fallen.

Bei Herrn W.: Er machte vermutlich wie jedes Kind die Erfahrung, dass er sich durch Fallen körperlich verletzt. Zudem fühlte er sich –

metaphorisch – von den Eltern fallengelassen, als sie ihn ins Heim schickten. Keine empathische Ersatzperson war da, die ihn auffangen konnte.

Embodied metaphors im dritten Jahr der Psychoanalyse

Traum C.: Haus bauen mit warmem Schutz ...
Haus als Schutz und Heim
Subjektives Urteil: Haus als Zufluchts- und Rückzugsort
Sensomotorische Erfahrung: zu Hause sein, Gefühle der Wärme, Sicherheit, Geborgenheit, zusammen mit »warmen«, fürsorglichen Familienmitgliedern
Beispiele: »My house is my castle ...«, »Ich habe kein Zuhause ...«, »Ich habe mein Zuhause verloren«, »Ich bin ohne Haus und Hof ...«, »Herr im eigenen Hause ...«, »Zufluchtsort: eigenes Haus ...«, »Ich ziehe mich in mein Schneckenhaus zurück ...«
Primäre Erfahrung: Kind fühlt sich (auch aufgrund wiederkehrender sensomotorischer Koordinationen) in der elterlichen Wohnung zu Hause, geborgen, aufgehoben, betreut etc.

Bei Herrn W.: Er erlebte mit allen Sinnen eine plötzliche Veränderung in seinem Kinderalltag (andere Gerüche, taktile und sensorische Wahrnehmungen im Heim verglichen mit seinem Zuhause. Zudem fühlte er sich – metaphorisch – von zu Hause vertrieben, in ein fremdes Heim gegeben, ohne Schutz, Verständnis und Geborgenheit ... Im Traum ist dargestellt, dass man als Erwachsener (im Gegensatz zu einem Kind), wenn auch mit viel Mühe und Anstrengung, ein neues Haus bauen kann und sich selbst ein Haus mit Wärme und Schutz erarbeiten kann etc.

Traum D.: ein Funken Hoffnung ...
Hoffnung ist Licht
Subjektives Urteil: Hoffnung lässt plötzlich alles in hellem Licht erscheinen.
Sensomotorische Erfahrung: Sonne, Helligkeit, Licht: Ermöglicht eine freie Sicht, lässt Weg aus dem Dunkeln heraus erkennen etc. Funken aus einem Feuer: faszinierende Lebendigkeit
Beispiele: »Ein Funken Hoffnung ...«, »Es werde Licht ...«, »Es wird hell ...«,

»Aus der Dunkelheit herausfinden ...«, »Ins helle Licht treten ...«, »Aus
dem Schatten heraustreten«, »Den Schatten des Saturns verlassen ...«,
»Sonnenscheinkind ...«, »Depression als schwarze Galle ...«
Primäre Erfahrung: Helligkeit des Morgens nach der Erfahrung von nächt-
licher Dunkelheit mit Angst und Unsicherheit, »helle« und »düstere«
Stimmungen

Bei Herrn W.: Der Vater führte ihn aus dem »dunklen« Heim ins
Licht ... Depression als »Abstürze in die Dunkelheit«, »Hoffnung
auf hellere Zeiten ...«.

Traum E.: warmherzige Beziehung, warmherzige Ausstrahlung, in den
Arm nehmen
Zuneigung ist Wärme
Subjektives Urteil: Zuneigung
Sensomotorische Erfahrung: Temperatur
Beispiele: »Es wird mir warm ums Herz ...«, »eine warmherzige Person ...«,
»eine warme Ausstrahlung«, »Ich denke mit Wärme an dich ...«
Primäre Erfahrung: Wärmeempfindung im Körper, bei Umarmungen, »im
Arm gehalten werden«

Bei Herrn W.: Als Vierjähriger wurde W. plötzlich aus den warmen, vertrauensvollen familiären Beziehungen herausgerissen. Im
Heim stand ihm keine »warmherzige« Ersatzperson zur Verfügung.
Die veränderte *embodied metaphor* im dritten Psychoanalysejahr
weist darauf hin, dass er den traumatischen Zusammenbruch des
Urvertrauens in helfende Objekte zu überwinden scheint und im
manifesten Traum warmherzige Bezugspersonen findet, die ihn »in
den Arm nehmen«.

Wir hoffen, dass diese exemplarischen Analysen der *embodied
metaphors* der fünf manifesten Träume aus dem ersten verglichen
mit dem dritten Jahr der Psychoanalyse unsere These illustrieren,
dass die Veränderung von *embodied metaphors* als Indikatoren
für zentrale psychische Transformationsprozesse des Analysanden interpretiert werden können, da in ihnen basale, *embodied*
Erfahrungen des Selbst in einer aktuellen, interaktiven Situation
gestaltet sind. Es scheint deutlich, dass es Herrn W. gelingt, ansatzweise die traumatische Erfahrung, die zu einem Zusammenbre-

chen des Urvertrauens in ein autonomes Selbst und ein genügend gutes, hilfreiches Objekt geführt hatte, psychisch zu akzeptieren und dadurch – in den neuen *embodied metaphors* von warmen, haltenden Beziehungen – ansatzweise psychisch zu integrieren. – Ich (M. L.-B.) konnte in diesem Rahmen nicht ausführen, dass es zu den schwierigsten behandlungstechnischen Problemen dieser Psychoanalyse gehörte, die Wiederbelebung der traumatischen Erfahrung in der Übertragungssituation zuzulassen. Dies bedeutete immer wieder, dass ich in meiner Gegenübertragung von extremen Gefühlen der Hilflosigkeit und Ohnmacht überschwemmt wurde. Ein Nachdenken über die sich verändernden *embodied metaphors* in den manifesten Trauminhalten erwies sich (oft auch im Rahmen der Intervision) auf diesem Hintergrund als große Hilfe (vgl. dazu Leuzinger-Bohleber, 2013).

Kurze Zusammenfassung

In diesem Beitrag versuchen wir, folgende drei Thesen zu untermauern:
– Das Konzept des Embodiments (z. B. von *embodied memories* und *embodied metaphors*) verändert die Wahrnehmung und das Verstehen psychoanalytischer Prozesse des Klinikers.
– Das Konzept des Embodiments erweist sich als fruchtbar, um Prozesse in der therapeutischen Situation zu reflektieren (z. B. die situative Konstruktion von Erinnerungen im »Hier und Jetzt« der Übertragung). Dies eröffnet neue professionelle Chancen, um – zusammen mit dem Analysanden – *embodied memories* vor allem an abgespaltene, vom psychischen Erleben dissoziierte Erinnerungen an traumatische Erlebnisse (z. B. bei chronisch depressiven Patienten) zu entschlüsseln.
– Veränderungen der *embodied metaphors* in den Narrationen in den psychoanalytischen Sitzungen und, wie diskutiert, im manifesten Trauminhalt können Indikatoren für psychische Transformationsprozesse des Analysanden in einer psychoanalytischen Behandlung enthalten.

Ein weiteres Anliegen dieses Beitrags ist, die Spezifität des Konzeptes des Embodiments erneut zu diskutieren, um dadurch der drohenden Verwässerung des Konzeptes bei der heute zu beobachtenden breiten Anwendung und Popularisierung der Verwendung entgegenzuwirken.

Literatur

Argelander, H. (1967/1987). Das Erstinterview in der Psychotherapie (3., unveränd. Aufl.). Darmstadt: Wissenschaftliche Buchgesellschaft.

Atkinson, R. C., Shiffrin, R. M. (1968). Human memory: a proposed system and its control processes. In K. W. Spence (Ed.), The psychology of learning and motivation: advances in research and theory, Vol. 2 (pp. 89–195). New York: Academic Press.

Baddeley, A. (1990). Human memory: theory and practice. Hillsdale, NJ: Erlbaum.

Bartlett, F. C. (1932). Remembering: a study of experimental and social psychology. Cambridge: Cambridge University Press.

Bohleber, W. (2012). Was Psychoanalyse heute leistet. Identität und Intersubjektivität, Trauma und Therapie, Gewalt und Gesellschaft. Stuttgart: Klett-Cotta.

Britton, R. (2009). Mentalisierung und Symbolisierung. Unveröff. Vortrag bei der Arbeitstagung der DPG, der DPV und der Abteilung für Psychosomatische Medizin am Robert-Bosch-Krankenhaus »Symbolisierung und Mentalisierung – Kongruenzen und Divergenzen«. Stuttgart, 13.1.2009.

Buchholz, M. (2008). Vorwort: In G. Lakoff, M. Johnson, Leben in Metaphern. Konstruktion und Gebrauch von Sprachbildern (S. 7–10). Heidelberg: Carl-Auer-Systeme.

Clancey, W. J. (1991). The frame of reference problem in the design of intelligent machines. In K. Lehn (Ed.), Architecture for intelligence (pp. 357–424). Hillsdale, NJ: Erlbaum.

Clancey, W. J. (1997). Situated cognition: on human knowledge and computer representations. Cambridge: Cambridge University Press.

Cooper, A. (1986). Toward a limited definition of psychic trauma. In A. Rothstein (Ed.), The reconstruction of trauma (pp. 41–56). Madison: International Universities Press.

Dennett, D. C. (1984). Cognitive wheels: the frame problem of artificial intelligence. In C. Hookway (Ed.), Minds, machines, and evolution (pp. 129–151). Cambridge: Cambridge University Press.

Edelman, G. M. (1989). The remembered present: a biological theory of consciousness. New York: Basic Books.

Edelman, G. M. (1992). Göttliche Luft, vernichtendes Feuer. Wie der Geist im Gehirn entsteht. München: Piper.

Edelman, G. M. (1993). Unser Gehirn – ein dynamisches System. München: Piper.

Fischmann, T., Leuzinger-Bohleber, M., Kächele, H. (2012). Traumforschung in der Psychoanalyse: Klinische Studien, Traumserien, extraklinische Forschung im Labor. Psyche – Zeitschrift für Psychoanalyse und ihre Anwendungen, 66, 833–861.

Fonagy, P., Kächele, H., Leuzinger-Bohleber, M., Taylor, D. (Eds.) (2012). The significance of dreams: bridging clinical and extraclinical research in psychoanalysis. London: Karnac Books.

Glenberg, A. M. (1996). What is memory for? Behavioral and Brain Sciences, 20, 1–55.

Hampe, M. (2004). Pluralität der Wissenschaften und Einheit der Vernunft – Einige philosophische Anmerkungen zur Psychoanalyse. In M. Leuzinger-Bohleber, H. Deserno, S. Hau (Hrsg.), Psychoanalyse als Profession und Wissenschaft (S. 17–32). Stuttgart: Kohlhammer.

Hampe, M. (2009). Diskussion des Vortrags von M. Leuzinger-Bohleber: Klinische Psychoanalyse in der heutigen Wissensgesellschaft. Universität Zürich, 9.4.2009, unveröffentlichtes Manuskript.

Küchenhoff, J. (2010). Zum Verhältnis von Psychopharmakologie und Psychoanalyse – am Beispiel der Depressionsbehandlung. Psyche – Zeitschrift für Psychoanalyse und ihre Anwendungen, 64, 890–916.

Lakoff, G., Johnson, M. (1980/2008). Leben in Metaphern. Konstruktion und Gebrauch von Sprachbildern (8. Aufl.). Heidelberg: Carl-Auer-Systeme.

Lakoff, G., Nuñez, R. (2000). Where mathematics comes from: how the embodied mind brings mathematics into being. New York: Basic Books.

Lear, J. (1995/1997). The shrink is in. In M. Leuzinger-Bohleber, U. Stuhr (Hrsg.), Psychoanalysen im Rückblick (S. 92–106). Gießen: Psychosozial-Verlag.

Leuzinger-Bohleber, M. (2005). Chronifizierende Depression: Eine Indikation für Psychoanalysen und psychoanalytische Langzeitbehandlungen. Psyche – Zeitschrift für Psychoanalyse und ihre Anwendungen, 59, 789–815.

Leuzinger-Bohleber, M. (2009). Erinnerungen und Embodiment. Aus der Psychoanalyse einer Poliomyelitis-Patientin. In K. Röckerath, L. V. Strauss, M. Leuzinger-Bohleber (Hrsg.), Verletztes Gehirn – Verletztes Ich. Treffpunkte zwischen Psychoanalyse und Neurowissenschaften (S. 163–188). Göttingen: Vandenhoeck & Ruprecht.

Leuzinger-Bohleber, M. (2010). Psychoanalyse und Psychotherapieforschung. Ein unauflösbares Spannungsfeld in Zeiten des wissenschaftlichen Pluralismus? In H. Böker (Hrsg.), Psychoanalyse im Dialog mit den Nachbarwissenschaften (S. 111–145). Gießen: Psychosozial-Verlag.

Leuzinger-Bohleber, M. (2013). Chronische Depression und Trauma. Konzeptuelle Überlegungen zu ersten klinischen Ergebnissen der LAC-Depressionsstudie. In M. Leuzinger-Bohleber, U. Bahrke, A. Negele (Hrsg.), Chronische Depression. Verstehen – Behandeln – Erforschen (S. 56–81). Göttingen: Vandenhoeck & Ruprecht.

Leuzinger-Bohleber, M., Bahrke, U., Beutel, M., Deserno, H., Edinger, J., Fiedler, G., Haselbacher, A., Hautzinger, M., Kallenbach, L., Keller, W., Negele, A., Pfenning-Meerkötter, N., Prestele, H., Strecker-von Kannen, T., Stuhr, U.,

Will, A. (2010). Psychoanalytische und kognitiv-verhaltenstherapeutische Langzeittherapien bei chronischer Depression: Die LAC-Depressionsstudie. Psyche – Zeitschrift für Psychoanalyse und ihre Anwendungen, 64, 782–832.

Leuzinger-Bohleber, M., Bahrke, U., Negele, A. (Hrsg.) (2013). Chronische Depression. Verstehen – Behandeln – Erforschen. Göttingen: Vandenhoeck & Ruprecht.

Leuzinger-Bohleber, M., Henningsen, P., Pfeifer, R. (2008). Die psychoanalytische Konzeptforschung zum Trauma und die Gedächtnisforschung der Embodied Cognitive Science. In M. Leuzinger-Bohleber, G. Roth, A. Buchheim (Hrsg.), Psychoanalyse – Neurobiologie – Trauma (S. 157–171). Stuttgart: Schattauer.

Leuzinger-Bohleber, M., Pfeifer, R. (1998). Erinnern in der Übertragung – Vergangenheit in der Gegenwart? Psychoanalyse und Embodied Cognitive Science: ein interdisziplinärer Dialog zum Gedächtnis. Psyche – Zeitschrift für Psychoanalyse und ihre Anwendungen, 52 (9/10), 884–918.

Leuzinger-Bohleber, M., Pfeifer, R. (2002). Remembering a depressive primary object? Memory in the dialogue between psychoanalysis and cognitive science. The International Journal of Psychoanalysis, 83, 3–33.

Leuzinger-Bohleber, M., Pfeifer, R. (2012). Paper given at the 12th International Neuropsychoanalysis Congress »Neuropsychoanalysis: Minding the body«, Berlin, 25.6 2011.

Leuzinger-Bohleber, M., Pfeifer, R., Röckerath, K. (1998). Wo bleibt das Gedächtnis? Psychoanalyse und Embodied Cognitive Science im Dialog. In M. Koukkou, M. Leuzinger-Bohleber, W. Mertens (Hrsg.), Erinnerung von Wirklichkeiten. Psychoanalyse und Neurowissenschaften im Dialog. Band 1: Bestandsaufnahme (S. 517–589). Stuttgart: Verlag Internationale Psychoanalyse.

Moser, U. (2005). Psychische Mikrowelten – Neuere Aufsätze. Hrsg. von M. Leuzinger-Bohleber und I. von Zeppelin. Göttingen: Vandenhoeck & Ruprecht.

Moser, U., Zeppelin, I. v. (1996). Der geträumte Traum. Wie Träume entstehen und sich verändern. Stuttgart: Kohlhammer.

Newell, A., Simon, H. A. (1976). Computer science as empirical inquiry: symbols and search. Communications of the ACM, 19, 113–126.

Norman D. A. (Ed.) (1981). Perspective on cognitive science. Norwood, NJ: Ablex.

Pfeifer, R. (1995). Cognition-perspectives from autonomous agents. Robotics and Autonomous Systems, 15, 47–70.

Pfeifer, R. (2012). Shanghai lectures. Zugriff am 09.06.2013 unter http://shanghailectures.org/lectures.

Pfeifer, R., Bongard, J. (2007). How the body shapes the way we think: A new view of intelligence. Cambridge: The MIT Press.

Pfeifer, R., Scheier, Ch. (1999). Understanding intelligence. Cambridge: The MIT Press.

Rosenfield, I. (1988). The intervention of memory: a new view of the brain. New York: Basic Books.

Rusch, G. (1987). Erinnerungen aus der Gegenwart. In S. J. Schmidt (Hrsg.),

Gedächtnis. Probleme und Perspektiven der interdisziplinären Gedächtnisforschung (S. 267–293). Frankfurt a. M.: Suhrkamp.
Schank, D. C. (1982). Dynamic memory: A theory of reminding and learning in
computers and people. Cambridge: Cambridge University Press.
Toulmin, S. (1977). Kritik der kollektiven Vernunft. Frankfurt a. M.: Suhrkamp.

Vittorio Gallese

Den Körper im Gehirn finden

Konzeptuelle Überlegungen zu den Spiegelneuronen

> »Wer Du spricht, hat kein Etwas, hat nichts. Aber er steht in
> der Beziehung. […] Ich werde am Du; Ich werdend spreche
> ich Du. Alles wirkliche Leben ist Begegnung.«
> (Martin Buber, 1923, S. 12)

Von Anfang an führen wir unser Leben mit der/dem anderen. Als
Säugetiere bewohnen wir für einen kurzen, aber entscheidenden Zeitraum sogar den Körper der anderen, unserer Mutter. Zwillinge teilen
den mütterlichen Körper mit einem anderen. Infolgedessen nimmt
unser Gehirn-Körper-System in der wechselseitigen Beziehung zu
einem anderen lebendigen Menschen Gestalt an und beginnt sogleich
nach der Geburt, seine lebenslange Begegnung mit der Welt zu entwickeln. Voraussetzung dafür ist der Aufbau spezifischer Muster der
funktionalen Gehirn-Körper-Organisation. Solche Muster bleiben erhalten; sie üben einen dynamischen Einfluss auf unsere Begegnungen
mit der Welt aus und werden ihrerseits durch diese Welt beeinflusst.

Wir können die Beziehung zwischen dem Fötus beziehungsweise dem Neugeborenen und seiner Mutter sowie alle weiteren
interpersonalen Begegnungen, die für unser Leben charakteristisch
sind, unter verschiedenen Blickwinkeln betrachten. Ich konzentriere
mich hier auf die Subjektivität und ihre Entwicklung. Dabei stütze
ich mich auf einen multidisziplinären Ansatz, indem ich die einschlägigen Beiträge der kognitiven Neurowissenschaft sowie der
Philosophie, der Psychoanalyse und der Entwicklungspsychologie
zusammenführe, sie integriere und kritisch diskutiere. Die Hirnforschung lässt sich von den mannigfaltigen und facettenreichen
Ebenen, die unsere sozialen Begegnungen mit anderen charakterisieren, nicht abkoppeln und sollte diese deshalb auch nicht ignorie-
ren. Insofern die kognitive Neurowissenschaft die Art und Weise,
wie wir andere erfahren, zu erklären vermag, kann sie neues Licht
auf die Intersubjektivität und ihre Entwicklung werfen.

Historisch gesehen ist die kognitive Neurowissenschaft unter den Disziplinen, die die menschliche Natur zu verstehen versuchen, zweifellos ein Newcomer, dessen methodologischer Reduktionismus häufig als eine Art unvermeidliche totalitäre Identitätstheorie zwischen Gehirn und Verhalten, Gehirn und Psychologie oder Gehirn und Kognition missverstanden wird. Vielleicht vertritt die Neurowissenschaft mitunter tatsächlich solche Identitätstheorien. Dies ist aber nicht unabänderlich, und *meine* Sache ist es ganz gewiss nicht. Die kognitive Neurowissenschaft sollte die menschliche Natur zuallererst erforschen, indem sie klärt, was menschliches Erleben, menschliche Erfahrung ausmacht. Was bedeutet es, jemand zu sein, was bedeutet es, zu lieben oder zu hassen, sich geliebt oder gehasst zu fühlen, sich geborgen oder unsicher zu fühlen, hellwach oder abgestumpft, bewegt oder versteinert, offen für andere oder ausschließlich auf sich selbst fixiert? Dies sind einige der interessanten Fragen, denen die Kognitionswissenschaft nachgehen muss.

Ein neurowissenschaftliches Verständnis der Intersubjektivität ist allerdings nicht deshalb wichtig, weil es eine subpersonale und kausale, auf Neurotransmitter, Rezeptoren, Neuronen und neurale Hirnschaltkreise rekurrierende Ebene der Beschreibung unserer zwischenmenschlichen Bande, unserer Bindungslosigkeit oder unserer dürftigen Verbindungen ermöglicht. Die Vorstellung, dass Intersubjektivität nichts sei als eine Funktion unserer Hirnschaltkreise, ist nicht ergiebiger als die Annahme, dass die Sonne nichts sei als ein Feuerball.

Gleichwohl erschließt das Wissen, dass spezifische Neurotransmitter, Rezeptoren, Neuronen und Hirnschaltkreise aktiviert oder deaktiviert werden, wenn wir uns selbst in der Beziehung zu Objekten und zu anderen Menschen erleben, eine gänzlich andere Perspektive auf die menschliche Natur. Sie ermöglicht es, viele der Wörter und Sätze zu dekonstruieren, die wir gewöhnlich benutzen, wenn von ebendieser menschlichen Natur die Rede ist.

Auf einer subpersonalen, neurokognitiven Untersuchungsebene erscheinen Aktion, Wahrnehmung, Kognition, Subjekt, Objekt, Intersubjektivität und Sprache in neuem Licht. Werden wir tatsächlich autistisch geboren? Sind wir zur Entwicklung einer kompetenten Intersubjektivität im eigentlichen Sinn wirklich erst dann fähig, wenn wir zuvor unsere eigene, persönliche Identität aufgebaut haben? Geht die Subjektwerdung der Möglichkeit, bedeutungshaltige intersubjektive Beziehungen zu leben, wirklich voraus? Ist Intersubjektivität eine rein theoretische und abstrakte Angelegenheit? Ist es zulässig, einen so intimen und wesentlichen Aspekt wie die menschliche Sprache unter Missachtung ihrer dialogischen Essenz auf Syntax und Rekursivität zu reduzieren? All diese Fragen sind aufs Engste miteinander verflochten und können deshalb nicht isoliert betrachtet werden. Im Idealfall untersucht man sie der Reihe nach und hält dabei alle übrigen im Hintergrund präsent.

Doch auch damit können wir es nicht bewenden lassen. Die Intersubjektivität muss wie sämtliche Aspekte, die mit der menschlichen Natur zusammenhängen, auch in den phylogenetischen und ontogenetischen Bezugsrahmen eingeordnet werden. Wir müssen also erforschen, ob und wie menschliche Intersubjektivität mit den interindividuellen Beziehungen anderer Spezies und den sie fundierenden neuralen Mechanismen zusammenhängt. Wir müssen erforschen, ob und wie die Art und Weise, wie Menschen ihre intersubjektiven Fähigkeiten entwickeln, mit der Art und Weise zusammenhängt, wie sie von anderen Lebewesen entwickelt werden.

Die kognitive Neurowissenschaft zeigt, dass die Intersubjektivität selbst auf der innersten Beschreibungsebene von der quintessenziellen Natur des Menschen als situierter, fühlender und agierender Körper zeugt. Sein, Fühlen, Handeln und Wissen sind unterschiedliche Modalitäten unserer körperlichen Beziehung zur Welt. Gemeinsam ist ihnen allen eine in distinkte und spezifische Funktionsweisen der Hirnschaltkreise und neuralen Mechanismen ausdifferenzierte, konstitutive körperliche Grundlage. Aktion, Wahrnehmung und Kognition bestehen auf der Ebene des Gehirn-Körper-Systems aus demselben, wiewohl unterschiedlich verschaltetem und funktionell unterschiedlich organisiertem »Material«. Donald Winnicott drückte dies mit fast den gleichen Worten aus, als er schrieb: »Es ist jedoch nicht logisch, das Geistige und das Physische einander entgegenzusetzen, da sie nicht von gleicher Art sind. Geistige Phänomene sind in der Kontinuität des Seins des Leib-Seelischen, in dem, was das ›Selbst‹ des Individuums ausmacht, Komplikationen von verschieden großer Bedeutung« (Winnicott, 1949/1983, S. 182).

Dank der kognitiven Neurowissenschaft können wir Subjektivität und Intersubjektivität nun erstmals unter einem anderen und komplementären Blickwinkel betrachten. Bedeutet dies, dass eine objektive, auf Informationsverarbeitung abhebende Dritte-Person-Erklärung an ihre Stelle treten sollte? Nicht unbedingt. Auf der Forschungsagenda der kognitiven Neurowissenschaft muss die Anwendung ihres methodologischen Reduktionismus auf die Untersuchung dieser Fragen stehen, wobei jedoch die reiche Erfahrung unserer Begegnungen mit anderen nicht aufgeopfert oder eliminiert werden darf. Die solipsistische und theoretische Standarderklärung der Intersubjektivität, die die klassische Kognitionswissenschaft – im Folgenden als »klassischer Ansatz« bezeichnet – bereithält, hat sich als fragwürdig erwiesen. Bemerkenswert reichhaltige Belege zeugen übereinstimmend von der grundlegend relationalen Natur des Menschen. Neu ist, dass sich diese relationale Natur auch auf der neuralen subpersonalen Ebene zeigt, die von der kognitiven Neurowissenschaft erforscht wird.

Bevor ich auf diese Zusammenhänge näher eingehe, erläutere ich kurz, wie der klassische Ansatz mit der Intersubjektivität in der zweiten Hälfe des vergangenen Jahrhunderts verfahren ist.

Das sogenannte »Problem der anderen Psychen«

Spätestens seit Aristoteles' Zeiten wissen wir, dass der Mensch ein soziales Wesen ist. Doch dies hat die Entwicklung einer solipsistischen Erklärung der menschlichen Natur nicht verhindert. Auf die Philosophie des Geistes bezogen bedeutet Solipsismus, dass man sich lediglich auf die isolierte, individuelle Psyche konzentrieren muss, um definieren zu können, was eine Psyche ist und wie sie funktioniert. Dieser in der Neuzeit auf Descartes zurückgehende Verständnisansatz gab jahrzehntelang vor, wie die soziale Kognition des Menschen gesehen und erklärt wurde. Er beeinflusste auch die ursprüngliche, nahezu exklusive psychoanalytische Betonung der intrapsychischen Dimension der menschlichen Natur.

Dem klassischen Ansatz zufolge vollzieht die ontologische Entwicklung der menschlichen Intersubjektivität universale Reifungsschritte. Die Endstufe erreicht sie zeitgleich mit dem Erwerb der voll entfalteten sprachlichen Kompetenz. Diese Erklärung setzt die menschliche soziale Kognition im Grunde mit der sozialen Meta-kognition in eins, das heißt mit der Fähigkeit, explizit über das eigene psychische Leben in seiner Bezogenheit auf das mentale Leben anderer Menschen zu reflektieren und zu theoretisieren.

Derselben, auf die Phylogenese bezogenen Sichtweise zufolge verlassen sich alle übrigen sozialen Arten, einschließlich der nicht-menschlichen Primaten, ausschließlich auf die sichtbaren Verhaltensaspekte und ihre statistische Wiederholung in einem bestimmten Kontext, um sich in ihrer sozialen Welt zurechtzufinden. Dieses Verständnis impliziert eine radikale kognitive Diskontinuität – metaphorisch als »mentaler Rubikon« bezeichnet – zwischen dem Menschen und allen anderen Lebewesen. Demnach bewohnt der Mensch diejenige Seite des Flusses, die den »Gedankenlesern« [Mindreaders] vorbehalten ist, während die übrigen Arten – einschließlich der nichtmenschlichen Primaten – auf der Seite der Verhaltensleser leben. Eine solche Erklärung privilegiert eine hochkomplizierte kognitive Interpretation der Intersubjektivität und betont ihren vermeintlich vorwiegend, wenn nicht gar ausschließlich theoretischen Charakter. Die Lösung, die der klassische Ansatz für das sogenannte »Problem der anderen Psychen« gefunden hat, ist die Entwicklung einer Theorie der Psyche des anderen. Diese Lösung geht davon aus, dass äußeres Verhalten an sich undurchsichtig ist, uns also nichts Relevantes über das »Was« und »Warum« der Handlungen, Einstellungen und Gedanken anderer verraten kann. Um zu verstehen, was der andere tut, fühlt und denkt und welche Gründe seine Handlungen, Gefühle und Gedanken fundieren, müssen wir das Verhalten, das wir an ihm beobachten, auf innere und folglich nicht unmittelbar zugängliche mentale Zustände zurückführen.

Eine solche Lösung war auch für die Entwicklungspsychologie prägend und führte zu einer Konzeptualisierung der kindlichen Entwicklung sozialer Kognition, die sich beinahe ausschließlich auf die verbalen Aussagen und die sprachlich vermittelte Performanz der Kinder stützte.

Die Essenz sozialer Kognition betrifft das Verstehen des Verhaltens anderer Menschen. Im Alltagsleben suchen wir ständig – und nicht immer bewusst – nach Erklärungen für das Verhalten unserer sozialen Partner. Umfassend verständlich aber wird Verhalten, so die klassische Sicht, erst dann, wenn man in der Lage ist, es auf die verborgenen mentalen Zustände zurückzuführen, die es hervorbringen.

Dazu ein alltägliches Beispiel. Stellen Sie sich vor, dass Sie in einem Café sitzen und am Nebentisch eine andere Besucherin erblicken, die gerade die Hand nach einer vor ihr stehenden Kaffeetasse ausstreckt. Ihnen ist vermutlich augenblicklich klar, dass die Dame einen Schluck Kaffee nehmen möchte. Damit stellt sich die Frage: Wie sind Sie zu diesem Verständnis gelangt? Gemäß dem klassischen Ansatz mussten Sie die biologischen Bewegungen Ihrer Tischnachbarin, die an sich keine Intention verraten, in die mentale Repräsentation sowohl ihres *Wunsches,* Kaffee zu trinken, als auch ihrer *Überzeugung,* dass die mit brauner Flüssigkeit gefüllte Tasse wahr und wahrhaftig Kaffee enthält, übersetzen. Der nach wie vor weitgehend dominanten Sicht der Intersubjektivität zufolge läuft das Verständnis anderer Menschen also letztlich auf ein Manipulieren symbolischer Repräsentationen hinaus.

Die klassische Kognitionswissenschaft sowie zahlreiche Schulen der analytischen Philosophie konzeptualisieren die Psyche/den Geist als ein funktionales System, dessen Prozesse man als – formalen syntaktischen Regeln unterliegende – Manipulationen von Informationssymbolen beschreiben kann. Dementsprechend verstehen sie Konzepte als abstrakte, amodale und willkürliche Propositionen, die in einer Art »Sprache des Denkens« repräsentiert werden. Mit der Sprache an sich hat sie mindestens zwei charakteristische Merkmale gemeinsam, nämlich die Generativität und die Kompositionalität (Fodor, 1975, 1981, 1983; Pylyshyn, 1984). Diese Sichtweise reduziert das Denken auf ein Komputieren und das Verstehen anderer Psychen auf einen prädiktiven, inferenziellen, theorieähnlichen Prozess; mentale Zustände sind demnach nichts anderes als theoretische Zustände einer als Alltagspsychologie bezeichneten psychologischen Commonsense-Theorie.

Der Alltagspsychologie zufolge ist das Denken referenziell; den Inhalt mentaler Repräsentationen bezeichnet sie als Wünsche, Überzeugungen und Intentionen. Wenn wir andere wahrnehmen – ich erinnere an das Caféhaus-Beispiel –, übersetzen wir folglich unsere Wahrnehmung ihrer Handlungen in die Wünsche und Überzeugungen, von denen diese mutmaßlich hervorgebracht werden. Solche propositionalen Einstellungen werden als gehaltvolle repräsentationale mentale Zustände verstanden. Das Verständnis anderer entspräche somit einem metarepräsentationalen Vorgehen in dem Sinne, dass man sich ihre mentalen Repräsentationen vorstellt – sie für sich selbst repräsentiert –, wenn man ihnen explizit mentale Inhalte zuschreibt.

So gesehen erfordert eine neurobiologisch plausible Erklärung der sozialen Kognition also die Suche nach den neuralen Zuständen, die Wünsche und Überzeugungen repräsentieren. Viele Vertreter der kognitiven Neurowissenschaft haben sich auf ebendiese Suche begeben. Wenn man glaubt, dass menschliche Individuen durch eine Kluft voneinander getrennt sind, und sie als mentalisierende Monaden begreift, deren einzige bedeutungshaltige Verbindungen auf ihren theoriegeleiteten Mentalisierungsfähigkeiten beruhen, ist die Schlussfolgerung, dass man nach den neuralen Korrelaten von Überzeugungen und Wünschen suchen muss, nicht von der Hand zu weisen. Deshalb war es unvermeidlich, dass die Reifizierung propositionaler Haltungen zahlreiche Neurowissenschaftler veranlasste, nach Hirnregionen oder -schaltkreisen zu forschen, in denen die Wünsche und Überzeugungen ihren Sitz haben.

Diese epistemische Strategie ist allerdings eindeutig zirkulär. Sie setzt Intersubjektivität mit der Möglichkeit in eins, eine Theorie anderer Psychen zu entwickeln und zu vertreten. Um solche Theorien des Mentalen/des Geistes (ToM) zu untersuchen, bittet man die Probanden gewöhnlich, sich propositionale Einstellungen vorzustellen (z. B. fiktionalen Figuren falsche Überzeugungen zu-zuschreiben), während man ihr Gehirn mittels der fMRI-Technik untersucht. Die während der Mentalisierungsaufgabe aktivierten Hirnregionen werden dann als Sitz des ToM-Moduls oder der ToM-Module identifiziert. Ich bezweifle, dass es uns durch Anwendung dieser Analyse auf die soziale Kognition jemals gelingen wird, die alltagspsychologische und die neurowissenschaftliche Beschreibungsebene innerhalb eines kohärenten und biologisch plausiblen naturalisierten Bezugsrahmens zusammenzubringen. Lassen Sie uns sehen, warum.

Die bildgebenden ToM-Studien (aktuelle Übersichten bei Frith u. Frith, 2012; van Overwalle, 2009) haben wiederholt die ToM-Spezifität mehrerer Hirnregionen, unter anderem der temporo-parietalen Verbindung (TPJ = temporo-parietal junction) und des

medialen präfrontalen Kortex (mPFC), postuliert. Eine ähnliche
ToM-Relevanz wurde auch dem anterioren cingulären Kortex (ACC)
zugeschrieben, dessen Aktivierung bei Mindreading-Aufgaben (Gedankenlesen) wiederholt durch eine Reihe bildgebender Untersuchungen bestätigt wurde (Literaturübersicht bei Bird, Castelli, Malik, Frith u. Husain, 2004). Die bilaterale Schädigung der medialen
frontalen Bereiche führt aber keineswegs zu Defiziten des Mindreading; dies beweist der neuropsychologische Fall, den Bird et al. beschrieben haben. Sie berichten über eine Schlaganfallpatientin, bei
der ein beidseitiger Infarkt der anterioren Zerebralarterie zu einer
extensiven bilateralen Läsion des medialen Teils der Frontallappen
geführt hatte. Nach gründlicher und gewissenhafter Untersuchung
der ToM-Kompetenz der Patientin gelangten die Autoren zu dem
Schluss, dass sie keine signifikante Beeinträchtigung bei Aufgaben
aufwies, deren Lösung die Konstruktion einer Theorie des Mentalen
voraussetzte. Dies beweise, dass »die durch ihren Schlaganfall zer-
störten extensiven Bereiche der medio-frontalen Regionen für diese
Funktion nicht erforderlich sind. [...] Wir zogen den Schluss, dass
unsere Beobachtungen davor warnen, die funktionelle Bildgebung
als einzige Methode zur Kartographie der kognitiven Neuroana-
tomie zu benutzen« (Bird et al., 2004, S. 926).

Dieser klinische Fall zeigt beispielhaft, dass die klassische Sichtweise des Mindreading nicht überzeugend zu erklären vermag,
weshalb bei expliziten Mentalisierungsaufgaben medio-frontale
Regionen und die temporo-parietale Verbindung (TPJ) aktiviert
werden; sie verrät allerdings die tautologische Vorstellung, dass das
Gedankenlesen ebendort implementiert sei. Mittlerweile wird sogar
die Mindreading-Spezifität der Aktivierung dieser Hirnbereiche begründet angezweifelt. Mitchell (2008) wies zum Beispiel nach, dass
die TPJ, der lange Zeit eine für das Gedankenlesen spezifische Aktivierung – etwa bei der Identifizierung von falschen Überzeugungen (Saxe u. Kanwisher, 2003; Saxe u. Wexler, 2005; Saxe u. Powell,
2006) – zugeschrieben wurde, gleichermaßen durch nichtsoziale
Aufgaben, die die Aufmerksamkeit beanspruchen, aktiviert werden
kann. Noch interessanter ist der Nachweis, dass die TPJ an einer
multisensorischen Integration körperlicher Informationen beteiligt
ist, die ein bewusstes und kohärentes Erleben des Körperselbst vermittelt (Berlucchi u. Aglioti, 1997; Blanke et al., 2005; Committeri

et al., 2007). Studien, die mittels transkranieller Magnetstimulation
(TMS) zum Beispiel die »Gummihand-Illusion« untersuchen (Botvinick u. Cohen, 1998), also die phänomenale Einverleibung einer
mit den Augen wahrgenommenen prothetischen Gummihand, die
genauso gestreichelt wird wie die eigene, verdeckte Hand, ergaben,
dass eine vorübergehende Blockierung der Aktivität der rechtshemi-
sphärischen TPJ die Illusion abschwächt (Kammers, de Vignemont,
Verhagen u. Dijkerman, 2009; Tsakiris, Costantini u. Haggard, 2008).

Tsakiris et al. (2008) vermuten, dass die rechtsseitige TPJ ein
kohärentes Körpergefühl vermittelt. Hinzuzufügen ist, dass dieser
spezielle Hirnbereich aufgrund seiner funktionellen Konnektivität
Teil eines Netzwerkes ist (zu dem auch der anteriore insuläre Kortex,
der posteriore parietale Kortex sowie der prämotorische Kortex gehören), das an der multisensorischen Integration im Kontext selbst-
und fremdbezogener Vorgänge und Erfahrungen mitwirkt. Somit
könnte man die These aufstellen, dass die systematische Beteiligung
der TPJ an Mindreading-Aufgaben nicht etwa darauf beruht, dass
sie Neuronen enthält, die für die Zuschreibung von falschen Überzeugungen spezifisch sind, sondern darauf, dass die Differenzierung
zwischen Selbst und anderem auf einer körperlichen Ebene einen
notwendigen Bestandteil ebendieser Mentalisierungsaktivität bildet.

Bereits die oberflächliche Sichtung der aktuellen neurowissen-
schaftlichen Literatur zum Gedankenlesen vermittelt den Eindruck,
dass das Standardverständnis des Mindreading einer gründlichen
Diskussion bedarf. Die zeitgenössischen Vertreter der klassischen
Sichtweise der Intersubjektivität teilen sich in zwei große Lager auf.
Für das erste steht die Simulationstheorie (Goldman, 2006). Sie
privilegiert das Selbst als Modell des anderen. Das heißt, andere
Menschen zu verstehen bedeutet, dass man sich in ihren mentalen
Zustand hineinversetzt. Weniger differenzierte Vorläufer dieses
Modells lassen sich bis auf John Stuart Mill und seine These der
»Inferenz durch Analogie« zurückführen. Mill zufolge schreiben
wir anderen – die lediglich Körper in Bewegung sind – mentale
Zustände zu, weil ihr Verhalten in uns Erinnerungen an eigene
frühere, situationsspezifische Erfahrungen weckt. Zumindest in
Goldmans Version betont die Simulationstheorie die Relevanz des
eigenen, direkten Zugangs zu eigenen bewussten phänomenalen
und mentalen Zuständen.

Das zweite Lager wird durch die Theorie-Theorie (TT) repräsentiert. Wie schon erwähnt, beschreibt dieses rationalistische Modell die Intersubjektivität im Wesentlichen als ein nichtprivilegiertes theoretisches epistemisches Verständnis des auf andere Weise unverständlichen anderen, dessen mentaler Inhalt von außen durch rationales Theoretisieren gelesen werden kann. Die Regeln, denen dieses Gedankenlesen gehorcht, gibt die Alltagspsychologie vor. Die Entwicklungspsychologin Vasudevi Reddy wies darauf hin, dass Simulationstheorie und Theorie-Theorie trotz ihrer Unterschiede eine Kluft zwischen Psychen postulieren, denn beide »begreifen das Wissen um andere Psychen als einen Zuschreibungsprozess – etwas, das mehr erfordert als die bloße Wahrnehmung des Psychologischen. Doch es gibt eine Alternative, die aus der Infragestellung ebendieser Annahme einer tiefen interpsychischen Kluft hervorgeht. […] Ich vertrete die Ansicht, dass diese Alternative – die Zweite-Person-Perspektive – die Art und Weise verändert, wie wir über die ›Kluft‹ nachdenken, und sogar nahelegt, dass die Psychologie die Methoden, die sie zum Verständnis der Menschen benutzt, verändern muss« (Reddy, 2008, S. 25).

Die Zweite-Person-Perspektive unterscheidet sich von der Dritte-Person-Perspektive durch eine radikal andere, deflatorische epistemische Sicht des Problems der anderen Psychen, die die vermeintlich trennende mentale Lücke maßgeblich verkleinert. Michael Pauen (2012, S. 38 f.) zeigte drei Minimalvoraussetzungen auf, die ein epistemischer Ansatz erfüllen muss, um sich als Zweite-Person-Perspektive zu qualifizieren. Erstens muss er sich auf eine Replikation oder Imagination des zu erkennenden mentalen Zustands stützen; zweitens muss er eine Unterscheidung zwischen Selbst und anderem beinhalten, das heißt, dem epistemischen Subjekt muss bewusst sein, dass der replizierte Zustand ein Zustand des anderen ist; drittens muss er das epistemische Subjekt in die Lage versetzen zu erkennen, dass seine epistemische Situation sich von derjenigen der anderen Person unterscheidet. Noch interessanter ist, dass diese Erfordernisse nicht voraussetzen, dass das epistemische Subjekt sich ihrer explizit bewusst ist. Laut Pauen »hat es sogar den Anschein, dass sie weitgehend automatisch und unterbewusst bleiben« (2012, S. 43). Im Folgenden werde ich zeigen, dass alle drei Erfordernisse mit der neurowissenschaftlichen

Erklärung der Intersubjektivität, wie ich sie hier vertrete, vereinbar sind.

Die Zweite-Person-Perspektive

Wir beziehen nicht nur eine »objektive« Dritte-Person-Perspektive, um zu erklären, wer andere sind und was sie an uns und mit uns tun. Wenn wir anderen begegnen, können wir sie als körperliche »Selbste« erleben, ähnlich wie wir uns selbst als Eigner unseres Körpers und als Urheber unserer Aktionen erleben. Wenn wir den expressiven Verhaltensweisen, Reaktionen, Tendenzen anderer ausgesetzt sind, erleben wir gleichzeitig deren Zielgerichtetheit oder intentionalen Charakter, so wie wir auch uns selbst als die Urheber *unserer* Aktionen, als Subjekte *unserer* Affekte, Gefühle und Emotionen, als Eigner *unserer* Gedanken, Fantasien, Vorstellungen und Träume erleben. Mit Worten lässt sich kaum beschreiben, wie die intime intentionale Abstimmung, die durch die Begegnung mit dem anderen ausgelöst werden kann, gleichzeitig mit den klar gezogenen körperlichen Grenzen existiert, die unser Wesen als Selbst, unser Selbst-Sein, ständig definieren.

Der jüdische Philosoph und Theologe Martin Buber (1878–1965) ist ein Vorläufer des Zweite-Person-Verständnisses der Intersubjektivität. In seinem wegweisenden, von der chassidischen Tradition durchdrungenen Buch »Ich und Du« (1923/1970) arbeitet er den grundlegend relationalen Charakter des Menschen heraus. Dieser relationale Charakter ist mindestens »zwiefältig«. Er kann in einer Dritte-Person-Beziehung Ausdruck finden, in einem *Ich-Es* (und Ich-Sie oder Ich-Er) oder in einer Zweite-Person-Beziehung, einem *Ich-Du*. Buber bezeichnet Ich-Es sowie Ich-Du als die beiden *Grundworte*. Was diese Beziehungen voneinander unterscheidet, ist nicht ihr Objekt, sondern der Beziehungsstil oder, theoretischer formuliert, der epistemische Status des Ichs. Man kann zu einem anderen Menschen genauso in Beziehung treten wie zu unbelebten Objekten. Auf entsprechende Weise kann man zu unbelebten Objekten, etwa zu einer Landschaft, einem Baum oder einem Kunstwerk, eine Beziehung wie zu einem anderen Menschen eingehen.

All die verschiedenartigen Beziehungen, die Menschen miteinander entwickeln und aufrechterhalten, können auf unterschiedliche Weise gelebt und erlebt werden. Was sich verändert, ist nicht das Objekt unserer Beziehung zu anderen, sondern unsere Einstellung ihnen gegenüber. Wir können ein und dieselbe Person wie eines von zahlreichen anderen Objekten behandeln oder aber wie einen Menschen, den wir lieben. Selbst die, die wir lieben, können »Es«, ein »Sie« oder »Er« sein. So kann der/die andere beispielsweise zu einem Instrument werden, das uns über eine bestimmte Sachlage oder Situation informiert; oder zu jemandem, der uns hilft, diese Situation zu meistern; oder zu jemandem, über den wir sprechen; er kann uns auch ein Rätsel sein, das wir mental zu entziffern versuchen, wobei wir uns mit hoher Wahrscheinlichkeit einer inferenziellen Mentalisierungsroutine bedienen.

Implizit gibt Buber zu verstehen, dass die Lösung des Intersubjektivitätsproblems nicht in der erzwungenen Wahl zwischen einer Dritte-Person- und einer Zweite-Person-Perspektive bestehen kann. Wir leben unser Leben, indem wir unaufhörlich zwischen diesen beiden Modi interpersonaler Beziehungen wechseln.

Sofern dies tatsächlich zutrifft, bleibt uns noch die Wahl, ob wir nun einen ökumenischen Holismus vertreten oder das klassische Konzept des Mindreading/Gedankenlesens diskutieren und die Vorstellung, dass eine theoretische metarepräsentationale Sicht auf den anderen der einzige/wichtigste Schlüssel zur Intersubjektivität sei, hinterfragen. Potenziell interessanter scheint mir die zweite Alternative zu sein. Mindreading, im breiten Sinn verstanden (MbS), könnte unser Verständnis dessen bezeichnen, was vor sich geht, wenn wir uns auf jemanden anderen in einer Vielfalt von Beziehungsmodalitäten beziehen, die nicht zwangsläufig metarepräsentational sein müssen, aber gleichwohl ein basales funktionales Merkmal gemeinsam haben: das Mapping des anderen auf das Selbst, das wiederum durch ein Mapping des Selbst auf den anderen erwidert wird. Mindreading im engeren Sinn (MeS) sollte Intersubjektivität nur dann definieren, wenn ein expliziteres Bedürfnis nach Erklärungen eine weniger engagierte, eher Dritte-Person-Beziehung erfordert.

Für beide Typen des Mindreading ist die wesensmäßig relationale Natur von Aktion vorgängig und grundlegend (Gallese, 2000,

2003a, 2007). Der Rhythmus, die Synchronie und die Asynchronie, die Menschen von Anfang an in allen zwischenmenschlichen
Beziehungen erleben, markieren die Geburt der Intersubjektivität.
So betrifft ein ungemein stimulierender Aspekt von Bubers Buch
die Überlegung, dass die Ich-Du-Beziehung der Ich-Es-Beziehung
vorausgehe, weil letztere die Existenz eines Ichs voraussetze. Laut
Buber taucht das vollentwickelte Ich erst auf, wenn man sich selbst
als ein Du wahrzunehmen vermag und sich der interpersonale
Dialog in einen selbstzentrierten inneren Dialog verwandelt. »Im
Anfang ist die Beziehung«, so Buber, »als Kategorie des Wesens,
als Bereitschaft, fassende Form, Seelenmodell; das Apriori der Beziehung; das eingeborene Du« (Buber, 1923/1955, S. 27). Viele Jahre
später schrieb der Kinderarzt und Psychoanalytiker Donald Winnicott: »Was erblickt das Baby, das der Mutter ins Gesicht schaut?
Ich vermute, dass es normalerweise sich selbst erblickt. Mit anderen
Worten: Die Mutter schaut das Baby an, und wie sie schaut, hängt
davon ab, was sie sieht« (Winnicott, 1971, S. 151).

Um Bubers Gedanken in einer modernen Perspektive der kognitiven Neurowissenschaften zu kontextualisieren, könnte man das Du
aufgrund der »Ursprünglichkeit des Beziehungsstrebens« (Buber,
1923/1955, S. 26) als Kristallisation der Entwicklung des Appetenzoder Suchsystems betrachten (Panksepp, 1998; Solms u. Panksepp,
2012); gekoppelt mit einem relational programmierten motorischen
System (Gallese, 2000; Rizzolatti u. Gallese, 1997; Rizzolatti u. Sinigaglia, 2008, 2010) könnte diese Grundausstattung die parallele Genese des Ichs und des Dings (dazu mehr im Folgenden) ermöglichen.

In interpersonalen Beziehungen wird Bubers *eingeborenes Du*
im begegneten Du realisiert. Hier nimmt Buber Stein Bråtens (1988,
1992, 2007) Konzept der altero-zentrierten Partizipation – der angeborenen Fähigkeit, das, was der andere erlebt, als *in* diesem anderen
zentriert zu erleben – vorweg.

Wenn wir anderen begegnen, können wir uns ihnen gegenüber
in der für einen äußeren Beobachter typischen distanzierten Weise
verhalten. Wir können andere »objektiv« erklären, wir können reflektieren und Urteile formulieren und Parametrisierungen und
Kategorisierungen ihrer Handlungen, Gefühle und Empfindungen
vornehmen, indem wir eine Dritte-Person-Perspektive beziehen, um
den Inhalt unserer Wahrnehmungen und Voraussagen zu objekti

vieren. Zweck dieser kognitiven Operationen ist die Kategorisierung einer äußeren Sachlage. Dieselben anderen können aber auch gemäß einer totalen Verlagerung des Objekts unserer intentionalen Relationen erfahren werden. Wenn wir auf andere in einer Zweite-Person-Perspektive bezogen sind, konzentrieren wir uns auf den Inhalt einer Wahrnehmung nicht länger, um diesen zu kategorisieren. Wir stimmen uns lediglich auf die intentionale Relation ein, die wir an dem anderen beobachten (Gallese, 2003a, 2003b, 2005). Intersubjektivität ist keineswegs exklusiv auf eine deklarative, metarepräsentationale Dritte-Person-Perspektive begrenzt. Wir sind den Aktionen, Emotionen und Empfindungen anderer nicht entfremdet, denn wir erleben diese Aktionen, Emotionen und Empfindungen ebenfalls.

Aus diesem Grund könnte ein neues Verständnis der Intersubjektivität von einer Bottom-up-Untersuchung und -Charakterisierung der nichtdeklarativen und nichtmetarepräsentationalen Aspekte der sozialen Kognition profitieren (Gallese, 2003, 2007). Ein entscheidender Punkt des neuen Intersubjektivitätsverständnisses, das ich hier vorstelle, ist die Untersuchung der neuralen Grundlagen unserer Fähigkeit, uns auf die intentionalen Relationen anderer einzulassen. Die intentionale Abstimmung macht »den anderen« zu weit mehr als einem von vielen repräsentationalen Systemen; er wird zu einem körperlichen Selbst, geradeso wie wir. Diese neue epistemologische Sicht auf die Intersubjektivität hat den Vorteil, Voraussagen über die intrinsisch funktionale Natur unserer sozialen kognitiven Operationen zu ermöglichen – im Gegensatz zu einer Ontologie der spezifischen Psyche, wie sie der klassische Ansatz vertritt.

Die Verkörperung motorischer Ziele und motorischer Intentionen

Mehrere Jahrzehnte lang konzentrierte sich die neurophysiologische Erforschung des kortikalen motorischen Systems nichtmenschlicher Primaten vorwiegend auf die elementaren physischen Merkmale der Bewegung, also auf Kraft, Richtung und Amplitude. Die neurophysiologische Erforschung des ventralen motorischen Kortex sowie des posterioren parietalen Kortex von Makakenaffen ergab jedoch, dass das kortikale motorische System einen wichtigen Beitrag zur Kognition leistet. Es stellte sich insbesondere heraus, dass die funktionale Organisation des kortikalen motorischen Systems unter dem Blickwinkel *motorischer Ziele* erfolgt.

Die vorderste Region des ventralen prämotorischen Kortex der Makaken, nämlich Areal F5 (Matelli, Luppino u. Rizzolatti, 1985), steuert Hand- und Mundbewegungen (Hepp-Reymond, Hüsler, Maier u. Qi, 1994; Kurata u. Tanji, 1986; Rizzolatti, Scandolara, Matelli u. Gentilucci, 1981; Rizzolatti et al., 1988). Ähnlich wie die Neuronen in anderen Bereichen des kortikalen motorischen Systems (Alexander u. Crutcher, 1990; Crutcher u. Alexander, 1990; Kakei, Hoffman u. Strick, 1999, 2001; Shen u. Alexander, 1997) feuern die F5-Neuronen mehrheitlich nicht im Zusammenhang mit der Aktivierung spezifischer Muskelgruppen oder während der Ausführung elementarer Bewegungen; ihre Aktivierung erfolgt vielmehr in Assoziation mit motorischen Akten – Bewegungen, die der Erreichung eines spezifischen motorischen Ziels dienen – wie dem Greifen, Ziehen, Festhalten oder Manipulieren von Objekten (Rizzolatti et al., 1988; Rizzolatti u. Gallese, 1997; Rizzolatti, Fogassi u. Gallese, 2000).

Die motorischen F5-Neuronen kodieren keine physischen Bewegungsparameter wie Kraft oder Bewegungsrichtung, sondern die pragmatische Beziehung zwischen Urheber und Ziel des motorischen Aktes. F5-Neuronen werden tatsächlich nur dann aktiviert, wenn und solange eine spezifische Art von Effektor-Objekt-Relation (z. B. Hand-Gegenstand, Mund-Gegenstand) ausgeführt wird, bis aus dieser Relation ein anderer Zustand hervorgeht (z. B. die Inbesitznahme eines Stücks Nahrung, sein Wegwerfen, Auseinanderbrechen, An-den-Mund-Führen, Zerkauen usw.).

Die Spiegelung der motorischen Ziele und motorischen Intentionen anderer: Spiegelneuronen

Die zweite Kategorie der multimodalen F5-Neuronen besteht aus Nervenzellen, die feuern, wenn der Affe die Aktion eines anderen Individuums beobachtet und wenn er selbst die gleiche oder eine ähnliche Aktion ausführt. Diese Neuronen wurden als »Spiegel-neuronen« bezeichnet (Gallese, Fadiga, Fogassi u. Rizzolatti, 1996; Rizzolatti, Fadiga, Gallese u. Fogassi, 1996).

Neuronen mit ähnlichen Eigenschaften wurden später auch in einem Sektor des posterioren parietalen Kortex entdeckt, der mit dem Areal F5 reziprok vernetzt ist (Bonini et al., 2010; Fogassi et al., 2005; Gallese, Fogassi, Fadiga u. Rizzolatti, 2002), sowie im primären motorischen Kortex (Dushanova u. Donaghue, 2010; Tkach, Reimer u. Hatsopoulos, 2007). Der entscheidende Auslöser, der die Spiegel-neuronen bei der Ausführung und Beobachtung von Handlungen aktiviert, ist die Interaktion zwischen den Körpereffektoren des Urhebers, beispielsweise der Hand beziehungsweise des Mundes und dem Objekt: Die Spiegelneuronen der Affen reagieren weder auf die Beobachtung eines isolierten Objekts noch auf den Anblick einer Hand, die eine Aktion imitiert, ohne dass ein Zielobjekt wahr-nehmbar ist (Gallese et al., 1996).

Auf die Ausführung/Beobachtung eines motorischen Greifaktes reagieren die F5-Spiegelneuronen ungeachtet der ausgeführten/be-obachteten Bewegungen, die erforderlich sind, um dieses Ziel zu erreichen (Rochat et al., 2010). Die F5-Spiegelneuronen feuern bei der Ausführung einer Aktion signifikant stärker als bei der reinen Beobachtung. Dies lässt vermuten, dass der Spiegelungsmechanis-mus für die Frage der Urheberschaft nicht opak ist, das heißt, für die Frage, wer in der dyadischen sozialen Beziehung der Urheber und wer der Beobachter ist.

Wenige Jahre nach ihrer Entdeckung wurden die Spiegelneuro-nen als Ausdruck einer direkten Form des Aktionsverständnisses interpretiert. Dies führte zu dem Postulat, dass sie für die soziale Kognition relevant sind (Gallese et al., 1996; Rizzolatti et al., 1996; Rizzolatti u. Gallese, 1997). Spiegelneuronen, so die These, ermög-lichen die motorische, zielbezogene Beschreibung der wahrgenom-menen Aktion, die reicher ist als eine lediglich visuelle Erklärung ihrer typischen Eigenschaften. Diese These konnte später durch zwei weitere Studien belegt werden:

Umiltà et al. (2001), die Autoren der ersten Untersuchung, fanden heraus, dass annähernd 50 % der F5-Spiegelneuronen auf das Er-gebnis der Aktion sogar dann reagieren, wenn keine vollständige visuelle Information über sie verfügbar ist, weil die beobachtete

Hand des Experimentleiters das Objekt hinter einer undurchsichtigen Oberfläche ergreift, also außerhalb des Blickfeldes des Affen.

Durch diese Daten wird die Bedeutung einer im »visuellen« System des Gehirns erfolgenden visuellen Analyse des Verhaltens anderer keineswegs geschmälert. Worauf es ankommt, ist vielmehr, dass das, was aus solchem Verhalten einen intentionalen, zielgerichteten motorischen Akt macht – das, was *die sich bewegende Hand* des anderen als *greifende Hand* erkennt –, der Wiederverwendung jener neuralen Ressourcen im Gehirn des Beobachters entspricht, die es ihm selbst ermöglichen, seine Hand als Greifhand zu benutzen. Die rein visuelle, »piktoriale« Analyse reicht mit hoher Wahrscheinlichkeit nicht aus, um zu verstehen, dass ein anderer ein Objekt ergreift, um damit »etwas zu machen«. Ohne Bezugnahme auf das in den parietal-prämotorischen kortikalen Schaltkreisen kodierte innere »motorische Wissen« des Beobachters besäße die lediglich piktoriale Dritte-Person-Beschreibung für das beobachtende Individuum keine erfahrungsgestützte Bedeutung (Gallese, Rochat, Cossu u. Sinigaglia, 2009).

In der zweiten Studie wiesen Köhler et al. (2002) nach, dass F5-Spiegelneuronen auch auf das Geräusch reagieren, das bei einer zielgerichteten Hand-Objekt-Interaktion, etwa dem Aufbrechen einer Erdnuss, entsteht. Diese spezifische Klasse von F5-Spiegelneuronen (»audio-visuelle Spiegelneuronen«) feuert nicht nur, wenn der Affe einen bestimmten händischen motorischen Akt *ausführt* und *beobachtet,* sondern auch dann, wenn er das für den Akt typische Begleitgeräusch *hört.* Zudem reagieren diese Neuronen nicht allein selektiv auf die Geräusche zielgerichteter Handlungen, sondern unterscheiden überdies zwischen den Geräuschen verschiedenartiger Handlungen. Die funktionalen Eigenschaften der Spiegelneuronen geben die Existenz eines neurophysiologischen Mechanismus – des Spiegelungsmechanismus (MM = Mirror Mechanism) – zu erkennen, durch den so unterschiedliche Vorgänge wie gehörte Aktionsgeräusche und gesehene Aktionsbilder von denselben motorischen Neuronen kodiert und integriert werden, die die Ausführung ebendieser Aktionen ermöglichen (Literaturübersicht bei Gallese, 2003a, 2003b, 2006; Gallese, Keysers u. Rizzolatti, 2004; Gallese et al., 2009; Rizzolatti et al., 2001; Rizzolatti u. Sinigaglia, 2008, 2010).

Ein weiterer Schritt gelang mit der Entdeckung, dass F5- und parietale Spiegelneuronen auf identische motorische Akte (etwa das Greifen) unterschiedlich reagieren, und zwar je nach dem Ziel der Handlung, in die diese Akte eingebettet sind (z. B. das Ergreifen eines Objekts, um es entweder an den Mund zu führen oder aber in einen Behälter zu stecken; Bonini et al., 2010; Fogassi et al., 2005). Dies zeigt, dass der Spiegelungsmechanismus (MM) die Beobachtung von zielgerichteten motorischen Aktionssequenzen (Greifen, Fest- halten, ans Ziel heranführen, unterbringen), die logisch koordiniert werden, um einen ferneren motorischen Zielzustand herzustellen, aktiv kontrolliert und darauf reagiert. Diese Ergebnisse demonstrie- ren – zumindest auf der Ebene basaler Aktionen –, dass der Spie- gelungsmechanismus (MM) auch motorische Intentionen wie das Greifen-um-zu-Essen oder das Greifen-um-zu-Platzieren kodiert.

Die Spiegelung motorischer Ziele und motorischer Intentionen anderer: der menschliche Spiegelungsmechanismus

Der Spiegelungsmechanismus (MM) wurde mittlerweile auch im menschlichen Gehirn zweifelsfrei nachgewiesen. Die Beobachtung von Aktion stimuliert prämotorische und posteriore parietale Re- gionen, die vermutlich denjenigen Arealen des Makakengehirns entsprechen, in denen man die Spiegelneuronen ursprünglich ent- deckt hat. Der für die Aktionsspiegelung zuständige Mechanismus im menschlichen Gehirn ist grob somatotopisch organisiert, das heißt, dieselben prämotorischen und posterioren Parietalregionen, die normalerweise bei der Ausführung von Aktionen des Mundes, der Hände und der Füße aktiviert werden, feuern auch, wenn wir ebendiese motorischen Akte an anderen Menschen beobachten (Buccino et al., 2001; s. auch Cattaneo u. Rizzolatti, 2009). Wenn wir sehen, dass jemand die Hand nach einer Tasse Kaffee ausstreckt, dass er in einen Apfel beißt oder einen Ball kickt, werden in unse- rem Gehirn dieselben kortikalen Regionen aktiviert, die auch dann feuern, wenn wir selbst diese Handlungen ausführen.

Der menschliche Spiegelungsmechanismus ist nachweislich an der Imitation einfacher Bewegungen (Iacoboni et al., 1999, 2001) und am imitationsgestützten Erlernen komplexer Fertigkeiten, beispielsweise dem Gitarrespielen (Buccino et al., 2004; Vogt et al., 2007), beteiligt. Darüber hinaus ermöglicht er eine neurophysiologische Erklärung zahlreicher interessanter Phänomene, die von den Sozialpsychologen beschrieben werden, beispielsweise des »Chamäleoneffekts«, also der nichtbewussten Nachahmung von Körperhaltungen, Gesichtsausdrücken und Verhaltensweisen der Sozialpartner durch den Beobachter (Chartrand u. Bargh, 1999). Hier ist unbedingt festzuhalten, dass solche Beispiele für eine nichtbewusste intersubjektive Nachahmung allesamt einen prosozialen Charakter haben, denn sie treten im Zuge sozialer Interaktionen mit Affiliationszwecken vermehrt auf.

Im Einklang mit der Zielgerichtetheit der Spiegelneuronen von Makaken wird die Erregbarkeit des motorischen Systems menschlicher Beobachter, wie Rochat et al. (2010) in einer TMS-Studie (TMS = Transkranielle Magnetstimulation) nachwiesen, durch das Ziel des beobachteten motorischen Aktes moduliert, und zwar ungeachtet der zum Erreichen des Ziels erforderlichen Bewegungen (Cattaneo, Caruana, Jezzini u. Rizzolatti, 2009).

Posteriore parietale sowie ventrale prämotorische Areale, die Bestandteile des für den Spiegelungsmechanismus zuständigen Netzwerks bilden, werden durch die Beobachtung von Handaktionen sogar dann aktiviert, wenn ein nichtanthropomorpher Roboterarm die Bewegungen ausführt (Gazzola, Rizzolatti, Wicker u. Keysers, 2007a) oder wenn der Beobachter selbst ohne Arme geboren wurde und deshalb nie händische Greifbewegungen ausführen konnte (Gazzola et al., 2007b). In diesem letzten Fall aktivierte die beobachtete Greifbewegung der Hand im Gehirn zweier armloser Patienten die motorischen Repräsentationen des Objekterfassens mit Mund und Fuß. Ebenso wie bei den Makaken generalisiert der parietoprämotorische Spiegelungsmechanismus motorische Ziele auch bei der akustischen Wahrnehmung von Aktionsgeräuschen (Gazzola, Aziz-Zadeh u. Keysers, 2006). Ähnliche funktionale Eigenschaften wurden bei Patienten mit angeborener Blindheit entdeckt (Ricciardi et al., 2009).

Eine aktuelle TMS-Adaptationsstudie bestätigt den spezifischen Beitrag, den das motorische System zur kontextunabhängigen Kodierung motorischer Zielgerichtetheit leistet. Die visuellen Areale hingegen, die auf die Beobachtung biologischer Bewegung reagieren, weisen diese Eigenschaft nicht auf (Cattaneo, Sandrini u. Schwarzbach, 2010). Dies zeigt einmal mehr, dass auch beim Menschen die visuelle Erfassung motorischen Verhaltens dessen Zielgerichtetheit nicht zu erklären vermag. Die Erkennung des relationalen Charakters von Verhalten durch das kortikale motorische System ermöglicht eine direkte Einschätzung des Handlungszieles und -zweckes, ohne dass ein explizites Schlussfolgern erforderlich wäre. Die Entscheidung, ob es sich hierbei um Verhaltenslesen, Gedankenlesen oder um nichts davon handelt, überlasse ich dem Leser.

Einige hirnbildgebende und neurophysiologische Studien ergaben vorläufige Anhaltspunkte für eine Beteiligung des menschlichen Spiegelungsmechanismus an der Erkennung basaler motorischer Intentionen wie dem Essen und Trinken und Weglegen von Objekten (Iacoboni et al., 2005; Cattaneo et al., 2008). Iacoboni et al. (2005) weisen nach, dass der ventrale prämotorische Kortex auf die Beobachtung verschiedenartiger motorischer Intentionen, die mit Greiftätigkeiten wie Trinken oder Aufräumen assoziiert sind, unterschiedlich reagiert. Brass, Schmitt, Spengler und Gergely (2007) fanden Hinweise auf die Aktivierung des Spiegelungsmechanismus bei der Beobachtung ungewöhnlicher Aktionen, zum Beispiel der Betätigung eines Lichtschalters mit dem Knie, und zwar ungeachtet der Frage, ob das ungewöhnliche Verhalten für den Beobachter plausibel war (weil der Akteur die Hände nicht frei hatte) oder nicht.

Diese sehr verdichtete Zusammenschau eines Teils der wissenschaftlichen Literatur über die Spiegelneuronen und den Spiegelungsmechanismus zeigt, dass Verhalten ohne eine explizite sprachlich vermittelte Konzeptualisierung auf einer hohen Abstraktionsebene beschrieben werden kann. Zusammen mit seinen Verbindungen zu den viszero-motorischen und somato-sensorischen kortikalen Regionen strukturiert das motorische System die Ausführung und die Wahrnehmung von Aktion sowie die Nachahmung und die Vorstellung von Aktion. Ausführung und Nachahmung einer Aktion gehen mit der Aktivierung der kortiko-spinalen Leitungsbahn einher, und dies ermöglicht dann die Bewegung. Wenn man die Aktion aber lediglich beobachtet oder imaginiert, wird ihre tatsächliche Ausführung unterdrückt. Das kortikale motorische Netzwerk wird zwar, wenngleich nicht mitsamt all seinen Bestandteilen und nicht mit der gleichen Intensität, aktiviert, doch die Handlung selbst erfolgt nicht real, sondern wird nur simuliert.

Die Existenz des Spiegelungsmechanismus (MM) in nichtmenschlichen wie auch menschlichen Gehirnen eröffnet ein neues Szenarium der Evolution, in dem die »motorische Kognition« beim Auftauchen menschlicher Intersubjektivität eine führende Rolle spielt (Gallese et al., 2009; Gallese u. Rochat, 2012).

Wir müssen die Intentionen anderer Menschen nicht unbedingt in einem propositionalen Format metarepräsentieren, um sie verstehen zu können. Motorische Ziele und motorische Intentionen sind Teil des »Vokabulars«, das vom motorischen System gesprochen wird. Die meiste Zeit überschreiben wir anderen nicht explizit Intentionen zu, sondern entdecken diese einfach. Wenn wir Verhaltensweisen anderer Menschen beobachten, können wir deren motorische intentionale Inhalte unmittelbar erfassen, ohne sie metarepräsentieren zu müssen.

Die gemeinsam geteilte Welt der Emotionen und Empfindungen

Die Entdeckung des für Aktionen zuständigen Spiegelungsmechanismus führte zu der Hypothese, dass die Spiegelneuronen womöglich nur die Spitze eines gewaltigen, bislang unentdeckten Eisbergs bilden, der sich im Bereich der Emotionen und körperlichen Empfindungen verbirgt (Gallese, 2003a, 2003b; Goldman u. Gallese, 2000). Diese Hypothese wird durch empirische Funde gestützt. Unsere Fähigkeit, Emotionen und Empfindungen mit anderen Menschen zu teilen, wird offenbar durch andere Spiegelungsmechanismen vermittelt (de Vignemont u. Singer, 2006; Decety u. Sommerville, 2003; Gallese, 2001, 2003a, 2003b, 2006). Wenn wir beobachten, dass die Mimik eines anderen Menschen eine bestimmte Basisemotion ausdrückt, werden in uns selbst die gleichen Gesichtsmuskeln aktiviert (Dimberg, 1982; Dimberg u. Thunberg, 1998; Dimberg, Thunberg u. Elmehed, 2000; Lundqvist u. Dimberg, 1995), und zwar mit unterschiedlicher, der Einfühlung entsprechenden Intensität (Sonnby-Borgström, 2002).

Die systematische wechselseitige Korrelation zwischen dem körperlichen Ausdruck einer Emotion und der Art und Weise, wie Emotionen verstanden werden, ist wiederholt dokumentiert worden. Wenn Individuen emotionsspezifische Körperhaltungen oder Gesichtsausdrücke zeigen, erleben sie emotionale Zustände und evaluieren äußere Vorgänge auf eine kongruente Weise (Literaturübersicht s. Niedenthal, 2007). Die integrierte Aktivität von sensorisch-motorischen und affektiven neuralen Systemen vereinfacht und automatisiert – zumindest zu einem gewissen Grad – die Verhaltensreaktionen, die geeignet sind, dem Organismus das Überleben in seiner sozialen Umwelt zu ermöglichen.

Die Wahrnehmung und Produktion emotionsbezogener Gesichtsausdrücke könnte auf gemeinsame neurale Strukturen einwirken, deren Funktion ganz ähnlich wie die des Spiegelungsmechanismus postuliert werden kann. Sowohl durch die Beobachtung als auch die Nachahmung des mimischen Ausdrucks von Basisemotionen wird eine umgrenzte Gruppe von Hirnstrukturen einschließlich des ventralen prämotorischen Kortex, der Insula und der Amygdala aktiviert (Carr, Iacoboni, Dubeau, Mazziotta u. Lenzi, 2003).

Die willkürliche Nachahmung eines mimischen Emotionsausdrucks hat aber nicht zwangsläufig zur Folge, dass man die imitierte Emotion auch tatsächlich selbst erlebt. Speziell diesen Aspekt untersuchte eine fMRI-Studie, in der die Hirnaktivität gesunder Probanden sowohl während des phänomenalen Erlebens von Ekel – ausgelöst durch Inhalation abstoßender Gerüche – als auch bei der Beobachtung von Videoaufnahmen gescannt wurde, die andere Menschen mit demselben emotionalen Gesichtsausdruck zeigten. Die Beobachtung des für Ekel spezifischen Gesichtsausdrucks anderer Menschen aktiviert die linke anteriore Insula im ebenjenem Bereich, der auch bei der Ekelempfindung des Subjekts selbst aktiviert wird (Wicker et al., 2003). Dieses Ergebnis stimmt auch mit der klinischen Beobachtung überein, dass die Schädigung der anterioren Insula sowohl die Möglichkeit ausschließt, Ekel subjektiv zu erleben, als auch die Möglichkeit, diese Emotion zu erkennen, wenn sie von anderen gezeigt wird (Adolphs, Tranel u. Damasio, 2003; Calder, Keane, Manes, Antoun u. Young, 2000). Mithin scheint das Erleben eines bestimmten affektiven Zustands eine »wir-zentrische« (Gallese, 2001, 2003a, 2003b) Dimension zu besitzen. Wenn wir den

Gesichtsausdruck eines anderen beobachten, verstehen wir die Bedeutung nicht aufgrund einer expliziten Inferenz durch Analogie. Ich vertrete die These, dass wir die Emotion des anderen zuallererst konstituieren und direkt verstehen, indem wir einen Teil derselben neuralen Schaltkreise wiederverwenden, die das eigene, Erste-Person-Erleben derselben Emotion vermitteln.

Ähnliche Mechanismen sind auch für die Schmerzwahrnehmung (Botvinick et al., 2005; Hutchison, Davis, Lozano, Tasker u. Dostrovsky, 1999; Jackson, Meltzoff u. Decety, 2005) und für das Berührungsempfinden (Blakemore, Bristow, Bird, Frith u. Ward, 2005; Ebisch et al., 2008, 2011, 2012; Keysers et al., 2004) beschrieben worden. Wenn wir beobachten, wie der Körper eines anderen berührt, gestreichelt, geschlagen oder verletzt wird, wird auch ein Teil unseres eigenen somato-sensorischen Systems, das normalerweise für unsere subjektiv erlebten Berührungs- und Schmerzempfindungen zuständig ist, aktiviert.

In ihrer Gesamtheit legen diese Ergebnisse nahe, dass ein wichtiger Aspekt der Intersubjektivität bei der Beobachtung des Ausdrucks fremder Emotionen und Sensationen als Wiederverwendung derselben neuralen Schaltkreise verstanden werden kann, die unseren eigenen emotionalen und sensorischen Erfahrungen zugrunde liegen (Gallese, 2003a, 2003b, 2006, 2007; Gallese et al., 2004). Man hat die These vertreten, dass ein gemeinsamer funktionaler Mechanismus, nämlich die »verkörperte Simulation« (ES = Embodied Simulation), diese Vielfalt intersubjektiver Phänomene kohärent und neurobiologisch plausibel zu erklären vermag.

Intersubjektivität und die Theorie der verkörperten Simulation

Das Simulationskonzept kann in zahlreichen unterschiedlichen Bereichen Anwendung finden und besitzt dabei oft unterschiedliche, nicht zwangsläufig überlappende Bedeutungen. Simulation oder Nachahmung ist ein funktionaler Prozess mit einem bestimmten Inhalt, der typischerweise auf mögliche Zustände seines Zielobjekts fokussiert ist. In der Philosophie des Geistes wird das Simulationskonzept von Vertretern der Simulationstheorie des Mindreading benutzt (Goldman, 2006); in diesem Kontext charakterisiert es den Als-ob-Zustand, den der Zuschreibende einnimmt, um das Verhalten eines anderen Menschen zu verstehen. Dieser Sichtweise zufolge benutzen wir unseren eigenen Geist/unsere Psyche, um uns in die mentale Verfassung anderer hineinzuversetzen.

Anders als die Standarderklärungen der Simulationstheorie ist die Theorie der verkörperten Simulation (ES) als mandatorischer, nichtmetarepräsentationaler, nichtintrospektiver Prozess charakterisiert (Gallese, 2003a, 2005, 2006; Gallese u. Sinigaglia, 2011). Die ES-Theorie stellt die Vorstellung infrage, dass die einzige Erklärung von Intersubjektivität in der expliziten Zuschreibung propositionaler, als symbolische Repräsentationen gespeicherter Einstellungen – zum Beispiel, Überzeugungen und Wünsche – an andere besteht. Dem Gedankenlesen vorgängig und auf einer tieferen Ebene dient die *Zwischenleiblichkeit* als Hauptquelle des Wissens, das wir direkt über andere sammeln (Gallese, 2007). Wie kürzlich von de Preester – in Anlehnung an Merleau-Ponty – betont, wird der Körper der Zwischenleiblichkeit primär als systematisches Instrument der Annäherung an Objekte wahrgenommen. Dies ist laut de Preester der Grund, weshalb »der andere als Verhalten und das ›Ich‹ im Wesentlichen als ›motorisches Ich‹ gesehen wird« (2008, S. 137).

Ich habe die These vertreten, dass eine direkte Form des sozusagen von innen heraus erfolgenden Verstehens anderer – die intentionale Abstimmung (Gallese, 2003a, 2006) – durch eine Aktivierung jener neuralen Systeme erreicht werden kann, die dem, was wir und andere tun und fühlen, zugrunde liegen. Parallel zu der distanzierten sensorischen Dritte-Person-Beschreibung der beobachteten sozialen Stimuli werden innere, nichtpropositionale »Repräsentationen« im Körperformat der mit Handlungen, Emotionen und Empfindungen assoziierten körperlichen Zustände im Beobachter hervorgerufen, so als ob dieser selbst eine ähnliche Handlung ausführte oder eine ähnliche Emotion oder Empfindung erlebte.

Die Theorie der verkörperten Simulation (ES) liefert eine einheitliche Erklärung basaler Intersubjektivitätsaspekte und zeigt, dass Menschen ihre eigenen, im Körperformat repräsentierten mentalen Zustände oder Prozesse wiederverwenden, um sie anderen funktional zuzuschreiben. Die ES-Theorie ist keine Generaltheorie der mentalen Simulation, das heißt, sie deckt nicht sämtliche Typen des simulationsgestützten Mindreading ab. Sie fokussiert auf die Erklärung des Spiegelungsmechanismus (MM = Mirror Mechanism) und damit zusammenhängender Phänomene wie die räumliche Wahrnehmung, die visuelle Objekterfassung, mentale Vorstellungsbilder und verschiedene Aspekte der Sprache (Gallese u. Sinigaglia, 2011). Indem die Theorie der verkörperten Simulation (ES) den Spiegelungsmechanismus als Wiederverwendung mentaler Zustände erklärt, rekurriert sie auf die intrapersonale Ähnlichkeit oder Passung zwischen dem eigenen mentalen Zustand während der Ausführung einer Aktion oder während des Erlebens einer Emotion oder Empfindung einerseits und der Beobachtung der Aktionen, Emotionen und Empfindungen sozialer Partner andererseits. Die interpersonale Ähnlichkeit zwischen dem mentalen Zustand oder Prozess des Simulators und des Zielobjekts ermöglicht keine mentale Simulation, sofern sie nicht aus der intrapersonalen Wiederverwendung des eigenen mentalen Zustands/ Prozesses des Simulierenden hervorgeht (Gallese, 2011; Gallese u. Sinigaglia, 2011).

Die neurale Implementierung einer mentalen Repräsentation im Gehirn bewirkt für sich genommen natürlich noch keine Verkörperung. Repräsentationale Formate weisen gewöhnlich charakteristische Verarbeitungsprofile auf. Charakteristisch für eine körperlich formatierte Repräsentation sind motorische, viszero-motorische und somato-sensorische Profile, durch die sie sich von einer propositionalen Repräsentation unterscheidet, und zwar auch dann, wenn der Inhalt (partiell) überlappt.

Verkörpert sind mentale Zustände oder Prozesse in erster Linie aufgrund ihres körperlichen Formats. Wie Gallese und Sinigaglia (2011) darlegen, können mentale Repräsentationen – vergleichbar einer Straßenkarte und einer Abfolge von Sätzen, die in unterschiedlichem Format ein und dieselbe Reiseroute repräsentieren – partiell überlappende Inhalte (z. B. ein motorisches Ziel, eine Emotion oder Empfindung) aufweisen, sich aber in ihrer Repräsentationsform voneinander unterscheiden (z. B. körperlich statt propositional sein). Ebendies ist entscheidend, denn das Format einer mentalen Repräsentation gibt vor, was durch sie repräsentiert werden kann. Wenn wir einen motorischen Akt planen und ausführen, beschränken körperliche Faktoren (z. B. biomechanische, dynamische und haltungsbedingte) das, was repräsentiert werden kann. Das körperliche repräsentationale Format beschränkt mithin die Art und Weise, wie ein einzelnes motorisches Ziel oder eine Hierarchie motorischer Ziele repräsentiert werden kann, nämlich durch eine Repräsentation, die sich von einer propositionalen Repräsentation desselben Ziels oder derselben Hierarchie von Zielen unterscheidet. Ähnliche Beschränkungen gelten für die Repräsentationen der eigenen Handlungen, Emotionen und Empfindungen, die das tatsächliche Agieren und Erleben begleiten, sowie für die entsprechenden Repräsentationen, die aktiviert werden, wenn wir jemand anderen bei der Ausführung einer bestimmten Handlung oder beim Erleben einer bestimmten Emotion oder Empfindung beobachten. Die Begrenzungen gleichen einander, weil die Repräsentationen ein gemeinsames körperliches Format aufweisen.

Ich vertrete die These, dass die durch den Spiegelungsmechanismus gestützte verkörperte Simulation (ES) eine konstitutive Rolle für das basale, die Beteiligung propositionaler Einstellungen nicht voraussetzende Mindreading spielt und sie durch mentale Repräsentationen mit einem körperlichen Format (motorische Repräsentationen von Zielen und Intentionen sowie viszero-motorische und somato-sensorische Repräsentationen von Emotionen und Sensationen) vermittelt wird. Die Theorie der verkörperten Simulation besagt nicht zwangsläufig, dass wir die spezifischen Inhalte der Erfahrungen anderer Menschen erleben. Sie besagt, dass wir andere so erleben, als sei ihr Erleben unserem eigenen ähnlich.

Wie vom Begründer der Phänomenologie, Edmund Husserl (1931/1977, 1952/1989), darlegt und von Dan Zahavi (2001) neuerlich betont, ist die Andersheit des anderen der Garant für die Objektivität, die wir der Realität normalerweise zuschreiben. Mit Merleau-Ponty könnte man allerdings hinzufügen: »Ohne Reziprozität gibt es kein Alter-Ego« (1962, S. 357). Vielleicht ist es unmöglich, sich selbst als ein Selbst zu erfassen, ohne dass eine solche Einschätzung in einer früheren Phase wurzelt, in der das gemeinsame Teilen dominierte. Wie wir sahen, werden unsere sozialen Transaktionen auch im Erwachsenenalter durch eine gemeinsame Vielfalt der Intersubjektivität (Gallese, 2001) fundiert, gestützt und ermöglicht.

Wie dem auch sei – der Charakter der Andersheit, der Charakter *anderer »Selbste«*, den wir anderen Personen, die wir erleben, zuschreiben, wird auch auf der subpersonalen, neuralen Ebene registriert. Die kortikalen motorischen Schaltkreise, die feuern, wenn wir agieren, zeigen nicht die gleiche Aktivierungsintensität (Rochat et al., 2010) wie dann, wenn andere die Urheber und wir selbst die Beobachter von Aktionen sind; sie fallen auch nicht hundertprozentig in eins. Darüber hinaus verhindert eine Vielfalt inhibitorischer Mechanismen, dass unser motorisches System, während wir fremdes Verhalten beobachten, sozusagen angesteckt oder, allgemeiner formuliert, zu einer systematischen, realen Reinszenierung dessen, was wir beobachtet haben, veranlasst wird.

Dieselbe Logik gilt für die Emotionen (Jabbi, Bastiaansen u. Keysers, 2008) und Empfindungen (Blakemore et al., 2005; Ebisch et al., 2008, 2011, 2012). Jabbi et al. (2008) zeigen, dass so unterschiedliche Erfahrungen wie ein subjektives Ekelgefühl, die Vorstellung, dass jemand anderer sich ekelt und der Anblick des Ekelausdrucks eines anderen nicht nur allesamt dasselbe Netzwerk von Hirnregionen aktivieren (die anteriore Insula und den anterioren cingulären Kortex), sondern auch, je nach der spezifischen Modalität, in der der Ekel erlebt wird (mein realer Ekel im Gegensatz zu dem Ekel, den ich jemandem unterstelle oder den ich aufgrund eines Gesichtsausdrucks an einem anderen erkenne), unterschiedliche Hirnbereiche.

Motorische Kognition und der Spiegelungsmechanismus

Die Theorie der verkörperten Simulation (ES) stellt das herkömmliche, rein mentalistische und entkörperlichte Verständnis der Intersubjektivität und sozialen Kognition, wie es vom klassischen Ansatz vertreten wird, infrage, indem sie postuliert, dass die Fähigkeit, das intentionale Verhalten anderer Menschen zu verstehen, sowohl unter einem phylogenetischen als auch unter einem ontogenetischen Blickwinkel auf einem basaleren funktionalen Mechanismus beruht, der die intrinsische Organisation des motorischen Systems von Primaten verwendet. Wie oben gezeigt, können wir Fähigkeiten wie die Zielentdeckung, die Antizipation von Handlungen und die hierarchische Repräsentation von Handlungen im Hinblick auf ein Fernziel allesamt direkt auf die charakteristische funktionale Architektur des motorischen Systems zurückführen, für dessen Organisation zielgerichtete motorische Akte maßgeblich sind (Rizzolatti u. Gallese, 1997; Rizzolatti et al., 1988, 2000). Solche Fähigkeiten werden als motorische Kognition bezeichnet (Gallese u. Rochat, 2012; Gallese et al., 2009). Der tschechische Philosoph Jan Patočka schrieb in seinem Buch »Body, Community, Language, World«: »Unsere primäre Selbsterfahrung ist die Erfahrung einer primordialen Dynamik, die sich in unserem Gewahrsein unserer Existenz als bewegtes, aktives Wesen manifestiert. Diese dynamische Kraft weist offenbar eine charakteristische Verbindung mit dem, was uns in unseren Bewegungen orientiert, auf […] dergestalt, dass unsere Energie immer auf etwas, auf das, was wir tun, konzentriert ist« (Patočka, 1998, S. 40).

Aus der These der motorischen Kognition ergibt sich ein weiterer wichtiger Punkt, nämlich der, dass die angemessene Entwicklung motorischer Kognition als Stütze kognitiv höher entwickelter mentaler Fähigkeiten erforderlich ist.

Die Kodierung motorischer Ziele ist ein charakteristisches funktionales Merkmal der Organisation des kortikalen motorischen Systems von Primaten einschließlich des Menschen. Dieses funktionale Prinzip kann auch Licht auf die Frage werfen, inwieweit die motorische beziehungsweise die perzeptuelle Erfahrung zum Verständnis der Bedeutung einer beobachteten Aktion beitragen. Wenn die an anderen beobachtete Aktion zu einem Teil des motorischen Erlebens des Beobachters selbst wird, ist eine in höherem Maß antizipierte und stärkere Reaktion der Spiegelneuronen die Folge. Übereinstimmend mit diesen Funden zeigten mehrere bildgebende Studien, dass die Intensität des Spiegelungsmechanismus menschlicher Probanden bei der Beobachtung einer Aktion von der Ähnlichkeit zwischen den beobachteten Aktionen und dem eigenen Aktionsrepertoire der Probanden abhing (Aglioti, Cesari, Romani u. Urgesi, 2008; Buccino et al., 2004b; Calvo-Merino, Glaser, Grèzes, Passingham u. Haggard, 2005; Cross, Hamilton u. Grafton, 2006; Haslinger et al., 2006). Eine fMRI-Studie (Calvo-Merino, Grèzes, Glaser, Passingham u. Haggard, 2006) untersuchte speziell den

Unterschied zwischen den Beiträgen, die das visuelle beziehungsweise das motorische Erleben zur Verarbeitung einer beobachteten Aktion leistet. Die Ergebnisse zeigen, dass der Spiegelungsmechanismus dann, wenn die beobachteten Handlungen von den Beobachtern selbst häufig ausgeführt werden, stärker aktiviert wird, als wenn die Handlungen lediglich durch Beobachtung bekannt sind, aber vom Subjekt selbst nie praktiziert werden.

Schlussbemerkung

Die neurowissenschaftlichen Ergebnisse, die ich hier zusammengefasst erläutert habe, betonen die entscheidende Rolle des motorischen Systems als Grundlage, auf der sich höher entwickelte soziale kognitive Fähigkeiten entwickeln können. Freilich ist dies nur ein partielles Bild. Ich habe fast ausschließlich die Bedeutung des kortikalen motorischen Systems für die Intersubjektivität erläutert und die Sensationen, Emotionen und Affekte der Kürze halber nur beiläufig erwähnt. Doch unsere Handlungen sind von dem Gefühl des emotional besetzten persönlichen Beteiligtseins an der Situation praktisch nicht zu trennen. Allerdings können Emotionen und Affekte nur dann wirklich verstanden werden, wenn man berücksichtigt, welche Rolle das kortikale motorische System für unser Verständnis eigenen und fremden Verhaltens spielt.

Daniel Stern hat die bestimmende affektive Qualität der frühen Mutter-Kind-Interaktionen mit dem Konzept der »Vitalitätsformen« beschrieben. Vitalitätsformen bestehen aus einer durch Bewegung, Kraft, zeitlichen Fluss und Intentionalität konstituierten Gestalt. Sie generiert eine subjektive Globalität, die ein Gefühl der Vitalität oder Lebendigkeit mit sich bringt. So schreibt Stern: »Vitalitätsformen sind mit einem Inhalt verkoppelt. Präziser ausgedrückt: Sie transportieren einen Inhalt. Vitalitätsformen sind keine leeren Formen. Sie verleihen dem Inhalt eine Zeit- und eine Intensitätskontur und damit die Wirkung einer lebendigen ›Darbietung‹. Der Inhalt kann eine Emotion sein, eine emotionale Veränderung, ein Gedankenzug, er kann aus körperlichen oder mentalen Bewegungen bestehen, aus einer Erinnerung, einer Phantasie, einer zweckdienlichen Maßnahme [...] Die Vitalitätsdynamik macht aus dem Inhalt eine dynamische Erfahrung« (Stern, 2010, S. 36). Formen der dynamischen Vitalität gehen dem Bereich der Gefühle und Emotionen in der Entwicklung voraus und repräsentieren die primäre Art und Weise, wie Säuglinge die menschliche Welt erleben. Es wird sehr interessant sein zu erforschen, wie diese unterschiedlichen Dimensionen auf der Gehirnebene interagieren.

Der verstorbene Mauro Mancia, Neurowissenschaftler und Psychoanalytiker, der dem Dialog zwischen Psychoanalyse und Neurowissenschaften eine Bresche schlug, betonte wiederholt die sowohl theoretische als auch klinische Bedeutung, die dem impliziten Gedächtnis und dem nichtverdrängten Unbewussten für die Psychoanalyse zukommt (Mancia, 2004, 2006). Die Plastizität des Spiegelungsmechanismus könnte bei der Konstituierung impliziter Erinnerungen, die unsere Beziehungen zu inneren wie auch äußeren Objekten ständig, einem Basso continuo vergleichbar, begleiten, eine wichtige Rolle spielen. Indem wir spezifische Muster der interpersonalen Bezogenheit internalisieren, entwickeln wir unsere eigene charakteristische Einstellung zu anderen und dazu, wie wir diese Beziehungen innerlich leben und erleben. Ich postuliere, dass unsere persönliche Identität – zumindest partiell – daraus hervorgeht, wie sich unsere verkörperte Simulation anderer entwickelt und Gestalt annimmt.

Zurück zur Intersubjektivität. Vorläufig können wir folgenden Schluss ziehen: Wir sollten das cartesianische Verständnis des Primats des Ichs verwerfen und eine Perspektive beziehen, die betont, dass der andere gleichzeitig mit dem Selbst von Anfang an gegeben ist. Selbst und anderer sind durch die Zwischenleiblichkeit, die sie miteinander verbindet, miteinander verflochten. Die Zwischenleiblichkeit beschreibt einen entscheidenden Aspekt der Intersubjektivität nicht deshalb, weil letztere phylogenetisch und ontogenetisch auf einer bloßen – oberflächlichen, beobachteten – Ähnlichkeit zwischen unserem Körper und dem Körper anderer gründet. Zwischenleiblichkeit beschreibt einen entscheidenden Aspekt der Intersubjektivität, weil wir selbst und andere – zu einem gewissen Grad – dieselben intentionalen Objekte haben und unsere situierten motorischen Systeme, die das Erreichen ähnlicher Ziele vermitteln, ähnlich verschaltet sind. Die Gemeinsamkeit der Situiertheit und die Gemeinsamkeit der intentionalen Ziele konstituieren die Zwischenleiblichkeit als privilegierten Zugang zur Welt des anderen.

Übersetzung: Elisabeth Vorspohl

Literatur

Adolphs, R., Tranel, D., Damasio, A. R. (2003). Dissociable neural systems for recognizing emotions. Brain and Cognition, 52 (1), 61–69.

Aglioti, S. M., Cesari, P., Romani, M., Urgesi, C. (2008). Action anticipation and motor resonance in elite basketball players. Nature Neuroscience, 11 (9), 109–116.

Alexander, G. E., Crutcher, M. D. (1990). Neural representations of the target (goal) of visually guided arm movements in three motor areas of the monkey. Journal of Neurophysiology, 64, 164–178.

Berlucchi, G., Aglioti, S. (1997). The body in the brain: neural bases of corporeal awareness. Trends in Neurosciences, 20, 560–564.

Bird, C. M, Castelli, F., Malik, O., Frith, U., Husain, M. (2004). The impact of extensive medial frontal lobe damage on ›Theory of Mind‹ and cognition. Brain, 127, 914–928.

Blakemore, S.-J., Bristow, D., Bird, G., Frith, C., Ward, J. (2005). Somatosensory activations during the observation of touch and a case of vision-touch synaesthesia. Brain, 128, 1571–1583.

Blanke, O., Mohr, C., Michel, C. M., Pascual-Leone, A., Brugger, P., Seeck, M., Landis, T., Thut, G. (2005). Linking out-of-body experience and self processing to mental own-body imagery at the temporoparietal junction. Journal of Neuroscience 25, 550–557.

Bonini, L., Rozzi, S., Serventi, F. U., Simone, L., Ferrari, P. F., Fogassi, L. (2010). Ventral premotor and inferior parietal cortices make distinct contribution to action organization and intention understanding. Cerebral Cortex, 20, 1372–1385.

Botvinick, M., Cohen, J. (1998). Rubber hands »feel« touch that eyes see. Nature, 391, 756.

Botvinick, M., Jha, A. P., Bylsma, L. M., Fabian, S. A., Solomon, P. E., Prkachin K. M. (2005). Viewing facial expressions of pain engages cortical areas involved in the direct experience of pain. NeuroImage 25, 315–319.

Brass, M., Schmitt, R. M., Spengler, S., Gergely, G. (2007). Investigating action understanding: inferential processes versus action simulation. Current Biology, 17, 2117–21.

Bråten, S. (1988). Dialogic Mind: The infant and the adult in protoconversation. In M. Carvallo (Ed.), Nature, cognition and system. Vol. I. (pp. 187–205). Dordrecht: Kluwer Academic Publishers.

Bråten, S. (1992). The virtual other in infants' minds and social feelings. In

H. Wold (Ed.), The dialogical alternative (pp. 77–97). Oslo: Scandinavian University Press.

Bråten, S. (2007). On being moved: From mirror neurons to empathy. Amsterdam u. Philadelphia: John Benjamins Publishing Company.

Buber, M. (1923/1970). Ich und Du. Stuttgart: Reclam.

Buccino, G., Binkofski, F., Fink, G. R., Fadiga, L., Fogassi, L., Gallese, V., Seitz, R. J., Zilles, K., Rizzolatti, G., Freund, H.-J. (2001). Action observation activates premotor and parietal areas in a somatotopic manner: an fMRI study. European Journal of Neuroscience, 13, 400–404.

Buccino, G., Lui, F., Canessa, N., Patteri, I., Lagravinese, G., Benuzzi, F., Porro, C. A., Rizzolatti, G. (2004a). Neural circuits involved in the recognition of actions performed by nonconspecifics: an fMRI study. Journal of Cognitive Neuroscience, 16, 114–126.

Buccino, G., Vogt, S., Ritzl, A., Fink, G. R., Zilles, K., Freund, H.-J., Rizzolatti, G. (2004b). Neural circuits underlying imitation learning of hand actions: an event-related fMRI study. Neuron, 42, 323–334.

Calder, A. J., Keane, J., Manes, F., Antoun, N., Young, A. W. (2000). Impaired recognition and experience of disgust following brain injury. Nature Neuroscience, 3, 1077–1078.

Calvo-Merino, B., Glaser, D. E, Grèzes, J., Passingham, R. E., Haggard, P. (2005). Action observation and acquired motor skills: an fMRI study with expert dancers. Cerebral Cortex, 15, 1243–1249.

Calvo-Merino, B., Grèzes, J., Glaser, D. E., Passingham, R. E., Haggard, P. (2006). Seeing or doing? Influence of visual and motor familiarity in action observation. Current Biology, 16 (19), 1905–1910.

Carr, L., Iacoboni, M., Dubeau, M.-C., Mazziotta, J. C., Lenzi, G. L. (2003). Neural mechanisms of empathy in humans: a relay from neural systems for imitation to limbic areas. Proceedings of the National Academy of Sciences, 100, 5497–5502.

Cattaneo, L., Caruana, F., Jezzini, A., Rizzolatti, G. (2009). Representation of goal and movements without overt motor behavior in the human motor cortex: a transcranial magnetic stimulation study. Journal of Neuroscience, 29, 11134–11138.

Cattaneo, L., Fabbi-Destro, M., Boria, S., Pieraccini, C., Monti, A., Cossu, G., Rizzolatti, G. (2008). Impairment of actions chains in autism and its possible role in intention understanding. Proceedings of The National Academy of Sciences USA, 104, 17825–17830.

Cattaneo, L., Rizzolatti, G. (2009). The mirror neuron system. Archives of Neurology, 5, 557–60.

Cattaneo, L., Sandrini, M., Schwarzbach, J. (2010). State-dependent TMS reveals a hierarchical representation of observed acts in the temporal, parietal, and premotor cortices. Cerebral Cortex, 20 (9), 2252–2258.

Chartrand, T. L., Bargh, J. A. (1999). The chameleon effect: the perception-behavior link and social interaction. Journal of Personality, Social Psychology, 76, 893–910.

Committeri, G., Pitzalis, S., Galati, G., Patria, F., Pelle, G., Sabatini, U., Castriota-Scanderbeg, A., Piccardi, L., Guariglia, C., Pizzamiglio, L. (2007). Neural bases of personal and extrapersonal neglect in humans. Brain, 130, 431–441.

Cross, E. S., Hamilton, A. F., Grafton, S. T. (2006). Building a motor simulation de novo: observation of dance by dancers, NeuroImage, 31 (3), 1257–1267.

Crutcher, M. D., Alexander, G. E. (1990). Movement-related neuronal activity selectively coding either direction or muscle pattern in three motor areas of the monkey. Journal of Neurophysiology, 64, 151–163.

Csibra, G., Gergely, G., Birò, S., Koòs, O., Brockbank, M. (1999). Goal attribution without agency cues: the perception of »pure reason« in infancy. Cognition, 72, 237–267.

De Preester, H. (2008). From ego to alter ego: Husserl, Merlau-Ponty and a layered approach to intersubjectivity. Phenomenology and the Cognitive Sciences, 7, 133–142.

De Vignemont, F., Singer, T. (2006). The emphatic brain: how, when, and why? Trends in the cognitive sciences, 10, 435–441.

Decety, J., Sommerville, J. A. (2003). Shared representations between self and other: a social cognitive neuroscience view. Trends in Cognitive Science, 7, 527–533.

Dimberg, U. (1982). Facial reactions to facial expressions. Psychophysiology, 19 (6), 643–647.

Dimberg, U., Thunberg, M. (1998). Rapid facial reactions to emotion facial expressions. Scandinavian Journal of Psychology, 39 (1), 39–46.

Dimberg, U., Thunberg, M., Elmehed, K. (2000). Unconscious facial reactions to emotional facial expressions. Psychological Science, 11 (1), 86–89.

Dushanova, J., Donoghue, J. (2010). Neurons in primary motor cortex engaged during action observation. European Journal of Neuroscience, 31 (2), 386–398.

Ebisch, S. J. H., Ferri, F., Salone, A., d'Amico, L., Perrucci, M. G., Ferro, F. M., Romani, G. L., Gallese, V. (2011). Differential involvement of somatosensory and interoceptive cortices during the observation of affective touch. Journal of Cognitive Neuroscience, 23 (7), 1808–1822.

Ebisch, S. J. H., Perrucci, M. G., Ferretti, A., Del Gratta, C., Romani, G. L., Gallese, V. (2008). The sense of touch: embodied simulation in a visuo-tactile mirroring mechanism for the sight of any touch. Journal of Cognitive Neuroscience, 20, 1611–1623.

Ebisch, S. J. H., Salone, A., Ferri, F., De Berardis, D., Mantini, D., Ferro, F. M., Romani, G. L., Gallese, V. (2012). Out of touch with reality? Social perception in first episode schizophrenia. Social Cognitive and Affective Neuroscience, Jan 24. [Epub ahead of print].

Ferrari, P. F., Coudé, G., Gallese, V., Fogassi, L. (2008). Having access to others' mind through gaze: the role of ontogenetic and learning processes in gaze-following behavior of macaques. Social Neuroscience, 3, 239–249.

Ferrari, P. F., Köhler, E., Fogassi, L., Gallese, V. (2000). The ability to follow eye gaze and its emergence during development in macaque monkeys. Proceedings of The National Academy of Sciences USA, 97 (25), 13997–134002.

Ferrari, P. F., Paukner, A., Ionica, C., Suomi, S. J. (2009). Reciprocal face-to-face communication between rhesus macaque mothers and their newborn infants. Current Biology, (20), 1768–1772.

Ferrari, P. F., Visalberghi, E., Paukner, A., Fogassi, L., Ruggiero, A., Suomi, S. J. (2006). Neonatal imitation in rhesus macaques. PLOS Biology, 4 (9), e302.

Fodor, J. (1975). The language of thought. New York: Thomas Y. Crowell.

Fodor, J. (1981). Representations. Cambridge, MA: MIT Press.

Fodor, J. (1983). The modularity of mind. Cambridge, MA: MIT Press.

Fogassi, L., Ferrari, P. F., Gesierich, B., Rozzi, S., Chersi, F., Rizzolatti, G. (2005). Parietal lobe: from action organization to intention understanding. Science, 308 (5722), 662–667.

Frith, C. D., Frith, U. (2012). Mechanisms of social cognition. Annual Review of Psychology, 63, 287–313.

Gallese, V. (2000). The inner sense of action: agency and motor representations. Journal of Consciousness Studies, 7, 23–40.

Gallese, V. (2001). The »Shared Manifold« Hypothesis: from mirror neurons to empathy. Journal of Consciousness Studies, 8, 33–50.

Gallese, V. (2003a) The manifold nature of interpersonal relations: the quest for a common mechanism. Philosophical Transactions of the Royal Society of London B., 358, 517–528.

Gallese, V. (2003b). The roots of empathy: The shared manifold hypothesis and the neural basis of intersubjectivity. Psychopatology, 36, 171–180.

Gallese, V. (2005). »Being like me«: self-other identity, mirror neurons and empathy. In S. Hurley, N. Chater (Eds.), Perspectives on imitation: from cognitive neuroscience to social science (Vol. 1, pp. 101–118). Cambridge, MA: MIT Press.

Gallese, V. (2006). Intentional attunement: a neurophysiological perspective on social cognition and its disruption in autism. Brain Research, 1079, 15–24.

Gallese, V. (2007). Before and below Theory of mind: embodied simulation and the neural correlates of social cognition. Proc. Philosophical Transactions of the Royal Society of London B. Biological Science, 362, 659–669.

Gallese, V. (2011). Neuroscience and phenomenology. Phenomenology, Mind, 1, 33–48.

Gallese, V., Fadiga, L., Fogassi, L., Rizzolatti, G. (1996). Action recognition in the premotor cortex. Brain, 119, 593–609.

Gallese, V., Fogassi, L., Fadiga, L., Rizzolatti, G. (2002). Action representation and the inferior parietal lobule. In W. Prinz, B. Hommel (Eds.), Common mechanisms in perception and action: attention and performance, Vol. XIX. (pp. 247–266). Oxford, UK: Oxford University Press.

Gallese, V., Keysers, C., Rizzolatti, G. (2004). A unifying view of the basis of social cognition. Trends in Cognitive Science, 8, 396–403.

Gallese, V., Rochat, M. (2012). Motor cognition: the role of the motor system in the phylogeny and ontogeny of social cognition and its relevance for the understanding of Autism. In P. D. Zelazo, M. Chandler, E. Crone (Eds.), Developmental social cognitive neuroscience (pp. 13–42). New York u. a.: Psychology Press/Taylor & Francis Group.

Gallese, V., Rochat, M., Cossu, G., Sinigaglia, C. (2009). Motor cognition and its role in the phylogeny and ontogeny of action understanding. Developmental Psychology, 45, 103–13.

Gallese V., Sinigaglia, C. (2011). What is so special with Embodied Simulation. Trends in Cognitive Sciences, 15, 512–519.

Gazzola V., Aziz-Zadeh L., Keysers, C. (2006). Empathy and the somatotopic mirror system in humans. Current Biology, 16 (18), 1824–1829.

Gazzola, V., Rizzolatti, G., Wicker, B., Keysers, C. (2007a). The anthropomorphic brain: the mirror neuron system responds to human and robotic actions. NeuroImage, 35, 1674–1684.

Gazzola, V., van der Worp, H., Mulder, T., Wicker, B., Rizzolatti, G., Keysers, C. (2007b). Aplasics born without hands mirror the goal of hand actions with their feet. Current Biology, 17, 1235–1240.

Goldman, A. (2006). Simulating minds: the philosophy, psychology and neuroscience of mindreading. Oxford: Oxford University Press.

Goldman, A., Gallese, V. (2000). Reply to Schulkin. Trends in Cognitive Sciences, 4, 255–256.

Grèzes, J., Costes, N., Decety, J. (1998). Top-down effect of strategy on the perception of human biological motion: a PET investigation. Cognitive Neuropsychology, 15, 553–582.

Grèzes, J., Fonlupt, P., Bertenthal, B., Delon-Martin, C., Segebarth, C., Decety, J. (2001). Does perception of biological motion rely on specific brain regions? NeuroImage, 13 (5), 775–785.

Haslinger, B., Erhard, P., Altenmuller, E., Schroeder, U., Boecker, H., Ceballos-Baumann, A. O. (2006). Transmodal sensorimotor networks during action observation in professional pianists, Journal of Cognitive Neuroscience, 17, 282–293.

Hepp-Reymond, M.-C., Hüsler, E. J., Maier, M. A., Qi, H.-X. (1994). Force-related neuronal activity in two regions of the primate ventral premotor cortex. Canadian Journal of Physiology and Pharmacology, 72, 571–579.

Husserl, E. (1931/1977). Cartesian Meditations. Dordrecht: Kluwer Academic Publisher.

Husserl, E. (1952/1989). Ideas pertaining to a pure phenomenology and to a phenomenological philosophy, Second Book: Studies in the phenomenology of constitution. Dordrecht: Kluwer Academic Publishers.

Hutchison, W. D., Davis, K. D, Lozano, A. M., Tasker, R. R., Dostrovsky, J. O. (1999). Pain related neurons in the human cingulate cortex. Nature Neuroscience, 2, 403–405.

Iacoboni, M., Koski, L. M., Brass, M., Bekkering, H., Woods, R. P., Dubeau, M.-C., Mazziotta, J. C., Rizzolatti, G. (2001). Reafferent copies of imitated actions in the right superior temporal cortex. Proceedings of The National Academy of Sciences USA, 98, 13995–13999.

Iacoboni, M., Molnar-Szakacs, I., Gallese, V., Buccino, G., Mazziotta, J., Rizzolatti, G. (2005). Grasping the intentions of others with one's own mirror neuron system. PLOS Biology, 3, 529–535.

Iacoboni, M., Woods, R. P., Brass, M., Bekkering, H., Mazziotta, J. C., Rizzolatti, G. (1999). Cortical mechanisms of human imitation. Science, 286, 2526–2528.

Jabbi, M., Bastiaansen, J., Keysers, C. (2008), A common anterior insula representation of disgust observation, experience and imagination shows divergent functional connectivity pathways. PLOS ONE, 13, 3 (8), e2939.

Jackson, P. L., Meltzoff, A. N., Decety, J. (2005). How do we perceive the pain of others: a window into the neural processes involved in empathy. NeuroImage, 24, 771–779.

Kakei, S., Hoffman, D. S., Strick, P. L. (1999). Muscle and movement representations in the primary motor cortex. Science, 285, 2136–2139.

Kakei, S., Hoffman, D. S., Strick, P. L. (2001). Direction of action is represented in the ventral premotor cortex. Nature Neuroscience, 4, 1020–1025.

Kammers, M. P. M., de Vignemont, F., Verhagen, L., Dijkerman, H. C. (2009). The rubber hand illusion in action. Neuropsychologia, 47, 204–211.

Keysers, C., Wicker, B., Gazzola, V., Anton, J.-L., Fogassi, L., Gallese, V. (2004). A touching sight: SII/PV activation during the observation and experience of touch. Neuron, 42, 335–346.

Köhler, E., Keysers, C., Umiltà, M. A., Fogassi, L., Gallese, V., Rizzolatti, G. (2002). Hearing sounds, understanding actions: action representation in mirror neurons. Science, 297, 846–848.

Kurata, K., Tanji, J. (1986). Premotor cortex neurons in macaques: activity before distal and proximal forelimb movements. Journal of Neuroscience, 6, 403–411.

Lundqvist L., Dimberg U. (1995). Facial expressions are contagious. Journal of Psychophysiology, 9, 203–211.

Mancia, M. (2004). Feeling the words. Resonant archives of the implicit memory and musicality of the transference. Hove, UK: Routledge.

Mancia, M. (2006). Implicit memory and early unrepressed unconscious: their role in the therapeutic process (how the neurosciences can contribute to psychoanalysis). International Journal of Psychoanalysis, 87, 83–103.

Merleau-Ponty, M. (1962) Phenomenology of perception (English translation). London: Routledge.

Mitchell, J. P. (2008) Activity in right temporo-parietal junction is not selective for theory of mind. Cerebral Cortex, 18, 262–271.

Niedenthal, P. M. (2007). Embodying emotion. Science, 316, 1002–1005.

Panksepp, J. (1998). Affective neuroscience: the foundation of human and animal emotions. Oxford, UK: Oxford University Press.

Patočka, J. (1998). Body, community, language, world. Edited by J. Dodd, Chicago, IL: Carus Publishing Company.

Pauen, M. (2012). The second-person perspective. Inquiry, 55 (1), 33–49.

Pylyshyn, Z. W. (1984). Computation and cognition: toward a foundation for cognitive science. Cambridge, MA: MIT Press.

Reddy, V. (2008). How infants know minds. Harvard, MA: Harvard University Press.

Ricciardi E., Bonino, D., Sani, L., Vecchi, T., Guazzelli, M., Haxby, J. V., Fadiga, L., Pietrini, P. (2009). Do we really need vision? How blind people »see« the actions of others. Journal of Neuroscience, 29, 9719–9724.

Rizzolatti, G., Camarda, R., Fogassi M., Gentilucci M., Luppino G., Matelli M. (1988). Functional organization of inferior area 6 in the macaque monkey:

II. Area F5 and the control of distal movements. Experimental Brain Research, 71, 491–507.

Rizzolatti, G., Fadiga, L., Gallese, V., Fogassi, L. (1996). Premotor cortex and the recognition of motor actions. Cognitive Brain Research, 3, 131–141.

Rizzolatti, G., Fogassi, L, Gallese, V. (2000). Cortical mechanisms subserving object grasping and action recognition: a new view on the cortical motor functions. In M. S. Gazzaniga (Ed.), The New Cognitive Neurosciences, 2nd Edition (pp. 539–552). Cambridge, MA: A Bradford Book, MIT Press.

Rizzolatti, G., Fogassi, L., Gallese, V. (2001). Neurophysiological mechanisms underlying the understanding and imitation of action. Nature Review of Neuroscience, 6, 889–901.

Rizzolatti, G., Gallese, V. (1997). From action to meaning. In J.-L. Petit (Ed.), Les neurosciences et la philosophie de l'action (pp. 217–229). Paris: Librairie Philosophique J. Vrin.

Rizzolatti, G., Scandolara, C., Matelli, M., Gentilucci, M. (1981). Afferent properties of periarcuate neurons in macaque monkeys. II. Visual responses. Behavioral Brain Research, 2, 147–163.

Rizzolatti, G., Sinigaglia, C. (2008). Mirrors in the brain. How our minds share actions, emotions, and experience. Oxford: Oxford University Press.

Rizzolatti, G., Sinigaglia, C. (2010). The functional role of the parieto-frontal mirror circuit: interpretations and misinterpretations. Nature Review Neuroscience, 11, 264–274.

Rochat, M. J., Caruana, F., Jezzini, A., Escola, L., Intskirveli, I., Grammont, F., Gallese, V., Rizzolatti, G., Umiltà, M. A. (2010). Responses of mirror neurons in area F5 to hand and tool grasping observation. Experimental Brain Research, 204 (4), 605–16.

Saxe, R., Kanwisher, N. (2003). People thinking about thinking people: fMRI investigations of theory of mind. NeuroImage, 19, 1835–1842.

Saxe, R., Powell, L. J. (2006). It's the thought that counts: specific brain regions for one component of theory of mind. Psychological Science, 17 (8), 692–699.

Saxe, R., Wexler, A. (2005). Making sense of another mind: the role of the right temporo-parietal junction. Neuropsychologia, 43, 1391–1399.

Shen, L., Alexander, G. E. (1997). Preferential representation of instructed target location versus limb trajectory in dorsal premotor area. Journal of Neurophysiology, 77, 1195–1212.

Solms, M., Panksepp J. (2012). The Id knows more than the Ego admits: Neuropsychoanalytic and primal consciousness perspectives on the interface between affective and cognitive neuroscience. Brain Sciences, 2, 147–175.

Sonnby-Borgstrom, M. (2002). Automatic mimicry reactions as related to differences in emotional empathy. Scandinavian Journal of Psychology, 43, 433–443.

Stern, D. N. (2010). Forms of vitality: exploring dynamic experience in psychology, the arts, psychotherapy, and development. Oxford: Oxford University Press.

Tkach, D., Reimer, J., Hatsopoulos, N. G. (2007). Congruent activity during action and action observation in motor cortex. Journal of Neuroscience, 27 (48), 13241–13250.

Tsakiris, M., Costantini, M., Haggard, P. (2008). The role of the right tempo-ro-parietal junction in maintaining a coherent sense of one's body. Neuro-psychologia, 46, 3014–3018.

Umiltà, M. A., Köhler, E., Gallese, V., Fogassi, L., Fadiga, L., Keysers, C., Riz-zolatti, G. (2001). I know what you are doing. A neurophysiological study. Neuron, 31 (1), 155–165.

Van Elk, M., van Schieb, H. T., Hunnius, S., Vesperc, C., Bekkering, H. (2008). You'll never crawl alone: neurophysiological evidence for experience-depen-dent motor resonance in infancy. NeuroImage, 43 (4), 808–814.

Van Overwalle, F. (2009). Social cognition and the brain. A meta-analysis. Hu-man Brain Mapping, 30, 829–858.

Vogt, S., Buccino, G., Wohlschläger, A. M., Canessa, N., Shah, N. J., Zilles, K., Eickhoff, S. B., Freund, H. J., Rizzolatti, G., Fink, G. R. (2007). Prefrontal involvement in imitation learning of hand actions: effects of practice and expertise. NeuroImage, 37 (4), 1371–1383.

Wicker, B., Keysers, C., Plailly, J., Royet, J.-P., Gallese, V., Rizzolatti, G. (2003). Both of us disgusted in my insula: the common neural basis of seeing and feeling disgust. Neuron, 40, 655–664.

Winnicott, D. W. (1949/1983). Through pediatrics to psychoanalysis. New York: Basic Books Inc. Publishers.

Winnicott, D. W. (1971). Playing and reality. London: Tavistock Publications Ltd.

Zahavi, D. (2001). Beyond empathy. Phenomenological approaches to intersub-jectivity. Journal of Consciousness Studies, 8, 151–167.

Johannes Lehtonen, Minna Valkonen-Korhonen,
Stefanos Georgiadis, Pasi Karjalainen, Juha-Pekka
Niskanen, Mika Tarvainen, Ari Pääkkönen,
Hanne Lappi

Embodiment der Psyche des Neugeborenen

Eine neurophysiologische Studie
über die Auswirkungen des Stillens

Psychophysiologischer Hintergrund der Studie

Nach der Geburt basiert das Überleben des Babys auf zwei Haupt-
faktoren, auf dem Beginn der Atmung und dem Finden eines Objekts, um Nahrung, Trost und Fürsorge zu erhalten. Die grundlegenden Faktoren der Reorganisation der vitalen Funktionen, welche
die Geburt begleiten, sind aus der neonatalen Physiologie bekannt.
Weit weniger ist jedoch bekannt über die Psychophysiologie am
Ende des intrauterinen Lebens sowie über die Psychophysiologie der
primären psychologischen Anpassung an die neue objektive Umwelt.
   Im Uterus haben sensorische Stimuli, wie Geschmack, Geruch,
auditorische Signale, Bewegungen und Daumenlutschen, welche
auf den Fötus einwirken, keine lebensnotwendigen Auswirkungen.
Die Sauerstoff- und Nahrungsversorgung über die Plazenta ist automatisch und weitgehend unabhängig von den fluktuierenden Bedingungen außerhalb des Mutterleibs.
   Im Gegensatz zu fetalen Bedingungen, signalisieren die Stimuli,
die auf das Kind nach der Geburt einwirken, den Aufbau einer
neuen und lebensnotwenigen Verbindung zwischen dem Neugeborenen und seiner Fürsorgeperson. Der Zyklus von An- und Abwesenheit des fürsorgenden Objekts wird zum Teil des Lebens des
Neugeborenen. Die Stimulation und das Trösten durch die Fürsorge,
die verbunden ist mit physiologischen Effekten, sowie die Wahrnehmung von fürsorglichen Handlungen, werden lebenswichtig.
   Das Baby hat das Bedürfnis, den adaptiven Herausforderungen
nach der Geburt gerecht zu werden, und dieses Bedürfnis muss von

dem neuen Objekt unterstützt werden. Ein hohes Niveau zirkulie-
render Katecholamine begleitet die Geburt und verursacht ein extre-
mes Arousal, eine Voraussetzung, damit das Neugeborene anfängt
zu atmen. Es dient weiterhin dazu, die Aufmerksamkeit des Babys
darauf zu richten, ein fürsorgendes Objekt zu finden (Koch, 2009).

Wenn die physiologische Anpassung an die postnatalen Bedingungen stabil ist, findet eine graduelle Abnahme des Katechola-
minenlevels statt. Das Füttern führt zu einer Endorphin- und Cho-
lecystokinin-Freigabe (Uvnäs-Moberg, Marchini u. Winberg, 1993),
was den Säugling tröstet und dessen Wohlbefinden wiederherstellt.
Wenn die Unruhe der Geburt vorüber ist, wird der Wechsel zwischen An- und Abwesenheit des ernährenden Objekts ein neuer,
grundlegender Faktor in der Regulation der Homöostase und des
Wohlbefindens des Säuglings.

Sowohl im physiologischen als auch im primär psychologischen
Sinn ist anzunehmen, dass die tröstenden Auswirkungen des Fütterns und der Fürsorge neben ihrem ernährenden Ziel auch Einfluss
auf die Gehirnaktivität des Babys nehmen, was sich wiederum auf
dessen Funktion auswirken kann.

Der psychoanalytische Rahmen der Studie

Aus psychoanalytischer Sicht besteht die Hypothese, dass die Bestandteile der menschlichen Psyche auf frühe Kindheitserfahrungen direkt
nach der Geburt basieren. Diese Hypothese ist in Freuds Instinkt-
theorie (Freud, 1914/1957) sowie seiner späteren strukturellen Theorie
enthalten. Freud formulierte die Natur des Ich als erstes und vor allem
als ein körperliches Ich, das sich aus der psychischen Projektion der
Erfahrung der Körperoberfläche entwickelt (Freud, 1923/1961, S. 34–
35). Auf reale Lebensumstände bezogen bedeutet dies, dass früheste
Interaktionen zwischen Säugling und Fürsorgeperson einen natürlichen Rahmen geben, was psychische Projektionen der Erfahrung der
Körperoberfläche bedeuten können. Dies gilt besonders für solche
wie das Stillen, die eine lebensnotwendige Fürsorgefunktion erfüllen.

Viele spätere psychoanalytische Forscher der frühen Kindesentwicklung haben weiter ausgeführt, wie die biologischen Instinkte

an der Entwicklung der frühen Psyche beteiligt sind und welchen Beitrag sie an den ersten, primitiven, geistigen Szenarien leisten, in welchen somatische und psychische Dimensionen der Psyche noch undifferenziert sind. Eine psychosomatische Einheit (Winnicott, 1949) oder eine Matrix wird häufig postuliert (z. B. the protomental matrix of Bion, 1962; emergent self: Stern, 1985; basic core: Weil, 1970; safety principle of the primal matrix configuration: Pacella, 1980), aus der sich die Psyche graduell entfaltet.

Psychoanalytisches Wissen über die klinischen Konsequenzen der frühen Fürsorgeerfahrungen, vor allem solcher, die mit dem Stillen verbunden sind, wurde in Pionierstudien von Isakower (1938) und Bertram Lewin (1946) vertieft. Nach ihren Aussagen sowie laut zahlreicher weiterer Forscher, die an ihre Beobachtungen anknüpften (Spitz, 1957; Weil, 1970; Pacella, 1980; Stern, 1985), schafft das Füttern des Kindes eine einheitsstiftende Erfahrung von Zufriedenheit. Es unterstützt die Kontinuität des Gefühls des Seins, erhält die physiologische Sicherheit aufrecht und fördert die Integration verschiedener Sinnesmodalitäten (gustatorisch, olfaktorisch, taktil, auditiv und visuell). Gemeinsam entwerfen sie ein Spektrum postnatalen Anpassungsverhaltens, das oft das Konzept der kindlichen Bindung zur Fürsorgeperson beinhaltet (Bowlby, 1979).

Klassische Studien von Spitz (1957) haben die koenästhetische Natur der sensorischen Welt der neonatalen Babys unterstrichen, in der sich internale und externale Sinneserfahrungen zu einer undifferenzierten Einheit zusammenfügen. Die zufriedenstellenden sensorischen Erfahrungen, die aus der Interaktion von Kind und Fürsorgeperson entstehen, werden mit der physiologischen Homöostase des Babys verbunden. Dabei assoziiert das Kind die Wahrnehmung dieser lebensnotwendigen Interaktion mit einer physiologischen Sicherheit. Die Auswirkungen der Fürsorge-Interaktion werden in den Zyklus von Wachsein, Hunger, Füttern, Zufriedenheit und eventuell zirkadianem Schlaf-Wach-Rhythmus integriert, wenn sie regelmäßig über einen langen Zeitraum wiederholt werden.

Die Grundüberlegung der Studie

Eine Fülle an Befunden an niedrigeren Säugetieren zeigt, dass die Interaktion zwischen Nachkommen und Fürsorgeperson neuronale Auswirkungen hat. Es zeigten sich beispielsweise Auswirkungen der Interaktion zwischen Rattenmutter und Nachkomme auf die Entwicklung von glukokortikoiden Rezeptoren im Gehirn. Lecken und Liebkosen des Nachwuchses beeinflusste diese Entwicklung und verstärkte dadurch die durch Glukokortikoide gesteuerte Stressregulationskapazität (Meaney u. Szyf, 2005). Des Weiteren zeigte sich, dass das Fürsorgeverhalten der Rattenmutter ebenfalls die neuronale Entwicklung des Hippocampus, einer zentralen Hinregion, die an der Organisation des Gedächtnisses beteiligt ist, beeinflusst. Der Hippocampus ist anatomisch mit somatosensorischen kortikalen Bereichen verbunden und spielt somit ebenfalls eine Rolle bei der Entwicklung der »body map« im parietalen Kortex (Buzsaki, 2006; Kandel, 2006).

Dennoch ist das Wissen über die neurophysiologischen Effekte der Anpassung des Kindes an die postnatalen Bedingungen gering. Nur sehr wenig ist darüber bekannt, wie das Gehirn des Neugeborenen wirklich auf das postnatale Fürsorge-Objekt reagiert, dessen Präsenz zeitweilig ist im Gegensatz zu der kontinuierlichen Versorgung während der fetalen Phase. Darüber hinaus ist nicht bekannt, wie sich die Auswirkungen der Fürsorge während des Heranwachsens und der Entwicklung des Kindes verändern. Es wurden lediglich sporadische Hinweise auf Theta-Aktivität im EEG bei flaschen- oder brustgefütterten Kindern veröffentlicht (Maulsby, 1971; Paul, Dittrichova u. Papoušek, 1996; Futagi, Ishihara, Tsuda, Suzuki u. Goto, 1998). Es existieren aber keine systematischen Studien zu den Auswirkungen des Stillens.

Die Grundüberlegung unserer Studie basiert auf der Annahme, dass in der postnatalen Periode die lebenswichtige Fütter-Interaktion an der Entwicklung der Organisation des Gehirns beteiligt ist. Es erscheint plausibel, dass in der frühen Entwicklungsphase die Bildung von Netzwerken zwischen verschiedenen Hirnregionen Einfluss darauf nimmt, wie die unterschiedlichen Gehirnfunktionen reifen und wie diese Hirnregionen die Basis eines Sicherheitsgefühls des Babys bilden sowie dazu beitragen, die Lücke zwischen Baby und Objekt zu überbrücken, und folglich die Grundlage für mentale Gesundheit legen.

Wir haben bereits vorläufige EEG-Daten während des Stillens erhoben. Es zeigten sich dabei bereits kurz nach der Geburt während des Stillens EEG-Veränderungen sowie starke reifungsbedingte Veränderungen im Alter von sechs Monaten (Lehtonen et al., 1998; Lehtonen, Könönen, Purhonen, Partanen u. Saarikoski, 2002; Lehtonen, Partanen u. Purhonen, 2006). Um unsere vorläufigen Beobachtungen zu bestätigen, wurde eine neue Stichprobe untersucht. Dabei wurden eine genauere Signalanalyse durchgeführt sowie weitere statistische Methoden angewendet und zusätzliche Messzeitpunkte im Follow-up (von der Geburt bis zum Alter von sechs Monaten) eingeführt.

Die Methode der Studie

Stichprobe

An der Studie nahmen vierzig gesunde Mutter-Kind-Paare teil. Die Teilnahme war freiwillig. Die Mutter-Kind-Paare wurden von der Geburtsstation des Kuopio University Hospital in Finnland rekrutiert. Die durchschnittliche Dauer der Schwangerschaft betrug 39,9 Wochen. Dreißig Mütter hatten eine Vaginalgeburt und zehn einen Kaiserschnitt. Die Mütter wurden ausführlich über die Studie informiert und unterzeichneten eine schriftliche Einverständniserklärung. Nach der EEG-Untersuchung des Babys, die während des Stillens erfolgte, wurden die Mütter darüber informiert, dass die EEG-Befunde ihres Kindes normal seien. Die Studie wurde von der Ethikkommission überprüft und angenommen.

EEG-Aufzeichnung

Zu vier verschiedenen Messzeitpunkten (neugeboren, mit sechs, zwölf und 24 Wochen) wurden EEG-Daten der Säuglinge während des Bruststillens in jeweils vier aufeinanderfolgenden Situationen/

Bedingungen aufgezeichnet: 1) Wenn das Kind hungrig ist und auf das Füttern wartet, 2) wenn das Kind an einem Schnuller saugt, bevor es gestillt wird, 3) während des ernährenden Saugens (Brust) und 4) wenn das Kind mit dem Saugen aufhört. Um die Effekte des Bruststillens auf das EEG-Muster des Kindes zu untersuchen, wurden pro Messzeitpunkt die während der unterschiedlichen Bedingungen erhobenen EEG-Daten hinsichtlich ihrer quantitativen Paramater verglichen.

Das EEG wurde mit Hilfe eines Neuroscan-Synamps-Verstärkers (Neuroscan Inc., Sterling, Virginia) aufgezeichnet. Die Elektroden wurden gemäß des internationalen 10–20-Systems platziert und die Referenz-Elektrode befand sich auf der Nase. Die anderen Elektroden wurden auf folgenden Positionen platziert: C4, C3, P4, T6, T5, O2 und O1. Alle Aufnahmen wurden digitalisiert und für anschließende Analysen gespeichert. Sowohl unipolare (P4, P3, T6, T5, O2, O1) als auch bipolare (C3-P3, C4-P4, und T6-O2, T5-O1) Ableitungen wurden für die Analysen verwendet. Die Samplingrate (Frequenz) betrug 500 Hz. Zusätzlich zu den EEG-Aufzeichnungen wurden ebenfalls EMGs der submentalen Muskeln, horizontale Augenbewegungen, Herzrate (ECG) und die elektrodermale Aktivität (GSR) aufgezeichnet.

Die Befunde bezüglich des Zusammenhangs zwischen der Variation der Herzrate und der Art des Fütterns wurden bereits in Lappi et al. (2007) publiziert.

Das Verhalten des Säuglings

Ziel war es, mit der EEG-Aufzeichnung zu starten, wenn das Baby hungrig war, normalerweise zu einer Zeit zwischen 10 und 12 Uhr. Das Verhalten des Säuglings variierte dabei während der Erhebung von wachsam, hungrig zu unruhigem Weinen oder Schläfrigkeit. Das Verhalten des Säuglings wurde bei allen Messzeitpunkten sowohl vor als auch nach der Erhebung mit Hilfe der Prechtl Scale of Alertness (Prechtl-Skala der Wachsamkeit) (Prechtl u. Beintema, 1964) gemessen. Einige der Säuglinge nahmen keinen Schnuller in den Mund und bei einigen Säuglingen traten während der Aufzeichnung an verschiedenen Zeitpunkten der Erhebung technische

Probleme auf, was zu fehlenden Daten in einer oder mehreren Bedingungen führte.

Während insgesamt 40 Mutter-Kind-Paare in der Neugeborenenphase des Kindes an den Erhebungen teilnahmen, verringerte sich die Anzahl der Teilnehmer mit fortlaufendem Alter, sodass im Alter von sechs Monaten nur noch 27 Mutter-Kind-Paare untersucht wurden. Die Anzahl der Probanden sowie erfolgreichen Datenerhebungen werden in Tabelle 1 dargestellt. Der Hauptgrund des Drop-outs war ein Mangel an Motivation. Fälle mit Entwicklungsstörungen oder somatischen Erkrankungen wurden nicht in die Auswertung eingeschlossen.

Tabelle 1: Anzahl der Teilnehmerinnen und erfolgreiche Datenerhebung während des Follow-up von der Geburt bis zum Alter von sechs Monaten

Stillzyklus	Alter des Kindes in Wochen				
	neu-geboren	6 Wochen	12 Wochen	24 Wochen	Gesamt
Hunger (H)	36 (40)	27 (40)	23 (40)	25 (40)	111 (160)
Schnuller (S)	31 (40)	20 (40)	22 (40)	18 (40)	91 (160)
Füttern (F)	39 (40)	31 (40)	30 (40)	26 (40)	126 (160)
Nach dem Stillen (NF)	40 (40)	33 (40)	30 (40)	27 (40)	130 (160)
Gesamt	146 (160)	111 (160)	105 (160)	96 (160)	458 (640)

»Unbalanced« Messwiederholungs-Design (Alter und Stillzyklus = Between-Subject-Faktoren, Baby = Within-Subject-Faktoren). 40 Mutter-Kind-Paare nahmen an der Studie teil. In Klammern das »balanced« Design (fehlend 28 % der Gesamtanzahl).

Signal-Verarbeitung

Für die EEG-Analyse wurden bipolare zentral-parietale (C3-P3, C4-P4) und temporal-okzipitale (T5-O1, T6-O2) Ableitungen sowie monopolare okzipitale (O1, O2) und parietale (P3, P4) Ableitungen gewählt. Für jedes Alter wurden für jede der vier Bedingungen vier repräsentative, artefaktfreie Epochen von acht Sekunden des EEGs ausgewählt und einer quantitativen Spektralanalyse unterzogen. Das Leistungsspektrum (power spectrum) jeder Epoche wurde mit Hilfe der Welch's Periodogram Method (vier Sekunden Hanning-Fenster mit 50 % overlap) ermittelt. Außerdem wurde für jede der vier

Epochen der Durchschnitt des Spektrums berechnet. Das Spektrum wurde in acht dünne Frequenzbänder unterteilt: 1–2 Hz, 2–3 Hz, 3–4 Hz, 4–5 Hz, 5–6 Hz, 6–7 Hz, 7–8 Hz und 8–10 Hz. Die Stärke jedes Frequenzbandes wurde aus den Werten des Leistungsspektrums des jeweiligen Bandes berechnet. Die Schätzung des Spektrums wurde für jeden der oben erwähnten EEG-Kanäle wiederholt. Die daraus entstehenden Frequenzstärken wurden logarithmisch in Dezibel (dB) transformiert und gingen zusammen mit den korrespondierenden relativen Amplitudenwerten in die quantitative Analyse ein. Auf diese Weise wurden aus jedem Kanal 16 Parameter gewonnen, welche separat in anschließenden statistischen Analysen analysiert wurden.

Statistische Analyse

Die Anzahl der Messungen, die in dem »unbalanced« Design mit Messwiederholung verwendeten wurden, sowie die Anzahl der Daten für die »balanced« Fälle sind in Tabelle 1 dargestellt. Das resultierende Design ähnelt einem proportionalen Fall ohne leere Zellen. Um auch die fehlenden Werten bearbeiten zu können, wurden die Effekte der verschiedenen Bedingungen, Alter und ihre Interaktionen mit Hilfe einer univariaten Varianzanalyse (ANOVA) getestet. Das ausgewählte lineare Modell bestand aus zwei Between-Subject-Faktoren (Alter, Stillzyklus), ihren Interaktionen und einem zufälligem Within-Subject-Faktor (Baby). Die statistische Analyse erfolgte mit Hilfe von Matlab, The MathWorks, Inc. (Statistics toolbox, Function Anovan, basierend auf dem Typ III Summe der Quadrate). Um eine mögliche Verletzung der Sphärizität zu kompensieren, berechneten wir Tests zur Anpassung der Freiheitsgrade (Milliken u. Johnson, 1992) in der Annahme einer maximalen Null-Sphärizität (geringere Grenze für Epsilon). Zusätzlich prüften wir die individuellen Paare auf signifikante Unterschiede mit Hilfe einer multiplen Bonferroni-Korrektur, basierend auf den Grenzwerten der Population für das »unbalanced« Design (Milliken u. Johnson, 1992, Matlab Function Multcompare).

Ergebnisse

Die quantitativen Daten werden in einem anderen Zusammenhang publiziert (Lehtonen et al., in Vorbereitung). Hier beschreiben wir die qualitativen Hauptergebnisse.

Beobachtungen des qualitativen, analogen EEGs bei verschiedenen Altersstufen

Das EEG des Neugeborenen zeigte normale wache, neonatale, undifferenzierte EEG-Aktivität ohne organisierte rhythmische Wellenformen. Die deskriptive Untersuchung der analogen Kurven des neugeborenen Babys zeigten keine eindeutigen Unterschiede zwischen den EEG-Mustern der vier Bedingungen. Die Neugeborenen zeigten jedoch tendenziell eine höhere synchronisierte Aktivität während des Stillens. Jedoch ergaben sich in der deskriptiven Analyse aller Daten, die vor dem Alter von 24 Wochen erhoben wurden, anhand der analogen Kurven zwischen den Bedingungen keine reliablen visuellen Unterschiede in der EEG-Aktivität. Allerdings zeigte sich, dass sich die Muskel- und Bewegungsartefakte während aller Altersstufen nach dem Stillen verringerten.

Bei den 24 Wochen alten Babys wurde bereits vor dem Stillen ein geringer Anteil posteriorer rhythmischer Aktivität von ungefähr 4 Hz variabel aufgezeichnet. Während des Stillens zeigte sich bei nahezu allen Babys eine rhythmische Theta-Aktivität (4–6 Hz) in temporal-okzipitalen und zentral-parietalen Bereichen, welche sich in der vorangegangenen Phase des Saugens am Schnuller nicht zeigte und nach dem Stillen, wenn das Baby mit dem Saugen aufhörte, wieder verschwand. Bei manchen Babys war diese rhythmische Theta-Aktivität während des Bruststillens besonders auffällig (s. Abbildung 1).

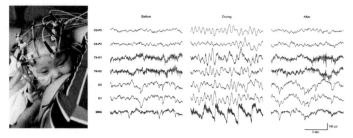

Abbildung 1: EEG-Aktivität bei sechs Monate alten Kindern vor, während sowie nach dem Stillen. Aufgenommen linkshemisphärisch an zentral-parietalen Kanälen (C3-P3), temporal-okzipitalen (T5-O1) und okzipitalen (O2) Kanälen sowie rechtshemisphärisch an zentral-parietalen (C4-P4), temporal-okzipitalen (T6-O2) und okzipitalen (O1) Kanälen. Es zeigt sich anhand des EEGs während des Stillens eine rhythmische 3–5-Hz-Theta-Aktivität. Anhand der EMG-Kanäle (Wellenform unterhalb) zeigt sich die motorische Aktivität des Saugens. – Die Veröffentlichung des Fotos erfolgt mit der Erlaubnis des finnischen medizinischen Fachjournals »Duodecim«. Originalpublikation: Lehtonen et al., 2002, S. 73–79.

Die Fluktuation der Wachsamkeit im Verhalten während des Stillzyklus

Die Prechtl-Skala zur Schätzung der Wachsamkeit der Babys wurde auf einer Skala zwischen eins und vier (von Schlaf bis Wachsamkeit) in den verschiedenen Bedingungen des Stillzyklus in jeder Altersstufe bewertet: Hungrig (h), Stillen (s) und nach dem Stillen (a) (s. Tabelle 2). Bei den Neugeborenen fiel die Wachsamkeit im Durchschnitt nach dem Stillen ab und erreichte nahezu einen Schlafzustand, während sie in den anderen Altersstufen höher ausfiel und das Absinken nach dem Stillen geringer war. Bei den 24 Wochen alten Babys trat nach dem Stillen kein Absinken der Wachsamkeit mehr auf.

Tabelle 2: Die Prechtl-Skala zur Einschätzung der Wachsamkeit der Babys während des Stillzyklus

	Alter des Kindes in Wochen			
Stillzyklus	neugeboren	6 Wochen	12 Wochen	24 Wochen
h	2,68	3,42	3,90	3,96
s	2,48	3,21	3,57	3,62
a	1,60	2,79	2,82	3,57

h = hungrig, s = stillen, a = nach dem Stillen

Variation der Herzrate während des Stillzyklus

Die Daten bezüglich der Variation der Herzrate während des Stillzyklus zu den vier unterschiedlichen Messzeitpunkten wurden bereits veröffentlicht (Lappi et al., 2007). Es zeigte sich in allen Altersstufen bis zum Alter von 24 Wochen während des ernährenden Saugens/ Stillens ein regelmäßiger und signifikanter Anstieg der Herzrate. Das Stillen scheint also bis zum Alter von 24 Wochen und vor allem für Neugeborene eine signifikante Belastung darzustellen (s. Abbildung 2).

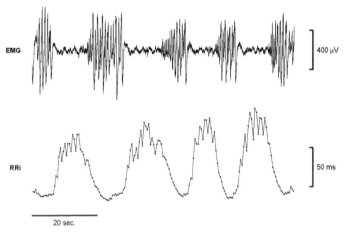

Abbildung 2: Das Oberflächen-Elektromyogramm, gemessen unterhalb des Kiefers, zeigt die rhythmische Saugbewegung eines Neugeborenen (obere Wellenform). Jede Veränderung der Muskelaktivität geht einher mit einer unmittelbaren Antwort der Herzrate. In der Abbildung wird der Anstieg der Herzrate durch einer Verkürzung der Distanz zwischen den aufeinanderfolgenden R-Gipfeln des Elektrokardiogramms, z. B. negative Ableitung der Wellenform (unterhalb), dargestellt. Originalpublikation: Lappi et al., 2007, S. 546–556.

Quantitative EEG während des Stillzyklus

Die Effekte des Alters, des Stillzyklus und ihre Interaktionen wurden anhand einer ANOVA analysiert und dabei separat für jeden Kanal und jede Frequenzband-Kombination in den gepoolten Daten jedes Entwicklungsalters (neugeboren, sechs, zwölf und 24 Wochen) berechnet. Die Analyse wurde für beide Frequenzstärken (band power, dB) und ihre relativen Amplitudenwerte durchgeführt. Monopolare und bipolare Elektrodenableitungen wurden dabei separat analysiert.

Alterseffekte

Im Alter von sechs Wochen zeigte sich an jeder Elektrodenposition und jedem Frequenzband ein Haupteffekt des Alters. Dabei war vor allem in den niedrigen Frequenzbändern (1–3 Hz) ein Anstieg der Amplitude zu beobachten. Im Alter von 12–24 Wochen zeigte sich hingegen besonders in den Frequenzbändern von 3–5 Hz und von 6–8 Hz ein Anstieg der Amplitude, während im Alter von 24 die Aktivität in den niedrigfrequenten Bändern (1–3 Hz) sank.

Effekt des Stillzyklus

Im Zusammenhang mit dem Stillzyklus zeigten sich besonders in den Frequenzbereichen von 1–6 Hz signifikante Veränderungen in parietalen, temporalen und okzipitalen Kanälen, nicht aber im zentral-parietalen Bereich. Wenn die erhöhte 4–6 Hz Theta-Aktivität bei 24 Wochen alten Babys herausgemittelt wurde und normalisierte Amplituden verwendet wurden, zeigten die Daten einen signifikanten Effekt des Stillzyklus in fast allen Frequenzbändern.

Interaktion zwischen Alter und Stillzyklus

Die Interaktion zwischen Alter und Stillzyklus wurde unter der Verwendung einer konservativen Bonferroni-Korrektur (über die getesteten EEG Kanäle hinweg) und mit der Annahme einer maximalen Non-Sphärizität analysiert. Ein Haupteffekt wurde im Frequenzbereich von 4–5 Hz in temporalen, parietalen sowie, am auffälligsten, in okzipitalen Bereichen gefunden. An den zentralen-parietalen Kanälen zeigte sich ein solcher Interaktionseffekt beinah ausschließlich in der rechten Hemisphäre. Die normalisierte Amplitude zeigte in den Frequenzbändern von 6–10 Hz an den temporal-okzipitalen Kanälen rechtshemisphärisch mehr signifikante Interaktionen zwischen Alter und Stillzyklus als in der linken Hemisphäre.

Follow-up-Analyse des Effekts des Stillzyklus

Die Veränderungen im Verlauf des Stillzyklus wurden für jede Altersstufe mit Hilfe multipler Vergleiche analysiert. Dabei wurde eine Bonferroni-Korrektur auf die Interaktionsterme angewendet. Die Power- und normalisierten Amplituden-Daten zeigten ein ähnliches EEG-Muster während des Stillzyklus, wobei die Powerdaten die beste Auflösung ergaben.

Neugeborene Babys: Die EEG-Aktivität sank in der Schnullerbedingung (nichternährendes Saugen, Schnuller) im Vergleich zur Baseline (»Hungrig«-Bedingung) ab. Während der Stillbedingung stieg die EEG-Aktivität stark an und fiel nach dem Füttern signifikant wieder ab. Dieses Muster zeigte sich am deutlichsten in temporal-okzipitalen Regionen. Im parietalen Bereich zeigte sich ein geringerer Unterschied zwischen der Schnuller- und Stillbedingung, jedoch ergab sich hier ähnlich wie in den posterioren Bereichen nach dem Füttern ein starker Abfall der EEG-Aktivität.

6 Wochen alte Babys: Hier zeigte sich im Verlauf des Stillzyklus ein ähnliches Muster der Veränderungen in der EEG-Aktivität wie bei den Neugeborenen. Die Veränderungen zwischen den Bedingungen waren jedoch geringer und besonders der Abfall der Aktivität nach dem Füttern fiel niedriger aus.

12 Wochen alte Babys: Hier zeigte sich im Vergleich zur neonatalen Phase ein anderes EEG-Muster im Verlauf des Stillzyklus. Es ließen sich während des Stillens keine signifikanten EEG-Veränderungen feststellen.

24 Wochen alte Babys: Im Alter von 24 Wochen ergab sich ein anderes Muster. Hier zeigte sich während der Stillbedingung, nicht aber in der vorigen und darauf folgenden Bedingung, ein signifikanter Anstieg an rhythmischer 4–6-Hz-Theta-Aktivität vor allem in temporal-okzipitalen Bereichen. Dieser Anstieg stellt den stärksten Befund im Alter von 24 Wochen dar. Der Befund spiegelte

sich ebenfalls im qualitativen, analogen EEG wider. Seine relativ regelmäßige, rhythmische Natur gab dem analogen EEG einen organisierten Charakter im Vergleich zu der diffuseren, langsamen Aktivität, die sich bei jüngeren und besonders neugeborenen Babys zeigte.

Diskussion

Im Rahmen dieser Studie wird das erste Mal von EEG-Daten berichtet, die von der Geburt bis zum Alter von 24 Wochen während des evolutionären Stillzyklus (Hunger, nichternährendes Saugen: Schnuller, ernährendes Saugen: Brust und Zustand nach dem Füttern) erhoben wurden.

Die Befunde legen nahe, dass wiederholendes Stillen zu einem Anstieg der Leistung der Gehirnaktivität führt, während das Saugen am Schnuller den gegenteiligen Effekt bewirkt. Nach dem Stillen sinkt die EEG-Leistung signifikant, was die Zufriedenheit und Beruhigung des Babys widerspiegelt. Die EEG-Veränderungen wiederholen sich normalerweise einige hundert Male während der frühen Kindheit und es ist sehr wahrscheinlich, dass sie einen großen Effekt auf die Funktionsmuster des kindlichen Gehirns haben. Diese Effekte verschwinden jedoch bis zum Alter von zwölf Wochen (ungefähr drei Monate), was vermuten lässt, dass sich die neonatalen Auswirkungen des ernährenden Saugens (Stillens) vor diesem Entwicklungsalter vollzogen haben und sich bis dahin eine überdauernde Verbindung zwischen der Wahrnehmung der Fürsorgeperson und dem kindlichen Gefühl der Zufriedenheit gebildet hat.

Das Auftreten der rhythmischen 4–6-Hz-Theta-Aktivität bis zum Alter von 24 Wochen (ungefähr sechs Monate) signalisiert ein neues Entwicklungsphänomen der Gehirnfunktion des Babys im Zusammenhang mit dem Stillen. Sein synchronisierter rhythmischer Charakter lässt vermuten, dass verschiedene Gehirnbereiche – sowohl kortikale als auch subkortikale – aufeinander abgestimmt werden und eine Integration zwischen kortikalen und subkortikalen Bereichen des Gehirns sowie eine Verbindung mit Erfahrungen von Freude und Zufriedenheit stattfindet.

Wir schlussfolgern, dass verschiedene neurophysiologische Mechanismen existieren, die die Entwicklung der primordialen Psyche in seiner Verbindung zur primären Fürsorgeperson unterstützen. Diese relevanten Mechanismen stehen vermutlich in einem engen Zusammenhang mit den instinktiven Bedürfnissen des Babys, die durch ernährendes Füttern (Stillen) und durch die mit lebenswichtiger, ernährender Fürsorge assoziierte und reziproke Interaktion befriedigt werden. Die Synchronität der Gehirnaktivität während des Stillens im Alter von 24 Wochen könnte als Vorlage für den sich entwickelnden Sinn von primordialer angenehmer Einheit der Psyche dienen und das Baby auf seines Urheberschaft der Psyche vorbereiten, zum Beispiel hin zu der Entwicklung der primären Identifikation.

The Institute of Clinical Sciences, Psychiatry, University of Eastern Finland:
Johannes Lehtonen, Minna Valkonen-Korhonen, Hanne Lappi;
The Department of Applied Physics, University of Eastern Finland:
Stefanos Georgiadis, Pasi Karjalainen, Juha-Pekka Niskanen, Mika Tarvainen;
The Department of Clinical Neurophysiology, University Hospital of Kuopio:
Ari Pääkkönen.

Übersetzung: Constanze Rickmeyer

Literatur

Bion, W. R. (1962). Experiences in groups. London: Tavistock.
Bowlby, J. (1979). Attachment. London: The Hogarth Press.
Buzsaki, G. (2006). Rhythms of the brain. New York: Oxford University Press.
Freud, S. (1914/1957). Instincts and their vicissitudes. Standard Edition, 14 (S. 109–140). London: Hogarth Press.
Freud, S. (1923/1961). The Ego and the Id. Standard Edition, 19 (S. 19, 3–66). London: Hogarth Press.
Futagi, Y., Ishihara, T., Tsuda, K., Suzuki, Y., Goto, M. (1998). Theta rhythms associated with sucking, crying, gazing, and handling in infants. Electroencephalography and Clinical Neurophysiology, 106, 392–399.
Isakower, O. (1938). A contribution to the patho-physiology of phenomena associated with falling asleep. International Journal of Psychoanalysis, 19, 331–345.
Kandel, E. R. (2006). In search of memory. The emergence of a new science of mind. New York: W.W. Norton & Company.
Koch, C. (2009). When does consciousness arise? Scientific American Mind, Sept./Oct., 20–21.

Lappi, H., Valkonen-Korhonen, M., Georgiadis, S., Tarvainen, M. P., Tarkka, I. M., Karjalainen, P. A., Lehtonen, J. (2007). Effects of nutritive and non-nutritive sucking on infant heart rate variability during the first 6 months of life. Infant Behavior Development, 30, 546–556.

Lehtonen, J., Könönen, M., Purhonen, M., Partanen, J., Saarikoski, S., Launiala, K. (1998). The effect of nursing on the brain activity of the newborn. Journal of Pediatrics, 132, 646–651.

Lehtonen, J., Könönen, M., Purhonen, M., Partanen, J., Saarikoski, S. (2002). The effects of feeding on the electroencephalogram in 3- and 6-month-old infants. Psychophysiology, 39, 73–79.

Lehtonen, J., Partanen, J., Purhonen, M., Valkonen-Korhonen, M., Kononen, M., Saarikoski, S., Launiala, K. (2006). Nascent body ego. Metapsychological and neurophysiological aspects. International Journal of Psychoanalysis, 87, 1335–1353.

Lewin, B. D. (1946). Sleep, the mouth, and the dream screen. Psychoanalytic Quarterly, 15, 419–434.

Maulsby, R. L. (1971). An illustration of emotionally evoked θ-rhythm in infancy. Hedonichypersynchrony. Electroencephalography and Clinical Neurophysiology, 31, 157–165.

Meaney, M. J., Szyf, M. (2005). Maternal care as a model of experience-dependent chromatin plasticity? Trends in Neuroscience 28, 456–463.

Milliken, G. A., Johnson, D. E. (1992). Analysis of Messy Data, Volume 1: Designed Experiments, Chapman & Hall.

Pacella, B. L. (1980). The primal matrix configuration. In R. F. Lax, S. Bach, J. A. Burland (Eds.), Rapprochement: the critical subphase of separation-individuation (pp. 117–131). New York: Aronson.

Paul, K., Dittrichova, J., Papoušek, H. (1996). Infant feeding behavior: Development in patterns and motivation. Developmental Psychobiology, 29, 563–576.

Prechtl, H. F. R., Beintema, D. (1964). The neurological examination of the full term newborn. London: SIMP Heinemann.

Spitz, R. A. (1957). No and yes. On the genesis of human communication. New York: International Universities Press.

Stern, D. (1985). The interpersonal world of the infant. A view from Psychoanalysis and Developmental Psychology. New York: Basic Books.

Uvnäs-Moberg, K., Marchini, G., Winberg, J. (1993). Plasma cholecystokinin concentration after breast feeding in healthy 4-day-old infants. Archives of Disease in Childhood, 68, 46–48.

Weil, A. (1970). The basic core. In: The psychoanalytic study of the child, Vol. 25, 442–460. New Haven, CT: Yale University Press.

Winnicott, D. W. (1949). Mind and its relation to the psyche-soma. In: Through paediatrics to psychoanalysis (pp. 243–254). London: The Hogarth Press.

Helena J. V. Rutherford und Linda C. Mayes

Wie Beziehungen unser Gehirn prägen

Die Neurobiologie elterlichen Verhaltens

> »Ich glaube, es ist unmöglich, die Funktion der Mutter
> in der allerfrühesten Zeit im Leben des Kindes zu verstehen,
> ohne zu sehen, dass sie fähig sein muss, diesen Zustand
> erhöhter Sensibilität […] zu erreichen […] [und]
> sich davon zu erholen, wenn das Kind sie freigibt.«
> (Winnicott, 1956/1975, S. 155 f.)

Mit dieser Beobachtung, dass sich der psychische Zustand von Erwachsenen durch die Geburt ihres Kindes auf spezifische Weise verändert, lenkte Winnicott (1956/1975) die Aufmerksamkeit auf einen
wichtigen Entwicklungsschritt in der Biografie vieler Erwachsener,
der nicht nur Einfluss auf den jeweiligen Elternteil, sondern auch
auf die Entwicklung des Kindes nimmt. Nach Winnicott ist die Erfahrung eines präokkupierten psychischen Zustandes der Mutter
mit ihrem Kind nicht nur bedeutsam im Hinblick auf ihre Fähigkeit, die Bedürfnisse des Kindes zu verstehen, sondern auch, um
einen »Übergangsraum« zu schaffen, in dem das kindliche Selbst
sich langsam aus der Mutter-Kind-Einheit lösen kann. Zentrale
These Winnicotts ist, dass sich Mutter und Säugling in einer gemeinsamen, entscheidenden Entwicklungsphase befinden – einer
Phase wechselseitiger Bezogenheit und wechselseitiger Beeinfluss-
barkeit. Zweifellos stellt der Übergang in die Elternschaft einen bedeutsamen Entwicklungsschritt in der Biografie vieler Erwachsener
dar, der eine Vielzahl psychologischer und neurobiologischer Veränderungen erfordert, um responsives und adaptives elterliches
Verhalten zu erleichtern. Über Jahrzehnte hinweg haben sich verschiedenste Disziplinen der Grundlagenforschung der elterlichen
Fürsorge und Bindung gewidmet und sich dabei insbesondere mit
der Frage nach den Auswirkungen von elterlicher Fürsorge auf das
Kindeswohl und die kindliche Entwicklung beschäftigt. Weniger
Beachtung wurde bisher hingegen der Frage gewidmet, wie sich

die Erfahrung eigener Elternschaft auf neuropsychologischer und neuronaler Ebene auswirkt. Obwohl Winnicott bereits 1956 aufzeigte, dass der Übergang zur Elternschaft insbesondere durch erhöhte Sensitivität und Responsivität charakterisiert ist (Winnicott, 1956/1975), sind die neurobiologischen Mechanismen, die solchen Veränderungen zugrunde liegen, erst in der jüngsten Zeit ins Zentrum des Forschungsinteresses gerückt (Leckman et al., 1999; Mayes, Swain u. Leckman, 2005; Swain, Lorberbaum, Kose u. Strathearn, 2007). Studien, die die neuronalen Korrelate von Elternschaft sowohl bei Müttern als auch bei Vätern aufzudecken versuchen, sollen im Folgenden näher dargestellt werden.

Ein neurobiologisches Modell der Elternschaft

Forschungsansätze, die das Ziel verfolgen, die neurobiologischen Prozesse aufzudecken, die mit dem Übergang in die Elternschaft einhergehen, stehen – wie bereits erwähnt – noch gänzlich am Anfang. In vielen der hier dargestellten fMRT- und EEG-Studien finden sich die theoretischen Ansätze und Beobachtungen Winnicotts (1956/1975) zur primären Mütterlichkeit (»primary maternal occupation«) wieder. Dieser zeitlich begrenzte psychologische Zustand, der sich während der Schwangerschaft entwickelt und für einige Monate post partum fortbesteht, äußert sich laut Winnicott in der inneren Bereitschaft der Mutter, ganz für das Kind da zu sein. Dieser präokkupierten Haltung der Mutter komme in der Phase der absoluten Abhängigkeit des Säuglings eine wichtige adaptive Funktion zu: Sie befähige die Mutter, die physischen und psychischen Bedürfnisse des Kindes zu erkennen und zu erfüllen, sich mit dem Kind zu identifizieren und ihm ein empathisches, responsives und containendes mütterliches Objekt zur Verfügung zu stellen, das das Kind für die gesunde Entwicklung eines differenzierten Selbst benötigt. Zentrale Merkmale des Zustandes der »primären Mütterlichkeit« sind laut Winnicott die erhöhte Sensitivität und die verstärkte Aufmerksamkeitslenkung auf die kindlichen Signale und Bedürfnisse. Aus Winnicotts Sicht handelt es sich bei diesem präokkupierten Zustand um eine passagere Krankheit oder eine

Art entrückten Bewusstseinszustand (neurobiologisch würde man von einer Umverteilung mentaler Ressourcen sprechen), von dem sich die Mutter zu einem späteren Zeitpunkt auch wieder »erholen« muss (s. Eingangszitat), damit sich das Kind aus der Einheitserfahrung heraus zu einem eigenständiges Selbst mit eigenen Ich-Funktionen entwickeln kann. Die Phase der »Primären Mütterlichkeit« bildet somit eine Übergangsphase.

Basierend auf dieser Beobachtung eines präokkupierten »state of mind« von Müttern entwickelten Leckman und Kollegen ein halbstrukturiertes Interview, um den Grad der Präokkupation von jungen Müttern und Vätern zu erfassen (Feldman, Weller, Leckman, Kuint u. Eidelman, 1999; Leckman et al., 1999; Mayes u. Leckman, 2007), mit dem sie die Beobachtungen Winnicotts bestätigen konnten: Der Einsatz dieses Fragebogens zeigte, dass Mütter nach der Entbindung und in den ersten Monaten post partum einen zunehmend präokkupierten Zustand mit ihrem Kind entwickeln, der erst einige Monaten später wieder allmählich abflacht (Leckman et al., 1999). Während Winnicott (1960/1965) Vätern lediglich die Rolle einer schützenden, tragenden Umwelt (»holding environment«) beimisst, in der sich die charakteristische Mutter-Kind-Dyade entwickeln kann, konnten Leckman et al. (1999) interessanterweise zeigen, dass Väter in dem kritischen Intervall von der Schwangerschaft bis einige Monate post partum ebenfalls einen zunehmend präokkupierten Zustand mit ihrem Kind entwickeln. Das Ergebnis steht in Einklang mit neuroendokrinologischen Daten, die zeigen, dass Väter und Mütter vergleichbare physiologische Veränderungen nach der Geburt ihres Kindes aufweisen (Gordon, Zagoory-Sharon, Leckman u. Feldman, 2010). Abweichend vom traditionellen Konzept der Präokkupation, das allein auf die Rolle der Mutter fokussiert, wird deshalb in den hier dargestellten neurobiologischen Studien auch die Rolle der Väter in dem kritischen Intervall der Geburt bis einige Monate post partum untersucht.

Der hier beschriebene psychoanalytische Ansatz, erhöhte Sensitivität auf kindliche Signale als Indikator eines präokkupierten Zustandes von Müttern oder Vätern zu betrachten, ist für die experimentell-empirische Forschung besonders reizvoll, da er prüfbare Vorhersagen über die psychologischen Veränderungen erlaubt, die sich in Männern und Frauen durch die Erfahrung eigener Elternschaft vollziehen. Um jedoch das Phänomen der Präokkupation und den Einfluss der Erfahrung von Elternschaft auf Gehirn und Verhalten besser zu verstehen, bedarf es zunächst einer genauen Operationalisierung dessen, was »Elternsein« oder »Elternschaft« eigentlich bedeutet. Vor diesem Hintergrund haben wir (wie viele andere!) uns dazu entschieden, in einem ersten Schritt zunächst mögliche Mechanismen, die elterlicher Sensitivität auf kindliche Signale zugrunde liegen, zu identifizieren sowie der Frage nachzugehen, wie individuelle Differenzen in der Sensitivität elterliches Verhalten beeinflussen könnten, und dann in einem zweiten Schritt neurobiologische Verfahren zur Messung dieser Mechanismen anzuwenden. Das dritte, eher langfristige Ziel besteht darin, die neurobiologischen Daten in Beziehung setzen zu können zu individuellen Differenzen in beobachtbarem sowie selbstberichtetem elterlichen Verhalten von Eltern, die an psychischen Störungen wie Sucht, Depression, Ängsten oder einer posttraumatischen Belastungsstörung leiden.

Bisherige Studien haben den Übergang in die Elternschaft meist mit der Methode des Selbstberichtes und/oder Verhaltensbeobachtungen von Eltern untersucht. So deuten Mikroanalysen von Videosequenzen von Eltern-Kind-Interaktionen darauf hin, dass bestimmte Elemente elterlichen Verhaltens automatisiert oder intuitiv – in einem zeitlichen Intervall von 200–800 ms – ablaufen (Papoušek, 2000). Obwohl es also möglich zu sein scheint, diese Verhaltensweisen (obgleich im Millisekunden-Bereich) zu beobachten, sind die Mechanismen und Prozesse, die diesen intuitiven elterlichen Verhaltensweisen unterliegen sowie die neuronale Architektur, die diese automatisierten Reaktionen auf kindliche Signale begünstigt, bisher noch unbekannt. So ist es wahrscheinlich, dass noch bevor intuitives elterliches Verhalten überhaupt beobachtet werden kann, eine Reihe neurobiologischer Prozesse abläuft, die solch adaptive und schnelle Reaktionen auf kindliche Signale erst ermöglichen. Es werden daher Techniken benötigt, die es ermöglichen, hirnphysiologische Prozesse des elterlichen Gehirns zu erfassen, die nicht direkt beobachtbar sind, sondern beobachtbaren Reaktionen auf der Verhaltensebene vorausgehen.

Die elterliche Sensitivität und Responsivität (d. h. die primäre Mütterlichkeit) sollen dazu neurowissenschaftlich im Sinne eines

»signal detection paradigm« konzeptualisiert werden (Rutherford u. Mayes, 2011). Wie bereits mehrfach erwähnt, dient der präokkupierte Zustand nach Winnicott (1956/1975) dazu, durch die Erhöhung der mütterlichen Sensitivität und Responsivität auf die affektiven Signale des Kindes, eine ganz und gar für das Kind da sein wollende Haltung anzunehmen und die kindlichen Bedürfnisse zu erkennen und zu erfüllen. Neurowissenschaftlich formuliert beschreibt die Präokkupation die Fähigkeit von Müttern und Vätern, die kindlichen Signale über die verschiedenen sensorischen Modalitäten (visuell, auditiv, taktil etc.) hinweg zu erkennen und auf diese zu reagieren. Kurz: Der Zweck eines präokkupierten »state of mind« besteht darin, die mütterliche Aufmerksamkeit auf das Kind und den Ausdruck seiner Bedürfnisse zu richten. Es wird erwartet, dass Mütter, die hohe Ausprägungen der Präokkupation aufweisen, schneller und vigilanter auf kindliche Signale reagieren, als Mütter, die geringere Ausprägungen der Präokkupation aufweisen. Darüber hinaus gehen wir davon aus, dass die Sensitivität auf kindliche Signale, über die Phase post partum hinaus, das ganze Leben lang – wenn auch in schwächerer Ausprägung als in der sensiblen Phase post partum – fortbesteht und auf eine generelle Sensitivität von Eltern gegenüber Nicht-Eltern auf kindliche Reize hindeutet.

Ein »signal detection paradigm« auf die Erfahrung von Elternschaft anzuwenden, führt zu einer Vielzahl bedeutender Vorhersagen, die in Einklang mit der Theorie Winnicotts stehen:

– Anhand der Sensitivität auf kindliche Signale lassen sich Eltern und Nicht-Eltern differenzieren.
– Die Sensitivität auf kindliche Signale verändert sich im zeitlichen Verlauf der Phase post partum.
– Es gibt individuelle Differenzen zwischen Eltern in der Ausprägung der Präokkupation.

Was den weiteren wissenschaftstheoretischen Rahmen angeht, so demonstriert dieser wissenschaftliche Ansatz, dass die Integration von Psychoanalyse und Neurowissenschaften durchaus denkbar und möglich ist, und speziell in diesem Fall, dass die Neurowissenschaft über Mittel verfügt, mittels derer die Mechanismen, die dem psychoanalytisch bedeutsamen Konzept der elterlichen Präokkupation zugrunde liegen, messbar und quantifizierbar gemacht werden können. Der Großteil unseres Wissens über die Neurobiologie elterlichen Verhaltens basiert auf Tierstudien, insbesondere auf Studien an Nagetieren (Numan, 2007). Studien an Menschen verwenden meist bildgebende Verfahren, insbesondere die funktionelle Magnetresonanztomografie (fMRT) und/oder die Elektroenzephalografie (EEG), um strukturelle und funktionale Veränderungen zu untersuchen, die sich im Gehirn mit dem Übergang in die Elternschaft vollziehen: Mittels fMRT werden neuronale Antworten nicht direkt, sondern indirekt über Änderungen (Anstieg oder Abfall) der hämodynamischen Antwort gemessen. Der große Vorteil der fMRT liegt in der hohen räumlichen Auflösung: Das Verfahren ermöglicht es uns, durch den »Blick ins Gehirn« Areale auszumachen, die während der Antworten von Vätern und Müttern auf kindliche Signale aktiviert sind. Bei der EEG-Untersuchung hingegen werden Gehirnströme (elektrische Potenzialdifferenzen) mit Oberflächenelektroden von der Kopfhaut abgeleitet und aufgezeichnet. Um spezifische neuronale Antworten des Gehirns »time-locked« zur Reizdarbietung zu bestimmen, wird eine ereignisbezogene Auswertung über die Mittelung von EEG-Signalen vorgenommen: Diese gemittelten ereignisbezogenen Signale werden als ereigniskorreliertes Potenzial (EKP, engl. Event-Related Potential, ERP) bezeichnet. Der Nutzen von EEG/ERP liegt in der hohen zeitlichen Auflösung: So kann mittels EEG neuronale Aktivität im Millisekunden-Bereich erfasst werden. Die Kombination von fMRT und EEG bietet somit die einzigartige Möglichkeit, sowohl die Hirnareale auszumachen, die an den Reaktionen von Müttern und Vätern auf kindliche Signale beteiligt sind, als auch deren zeitlichen Verlauf zu bestimmen und darüber hinaus interindividuelle Differenzen in der neuronalen Antwort (räumlich und zeitlich) zu erfassen.

Die im Folgenden dargestellten Studien verwenden überwiegend bildgebende Verfahren, um die Gehirnaktivität von Eltern und Nicht-Eltern während der Darbietung von visuellen kindlichen Stimuli (Kinderfotos verglichen mit Nicht-Kinder-Fotos, die im Bekanntheitsgrad und im emotionalen Ausdruck variieren) oder akustischen Stimuli (kindliche Vokalisierungen wie Schreie, Lächeln) aufzuzeichnen. Da die Erforschung der neuronalen Korrelate von Elternschaft noch gänzlich am Anfang steht, fokussieren Studien derzeit noch auf die frühe Informationsverarbeitungsstufe der

Detektion kindlicher Signale durch die Eltern. Das langfristige Ziel besteht aber darin, über passive Antwortparadigmen der Stimulus-Detektion hinaus, mit Hilfe von eher dynamischen Paradigmen auch die neuronalen Korrelate der Interpretation kindlicher Signale durch die Eltern sowie ihrer Reaktionen auf Verhaltensebene zu bestimmen (zur mütterlichen Beobachtung und Imitation kindlicher Signale vergleiche Lenzi et al., 2009).

Insgesamt gilt, dass den neurobiologischen Studien eine große Bedeutung zukommt – sowohl hinsichtlich der Identifikation des zeitlichen Verlaufs (mittels EEG/ERP) als auch der Lokalisation der kortikalen und subkortikalen Hirnareale (mittels fMRT), die unterschiedlich sensitiv auf kindliche und nichtkindliche Signale reagieren. Darüber hinaus ermöglichen EEG- und fMRT-Studien, Aussagen darüber zu treffen, ob interindividuelle Unterschiede (z. B. zwischen Eltern und Nicht-Eltern) in den neuronalen Antwortmustern auf kindliche Signale existieren. In früheren Studien wurden bereits einige Hirnareale identifiziert, die maßgeblich an der elterlichen Antwort auf visuelle oder akustische kindliche Signale beteiligt zu sein scheinen. Hierzu zählen Areale, die assoziiert sind mit: (1) der Verarbeitung emotionaler Valenz wie die Amygdala, der anteriore cinguläre Kortex (ACC) und die Insula; (2) Regelkreisen des Belohnungssystems; hier sind vorrangig der orbitofrontale Kortex (OFC), das Striatum und der Nucleus accumbens zu nennen; (3) Exekutivfunktionen und motorischer Kontrolle; hierzu zählen der dorsolaterale, der mediale präfrontale Kortex (DLPFC, MPFC) sowie die Substantia nigra; und (4) der Aufrechterhaltung der Homöostase wie der Hypothalamus und die Hypophyse (Gonzalez, Atkinson u. Fleming, 2009). Was den zeitlichen Aspekt betrifft, so sprechen die Ergebnisse bisher dafür, dass Eltern (Mütter und Väter) neuronal sowohl schneller als auch stärker auf kindliche Signale, insbesondere auf negative kindliche Ausdrücke (wie z. B. auf kindliches Weinen), reagieren als Nicht-Eltern.

Neurobiologische Differenzen zwischen Eltern und Nicht-Eltern

Nur wenige Studien haben bisher untersucht, ob zwischen Eltern und Nicht-Eltern auch funktionale neurobiologische Unterschiede existieren, nicht zuletzt aufgrund der Schwierigkeiten, die sich im Hinblick auf das experimentell präzise Matching von Eltern und Nicht-Eltern ergeben. Dieses ist jedoch erforderlich, um konfundierende Effekte auszuschließen und wissenschaftlich fundierte Aussagen treffen zu können. Die wenigen bestehenden Vergleichsstudien untersuchen allesamt die neuronalen Antworten auf kindliche Signale (Bilder mit kindlichen Gesichtsausdrücken oder Vokalisationen von Säuglingen). So untersuchten Seifritz et al. (2003) in einer fMRT-Studie die neuronalen Aktivierungen von Eltern und Nicht-Eltern (männlich und weiblich), während diese Audio-Aufnahmen eines weinenden oder lachenden Säuglings oder – als Kontrollbedingung – eines neutralen nichtkindlichen Stimulus hörten. Es zeigte sich, dass Eltern stärkere neuronale Aktivität in der Amygdala (sowie im Cingulum, der Insula und dem ventralen PFC) auf kindliches Weinen (d. h. auf negativen emotionalen Ausdruck) als auf kindliches Lachen (d. h. auf positiven emotionalen Ausdruck) aufwiesen, während sich bei Nicht-Eltern genau das umgekehrte Aktivitätsmuster, nämlich stärkere neuronale Aktivität auf kindliches Lachen als auf kindliches Weinen, zeigte. Sprich: Eltern und Nicht-Eltern unterscheiden sich in ihren neuronalen Antworten auf kindliche Affekte: Es scheint, als verstärke die Erfahrung von Elternschaft die neuronale Sensibilität für kindliche affektive Signale, wobei insbesondere der negative Affekt eines Säuglings bei Eltern besondere Salienz aufweist.

Im Einklang mit diesem Befund konnten Proverbio, Brignone, Matarazzo, Del Zotto und Zani (2006) in einer ERP-Studie zeigen, dass Eltern ein schnelles charakteristisches neuronales Antwortmuster auf visuelle Stimuli mit negativem emotionalen Gesichtsausdruck eines Säuglings aufweisen, das sich so nicht bei Nicht-Eltern beobachten lässt. Auch frühe ERP-Studien hatten bereits eine erhöhte Sensitivität für kindliches Weinen (visuell oder auditiv präsentiert) bei Frauen, die kürzlich Mutter geworden sind, gegenüber Nicht-Müttern ausmachen können (Purhonen et al., 2001).

Insgesamt legen diese Studien also nahe, dass die neuronalen Antwortmuster auf kindliche negative Affekte besonders geeignet sind, um Eltern von Nicht-Eltern zu differenzieren. Sogar auf der Ebene der Diskrimination von kindlichen Affekten unterscheidet sich die neuronale Aktivität im rechtseitigen präfrontalen Kortex zwischen Müttern und Nicht-Müttern (Nishitani, Doi, Koyama u. Shinohara, 2011). Rutherford, Potenza und Mayes (im Druck) konnten darüber hinaus zeigen, dass neuronale Unterschiede zwischen Müttern und Nicht-Müttern auch im Hinblick auf die Emotionsregulation bestehen: ERP-Daten weisen darauf hin, dass Mütter – wenn mit Bildern von kindlichen positiven oder negativen Gesichtsausdrücke konfrontiert – implizit ihre emotionalen Antworten regulieren, während bei Nicht-Müttern ein solch automatisierter Regulationsmechanismus nicht zu bestehen scheint (Rutherford et al., im Druck).

Insgesamt deuten die Befunde also darauf hin, dass sich Eltern von Nicht-Eltern sowohl im Hinblick auf die Detektion von kindlichen Signalen als auch hinsichtlich ihrer Reaktionen auf diese unterscheiden lassen.

Die Frage aber, ob die Differenzen in den Antwortmustern zwischen Eltern und Nicht-Eltern biologisch bedingt, das heißt auf neurobiologische/neurohormonelle Veränderungen während der Schwangerschaft und der postnatalen Phase zurückzuführen sind, auf prägenden (Umwelt-)Erfahrungen mit Säuglingen während der Postpartum-Phase basieren, oder aber eine Interaktion aus Neurobiologie und Erfahrung darstellen, ist noch nicht gänzlich geklärt. Grasso, Moser, Dozier und Simons (2009) verglichen hierzu die neuronalen Antworten von leiblichen und Adoptivmüttern auf Bilder ihres *eigenen* Kindes sowie auf (Kontroll-)Bilder ihnen bekannter und unbekannter Säuglinge und Erwachsener. In beiden Gruppen zeigte sich eine erhöhte neuronale Aktivierung während der Darbietung von Bildern des eigenen Kindes verglichen mit allen anderen Stimulus-Bedingungen – einhergehend mit einer verstärkten Aufmerksamkeitslenkung auf diese hochsaliente Stimuluskategorie. Der Gruppenvergleich zeigte keinen Unterschied: Die Stärke neuronaler Aktivierung auf die Stimuluspräsentation des eigenen Kindes unterschied sich nicht signifikant zwischen biologischen Müttern und Adoptivmüttern. Dieser Befund legt nahe, dass neben neurobiologischen Veränderungen, die dem Übergang in die Elternschaft zugrunde liegen, auch frühen Interaktions- und Bindungserfahrungen mit dem Kind ein Stellenwert im Hinblick auf die Prägung des Gehirns zukommt. Allerdings ist kritisch anzumerken, dass in dieser Studie nicht erhoben wurde, ob die Adoptivmütter neben dem Adoptivkind nicht auch leibliche Kinder hatten. Wäre dies der Fall, so könnte die Abwesenheit von Gruppenunterschieden allein auf die Tatsache zurückgeführt werden, dass sich bei den Adoptivmüttern mit der Schwangerschaft und Geburt ihres leiblichen Kindes die neurobiologischen Veränderungen eingestellt haben, die dann in der Interaktion mit ihrem Adoptivkind reaktiviert werden. Die primäre Mütterlichkeit ließe sich somit also doch rein biologisch erklären.

Neurobiologische Veränderungen infolge von Elternschaft

Psychodynamische wie neurowissenschaftliche Ansätze gehen davon aus, dass es sich bei der Elternschaft um einen Entwicklungsprozess handelt und es daher zu messbaren strukturellen sowie funktionalen Veränderungen im elterlichen Gehirn über die Postpartum-Phase hinweg kommen muss. In einer der ersten Studien über mögliche strukturelle Gehirnveränderungen versuchten Kim et al. (2010) mittels Magnetresonanztomografie (MRT) Veränderungen im Gehirnvolumen über die Postpartum-Phase hinweg messbar zu machen. Das Ergebnis: Gemessen zwei bis vier Wochen post partum und erneut drei bis vier Monate post partum zeigte sich ein signifikanter Anstieg des Volumens von grauer Substanz in mütterlichen Gehirnen – speziell in präfrontalen, parietalen und Mittelhirnregionen (Hypothalamus, Substantia nigra und Amygdala). Interessant ist, dass sich der Anstieg des Volumens an grauer Substanz durch die positiven Empfindungen, die die Mütter in Selbstberichten in Bezug auf die Elternschaft angaben, vorhersagen ließ – ein Befund, der darauf hindeutet, dass kortikale Reorganisationen während der Elternschaft zum Teil die positive mütterliche Einstellung und die Bindung zu ihrem Kind während dieser Zeit widerspiegeln. Es scheint also während der Postpartum-Phase zu neurobiologischen Veränderungen zu kommen, die mit theoretischen Konzeptualisierungen von Elternschaft in Einklang stehen. Hierbei ist allerdings die Frage aufzuwerfen, ob es mit jeder Schwangerschaft zu dynamischen Veränderungen kommt oder ob das Ausmaß an Veränderung erst durch die Erfahrung mediiert wird. Da in der Studie von Kim et al. (2010) (wie in vielen anderen Studien) erstmalige und erfahrene (die zuvor bereits ein Kind zur Welt gebracht haben) Mütter nicht mit einer Nicht-Eltern-Kontrollgruppe verglichen wurden, lässt sich bisher keine Aussage darüber treffen, ob bereits eine erste Schwangerschaft neurobiologische Veränderungen hervorruft, die durch wiederholte Schwangerschaften redefiniert werden, oder ob neurobiologische Korrelate erst mit der wiederholten Erfahrung der Elternschaft zutage treten.

Neben der Untersuchung struktureller Veränderungen infolge der Erfahrung von Elternschaft hat sich eine Vielzahl an Studien auch mit den funktionalen neuronalen Antworten von Eltern auf kindliche Signale beschäftigt – mit dem Ziel, neuronale Kreisläufe auszumachen, deren Aktivierung mit spezifischen Faktoren wie der Vertrautheit der Mutter mit dem Kind, ihrem affektivem Zustand oder der Mutter-Kind-Bindung in Verbindung stehen. So zeigt sich beispielsweise in Studien, die die neuronalen Aktivierungen auf Stimuli, die die Mutter-Kind-Bindung ansprechen, mit solchen vergleichen, die eher die Bindung in einer romantischen Partnerschaft ausdrücken, dass es überlappende Aktivierungen in Arealen wie dem Striatum, der Insula und dem dorsalen anterioren Cingulum gibt, der laterale orbitofrontale Kortex (OFC) und das periaquäduktale Grau (PAG) darüber hinaus aber selektiv von Stimuli der Mutter-Kind-Bindung aktiviert werden (Bartels u. Zeki, 2000, 2004). Während es also neuronale Schaltkreise zu geben scheint, die durch verschiedene Formen der Bindung aktiviert werden, gibt es darüber hinaus Hirnareale wie den PFC sowie das PAG, die sehr spezifisch auf Stimuli der Mutter-Kind-Bindung reagieren. Auf die Rolle des OFC im Kontext von Elternschaft wird in diesem Beitrag später noch einmal ausführlicher eingegangen; die Rolle des PAG in Bezug auf Elternschaft beim Menschen ist weniger gut untersucht. Allerdings existieren Studien an Ratten, die auf die Rolle des PAG an der Aufzucht der Jungtiere hinweisen (Lonstein u. Stern, 1997).

Eine der ersten fMRT-Studien an Müttern konnte zeigen, dass sie auf kindliches Weinen im Vergleich zu neutralen Kontrollgeräuschen eine erhöhte neuronale Aktivierung in folgenden Hirnregionen aufweisen: im anterioren und posterioren Cingulum, im medialen PFC, im Thalamus, im Hypothalamus sowie in Regionen, die an der Verarbeitung von Belohnung beteiligt sind, wie der rechte OFC, zentrale und ventrale tegmentale Areale, die Substantia nigra, der Nucleus caudatus und das Putamen sowie der Nucleus accumbens (Lorberbaum et al., 1999; Lorberbaum et al., 2002). Dass Mütter auf kindliches Weinen eine erhöhte Aktivierung in Arealen zeigen, die primär mit Belohnung assoziiert sind, scheint zunächst verwunderlich, ist aber vereinbar mit dem Modell, dass kindliches Weinen bei Eltern eher Annäherungs- als Vermeidungsverhalten evoziert, um auf diese Weise fürsorgliche, das heißt sich dem Kind nähernde Verhaltensweisen zu ermöglichen beziehungsweise zu erleichtern. Anders bei Nicht-Eltern: Bei ihnen zeigt sich als Reaktion auf die Konfrontation mit kindlichem Weinen hauptsächlich eine erhöhte Aktivität in der Amygdala, während Areale, die mit Belohnung assoziiert sind, nicht aktiviert werden (Montoya et al., 2012; Sander, Frome u. Scheich, 2007). Kim et al. (2010) berichten außerdem, dass die neuronale Aktivierung auf kindliches Weinen zwei bis vier Wochen post partum positiv mit mütterlicher Sensitivität drei bis vier Monate post partum korreliert – ein möglicher Hinweis darauf, dass die neuronale Antwort auf kindliches Weinen auf einzigartige Weise zur Entwicklung sensitiver, responsiver, containender elterlicher Fürsorge beiträgt.

Zahlreiche Studien haben die neuronale Aktivierung im Gehirn von Müttern untersucht, während diese Fotos von kindlichen Gesichtern (sowohl vertraute als auch fremde) präsentiert bekamen, andere Studien wiederum haben Videosequenzen von Kindern verwendet (Ranote et al., 2004). Eine Studie kam zu dem Ergebnis, dass Mütter, wenn sie Fotos ihres eigenen Kindes sehen – verglichen mit Fotos eines ihnen unbekannten Kindes – eine erhöhte neuronale Aktivität im bilateralen OFC aufweisen und dass diese OFC-Aktivität positiv mit positiven Affekt-Werten (»mood scores«) der Mutter korreliert (Nitschke et al., 2004). In der Studie von Noriuchi, Kikuchi und Senoo (2008) zeigte sich hingegen, dass bei Müttern, wenn sie Fotos mit Gesichtsausdrücken ihres eigenen Kindes betrachteten, die Aktivität des linken OFC positiv mit positiven Affekt-Werten der Mütter korreliert, während die Aktivität des rechten OFC positiv mit negativen Affekt-Werten korreliert. Der Grad der Vertrautheit mit dem Kind moduliert darüber hinaus die Aktivität im DLPFC, der anterioren Insula, dem Putamen und dem PAG. Der Faktor der Vertrautheit reicht dennoch nicht aus, um die Ergebnisse gänzlich zu erklären: So zeigen Mütter auf Fotos eines ihnen bekannten, aber nicht eigenen Kindes eine ähnlich hohe neuronale Aktivierung in der linken Insula und rechten Amygdala sowie in anderen kortikalen Regionen, wie dem DLPFC, dem anterioren paracingulaten Kortex und dem linken Sulcus temporalis superior, wie auf Fotos ihres eigenen Kindes (Leibenluft, Gobbini, Harrison u. Haxby, 2004).

Während frühere Studien oft einzig den Grad der Vertrautheit der Mutter mit dem Kind als Faktor manipulierten, integrieren neuere Studien neben dem Faktor der Vertrautheit auch den gezeigten Affekt des Kindes (traurig, lächelnd, neutral) als zweiten unabhängigen Faktor in ihr Paradigma. Hierbei zeigt sich, dass neben Hirnarealen, die mit der emotionalen Verarbeitung assoziiert sind, auch Areale des Belohnungssystems, insbesondere der OFC, als sensitiv sowohl gegenüber dem Grad der Vertrautheit als auch gegenüber dem kindlichen Affekt erweisen. In einer Studie wurden 28 erstmaligen Müttern entweder Fotos ihres eigenen oder eines fremden Kindes mit glücklichem, traurigem oder neutralem Gesichtsausdruck präsentiert (Strathearn, Li, Fonagy u. Montague, 2008). Während keine Unterschiede in der neuronalen Antwort auf vertraute versus fremde kindliche Gesichter in Arealen des visuellen Systems bestanden, zeigten sich hingegen signifikante Unterschiede in neuronalen Kreisläufen des Belohnungssystem (d. h. im linken lateralen OFC, im ventralen Striatum, im Putamen, im ventralen tegmentalen Areal, in der Substantia nigra sowie im Nucleus caudatus) mit signifikant höherer neuronaler Responsivität auf Fotos des eigenen Kindes. Ähnliche Sensitivität auf Stimuli des eigenen Kindes zeigten Areale der Emotionsverarbeitung wie die Amygdala, die Insula und der ACC. Darüber hinaus ergab sich ein Interaktionseffekt: Der Unterschied in der neuronalen Aktivität zwischen den Bedingungen *vertrauter* versus *fremder* kindlicher Gesichtsausdruck war am größten für die Bedingung des positiven kindlichen Affektes (verglichen mit der Bedingung des negativen und neutralen kindlichen Affektes).

Zusammenfassend lässt sich also festhalten, dass die hier dargestellten Studien für die Existenz spezifischer neuronaler Schaltkreise für die Verarbeitung kindlicher Signale bei Eltern sprechen und hierbei insbesondere Areale, die mit der Verarbeitung von Belohnung und Emotionen in Verbindung stehen, eine zentrale Rolle einnehmen. Dabei zeigt sich, dass dem eigenen Kind eine ganz besondere Salienz zukommt, was sich in einer besonderen Sensitivität des mütterlichen Gehirns auf Reize des eigenen Kindes äußert. Darüber hinaus wurde aufgezeigt, dass Hirnregionen, die primär mit Belohnung assoziiert sind, bei Eltern auch auf kindliches Weinen mit erhöhter Aktivierung reagieren, vermutlich, um das Annäherungsverhalten der Mutter zu erleichtern und dem Kind damit ein fürsorgliches, adaptives empathisches, Trost spendendes mütterliches Objekt zur Verfügung zu stellen.

Individuelle Differenzen elterlicher Fürsorge

Während die bisher dargestellten Studien neurobiologische Differenzen zwischen Eltern und Nicht-Eltern sowie zwischen unterschiedlichen Ausprägungen der Vertrautheit und des Affektes kindlicher Signale innerhalb von Eltern-Gruppen herausgestellt haben, hat die jüngste Elternschafts-Forschung damit begonnen, den Fokus verstärkt auf individuelle Differenzen in der elterlichen Fürsorge zu richten, das heißt auf individuelle Unterschiede in den neuronalen Antworten auf kindliche Signale. Obwohl es sich hierbei hauptsächlich um klinische Studien handelt, existieren auch einige wenige Studien an gesunden Stichproben, die mittels EEG (Killeen u. Teti, 2012) und fMRT (Kim et al., 2011; Musser, Kaiser-Laurent u. Ablow, 2012; Strathearn et al., 2009; Swain et al., 2008) individuelle Varianz in den mütterlichen neuronalen Antworten aufzuzeigen versuchen. So hat sich beispielsweise in fMRT-Studien gezeigt, dass der Bindungsstil von Müttern und Vätern (sicher vs. unsicher) die neuronale Antwort auf kindliche Signale moduliert. Strathearn, Fonagy, Amico und Montague (2009) präsentierten Müttern dazu Fotos mit Gesichtern ihrer eigenen und fremder Säuglinge, wobei der emotionale Ausdruck des Kindes variierte. Sicher gebundene Mütter wiesen im Vergleich zu unsicher gebundenen Müttern bei dem Anblick ihres eigenen Kindes verglichen mit dem eines fremden Kindes eine erhöhte neuronale Aktivität im PFC, dem Hypothalamus und Regionen der Hypophyse auf. Die Aktivität in Regionen des Hypothalamus und der Hypophyse korrelierte dabei interessanterweise mit der Menge an ausgeschüttetem peripher zirkulierendem Oxytozin im Blutplasma infolge eines »free play assessments«, welches der fMRT-Erhebung vorausging. Oxytozin, produziert im Hypothalamus, hat eine wichtige Funktion für die Initiation und Aufrechterhaltung von mütterlichem Verhalten (Gordon et al., 2010) und affiliative Beziehungen im Allgemeinen (MacDonald u. MacDonald, 2010).

Darüber hinaus konnten Strathearn et al. (2009) zeigen, dass sich die neuronalen Antworten auf glückliche und traurige Gesichtsausdrücke des eigenen Kindes zwischen sicher und unsicher gebundenen Müttern unterscheiden. Sicher gebundene Müttern zeigten bei glücklichem Gesichtsausdruck ihres Kindes eine erhöhte Aktivierung im OFC, dem medialen PFC und dem ventralen Striatum, während unsicher gebundene Mütter stattdessen eine verringerte neuronale Aktivität im ventralen Striatum (und erhöhte Aktivität im DLPFC) aufwiesen. Bei der Präsentation ihres Kindes mit unglücklichem Gesichtsausdruck zeigten sicher gebundene Mütter ebenfalls erhöhte neuronale Aktivierung im ventralen Striatum, während unsicher gebundene Mütter erhöhte Aktivierung im DLPFC und der Insula aufwiesen. Der Befund einer erhöhten Aktivierung der Insula ist besonders faszinierend, da diese Hirnregion normalerweise mit der Antizipation von Verlust (Knutson et al., 2007) sowie mit Ekel assoziiert wird (Wicker et al., 2003). In einer anderen Studie, die die neuronalen Antworten während Mutter-Kind-Interaktionen untersuchte, zeigte sich, dass Mütter, die sich sehr intrusiv während der Interaktionen mit ihren Kindern zeigten, höhere Aktivierung in der linken anterioren Insula (sowie in temporalen Bereichen) aufwiesen als Mütter, deren Interaktion mit ihrem Kind sehr harmonisch verlief. Bei letzteren waren vor allem linksseitige hippocampale Areale aktiviert (Musser et al., 2012). Außerdem wurde berichtet, dass der Insula-Kortex bei gesunden Kontrollmüttern während der Darbietung von Filmen der eigenen oder auch fremder Kinder inhibiert wird – im Gegensatz zu Müttern mit interpersonellen, auf (traumatischen) Gewalterfahrungen basierenden posttraumatischen Belastungsstörungen, bei denen sich kein solches vergleichbares neuronales Aktivierungsmuster zeigt (Schechter et al., 2011). Die Ergebnisse sprechen dafür, dass, obwohl der Insula in der bisherigen Forschung zur Elternschaft keine Bedeutung beigemessen wurde, diese eine wichtige Rolle bei der Untersuchung interindividueller Differenzen mütterlichen (oder besser elterlichen) Verhaltens spielt. Insbesondere vor dem Hintergrund, dass die Insula primär mit der Wahrnehmung und Erfahrung von Verlust, Vermeidung und Ekel in Verbindung steht (Knutson et al., 2007; Wicker et al., 2003), erscheint die Untersuchung der Rolle der Insula im Kontext von Elternschaft besonders lohnenswert. Möglicherweise sind die Schwierigkeiten einiger Müttern, die diese in der Erziehung und Interaktion mit ihrem Kind erleben, neurobiologisch damit zu erklären, dass kindliche Signale bei diesen Müttern eher mit Vermeidung statt Annäherung assoziierte neuronale Schaltkreise aktivieren – die sich dann in wenig containenden, emotional resonanten Mutter-Kind-Beziehungen widerspiegeln.

Neben dem elterlichen Bindungsprofil als modulierender Faktor neuronaler Aktivität rückt der mögliche Einfluss von Psychopathologien immer mehr ins Zentrum des Forschungsinteresses. Insbesondere der Depression wird infolge der hohen Rate postnataler Depressionen und deren gravierenden Konsequenzen für das Kindeswohl hierbei hohe Aufmerksamkeit geschenkt (Murray u. Cooper, 1996). So zeigt sich selbst bei Eltern (und Nicht-Eltern) mit *nur* subklinischer depressiver Ausprägung ein Zusammenhang zwischen neuronalen Markern der Wahrnehmung kindlicher Signale und der depressiven Symptomatologie (Noll, Mayes u. Rutherford, 2012). Eine von Laurent und Ablow (2011) durchgeführte Studie untersuchte hierzu die neuronalen Antworten auf kindliches Weinen bei depressiven und nichtdepressiven Müttern. Hierzu wurden den Müttern kindliches Weinen des eigenen oder eines fremden Kindes (sowie neutrale Kontrollstimuli) in Form von auditorischen Stimuli präsentiert. Bei nichtdepressiven Müttern zeigte sich auf auditorische Stimuli des eigenen Kindes im Vergleich zu den anderen Stimulusbedingungen (Weinen eines unbekannten Babys, Kontrollgeräusche) eine erhöhte neuronale Aktivierung im OFC, im Striatum, im Thalamus sowie im ACC. Bei depressiven Müttern hingegen unterschied sich die Aktivität auf das Weinen des eigenen Kindes nicht von der Aktivität auf das Weinen eines fremden Kindes oder auf neutrale Kontrollgeräusche.

Eine andere Studie kam darüber hinaus zu dem interessanten Ergebnis, dass sich bei depressiven Müttern in einem monetären Gewinn-Paradigma über die Trials hinweg eine Habituierung der neuronalen Antwort im Striatum zeigt, während sich bei nicht-depressiven Müttern keine solche Habituation aufzeigen lässt, das heißt, die Neuronen über die Trials hinweg mit der gleichen Stärke feuern (Moses-Kolko et al., 2011). Dieser Befund steht in Einklang mit der Überlegung, dass depressive Mütter eine generelle reduzierte Belohnungssensitivität aufweisen, die sowohl nicht kindbezogene als auch kindbezogene Belohnungen umfasst.

Jüngste Forschungsprojekte haben darüber hinaus angesichts der hohen Prävalenzrate suchtbedingter Kindesvernachlässigung sowie suchtbedingten Kindesmissbrauchs damit begonnen, die Konsequenzen von Sucht und Abhängigkeit auf das elterliche Gehirn zu untersuchen und mögliche neuronale Mechanismen aufzudecken, die solch destruktive Verhaltensweisen mediieren (Cash u. Wilke, 2003). Diese Arbeiten basieren auf der Annahme, dass Abhängigkeit eine Dysregulation zwischen Stress- und Belohnungssystemen darstellt – Systemen, die auch bei den elterlichen Reaktionen auf kindliche Signale eine wichtige Rolle spielen (Rutherford et al., im Druck; Rutherford et al., 2011). Die Überschneidung der Systeme legt deshalb die Vermutung nahe, dass der Einfluss von Substanzkonsum auf das elterliche Verhalten neurobiologisch mediiert wird. Diese neurobiologischen Mechanismen zu entschlüsseln wäre sowohl im Hinblick auf Behandlungs- als auch Interventionsansätze der Suchterkrankung sehr bedeutsam. Landi et al. (2011) verglichen hierzu die Reaktionen drogenabhängiger und nicht drogenabhängiger Mütter auf auditorische Stimuli kindlichen Weinens und Fotos mit kindlichen Gesichtsausdrücken (alles unbekannte Stimuli). Für beide Stimuluskategorien (kindliches Weinen und kindlicher Gesichtsausdruck) zeigte sich bei drogenabhängigen im Vergleich zu nicht drogenabhängigen Müttern eine reduzierte Aktivierung in präfrontalen und limbischen Regionen sowie in Regionen des sensorischen Systems (visuell und auditiv, je nach Stimulus) – ein Befund, der eine Reduktion der Salienz kindlicher Signale bei substanzabhängigen Müttern vermuten lässt. Gestützt wird diese Vermutung von Rodrigos et al. (2011), die in einer EKP-Studie zeigen konnten, dass der emotionale Ausdruck von Säuglingen (glücklich, traurig, neutral) bei Müttern, von denen man weiß, dass sie ihre Kinder im Säuglings- und Kleinkindalter (bis zu fünf Jahren) vernachlässigt haben, keinen Einfluss auf die frühen EKP-Marker der Wahrnehmung kindlicher Gesichter (insbesondere die Komponente N170) hat. Insgesamt deuten diese Befunde darauf hin, dass die reduzierte Sensitivität auf kindliche Signale einen Mechanismus darstellt, der vielen Psychopathologien unterliegt und elterliche Fürsorge in erheblichem Ausmaß beeinflusst.

Diskussion

Mit diesem Beitrag geben wir einen ersten Überblick über Studien, die damit begonnen haben zu untersuchen, wie sich die Erfahrung von Elternschaft auf neuronaler Ebene auswirkt und wie diese neuronalen Veränderungen elterliches Verhalten fördern und begünstigen. Zahlreiche fMRT-Studien liefern Evidenz dafür, dass sich die neuronalen Aktivierungen auf kindliche Signale zwischen Eltern und Nicht-Eltern unterscheiden und darüber hinaus auch eine große interindividuelle Varianz zwischen Eltern besteht – sowohl im Hinblick auf normative als auch klinische Variablen. Abschließend sollte allerdings auf die Einschränkungen der hier beschriebenen Studien eingegangen sowie herausgearbeitet werden, welchen Beitrag und Mehrwert diese Studien zum Verständnis von Elternschaft leisten. Viele der Studien verwendeten passive Paradigmen, die über die Wahrnehmung von kindlichen Gesichtern und kindlichem Weinen nur wenig aktives Handeln des Probanden erfordern. Dabei besteht die Herausforderung an Eltern nicht nur in der Detektion kindlicher Signale, sondern auch und vor allem darin, die kindlichen Signale zu interpretieren, resonant auf diese zu reagieren und – sollten sich erste Interpretationen und Reaktionen in der dynamischen Interaktion mit dem Kind als erfolglos erweisen – diese zu modifizieren und anzupassen. Aus diesem Grund rückt die Erforschung des Einflusses von Exekutivfunktionen im

Kontext von Elternschaft verstärkt in den Vordergrund (Barrett u. Fleming, 2011). So gibt es bereits Evidenz dafür, dass Mütter mit einer geringen Kapazität des Arbeitsgedächtnisses in entmutigenden Kooperationsaufgaben mehr reaktive Negativität ihrem Kind gegenüber zeigen als Mütter mit höherer Kapazität des Arbeitsgedächtnisses (Deater-Deckard, Sewell, Petrill u. Thompson, 2010). Die Rolle der Exekutivfunktionen bei der elterlichen Fürsorge könnte auch eine Erklärung dafür bieten, warum sich in vielen der hier dargestellten Studien eine verstärkte Aktivierung in präfrontalen Arealen auf kindliche Signale zeigt.

Eine weitere Einschränkung ergibt sich dadurch, dass die hier dargestellten Studien bis auf wenige Ausnahmen allein auf die Rolle der Mutter und die neurobiologischen Veränderungen der Mutterschaft fokussieren, die Rolle der Väter hingegen völlig ausgespart wird. Auch wenn Mütter oftmals die primäre Bezugsperson des Kindes darstellen, ist es – um in diesem Forschungsgebiet voranzukommen – wichtig, auch die Rolle des Vaters und neurobiologische Veränderungen des väterlichen Gehirns zu verstehen. So gibt es eindeutige Befunde, die sowohl die im Selbstbericht erfragten als auch neuroendokrinologischen Veränderungen bei Vätern durch die Erfahrung der Elternschaft bestätigen (Gordon et al., 2010; Leckman et al., 1999), und nicht zuletzt gilt es festzuhalten, dass viele Väter ebenfalls primäre Bezugspersonen ihrer Kinder darstellen. Vor diesem Hintergrund ist ein Umdenken hinsichtlich des Konzeptes der Präokkupation notwendig: Der Vater sollte nicht länger nur in der Rolle der Aufrechterhaltung der externen Realität gesehen werden (Winnicott, 1960/1965), sondern sein Potenzial zur primären väterlichen Präokkupation sollte näher untersucht und es sollten mögliche qualitative und quantitative Unterschiede zur Präokkupation der Mutter ausgemacht werden.

Eng mit diesem Aspekt verknüpft, gilt es, mehr über die hirnphysiologischen Veränderungen herauszufinden, die sich, unabhängig von irgendwelchen schwangerschaftsbedingten hormonellen Prozessen, allein durch die Erfahrung und Interaktion von Müttern (als auch von Vätern) mit ihrem Kind ergeben. Dies zeigt sich am offensichtlichsten im Fall von Adoptiv- und Pflegemüttern, wäre aber gleichermaßen interessant, einmal an Frauen zu untersuchen, die beruflich täglich mit Kindern in engem Kontakt stehen (z. B.

Kinderkrankenschwestern, Kindergärtnerinnen). Auf diese Weise könnte sich einer Antwort auf die Frage genähert werden, ob die funktionalen Veränderungen des mütterlichen Gehirns primär auf biologischen Prozessen oder (Interaktions-)Erfahrungen mit dem Kind basieren oder gar eine Kombination aus biologischen und Umweltfaktoren die neurophysiologischen Veränderungen hervorruft.

Es scheint eine Vielzahl an Faktoren zu existieren, die auf die Formung des elterlichen Gehirns Einfluss nehmen, und es ist nahezu unmöglich, all diese Faktoren in einer einzigen Studie messen und kontrollieren zu können. Studien zum Einfluss perinataler Fürsorgefaktoren (z. B. der Einfluss des Stillens oder der Art der Entbindung) und Psychopathologien auf die neurobiologischen Marker der Sensitivität für kindliche Signale decken daher immer nur einen Teilaspekt des multifaktoriell bedingten Konstrukts der Elternschaft ab: Faktoren wie die Menge an Schlaf, die Erfahrung mit Kindern (im Sinne von erstmaliger vs. wiederholter Mutterschaft oder beruflicher erzieherischer Erfahrung) mögen elterliche Fürsorge ebenso beeinflussen wie die Verfügbarkeit sozialer Unterstützung und Umweltbedingungen im Allgemeinen. Dabei ist es wahrscheinlich, dass die Einflussnahme vieler dieser Faktoren auf das elterliche Gehirn und auf elterliches Verhalten indirekt über die Erfahrung von erhöhtem Stress mediiert wird. Denn obwohl der Erfahrung von Elternschaft in erster Linie belohnender und erfüllender Charakter zukommt, ist sie zugleich mit erhöhtem Stress verbunden: Von der Fürsorge für einen schwierigen dysregulierten Säugling über physische oder psychische Probleme eines Elternteils, Armut, häusliche Gewalt bis hin zur geringen sozialen Unterstützung – um nur eine geringe Auswahl potenzieller Stressoren zu nennen, die die Fähigkeit zur elterlichen Fürsorge erschweren können (Wells, 2009). Bisher wurde noch in keiner Studie die Rolle von Stress dahingehend untersucht, wie Stress individuelle Differenzen elterlichen Verhaltens auf neuronaler Ebene beeinflusst und wie sich der durch die Elternschaft bedingte Stress von anderen Stressoren neuronal differenzieren lässt.

Trotz der genannten Einschränkungen und Probleme der hier dargestellten Studien sollte allerdings bedacht werden, dass es sich erstens bei der Erforschung der neuronalen Korrelate von Elternschaft um ein noch sehr junges Forschungsgebiet handelt und

zweitens die Befunde schon jetzt wichtige Implikationen haben für
unser Wissen und Verständnis dessen, was Elternschaft eigentlich
bedeutet. Die Erkenntnis, dass Eltern spezifische neuronale Aktivierungsmuster auf kindliche Signale aufweisen, die in klinischen
Stichproben oftmals gestört zu sein scheinen, bietet neue Ansatz-
punkte für die Behandlung und Intervention psychischer Störungen und spricht insbesondere für die Integration neurobiologischer
Methoden in das Behandlungskonzept von psychisch erkrankten
Eltern. Der Befund einer differenziellen Neurobiologie von Eltern
und Nicht-Eltern legt darüber hinaus spezifische, speziell auf Eltern
zugeschnittene Behandlungs- und Interventionsansätze nahe. Vor
diesem Hintergrund wurde eine Reihe von Interventionsprogrammen speziell für klinische Eltern-Stichproben entwickelt (Suchman,
Decoste, Castiglioni, Legow, u. Mayes, 2008; Suchman et al., 2010).
Die Untersuchung der neuronalen Veränderungen durch diese
Interventionsansätze steht bislang noch aus.

Abschließende Bemerkungen

In diesem Beitrag wurde dargestellt, wie die theoretische Konzeptualisierung der »primären mütterlichen Präokkupation« (Winnicott,
1956/1975) die Voraussetzungen für eine Vielzahl experimentell-
bildgebender Studien geschaffen hat, in denen der Einfluss der Erfahrung von Elternschaft auf das elterliche Gehirn sowie die hohe
Varianz zwischen Eltern in ihren neuronalen Antworten auf kindliche Signale aufgezeigt werden konnte. Hierbei handelt es sich um
ein anregendes und herausforderndes Forschungsgebiet, das weitere vielversprechende Forschungsprojekte sowie interdisziplinäre
Ansätze zur Erforschung von Elternschaft sowohl an gesunden als
auch an klinischen Stichproben erwarten lässt. Die Untersuchung
der mannigfaltigen Variablen, die zur neuronalen Antwort des elterlichen Gehirns beitragen, wird dabei eine kontinuierliche Ver-
besserung/Verfeinerung des Verständnisses des Phänomens der
Elternschaft bewirken – oder, um es abschließend mit einem Zitat
Winnicotts (1961) zum Ausdruck zu bringen, das zukünftige Forschung auf diesem Gebiet stets begleiten wird: »Für den Wissen-

schaftler ist die Formulierung von Fragen alles oder fast alles. Die Antworten führen, sobald sie gefunden sind, nur weiter zu anderen Fragen« (Winnicott, 1961/2009, S. 14).

Übersetzung: Elisa Kamper

Literatur

Barrett, J., Fleming, A. S. (2011). Annual Research Review: All mothers are not created equal: neural and psychobiological perspectives on mothering and the importance of individual differences. Journal of Child Psychology and Psychiatry, 52 (4), 368–397.

Bartels, A., Zeki, S. (2000). The neural basis of romantic love. Neuroreport, 11 (17), 3829–3834.

Bartels, A., Zeki, S. (2004). The neural correlates of maternal and romantic love. NeuroImage, 21 (3), 1155–1166.

Cash, S. J., Wilke, D. J. (2003). An ecological model of maternal substance abuse and child neglect: issues, analyses, and recommendations. American Journal of Orthopsychiatry, 73 (4), 392–404.

Deater-Deckard, K., Sewell, M. D., Petrill, S. A., Thompson, L. A. (2010). Maternal working memory and reactive negativity in parenting. Psychological Science, 21 (1), 75–79.

Feldman, R., Weller, A., Leckman, J. F., Kuint, J., Eidelman, A. I. (1999). The nature of the mother's tie to her infant: maternal bonding under conditions of proximity, separation, and potential loss. The Journal of Child Psychology and Psychiatry and Allied Disciplines, 40 (6), 929–939.

Gonzalez, A., Atkinson, L., Fleming, A. S. (2009). Attachment and the comparative psychobiology of mothering. In M. De Haan, M. R. Gunnar (Eds.), Handbook of developmental social neuroscience (pp. 225–245). New York: The Guilford Press.

Gordon, I., Zagoory-Sharon, O., Leckman, J. F., Feldman, R. (2010). Oxytocin and the development of parenting in humans. Biological Psychiatry, 68 (4), 377–382.

Grasso, D. J., Moser, J. S., Dozier, M., Simons, R. (2009). ERP correlates of attention allocation in mothers processing faces of their children. Biological Psychology, 81 (2), 95–102.

Killeen, L. A., Teti, D. M. (2012). Mothers' frontal EEG asymmetry in response to infant emotion states and mother–infant emotional availability, emotional experience, and internalizing symptoms. Development and Psychopathology, 24 (1), 9–21.

Kim, P., Feldman, R., Mayes, L. C., Eicher, V., Thompson, N., Leckman, J. F., Swain, J. E. (2011). Breastfeeding, brain activation to own infant cry, and maternal sensitivity. Journal of Child Psychology and Psychiatry, 52 (8), 907–915.

Kim, P., Leckman, J. F., Mayes, L. C., Feldman, R., Wang, X., Swain, J. E. (2010). The plasticity of human maternal brain: longitudinal changes in brain anatomy during the early postpartum period. Behavioral Neuroscience, 124 (5), 695–700.

Knutson, B., Rick, S., Wimmer, G. E., Prelec, D., Loewenstein, G. (2007). Neural predictors of purchases. Neuron, 53 (1), 147–156.

Landi, N., Montoya, J., Kober, H., Rutherford, H. J. V., Mencl, E., Worhunsky, P., Mayes, L. C. (2011). Maternal neural responses to infant cries and faces: relationships with substance use. [Original Research]. Frontiers in Psychiatry, 2 (32). doi:10.3389/fpsyt.2011.00032.

Laurent, H. K., Ablow, J. C. (2011). A cry in the dark: depressed mothers show reduced neural activation to their own infants cry. Social Cognitive and Affective Neuroscience. doi:10.1093/scan/nsq091.

Leckman, J. F., Mayes, L. C., Feldman, R., Evans, D. W., King, R. A., Cohen, D. J. (1999). Early parental preoccupations and behaviors and their possible relationship to the symptoms of obsessive-compulsive disorder. Acta Psychiatrica Scandinavica, Suppl. 396, 1–26.

Leibenluft, E., Gobbini, M. I., Harrison, T., Haxby, J. V. (2004). Mothers' neural activation in response to pictures of their children and other children. Biological Psychiatry, 56 (4), 225–232.

Lenzi, D., Trentini, C., Pantano, P., Macaluso, E., Iacoboni, M., Lenzi, G. L., Ammaniti, M. (2009). Neural basis of maternal communication and emotional expression processing during infant preverbal stage. Cerebral Cortex, 19 (5), 1124–1133.

Lonstein, J. S., Stern, J. M. (1997). Role of the midbrain periaqueductal gray in maternal nurturance and aggression: c-fos and electrolytic lesion studies in lactating rats. The Journal of Neuroscience, 17 (9), 3364–3378.

Lorberbaum, J. P., Newman, J. D., Dubno, J. R., Horwitz, A. R., Nahas, Z., Teneback, C. C., Bloomer, C. W., Bohning, D. E., Vincent, D., Johnson, M. R. (1999). Feasibility of using fMRI to study mothers responding to infant cries. Depression and Anxiety, 10 (3), 99–104.

Lorberbaum, J. P., Newman, J. D., Horwitz, A. R., Dubno, J. R., Lydiard, R. B., Hamner, M. B., Bohning, D. E., George, M. S. (2002). A potential role for thalamocingulate circuitry in human maternal behavior. Biological Psychiatry, 51 (6), 431–445.

MacDonald, K., MacDonald, T. (2010). The peptide that binds: a systematic review of oxytocin and its prosocial effects in humans. Harvard Review of Psychiatry, 18 (1), 1–21.

Mayes, L. C., Leckman, J. F. (2007). Parental representations and subclinical changes in postpartum mood. Infant Mental Health Journal, 28 (3), 281–295.

Mayes, L. C., Swain, J. E., Leckman, J. F. (2005). Parental attachment systems: neural circuits, genes, and experiential contributions to parental engagement. Clinical Neuroscience Research, 4 (5–6), 301–313.

Montoya, J. L., Landi, N., Kober, H., Worhunsky, P., Rutherford, H. J. V., Mencl, E., Mayes, L., Potenza, M. N. (2012). Regional brain responses in nulliparous women to emotional infant stimuli. PLOS ONE, 7 (5): e36270. doi:10.1371/journal.pone.0036270.

Moses-Kolko, E. L., Fraser, D., Wisner, K. L., James, J. A., Saul, A. T., Fiez, J. A., Phillips, M. L. (2011). Rapid habituation of ventral striatal response to reward receipt in postpartum depression. Biological Psychiatry, 70 (4), 395–399.

Murray, L., Cooper, P. J. (1996). The impact of postpartum depression on child development. International Review of Psychiatry, 8 (1), 55–63.

Musser, E. D., Kaiser-Laurent, H., Ablow, J. C. (2012). The neural correlates of maternal sensitivity: an fMRI study. Developmental Cognitive Neuroscience, 2 (4), 428–436.

Nishitani, S., Doi, H., Koyama, A., Shinohara, K. (2011). Differential prefrontal response to infant facial emotions in mothers compared with non-mothers. Neuroscience Research, 70 (2), 183–188.

Nitschke, J. B., Nelson, E. E., Rusch, B. D., Fox, A. S., Oakes, T. R., Davidson, R. J. (2004). Orbitofrontal cortex tracks positive mood in mothers viewing pictures of their newborn infants. NeuroImage, 21 (2), 583–592.

Noll, L. K., Mayes, L. C., Rutherford, H. J. V. (2012). Investigating the impact of parental status and depression symptoms on the early perceptual coding of infant faces: an event-related potential study. Social Neuroscience, 1–12. do i:10.1080/17470919.2012.672457.

Noriuchi, M., Kikuchi, Y., Senoo, A. (2008). The functional neuroanatomy of maternal love: mother's response to infant's attachment behaviors. Biological Psychiatry, 63 (4), 415–423.

Numan, M. (2007). Motivational systems and the neural circuitry of maternal behavior in the rat. Developmental Psychology, 49 (1), 12–21.

Papoušek, H. (Ed.). (2000). Intuitive parenting (Vol. 3). New York: John Wiley & Sons, Inc.

Proverbio, A. M., Brignone, V., Matarazzo, S., Del Zotto, M., Zani, A. (2006). Gender and parental status affect the visual cortical response to infant facial expression. Neuropsychologia, 44 (14), 2987–2999.

Purhonen, M., Kilpeläinen-Lees, R., Pääkkönen, A., Yppärilä, H., Lehtonen, J., Karhu, J. (2001). Effects of maternity on auditory event-related potentials to human sound. Neuroreport, 12 (13), 2975–2979.

Ranote, S., Elliott, R., Abel, K. M., Mitchell, R., Deakin, J. F. W., Appleby, L. (2004). The neural basis of maternal responsiveness to infants: an fMRI study. Neuroreport, 15 (11), 1825–1829.

Rodrigo, M. J., León, I., Quiñones, I., Lage, A., Byrne, S., Bobes, M. A. (2011). Brain and personality bases of insensitivity to infant cues in neglectful mothers: an event-related potential study. Development and Psychopathology, 23 (1), 163–176.

Rutherford, H. J. V., Crowley, M. J., Greger-Moser, M., McCrory, E., Proverbio, A. M., Mayes, L. C. (under review). The neural correlates of maternal emotion regulation.

Rutherford, H. J. V., Mayes, L. C. (2011). Primary maternal preoccupation: Using neuroimaging techniques to explore the parental brain. Psyche – Zeitschrift für Psychoanalyse und ihre Anwendungen, 65, 973–988.

Rutherford, H. J. V., Potenza, M. N., Mayes, L. C. (in press). The neurobiology of addiction and attachment. In N. Suchman, M. Pajulo, L. C. Mayes (Eds.),

Parents and substance addiction: developmental approaches to intervention. New York: Oxford University Press.

Rutherford, H. J. V., Williams, S. K., Moy, S., Mayes, L. C., Johns, J. M. (2011). Disruption of maternal parenting circuitry by addictive process: rewiring of reward and stress systems. [Review]. Frontiers in Psychiatry, 2. doi:10.3389/fpsyt.2011.00037

Sander, K., Frome, Y., Scheich, H. (2007). FMRI activations of amygdala, cingulate cortex, and auditory cortex by infant laughing and crying. Human Brain Mapping, 28 (10), 1007–1022.

Schechter, D. S., Moser, D. A., Wang, Z., Marsh, R., Hao, X., Duan, Y., Yu, S., Gunter, B., Murphy, D., McCaw, J., Kangarlu, A., Willheim, E., Myers, M., Hofer, M., Peterson, B. S. (2011). An fMRI study of the brain responses of traumatized mothers to viewing their toddlers during separation and play. Social Cognitive and Affective Neuroscience. doi:10.1093/scan/nsr069.

Seifritz, E., Esposito, F., Neuhoff, J. G., Lüthi, A., Mustovic, H., Dammann, G., von Bardeleben, U., Radue, E. W., Cirillo, S., Tedeschi, G., Di Salle, F. (2003). Differential sex-independent amygdala response to infant crying and laughing in parents versus nonparents. Biological Psychiatry, 54 (12), 1367–1375.

Strathearn, L., Fonagy, P., Amico, J., Montague, P. R. (2009). Adult attachment predicts maternal brain and Oxytocin response to infant cues. Neuropsychopharmacology, 34 (13), 2655–2666.

Strathearn, L., Li, J., Fonagy, P., Montague, P. R. (2008). What's in a smile? Maternal brain responses to infant facial cues. Pediatrics, 122 (1), 40–51.

Suchman, N. E., DeCoste, C., Castiglioni, N., Legow, N., Mayes, L. C. (2008). The mothers and toddlers program: preliminary findings from an attachment-based parenting intervention for substance-abusing mothers. Psychoanalytic Psychology: The Official Journal of the Division of Psychoanalysis, American Psychological Association, Division 39, 25 (3), 499–517.

Suchman, N. E., DeCoste, C., Castiglioni, N., McMahon, T. J., Rounsaville, B., Mayes, L. C. (2010). The mothers and toddlers program, an attachment-based parenting intervention for substance using women: post-treatment results from a randomized clinical pilot. Attachment & Human Development, 12 (5), 483–504.

Swain, J. E., Lorberbaum, J. P., Kose, S., Strathearn, L. (2007). Brain basis of early parent-infant interactions: psychology, physiology, and in vivo functional neuroimaging studies. Journal of Child Psychology and Psychiatry, 48 (3–4), 262–287.

Swain, J. E., Tasgin, E., Mayes, L. C., Feldman, R., Constable, R. T., Leckman, J. F. (2008). Maternal brain response to own baby-cry is affected by cesarean section delivery. Journal of Child Psychology and Psychiatry, 49 (10), 1042–1052.

Wells, K. (2009). Substance abuse and child maltreatment. Pediatric Clinics of North America, 56 (2), 345–362.

Wicker, B., Keysers, C., Plailly, J., Royet, J.-P., Gallese, V., Rizzolatti, G. (2003). Both of us disgusted in my insula: the common neural basis of seeing and feeling disgust. Neuron, 40 (3), 655–664.

Winnicott, D. W. (1956/1975). Primary maternal preoccupation. New York: Brunner/Mazel.

Winnicott, D. W. (1960/1965). The theory of parent-infant relationship. London: The Hogarth Press and the Institute of Psycho-Analysis.

Winnicott, D. W. (1961/2009). Der Anfang ist unsere Heimat (2. Aufl.). Stuttgart: Klett-Cotta

II Frühprävention

Marcus Hasselhorn, Ulrike Hartmann, Sonja Reuße
und Andreas Gold

Individuelle Entwicklung und Lernförderung

Ziele und Agenda eines transdisziplinären
Forschungszentrums

»Risikokinder« als Ausgangspunkt der Forschung am IDeA-Zentrum

In den letzten Jahrzehnten haben verschiedene internationale Studien Belege dafür geliefert, dass das Risiko schulischer Misserfolge bei Schülerinnen und Schülern aus Familien mit niedrigem sozioökonomischen Status und aus zugewanderten Familien dramatisch erhöht ist. In Deutschland lebende Kinder mit Migrationshintergrund sind beispielsweise häufiger als Migranten oder Migrantinnen in anderen Ländern in ihrer Lesekompetenz beeinträchtigt: Von zehn Migrantinnen und Migranten der ersten Generation gehören vier der Gruppe der »Risikokinder« an, das sind die Kinder auf der niedrigsten Stufe der Lesekompetenz, wie sie die PISA-Studie definiert. In anderen Ländern liegt der entsprechende Anteil sehr schwacher Leser unter den Zugewanderten bei etwa 25 %. Unter den Schülerinnen und Schülern ohne Migrationshintergrund liegt in Deutschland der Anteil der Risikokinder bezüglich des Lesens nur bei 14 % (Konsortium Bildungsberichterstattung, 2006). In Anbetracht der Tatsache, dass die Gruppe der zugewanderten Kinder, Jugendlichen und jungen Erwachsenen fast 30 % der Bevölkerung umfasst, stellt das erhöhte Risiko eines schulischen Versagens von Schülerinnen und Schülern mit Migrationshintergrund für das nationale Bildungssystem ein immenses Problem dar. Dieses Problem dürfte sich in Zukunft noch akzentuieren, da der Anteil von Kindern mit Migrationshintergrund kontinuierlich im Steigen begriffen ist. Damit einher geht eine zunehmende Heterogenität der Schülerschaft und ein zunehmend größeres Ausmaß an sozialer Ungleichheit hinsichtlich der Bildungsbeteiligung und des Bildungserfolgs (OECD, 2006).

Im Rahmen der IGLU-Studie hat sich zwar gezeigt, dass die Leistungsdisparitäten – bezogen auf soziale und ethnische Herkunft der Schüler – in Grundschulen weniger stark ausgeprägt sind als in weiterführenden Schulen (Bos et al., 2003, 2004). Diese Erkenntnis sollte aber nicht zu dem Schluss verleiten, dass die sozialen und ethnischen Risikofaktoren während der ersten zehn Lebensjahre ohne Einfluss auf die Leistungsentwicklung und auf die Entwicklung von leistungsrelevanten Persönlichkeitsmerkmalen blieben. Plausibler ist die Annahme, dass die mit sozialen und ethnischen Besonderheiten verknüpften Nachteile auch die frühen Stadien der Lernentwicklung und des Bildungsverlaufs beeinflussen, dass aber diese Einflüsse aufgrund kumulativer Effekte erst im Entwicklungsverlauf zunehmend sichtbar werden.

In Deutschland besuchen etwa 4 % aller Schülerinnen und Schüler im schulpflichtigen Alter eine Schule für Kinder oder Jugendliche mit besonderem Förderbedarf. Darüber hinaus müssen in jedem Schuljahr etwa 3 % der Kinder und Jugendlichen eine Klasse wiederholen – manchen Schülerinnen und Schülern passiert dies in ihrer Schullaufbahn sogar mehrfach. Mehr als 6 % der Jugendlichen eines Jahrgangs verlassen das Schulsystem ohne einen (Mindest-)Abschluss. Wenngleich bei Schülerinnen und Schülern mit Migrationshintergrund und aus Familien mit einem niedrigen sozioökonomischen Status das Risiko schulischen Versagens um etwa ein Vierfaches erhöht ist, kommt es auch bei Kindern ohne solche Risikofaktoren zu Lern- und Leistungsschwierigkeiten. Auch muttersprachlich deutsch aufwachsende Kinder und Kinder aus sozial besser gestellten Schichten entwickeln bisweilen Lernstörungen und/oder Aufmerksamkeitsprobleme und sind damit einem erhöhten Risiko für schulischen Misserfolg ausgesetzt.

Dies scheint darauf hinzudeuten, dass Lernschwierigkeiten und Verhaltensauffälligkeiten nicht allein auf soziale Risikofaktoren zurückzuführen sind, sondern ganz allgemein das Ergebnis unterschiedlicher ungünstiger individueller Lernvoraussetzungen sind. Obwohl soziale Faktoren bei der schulischen Leistungsentwicklung eine Rolle spielen, gibt es viele Grundschulkinder mit erheblichen Leistungsstörungen, deren Elternhaus weder das Kriterium eines niedrigen sozioökonomischen Status noch das eines Migrationshintergrundes erfüllt. Zusätzlich zu sozialen und ethnischen Aspekten müssen also individuelle Risikofaktoren bei Erklärungsansätzen für schulischen Misserfolg bedacht werden. Aus Sicht der Sonderpädagogik, Neurowissenschaft, Psychologie und Psychoanalyse stellen neurokognitive Defizite einen besonders relevanten individuellen Risikofaktor dar, der weitgehend unabhängig von sozialen Bedingungen ist. Bezogen auf die Prävalenz von Lernstörungen in Deutschland wurde in einer epidemiologischen Studie berichtet, dass 13,3 % der Acht- bis Neunjährigen die ICD-10-Kriterien für das Vorliegen einer Lernstörung erfüllen (Fischbach et al., 2013). Eine isolierte Rechenstörung wurde dabei für 2,6 % der Kinder diagnostiziert, eine Lese- und/oder Rechtschreibstörung für 8,7 % und eine kombinierte Lernstörung für 2 % der untersuchten Kinder. Die kombinierte Lernstörung wird bei Kindern diagnostiziert, die über einen zumindest durchschnittlichen IQ verfügen und dennoch auffallend schlechte Leistungen sowohl im Lesen und/oder Rechtschreiben als auch im mathematischen Bereich erbringen. Generell wird eine Lernstörung bei Kindern erst dann diagnostiziert, wenn sie in einem entsprechenden Leistungstest (Lesen, Rechtschreiben, Rechnen) weit unterdurchschnittliche Werte erzielen und wenn ihre schlechten schulischen Leistungen in einem ausgeprägten Missverhältnis zu ihren allgemeinen intellektuellen Fähigkeiten stehen.

Ganz unabhängig von der Prävalenz der Lernstörungen als Entwicklungsstörungen schulischer Fertigkeiten liegt der Anteil an Kindern mit besonderen Sprachbeeinträchtigungen bei etwa 6 % bis 8 % eines Jahrgangs (Grimm, 2000). Leuzinger-Bohleber, Fischmann und Rüger (2008) berichten darüber hinaus, dass in Deutschland etwa 15 % aller Kinder ausgeprägte Verhaltensauffälligkeiten aufweisen, zum Beispiel eine Hyperaktivität und eine mangelnde Impulskontrolle oder antisoziale Verhaltensweisen. Solche Verhaltensstörungen finden sich bei Jungen häufiger als bei Mädchen. Für die Lern- und Verhaltensstörungen liegen eine Reihe von Erkenntnissen über ursächliche neurokognitive Defizite vor, die die schulischen Misserfolge und/oder Entwicklungsverzögerungen erklären können. Stanat (2006) ist anhand der PISA-Daten den Zusammenhängen zwischen dem Bildungserfolg und dem Migrationshintergrund, dem sozioökonomischen Status und den intellektuellen Fähigkeiten der Schülerinnen und Schüler nachgegangen. Wie andere Autoren unterscheidet sie zwischen den kompetenzbedingten primären Ungleichheiten und den sekundären (z. B. auf Entscheidungsprozessen der Eltern und Lehrer beruhenden) Ungleichheiten von Bildungsbeteiligung und Bildungserfolg. Stanat resümiert zunächst, dass Merkmale der sozialen Herkunft und der Zuwanderungsstatus eng miteinander assoziiert sind. Detaillierte Moderator- und Mediatoranalysen zeigen, dass migrationsbedingte Disparitäten deutlich geringer ausfallen, wenn der Einfluss des sozialen Hintergrunds kontrolliert wird. Werden sowohl die schicht- als auch die migrationsbezogenen Kompositionsmerkmale von Schulen und Klassen weitgehend kontrolliert, dann sind es im Wesentlichen die individuellen Lernvoraussetzungen wie etwa die kognitive Leistungsfähigkeit der Schüler (bzw. die eng damit verknüpfte neurokognitive Funktionstüchtigkeit), die den Lernerfolg prognostizieren.

Auffällig ist, dass neurokognitive und soziale Risikofaktoren in der einschlägigen Forschung nur selten zugleich thematisiert werden. Es dominieren Forschungsansätze, die entweder die sozialen Risikofaktoren für die kindliche Leistungsentwicklung betrachten oder auf die individuellen Lernvoraussetzungen fokussieren. Neurokognitive Prädispositionen werden in den Analysen zum Einfluss des sozialen Hintergrunds kaum jemals beachtet. Gleichermaßen sind die neurokognitiven Forschungsprogramme, die sich mit Lernstörungen befassen, nahezu blind hinsichtlich sozialer Risikofaktoren, die für die untersuchten Kinder vorliegen. Welche Möglichkeiten bietet also ein Ansatz, der soziale wie neurokognitive Risiken der Leistungsentwicklung von Schülerinnen und Schülern gleichermaßen in den Blick nimmt?

In der Verhaltensgenetik beschäftigt man sich mit dem Aufspüren von Risikobedingungen für das Eintreten von Verhaltensauffälligkeiten ganz unterschiedlicher Art. So hat man beispielsweise herausgefunden, dass antisoziale Verhaltensweisen und Delinquenz nicht allein mit dem Vorhandensein besonderer sozialer oder genetischer Risiken zu erklären sind, sondern dass es vielmehr darauf ankommt, ob beide Risikofaktoren gemeinsam und zur gleichen Zeit vorhanden sind (Asendorpf u. Hasselhorn, 2004; Hasselhorn, Lehmann u. Titz, 2008). Cadoret, Cain und Crowe (1983) haben in einer Stichprobe von Adoptivkindern untersucht, ob straffällige Jugendliche eher genetisch oder eher durch die Bedingungen ihres Aufwachsens belastet waren. Erfasst wurden das Auftreten delinquenten/antisozialen Verhaltens der adoptierten Jugendlichen, das Ausmaß antisozialer Verhaltensweisen ihrer biologischen Mütter sowie das Ausmaß antisozialer Verhaltensweisen von Mitgliedern ihrer Adoptivfamilie. Die Delinquenz der biologischen Mütter der Jugendlichen wurde als genetisches Risiko interpretiert, die Delinquenz bei den Mitgliedern der Adoptivfamilie als umweltbedingtes Risiko. Aus den Ergebnissen der Studie lässt sich schlussfolgern, dass lediglich das gleichzeitige Auftreten von entsprechenden genetischen Veranlagungen und ungünstigen Umweltfaktoren zu einem delinquenten Verhalten der adoptierten Jugendlichen führt. Keiner der beiden Faktoren war für das Auftreten antisozialer Verhaltensweisen allein prädiktiv.

Möglicherweise wird es solche Wechselwirkungen zwischen sozialen und genetischen (oder neurokognitiven) Faktoren auch im Hinblick auf die Entwicklung schulischer Leistungen und intellektueller Kompetenzen geben – ebenso wie im Hinblick auf die Entwicklung des Selbstkonzepts, der Interessen und der volitionalen Dispositionen (z. B. der Selbstdisziplin) sowie auf die Entwicklung der Lern- und Leistungsmotivation. Jedenfalls lässt sich in den Neurowissenschaften seit einigen Jahren ein erhöhtes Interesse an den Mechanismen von Lernstörungen und Verhaltensproblemen beobachten (siehe etwa Denckla, 1996). Mittlerweile sind spezifisch beeinträchtigte Hirnstrukturen und dysfunktionale neuronale Prozesse identifiziert worden, die sich im Sinne neurokognitiver Risiken für den Lernerfolg interpretieren lassen. Unklar ist, ob auch Wechselwirkungen zwischen den neurokognitiven und den sozialen Faktoren existieren, wie sie am Beispiel der Verhaltensgenetik (oben) illustriert wurden.

Wir sind davon überzeugt, dass eine Antwort auf solche Fragen nur gefunden werden kann, wenn differenzierte Konzepte und Beiträge aus der Psychologie, der Psychoanalyse, den Neurowissenschaften und – weil es im Wesentlichen um schulische Lernprozesse geht – aus den Fachdidaktiken und aus der Erziehungswissenschaft berücksichtigt werden. Daher haben wir uns in Frankfurt mit der Gründung des IDeA-Zentrums zu einer disziplin-übergreifenden Zusammenarbeit entschlossen, um zu einem besseren Verständnis individueller Entwicklungsverläufe und ihrer Mechanismen zu gelangen und um Handlungsfelder adaptiver Lernförderung von

Kindern mit einem erhöhten Risiko schulischen Misserfolgs zu untersuchen.

IDeA – Individuelle Entwicklung und Lernförderung

Im Jahr 2007 tauschten sich Wissenschaftlerinnen und Wissenschaftler des Deutschen Instituts für Internationale Pädagogische Forschung (DIPF), der Goethe-Universität und des Sigmund-Freud-Instituts erstmals über die Idee aus, gemeinsam kindliche Lernprozesse zu erforschen. Im gleichen Jahr initiierte das Bundesland Hessen eine neue »Landesoffensive zur Entwicklung wissenschaftlich-ökonomischer Exzellenz« (LOEWE-Initiative). Diese Initiative zielt darauf ab, die Hessische Forschungslandschaft durch die Förderung von Kooperationsprojekten zwischen Universitäten, außeruniversitären Forschungsinstituten und externen Partnern zu stärken.

Im Rahmen dieser Initiative entwickelte unter Federführung des DIPF ein Team aus Wissenschaftlern der drei Partnerinstitutionen den theoretischen und organisatorischen Rahmen von IDeA – einem Zentrum zur Erforschung der individuellen Entwicklung und Lernförderung (Center for Research on Individual Development and Adaptive Education of Children at Risk). Der innovative Ansatz dieses Zentrums basiert auf der Kombination aus breit angelegten Längsschnittstudien und fokussierten experimentellen Designs zur Erforschung von Entwicklungsprozessen und zur Evaluation pädagogischer Maßnahmen in institutionellen Settings. Der Fokus liegt auf Kindern im Kindergarten- und Grundschulalter, die aufgrund kognitiver und sozialer Risiken eine erhöhte Wahrscheinlichkeit für schulischen Misserfolg haben. Im Juni 2008 empfahl der Programmbeirat des Landes Hessen für das LOEWE-Programm, das Zentrum zu finanzieren. So konnte mit der Arbeit am IDeA-Zentrum begonnen werden, wobei zunächst der Aufbau der ersten Längsschnittprojekte zur Untersuchung von Kindern mit und ohne soziale und kognitive Risikofaktoren im Vordergrund stand. Mittlerweile ist das Zentrum auf eine Größe von etwa 120 Wissenschaftlerinnen und Wissenschaftlern angewachsen, die in über 30 Forschungsprojekten arbeiten. Sie sind ausgewiesene Experten in den Disziplinen Psychologie und Psychoanalyse, in den Erziehungswissenschaften und in diversen Fachdidaktiken, in der Soziologie, den Neurowissenschaften und der Psycholinguistik. Die Einrichtung des IDeA-Zentrums hat maßgeblich dazu beigetragen, dass am Standort Frankfurt ein strukturierter wissenschaftlicher Austausch über individuelle Entwicklung und adaptives Lernen bei Kindern mit erhöhtem Risiko für schulische Probleme stattfindet.

Das übergeordnete Ziel des Forschungszentrums besteht darin, aufeinander abgestimmte Forschung in Kindergärten und an Schulen zu betreiben und dabei insbesondere soziale und (neuro-) kognitive Risikolagen für Lernverhalten und Lernerfolg sowie deren Interaktionen zu analysieren. Darüber hinaus sollen adaptive Lernumgebungen erprobt und evaluiert werden, und es sollen Maßnahmen konzipiert werden, die der Professionalisierung des Fachpersonals in den verschiedenen Bildungseinrichtungen sowie in informellen Lernumgebungen dienen. Der Blick geht dabei stets über die genuin psychologische Perspektive der individuellen Lernprozesse hinaus, indem wichtige Konzepte aus dem Blickwinkel unterschiedlicher Forschungstraditionen in disziplinübergreifenden Diskussionen vertieft und geschärft werden.

Struktur des IDeA-Zentrums

Im IDeA-Zentrum werden vier Programmbereiche unterschieden, die so konzipiert sind, dass sie wechselseitig voneinander profitieren und die beiden Schlüsselbegriffe des »Lernrisikos« beziehungsweise »Risikokindes« und der »Adaptivität« ergänzend aufgreifen.

Im Programmbereich 1 »Ressourcen und Grenzen erfolgreichen Lernens« wird Grundlagenforschung zu den besonderen Herausforderungen betrieben, vor denen Kinder mit spezifischen Risikofaktoren beim Kompetenzerwerb stehen. Dazu wurden drei umfangreiche Längsschnittstudien begonnen. Im Projekt ReAL (Reading and Arithmetic Skills) werden die Entwicklungswege von Lesekompetenz und Rechenfertigkeiten bei Grundschülern auf der Basis psychologischer Testverfahren und neurowissenschaftlicher Methoden (EEG, MRT) vom Schulanfang bis zum Ende der Grundschulzeit längsschnittlich untersucht (z. B. Linkersdörfer, Lonnemann,

Lindberg, Hasselhorn u. Fiebach, 2012; Lindberg, Linkersdörfer, Lehmann, Hasselhorn u. Lonnemann, 2013). Das Projekt MILA (Migration Background and Language Impairment) untersucht die sprachlichen Fähigkeiten von Kindern mit Deutsch als Erstsprache und mit Deutsch als Zweitsprache in einem kombinierten Längs- und Querschnittsdesign (z. B. Schulz u. Friedmann, 2011). Das Projekt erStMaL (Early Steps in Mathematics Learning) befasst sich mit der Entwicklung mathematischen Denkens vom Kindergartenalter bis zum Besuch der zweiten Grundschulklasse (z. B. Krummheuer, 2012). Darüber hinaus wurden diverse experimentelle Studien zur Funktionsweise selbstregulativer Prozesse bei Kindern mit ADHS durchgeführt (z. B. Gawrilow, Gollwitzer u. Oettingen, 2011; Rauch, Gold u. Schmitt, 2012).

Im Programmbereich 2 »Diagnostik und Prävention« liegt der Schwerpunkt auf der frühen Diagnostik schulrelevanter Kompetenzen, insbesondere wird dort über den Einfluss des Arbeitsgedächtnisses auf die Entwicklung schulischer Fertigkeiten geforscht, so im Projekt ANNA (Arbeitsgedächtnis und Schulfähigkeit; z. B. Preßler, Krajewski u. Hasselhorn, 2013), im Projekt Kosmos (Kognitive und sozial-emotionale Entwicklung; z. B. Rietz, Hasselhorn u. Labuhn, 2012) oder im Projekt WorlD (Arbeitsgedächtnis und schulisches Lernen von Kindern mit niedriger Intelligenz; z. B. Poloczek, Büttner u. Hasselhorn, 2012). Der Bereich der Prävention wird durch drei längsschnittliche Evaluationsstudien in Kindertagesstätten und Schulen abgedeckt, und zwar durch die Projekte EVA (Evaluation zweier Frühpräventionsprogramme in Kindergärten mit Hochrisikokindern, z. B. Leuzinger-Bohleber, Fischmann, Läzer, Pfenning-Meerkötter, Wolff u. Green, 2011), ERSTE SCHRITTE, ein Frühpräventionsprojekt mit Familien mit Migrationshintergrund (siehe Lebiger-Vogel et al. in diesem Band) und PaSS (Prävention an Schulen: Eine Studie über individuelle Passungsaskpekte; z. B. Grumm, Hein u. Fingerle, 2012).

Programmbereich 3 »Adaptive Lernumgebungen« zielt darauf ab, Lernmethoden zu identifizieren, die eine individuelle Förderung in heterogenen Lerngruppen ermöglichen. Das größte Projekt in diesem Programmbereich ist das Projekt IGEL (Individuelle Förderung und adaptive Lern-Gelegenheiten in der Grundschule, z. B. Hardy et al., 2011). In diesem Projekt wird in einem aufwendigen Design

die Wirksamkeit adaptiver Lehrmethoden im naturwissenschaft-
lichen Unterricht an Grundschulen überprüft.

Im Programmbereich 4 »Professionalisierung von Fachpersonal«
geht es um die notwendigen Kompetenzen und Einstellungen von
Erziehenden und Lehrkräften, die für gelingende Lernprozesse in
heterogenen Lerngruppen unabdingbar sind, zum Beispiel in den
Projekten EDUCARE (Leitbilder »guter Kindheit« und ungleiches
Kinderleben) und Proliefs (Von intuitiven zu professionellen Überzeugungen: Eine Studie zur Veränderungsbereitschaft von Lehrkräften).

»Lernrisiken« und »Adaptivität« – zwei Ausgangsfragen, vier Programmbereiche

Das Forschungszentrum IDeA verfolgt das übergeordnete Ziel, individuelle Entwicklungen und die Möglichkeiten der Lernförderung
von »Risikokindern« empirisch zu erforschen. Bereits bei der An-
tragstellung zur Einrichtung des LOEWE-Zentrums IDeA wurde die
Zielvorstellung hervorgehoben, dass die dabei gewonnenen Erkenntnisse dazu beitragen mögen, adaptive Lehr-Lerngelegenheiten zu entwickeln, um individuelle Lernerfolge zu optimieren und die Bildungs-
chancen jedes einzelnen Kindes zu erhöhen. Wie bereits erwähnt,
geht es aber nicht nur um die individuellen Lernprozesse und um die
Entwicklung adaptiver Lehrmethoden. Der Risikobegriff und der Begriff der Adaptivität sind für alle im Zentrum vertretenen Forschungs-
gebiete und wissenschaftlichen Herangehensweisen von großem Interesse. Das breite Spektrum an Forschungsdisziplinen im IDeA stellt
eine große Herausforderung für die Erarbeitung eines gemeinsamen
theoretischen Hintergrundes dar, da verschiedene Forschungsdisziplinen nicht nur unterschiedliche Perspektiven einnehmen, sondern
auch mit teils stark divergierenden Definitionen der Konzepte »Risikokinder« oder »Adaptivität« zu arbeiten gewohnt sind. Seit seiner
Gründung im Jahr 2008 gibt es deshalb am IDeA-Zentrum sehr intensive Diskussionen darüber, ob beziehungsweise bis zu welchem
Maße eine gemeinsame Konzeptualisierung der forschungsleitenden
Grundbegriffe möglich ist. Sowohl für die beteiligten Disziplinen
als auch im Sinne eines disziplinübergreifenden Mehrwerts hat sich

das als produktiv erwiesen. Einige Linien für einen gemeinsamen Rahmen haben sich mittlerweile herauskristallisiert.

Tabelle 1: Potenzielle Risikofaktoren

Maladaptive soziale Faktoren z. B.	und/oder	(neuro-)kognitive Faktoren z. B.
Ungünstiger sozioökonomischer Hintergrund		Eingeschränkte Wahrnehmungsfähigkeiten
Kultureller Hintergrund		Arbeitsgedächtnisstörungen
Anregungsarmer sprachlicher Hintergrund		Defizite der exekutiven Funktionalität
		Intellektuelle Einschränkungen
		Sprachliche Defizite

Tabelle 1 führt einige mit dem Begriff »Risikokinder« verknüpfte Facetten auf, die wir als wesentlich für die meisten der im IDeA-Zentrum vertretenen Forschungsprojekte erachten. Demnach gelten Kinder als »Risikokinder«, wenn sie entweder in einer sie besonders einschränkenden sozialen Umgebung aufwachsen und/ oder wenn sie substanzielle (neuro-)kognitive Einschränkungen und Funktionsdefizite aufweisen und aus diesem Grund einem erhöhten Risiko für schulischen Misserfolg ausgesetzt sind. Diese Arbeitshypothese des Risikobegriffs liegt der Forschung am IDeA-Zentrum zugrunde.

So ist auch die Unterteilung des Zentrums in vier Programmbereiche, die mit den zwei Kernbegriffen des Risikos und der Adaptivität interagieren, leicht nachvollziehbar. Während der schulische Erfolg von »Risikokindern« in allen vier Programmbereichen im Mittelpunkt vieler empirischer Arbeiten steht, befassen sich die Programmbereiche 1 (»Ressourcen und Grenzen erfolgreichen Lernens«) und 2 (»Diagnostik und Prävention«) hauptsächlich mit den Grenzen und Einschränkungen erfolgreichen Lernens. Die Fokussierung auf individuelle Unterschiede der Lernentwicklungen von Kindern und auf die angemessenen pädagogischen Antworten auf diese Unterschiede – in den Programmbereichen 3 (»adaptive Lernumgebungen«) und 4 (»Professionalisierung von Fachpersonal«) – nähert sich den beiden Schlüsselkonzepten aus einer anderen Perspektive. Denn die Programmbereiche 3 und 4 sind im stärkeren Maße mit dem Konzept der »Adaptivität« befasst und konzentrieren sich darauf, wie mit den Risikokindern umzugehen ist und wie man Lernaufgaben möglichst adaptiv gestalten kann. Wichtig ist in diesem Zusammenhang der Hinweis, dass der Begriff der »Adaptivität« als ein übergeordneter Begriff verwendet wird. Adaptivität bezieht sich auf die Qualität von Interaktionen, die in bildungsbezogenen Situationen zwischen den jeweils relevanten Erwachsenen einerseits (den Eltern, Erzieherinnen oder Lehrerinnen) und den einzelnen Kindern andererseits stattfinden. Viele IDeA-Projekte haben ihren Ausgangspunkt bei der Beobachtung, dass es große Unterschiede zwischen den Personen einer Lerngruppe gibt. Der Umgang mit Heterogenität, die Fähigkeit zur Diagnose sonderpädagogischen Förderbedarfs, die Entwicklung und Bereitstellung, aber auch die begleitende Evaluation individualisierter Lernangebote gehören daher zu den zentralen Themen unserer Forschungsaktivitäten.

Perspektiven des Forschungszentrums

Während die empirischen Studien im Rahmen des IDeA-Zentrums durchgeführt werden und etliche bereits kurz vor dem Abschluss stehen, konzentrieren sich die forschungsstrategischen Diskussionen zunehmend auf den Aspekt der Integration disziplinübergreifender Forschungsergebnisse und auf die Frage der Nachhaltigkeit der im Zentrum aufgebauten Kooperationen und Strukturen. Alle im Zentrum angesiedelten Studien haben soziale und/oder kognitive Faktoren untersucht, um spezifische Einflüsse und mögliche Zusammenhänge sichtbar machen zu können. Auch andere Untersuchungen im Feld deuten auf einen starken Zusammenhang zwischen kognitiven und sozialen (Lern-)Bedingungen und -Ergebnissen hin, der nicht nur in der frühen Kindheit nachweisbar ist, sondern offenbar langfristige Folgen bis in das Erwachsenenalter hinein haben kann. So liefern etwa psychoanalytische Studien Hinweise auf einen Zusammenhang zwischen der emotionalen Bindung (»attachment«) in der frühen Kindheit und der späteren kognitiven Leistungsfähigkeit sowie den akademischen Leistungen (z. B., Atashrouz, Pakdaman u. Asgari, 2008; Jacobson u. Hofmann, 1997; Moss u. St.-Laurent, 2001). Es ist geplant, anhand der IDeA-Daten eine Übersicht und Systematisierung des Zusammenspiels zwischen sozio-emotionalen und (neuro-)kognitiven Faktoren bei der schulischen Entwicklung von Risikokindern vorzulegen.

Darüber hinaus finden sich in der Forschung zu den Belastungen pädagogischen Fachpersonals Hinweise darauf, dass sich die Professionen zunehmenden Herausforderungen stellen müssen. Vor allem sind sie bei der Ausübung ihrer Bildungs- und Erziehungsaufgaben mehr als früher mit Gruppen von Kindern konfrontiert, die sehr heterogen zusammengesetzt sind (siehe etwa Beck et al., 2008; Woolfolk Hoy, Davis u. Pape, 2006). Lehrerinnen und Lehrer mit einem hohen pädagogischen Fachwissen sind besser als andere in der Lage, mit solchen Anforderungen zurechtzukommen. Sie gehen in adaptiver Weise auf Verständnisprobleme ein und es gelingt ihnen, Kinder mit individuellem Förderbedarf konstruktiv zu unterstützen. Die meisten Forschungsergebnisse dazu beziehen sich auf den Mathematikunterricht in Grund- und Sekundarschulen (Baumert et al., 2010; Hill et al., 2008; Kunter u. Voss, 2011). Im IDeA-Zentrum soll versucht werden, hier eine Forschungslücke zu schließen, indem die individuellen Lernvoraussetzungen der Kinder betrachtet und zugleich das jeweils angemessene Verhalten von Erwachsenen (im Kindergarten, in der Schule und in der Familie) untersucht wird.

Nicht alle Entwicklungsperspektiven können hier aufgezeigt werden. Nur stichwortartig sollen noch die beiden folgenden genannt werden: (1) Eine zunehmende Integration neurowissenschaftlicher Forschungsmethoden in die Untersuchung normaler kognitiver Entwicklungsprozesse im Vergleich zu solchen, die gestört sind; (2) die Entwicklung und Erprobung diagnostischer Instrumente zur Lernstands- und Lernverlaufsmessung (»formatives Assessment«), die als notwendige Werkzeuge für die erfolgreiche Umsetzung individualisierter Lehr-Lernangebote gelten.

Literatur

Asendorpf, J., Hasselhorn, M. (2004). Differentielle Psychologie der Entwicklung. In K. Pawlik (Hrsg.), Enzyklopädie der Psychologie. Serie VIII Differentielle Psychologie, Band 5: Theorien und Anwendungsfelder der Differentiellen Psychologie (S. 489–531). Göttingen: Hogrefe.

Atashrouz, B., Pakdaman, S. H., Asgari, A. (2008). Prediction of academic achievement from attachment rate. Journal of Family Research, 4, 193–203.

Baumert, J., Kunter, M., Blum, W., Brunner, M., Voss, T., Jordan, A., Klusmann, U., Krauss, S., Neubrand, M., Tsai, Y.-M. (2010). Teachers' mathematical knowledge, cognitive activation in the classroom, and student progress. American Educational Research Journal, 47, 133–180.

Beck, E., Baer, M., Guldimann, T., Bischoff, S., Brühwiler, C., Müller, P., Niedermann, R., Rogalla, M., Vogt, F. (2008). Adaptive Lehrkompetenz. Analyse und Struktur, Veränderbarkeit und Wirkung handlungssteuernden Lehrerwissens. Münster: Waxmann.

Bos, W., Lankes, E.-M., Prenzel, M., Schwippert, K., Walther, G., Valtin, R. (Hrsg.) (2003). Erste Ergebnisse aus IGLU. Schülerleistungen am Ende der vierten Jahrgangsstufe im internationalen Vergleich. Münster: Waxmann.

Bos, W., Lankes, E.-M., Prenzel, M., Schwippert, K., Walther, G., Valtin, R. (Hrsg.) (2004). IGLU. Einige Länder der Bundesrepublik Deutschland im nationalen und internationalen Vergleich. Münster: Waxmann.

Cadoret, R. J., Cain, C. A., Crowe, R. R. (1983). Evidence for gene-environment interaction in the development of adolescent antisocial behaviour. Behavior Genetics, 13, 301–310.

Denckla, M. B. (1996). Biological correlates of learning and attention: What is relevant to learning disability and attention-deficit hyperactivity disorder? Journal of Developmental and Behavioral Pediatrics, 17, 114–119.

Fischbach, A., Schuchardt, K., Brandenburg, J., Kleszewski, J., Balke-Melcher, C., Schmidt, C., Büttner, G., Grube, D., Mähler, C., Hasselhorn, M. (2013). Prävalenz von Lernschwächen und Lernstörungen: Zur Bedeutung der Diagnosekriterien. Lernen und Lernstörungen, 2, 65–76.

Gawrilow, C., Gollwitzer, P. M., Oettingen, G. (2011). If-then plans benefit executive functions in children with ADHD. Journal of Social and Clinical Psychology, 30, 615–645.

Grimm, H. (2000). Entwicklungsdysphasie: Kinder mit spezifischer Sprachstörung. In H. Grimm (Hrsg.), Sprachentwicklung. Enzyklopädie der Psychologie, CIII, Band 3 (S. 603–640). Göttingen: Hogrefe.

Grumm, M., Hein, S., Fingerle, M. (2012). Children's subjective perceptions of an aggression prevention program with the help of measures of implicit and explicit aggression. International Journal of Developmental Science, 6, 97–106.

Hardy, I., Hertel, S., Kunter, M., Klieme, E., Warwas, J., Büttner, G., Lühken, A. (2011). Adaptive Lerngelegenheiten in der Grundschule: Merkmale, methodisch-didaktische Schwerpunktsetzungen und erforderliche Lehrerkompetenzen. Zeitschrift für Pädagogik, 57, Themenheft Individuelle Förderung und adaptive Lerngelegenheiten im Grundschulunterricht (Hrsg.: S. Hertel, J. Warwas, E. Klieme), 819–833.

Hasselhorn, M., Lehmann, M., Titz, C. (2008). Kindheit und das Verständnis vom Aufwachsen. Die Sicht der Entwicklungspsychologie. In W. Thole, H.-G. Rossbach, M. Föllig-Albers, R. Tippelt (Hrsg.), Bildung und Kindheit. Pädagogik der Frühen Kindheit in Wissenschaft und Lehre (S. 49–64). Opladen: Verlag Barbara Budrich.

Hill, H. C., Blunk, M. Charalambous, C., Lewis, J., Phelps, G. C., Sleep, L., Ball, D. L. (2008). Mathematical knowledge for teaching and the mathematical quality of instruction: an exploratory study. Cognition and Instruction, 26, 430–511.

Jacobsen, T., Hoffman, V. (1997). Children's attachment representations: longitudinal relations to school behavior and academic competency in middle childhood and adolescence. Developmental Psychology, 33, 703–710.

Konsortium Bildungsberichterstattung im Auftrag der Ständigen Konferenz der Kultusminister der Länder in der Bundesrepublik Deutschland und des Bundesministeriums für Bildung und Forschung (2006). Bildung in Deutschland. Ein indikatorengestützter Bericht mit einer Analyse zu Bildung und Migration. Bielefeld: W. Bertelsmann Verlag.

Krummheuer. G. (2012). The »non-canonical« solution and the »improvisation« as conditions for early years mathematics learning processes: the concept of the «interactional niche in the development of mathematical thinking« (NMT). Journal für Mathematik-Didaktik, 33, 317–338.

Kunter, M., Voss, T. (2011). Das Modell der Unterrichtsqualität in COACTIV: Eine multikriteriale Analyse. In M. Kunter, J. Baumert, W. Blum, U. Klusmann, S. Krauss, M. Neubrand (Hrsg.), Professionelle Kompetenz von Lehrkräften – Ergebnisse des Forschungsprogramms COACTIV (S. 85–113). Münster: Waxmann.

Leuzinger-Bohleber, M., Fischmann, T., Läzer, K. L., Pfenning-Meerkötter, N., Wolff, A., Green, J. (2011). Frühprävention psychosozialer Störungen bei Kindern mit belasteten Kindheiten. Psyche – Zeitschrift für Psychoanalyse und ihre Anwendungen, 65, 989–1022.

Leuzinger-Bohleber, M., Fischmann, T., Rüger, G. (2008). Frankfurter Präventionsstudie. Definitive Datenanalyse. Unveröffentlichter Bericht. Frankfurt a. M.: Sigmund-Freud-Institut.

Lindberg, S., Linkersdörfer, J., Lehmann, M., Hasselhorn, M., Lonnemann, J. (2013). Individual differences in children's early strategy behavior in arithmetics tasks. Journal of Educational and Developmental Psychology, 3, 192–200.

Linkersdörfer, J., Lonnemann, J., Lindberg, S., Hasselhorn, M., Fiebach, C. J. (2012). Grey matter alterations co-localize with functional abnormalities in developmental dyslexia: an ALE meta-analysis. PLOS ONE, 7 (8), 1–10.

Moss, E., St-Laurent, D. (2001). Attachment at school age and academic performance. Developmental Psychology, 37, 863–874.

OECD (2006). Bildung auf einen Blick 2006. OECD-Indikatoren. Berlin: OECD.

Poloczek, S., Büttner, G., Hasselhorn, M. (2012). Relationships between working memory and academic skills: Are there differences between children with intellectual disabilities and typically developing children? Journal of Cognitive Education and Psychology, 11, 20–38.

Preßler, A., Krajewski, K., Hasselhorn, M. (2013). Working memory capacity in preschool children contributes to the acquisition of school relevant precursor skills. Learning and Individual Differences, 23, 138–144.

Rauch, W. A., Gold, A., Schmitt, K. (2012). Combining cognitive and personality measures of impulse Control in the assessment of childhood Attention Deficit/Hyperactivity Disorder (ADHD). European Journal of Psychological Assessment, 28, 208–215.

Rietz, C. S., Hasselhorn, M., Labuhn, A. S. (2012). Are externalizing and internalizing difficulties of young children with spelling impairment related to their ADHD symptoms? Dyslexia, 18, 174–185.

Schulz, P., Friedmann, N. (2011). Specific Language Impairment (SLI) across languages: properties and possible loci. Lingua, 121, 333–338.

Stanat, P. (2006). Disparitäten im schulischen Erfolg: Forschungsstand zur Rolle des Migrationshintergrunds. Unterrichtswissenschaft, 36, 98–121

Woolfolk Hoy, A., Davis, H., Pape, S. (2006). Teachers' knowledge, beliefs, and thinking. In P. A. Alexander, P. H. Winne (Eds.), Handbook of educational psychology (pp. 715–737). Mahwah, NJ: Lawrence Erlbaum.

Robert N. Emde

Die Präventionswissenschaften der frühkindlichen Entwicklung und die herausfordernden Möglichkeiten für die Psychoanalyse

Forschungen zur frühkindlichen Entwicklung, der Frühprävention von Störungen und Förderung von Gesundheit haben in jüngster Zeit großen Aufwind erhalten (s. Rezensionen in American Academy of Pediatrics, 2012; Beardslee, Chien u. Bell, 2011; Emde, 2012; Mercy u. Saul, 2009; Rutter, 2011; Shonkoff, 2011). Neue Erkenntnisse und Methoden haben neue Denkweisen generiert. Dementsprechend belebte die Kombination von einer erhöhten Sensibilität aufseiten der Forschung, der Leidensdruck von Betroffenen und die negativen Effekte der unbeachteten Frührisiken frühe präventive Interventionen. Ein Versuch, der Wissen in die Praxis umsetzt, ist gezwungenermaßen interdisziplinär und kollaborativ und führt sowohl zu aufregenden Möglichkeiten als auch zu Herausforderungen. Der Leser dieses Buches wird erkennen, dass Psychoanalytiker viel dazu beitragen können und sich auch bereits intensiv an präventiver Arbeit beteiligt haben. Dieser Beitrag vermittelt eine Einführung und einen Überblick in die Perspektiven und Programme der Frühprävention, die in den anderen Beiträgen detailliert beschrieben werden.

Im Anschluss an einen Überblick über die grundlegenden Präventionskonzepte, einschließlich der Versuche, sie wissenschaftlich zu untersuchen, werde ich meinen Blick auf Prinzipien der Prävention richten, die für die Psychoanalyse interessant sind. Einleitend folgen einige Informationen zum aktuellen Stand der Forschung auf diesem Gebiet.

Präventionskonzepte, Versuche und Implementierung

Präventionskonzepte beinhalten in der weitläufigen Anwendung zwei verschiedene Auffassungen von Interventionsebenen (die hier hervorgehobenen Konzepte und Strategien wurden genauer beleuchtet in: Markman, Ramey, Shure u. Long, 1993; Mrazek u. Haggerty, 1994; Greenberg, 2004; Collins, Murphy u. Bierman, 2004; Eddy, Smith, Brown u. Reid, 2005; Olds, Sadler u. Kitzman, 2007; Marmot u. Bell, 2011; McLaughlin, 2011). Das klassische Gesundheitswesen unterscheidet primäre, sekundäre und tertiäre Prävention. *Primäre Prävention* bezieht sich auf eine Intervention, die das Eintreten einer Störung oder eines Zustandes verhindert, *sekundäre Prävention* bezieht sich auf eine Intervention, die sich mit der Früherkennung und Behandlung einer Störung befasst (üblicherweise bevor diese symptomatisch wird) und *tertiäre Prävention* bezieht sich auf eine Intervention, sowohl in Form der Behandlung der Störung, sobald sie identifiziert wurde, als auch die Minimalisierung der Behinderung. Neuere, nützliche Konzepte beziehen sich auf eine andere Gruppierung der Interventionsebenen mit den Bezeichnungen universal, zielgerichtet und indiziert. *Universal* bezeichnet bevölkerungsumfassende Interventionen, die für jeden entworfen wurden, wie zum Beispiel Aufklärungsarbeit über die negativen Effekte des Rauchens oder des Alkoholkonsums während der Schwangerschaft oder öffentliche Kampagnen zur Ermutigung zum Stillen. *Zielgerichtet* bezeichnet Interventionen, die für identifizierte Gruppen mit einem hohen Risiko für bestimmte Problematiken entworfen wurden, wie beispielsweise Hausbesuchsprogramme für Menschen, die in extremer Armut leben, und migrierte Bevölkerungsgruppen, die an Isolation und Traumata leiden. *Indiziert* bezeichnet Interventionen, die für Individuen entworfen wurden, die, meist infolge eines Screeningprozesses, bereits mit einem Problem oder einer Störung diagnostiziert wurden.

Mit Ausnahme abstrakter Konzepte lautet der modus operandi in der Präventionswissenschaft »learning by doing«. Dieses »doing« beinhaltet Präventionsversuche. Im Rahmen der meisten Beiträge dieses Buches ist es wichtig, darauf hinzuweisen, warum eine bestimmte Abfolge von Studien bedeutsam ist und warum *experimentelle Studien* (die sogenannten RCTs oder randomisiert kontrollierten Studien) im Mittelpunkt der Präventionswissenschaften stehen.

Ein grundsätzliches Schema oder eine Methodenstrategie beinhaltet drei Arten von Studien im Bereich der Prävention (Mrazek u. Haggerty, 1994). Sie können als Pilotstudien, experimentelle Studien und Implementierungsstudien konzeptualisiert werden. Die meisten Leser werden wahrscheinlich mit experimentellen Studien vertraut sein, die oft als »der goldene Standard« bezüglich der Evidenz bezeichnet werden. *Experimentelle Studien* haben eine bestimmte Methode und ein bestimmtes Format. Sie werden als unverzichtbar erachtet, wenn es um die schrittweise Etablierung von Evidenz und Fortschritte geht. Auch wenn wir psychoanalytische Präventionsprojekte in Betracht ziehen, erweist sich ihre Anwendung als zentral. Man kann sich experimentelle Studien als einen reinen Test der Intervention vorstellen. Um die Selektionsfaktoren zu minimieren und bessere Rückschlüsse über Ursache und Wirkung zu ermöglichen, beinhalten sie randomisierte Kontrollgruppen sowie eine standardisierte Intervention mit einer Manualisierung der Intervention, was eine Bewertung der Adhärenz ermöglicht (d. h. zu prüfen, ob die Intervention auch wirklich so durchgeführt wurde, wie es das Manual erfordert).

Experimentelle Studien sollten jedoch nicht ohne gründliche Vorbereitungen stattfinden. Es ist wichtig, Pilotstudien durchzuführen, die die genaue Fragestellung der Studie prüfen, auftauchende Probleme identifizieren, sowie die Hypothesen präzisieren, die anschließend zu überprüfen sind. Solche Studien sind explorativ. Sie prüfen auch die Durchführbarkeit und beinhalten typischerweise simple Designs, wie Prä-Post-Evaluationen, sowie verfügbare Vergleichsgruppen. Im Idealfall kann nach einem Pilotversuch eine sogenannte »theory of change« (Theorie der Veränderung, Connell u. Kubisch, 1998; Mackenzie u. Blamey, 2005) formuliert werden, die zur nächsten Phase der experimentellen Studie überleiten kann.

Natürlich sollen experimentelle Studien nicht zum Selbstzweck oder isoliert entstehen. Demnach beinhaltet die nächste Präventionsphase den *Versuch der Implementierung der Programme* in der Realität (community studies). Diese Versuche sollen auf die Bedürfnisse der jeweiligen Bevölkerungsgruppe abgestimmt sein, die von dem Präventionsangebot profitieren soll. Des Weiteren beinhalten sie die notwenige Anpassung der manualisierten Intervention, die sich aus der Phase der experimentellen Studie ergeben hat.

Implementierungsstudien können randomisierte Kontrolldesigns beinhalten (von vielen auch als »goldener Standard« bezüglich der Evaluationen erachtet) oder sie können eine Vielfalt an »quasi-experimentellen« Kontrollgruppen beinhalten. Ein zusätzlicher Aspekt der Implementierungsstudien ist das Prüfen des Geltungsbereichs der Prävention. Wie kann die Intervention verbreitet werden? Können wirklich jene Menschen erreicht werden, die die Präventionen benötigen? Welche Probleme tauchen bei der Implementierung auf?

Alle diese Studien werden als Sequenzen und als Teil eines Zyklus verstanden. Bei der Implementierung werden neue Probleme identifiziert und Hypothesen formuliert, die in Pilotstudien untersucht und schließlich in die Durchführung experimenteller Studien münden, die schließlich wieder zu Implementierungsstudien führen (wie ursprünglich von Mrazek u. Haggerty, 1994, beschrieben). Selbstverständlich ist diese Sequenz ein idealisiertes und nicht streng lineares Schema, da innerhalb eines Projektes verschiedene Phasen oftmals zeitgleich auftreten. Wichtige und auch in diesem Buch veröffentlichte Studien zeigen, dass die Realitäten der Finanzierung der Studien von den Forschern in allen Phasen der Durchführung der Studie erfordern, an spätere Anwendungen und Implementierungen zu denken.

Dies bringt uns zu den Präventionskonzepten und -strategien eines neuen Forschungsfeldes, das wir als »Implementierungswissenschaft« bezeichnen können (Eccles u. Mittman, 2006). Es gibt zwei bemerkenswerte große Trends in der Forschungs- und Wissenschaftspolitik. Der erste bezieht sich auf die Übertragung von Wissen und besagt, dass mehr Aufmerksamkeit (und folglich auch Ressourcen) der »translationalen Forschung« gezollt wird. Diese überträgt Grundlagenforschung auf die Anwendungsgebiete. Das Wissen der »Wirkungskraft« (efficacy) (bezieht sich auf das, was wir aus experimentellen Studien lernen) muss eindeutiger mit dem Wissen der »Wirksamkeit« (efficiency) (was wir aus der Anwendung auf Praxisfelder lernen) verlinkt werden. In den USA werden die Prioritäten der Förderung bei der Vergabe von Fördergeldern zunehmend bei translationalen Forschungsprojekten gesetzt (Woolf, 2008).

Der zweite Trend bezieht sich auf ein weiteres Forschungsfeld, einer Variation der »gemeindebasierten Partizipationsforschung«

(Community based participatory research: CBPR). Darunter versteht man »Aktionsforschung« und »partnerschaftliche Partizipationsforschung« (Minkler u. Wallerstein, 2008; Israel, Eng, Schultz u. Parker, 2005). Dieses Forschungsgebiet liefert Orientierungen und Methoden, die sowohl in allen Phasen der Prävention die Zusammenarbeit mit den Zielgruppen (communities) als auch gemeindegesteuerte, flexible und aktionsorientierte Forschung betonen. Viele dieser Strategien zielen auf die Reduktion von gesundheitlichen, bildungsbezogenen und sozioökonomischen Ungleichheiten (Wallerstein u. Duran, 2006). Es gibt auch eine Zeitschrift, die speziell diesem Trend gewidmet ist: Progress in Community Health Partnerships: Research, Education, and Action.

Der Leser wird erkennen, dass die psychoanalytisch inspirierten Projekte, die in diesem Buch beschrieben werden, in Bezug auf Präventionsphasen die eben skizzierten Elemente in unterschiedlichem Maße umsetzen. Daher sollen im Folgenden einige Prinzipien präventiver Interventionen diskutiert werden, denn sie sind nicht nur zentral, sondern auch verlinkt mit zukünftigen Perspektiven für die Psychoanalyse.

Prinzipien der Prävention und psychoanalytische Möglichkeiten

Ich habe mich für die Beschreibung von fünf Prinzipien entschieden: Das erste lautet, dass Prävention sich ebenso mit *Gesundheit* wie mit Krankheit befasst und dass Gesundheit mehr ist, als die bloße Abwesenheit von Krankheit. Folglich muss nicht nur die Prävention von Krankheiten oder Störungen, sondern auch die Gesundheitsförderung beachtet werden. Das in Tabelle 1 abgebildete Schema verdeutlicht, wie wir dieses Prinzip angewandt haben, als wir die Langzeitziele unserer damaligen 0–3-Jahre-Prävention beschrieben haben, die in den USA als »Early Head Start« (EHS, s. Tabelle 1) bekannt wurde. Die Kompetenzdimensionen der Lernentwicklung und der sozialen Entwicklung werden nach Altersabschnitten spezifiziert, sowohl für die Förderziele als auch für die Präventionsziele (Emde u. Robinson, 2000).

Tabelle 1: Erhebungsplan für Ergebnisse nach Early Head Start bei der Anwendung einer Erziehung-zur-Erziehungs-Perspektive; Intervention im Alter von 0–3 (modifizierte Tabelle aus Emde u. Robinson, 2000)

Entwick-lungsphase	Alter der Erhebung	Kompetenz-dimension	Unterstützung von	Prävention von
Vorschule	3 Jahre	Lernen	Explorieren, Aufgabenaus-dauer	Mangel an Explorations-motivation
		Sozial	Kommunikative Fähigkeiten	Soziale Iso-lation; Verhal-tensauffällig-keiten
Grund-schule	7 Jahre	Lernen	Unterstützung der Schulreife	Mangelndes Engagement beim Lernen
		Sozial	Soziale Bezie-hungskompe-tenzen	Verhaltensauf-fälligkeiten und Verhaltensstö-rungen
Mittlere Kindheit	10 Jahre	Lernen	Schulisches Engagement	Nachsitzen, Empfehlung für Sonderschulen
		Sozial	Positive Peer-Beziehungen	Verhaltensauf-fälligkeiten und Verhaltensstö-rungen
Adoleszenz	17 Jahre	Lernen	Schulabschluss	Schulabbruch
		Sozial	Positive Peer-Beziehungen	Antisoziales Verhalten, Banden-Mit-gliedschaft
Erwachse-nenalter	25 Jahre	Lernen	Beschäftigung/ Ausbildung nach Schulab-schluss	Arbeitslosigkeit
		Sozial	Intime Bezie-hungen	Soziale Isolation

Das zweite Prinzip der Prävention befasst sich mit *Regulation,* die als zentraler Prozess für Lebensaktivität und Gesundheit gilt. Es ist wichtig, sich den möglichen umgekehrt U-förmigen Verlauf der Kurve zwischen Aktivierung (vertikale Achse) und Leistung (horizontale Achse) bewusst zu machen. Ich finde, wir sollten uns in Erinnerung rufen, dass diese simple Funktion paradoxerweise eine der tiefgründigsten und allgemeingültigsten Funktionen der Biologie ist. Adaptive Regulation ereignet sich auf allen Gebieten – von Zellen zur Psyche bis hin zur zwischenmenschlichen Interaktion – innerhalb der Maßangaben *genug* und *zu viel.* Die zentrale Rolle einer solchen Regulierung für Stoffwechselfunktionen und Fitness wird von Gesundheits- und Präventionsexperten beispielsweise in Form von ausgewogenem Training und anderen gesundheitsfördernden Maßnahmen im Sinne der Gesundheit, der Nachhaltigkeit und der Prävention von Krankheiten ausdrücklich betont (Bortz, 2011).

Ein drittes Prinzip besagt, dass jede präventive Intervention es mit *Kontext* zu tun hat. Interventionen finden innerhalb bestimmter Kulturen, Umstände und Beziehungen statt. In Bezug auf die Bedeutung und Wirksamkeit müssen die assoziierten Werte innerhalb dieses Kontextes berücksichtigt und verstanden werden (Sameroff, 2010; Spoth, Kavanagh u. Dishion, 2002; Emde u. Spicer, 2000).

Die Prinzipien *Gesundheit, Regulierung* und *Kontext* vereinen sich in einem zentralen Prinzip, in der *Entwicklung.* Das Ziel ist die Förderung einer gesunden Entwicklung und die lang anhaltende Prävention von Störungen in der Entwicklung einzelner Individuen. Die Bandbreite der Prävention ist die Lebenserwartung selbst. Negatives menschliches Verhalten und negative Entscheidungsprozesse, meistens automatisch und unbewusst, sind die häufigsten Ursachen von Morbidität und Sterblichkeit (Kessler et al., 2011; Kahnemann, 2011; Martineau, Hollands u. Fletcher, 2012). Als Konsequenz wird innerhalb der Prävention – sowohl bei Kindern als auch bei Eltern – den Möglichkeiten mehr Beachtung geschenkt, die persönliches Wissen und Verantwortung fördern, ungesundes Verhalten zu verändern. Zugespitzt formuliert ereignet sich Erziehung zu verschiedenen Zeitpunkten der Entwicklung. Wie Tabelle 1 belegt, verfolgen unsere präventiven Interventionen das Ziel, dass unsere Säuglinge und Kinder später selbst gesunde und effektive Eltern werden. Dass in den Präventionswissenschaften den frühen Erfahrungen eine besondere Bedeutung zuerkannt wird, spiegelt sich in vielen Beiträgen zu diesem Buch wider. Zudem wird zunehmend anerkannt, dass es ganz individuelle Lebenswege bezogen auf biologische Determinanten und den Kontext von Entwicklung gibt.

Das letzte Prinzip, das ich hervorheben möchte, ist eine Wertschätzung der *Komplexität der Störungsbilder*. Individuelle Entwicklungsverläufe sind in keiner Weise linear zu betrachten. Viele Entwicklungen führen zu einem Störungsbild. Eine der bemerkenswertesten Erkenntnisse seit der Entdeckung des menschlichen Genoms ist die Tatsache, dass die meisten Störungen nicht durch wenige, sondern durch viele Gene verursacht werden, deren genetische Einflüsse variieren und interagieren. Die genetische Ausprägung ist stark beeinflussbar durch die inneren Regulationen eines Individuums und die Umweltbedingungen – und diese verändern sich als eine Funktion der Entwicklung und der Umstände (Mattick, 2011; Meaney, 2010; Roth u. Sweatt, 2011; Rutter, 2011). Demnach interagiert die grundlegende Funktion in Form der umgekehrten U-Kurve mit einem komplexen Netzwerk. Dies bedeutet im Sinne der Prävention, dass viele Interventionen effektiv sein können, wenn sie frühzeitig angewendet werden, und dass außer spezifischen Interventionen (z. B. das Vermeiden von Alkohol und anderen Toxinen während der Schwangerschaft, Reduktion von Traumasituationen, Behandlung elterlicher Depressionen) auch nichtspezifische Interventionen (z. B. Minimierung von Stress, gesellschaftlicher Halt, angemessene Ernährung und Bewegung, etc.) eine Rolle spielen können. Komplexität bedeutet ebenso, dass frühe präventive Interventionen keine dauerhafte Immunisierung gegen Störungen darstellen; für eine spätere Entwicklung müssen ihnen angemessene Umgebungen und Möglichkeiten folgen.

Inwiefern ist diese Diskussion mit psychoanalytischen Möglichkeiten verbunden? Tabelle 2 illustriert, wie sich jedes dieser Prinzipien analog zu psychoanalytischen Kompetenzfeldern einreihen lässt. In Übereinstimmung mit der Gesundheit nimmt die *Adaption* einen bedeutenden Blickwinkel in der psychoanalytischen Theorie und Praxis ein. In Übereinstimmung mit der *Regulation* sind auch die *persönliche Bedeutung* und die *Bewältigung von Konflikten* Bestandteil der täglichen psychoanalytischen Arbeit. In Bezug auf *Kontext* bleibt zu sagen, dass sich die Psychoanalyse in ihrer klinischen Theorie zunehmend mit *Beziehungen, Kultur* und *Biologie* beschäftigt. Psychoanalyse ist, so illustriert dieses Buch, eine entwicklungspsychologische Disziplin. Während die Psychoanalyse in vielerlei Hinsicht zu der Verbreitung des Wissens beigetragen hat, wie wichtig frühe Erfahrungen sind, hat sie in ihrer therapeutischen Praxis immer auch die Anpassungen von Erwachsenen an ihre Rolle als Eltern und ihr Verhältnis zu Enkeln und Kindern unterstützt. Letztlich war die Psychoanalyse in ihrer eigenen Entwicklung schon immer in eine Welt der Komplexität eingebettet. Sie tendiert eher dazu, Störungen als multidimensional statt als kategorisch zu sehen und stellt erkrankten Individuen eine Vielzahl von Heilungs- und Präventionsmethoden zur Verfügung. Die entwicklungsbezogene Orientierung der Psychoanalyse fördert die adaptiven, individuellen Lebenswege inmitten der Komplexität (Emde, 2005, 2011a).

Tabelle 2: Präventive Interventionen

	Schwerpunkte	Psychoanalytische Gebiete
Gesundheit	Mehr als bloße Abwesenheit von Krankheit	Adaption
Regulierung	Umgekehrter U-förmiger Verlauf zwischen Aktivierung und Leistung	Persönliche Bedeutung Emotionaler Konflikt Unbewusster Prozess
Kontext	Kultur, Umstände, Beziehungen	Beziehungen in Kultur/Biologie
Entwicklung	Lebenserwartung, Bedeutung von frühen Erfahrungen Individuelle Lebenswege	Früherfahrung Erziehung
Komplexität der Störungsbilder	Frühe präventive Intervention kann Lebenswege verbessern Nicht »immunisieren«	Entwicklungstechnische Orientierung Komplexität

Aktuelle Trends im Gesundheitswesen und der Forschung

Bevor ich einige Aspekte der aktuellen Forschung hervorhebe, die den Hintergrund dieses Buches darstellen, erachte ich es als wichtig, zwei wesentliche Trends bezüglich von Gesundheit und Prävention zu erwähnen. Beide werden angesichts der wissenschaftlichen Fortschritte als transformierend für das Gesundheitswesen erachtet und legen somit einen neuen Schwerpunkt in der Prävention. Sie werden auch einen neuen Kontext bilden, in den wir die Erkenntnisse dieses Buches einbetten.

Der erste dieser Trends ist die *personalisierte Medizin.* Eine komplette Analyse der Genome der individuellen Person wird bald für unter 1000 US-Dollar erhältlich sein. Zusätzlich bietet die personalisierte Medizin individualisierte Behandlungsformen an. Die spezifischen Risiken für bestimmte Störungen aufgrund des spezifischen Genoms eines Menschen für bestimmte Krankheitserreger oder für Nebeneffekte von Medikamenten sind bekannt und können Ärzten ermöglichen, die adaptive Kapazität des jeweiligen Individuums konstruktiv zu nutzen (Collins, 2010). Personalisierte Medizin schließt auch die persönliche Verantwortung für die eigene Gesundheit und persönliche Entscheidungen mit ein (»shared decision-making« vs. »informed consent«, d.h. gemeinsam eine Entscheidung über Behandlungen zu treffen im Gegensatz zu informierter Zustimmung). Dies führt dazu, dass Patienten zunehmend über ihr Gesundheitsverhalten, über Risiken alternativer Behandlungen und Prävention informiert werden können (Wennberg, 2010). Dies impliziert auch eine Unterstützung der Arzt-Patienten-Beziehung sowie spezifische Schulungsmöglichkeiten (Bortz, 2011; Emde, 2012).

Der zweite Trend geht hin zu einer *integrativen Versorgung.* In den USA haben Studien gezeigt, dass in Gegenden mit einer hohen Dichte an Ärzten und Spezialisten die Gesundheitskosten steigen und die Versorgungsqualität abnimmt. Allzu oft werden Befunde einer in Behandlung befindlichen Person nicht an die verantwortlichen Spezialisten kommuniziert. Daher geht der Trend anhand neuer Technologie hin zu einer einzigen elektronischen Krankenakte für jede Person, die Informationen zugänglich macht, sodass der Allgemeinpraktiker, der Spezialist, aber auch der Patient selbst Zugang zu allen Informationen haben. Dies führt zu einem Gesundheitssystem, in dem jeder Patient ein »medical home«, eine medizinische Heimatbasis, besitzt, wo alle spezifischen Informationen zentral dokumentiert werden. Dort gibt es dann auch eine zentrale Bezugsperson für jeden Patienten und die Möglichkeit, auch andere Ärzte zu konsultieren.

Alle diese Entwicklungen bedeuten Möglichkeiten, aber auch Herausforderungen für Psychoanalytiker. Psychoanalyse beschäftigt sich mit der individualisierten Bedeutung von Konflikten, um

Patienten zu einer besseren Adaptation zu verhelfen. Daher werden Möglichkeiten der Konsultation und der Forschung hin zu einer individualisierten Gesundheitsversorgung für die Psychoanalyse relevant sein. So ergeben sich neue Aufgaben, besonders für die Kommunikation mit anderen Ärzten, nicht nur weil der Patient zukünftig über die Schweigepflicht selbst entscheidet und nicht wir, sondern für eine psychoanalytische Kultur, die sich bisher oft von anderen Disziplinen und Praktiken des Gesundheitswesens isoliert hat (Wallerstein, 2007; Kernberg, 2007).

Darüber hinaus erlangen wir durch die aktuelle Forschung ein Bewusstsein für die strategische Bedeutung der frühen Erfahrung für die Gesundheit. Sie führt uns dazu, Prävention während der Elternschaft und der frühen Entwicklung zu betonen. Diese Bedeutung der frühen Lebensjahre entsteht nicht allein durch die Chancen früher Veränderungen (die sich in der Metapher widerspiegelt, in der frühen Zeit existiere eine starke Architektur des Gehirns und ein Fundament der Gesundheit), es gibt weitere Gründe für die momentane Forschungsbegeisterung auf diesem Gebiet. Vielem werden Sie in diesem Buch begegnen. So wird zunehmend anerkannt, welchen enormen Einfluss mütterliches Verhalten und mütterlicher Stress während der Schwangerschaft auf das nachfolgende Kindeswohl ausübt. Daraus ergeben sich Möglichkeiten, Frührisiken zu erkennen und entsprechende Interventionen einzuleiten. Sie beinhalten auch umfangreiche Forschung, die gezeigt hat, dass Belastungen in der frühen Kindheit wichtige Vorläufer von physischen und psychischen Störungen im Erwachsenenalter sind. Zudem gibt es vermehrte Evidenz, dass Entwicklungen kausal von kumulativen Stressdysregulationen beeinflusst werden. Wir sprechen heute von »toxischem Stress« und verweisen damit auf biologische Konsequenzen von Stress und erhöhten Cortisolausschüttungen, die einen Einfluss auf die Gehirnentwicklung ausüben, was wiederum die Entwicklung adaptiver Fähigkeiten beeinträchtigt, wie beispielsweise die Stressphysiologie, die Funktionen des Immunsystems, das Lernen und die Fähigkeit, frühzeitig auf zukünftige Belastungen reagieren zu können (Shonkoff, Garner u. Committee, 2012).

Eine einflussreiche Bevölkerungsstudie, die eine medizinische Lebenslaufperspektive verfolgte, zeigte klare Pfade von frühen Belastungen zu späterem Risikoverhalten, schlechterer Gesundheit und schlechten schulischen Leistungen (Felliti, 2009; Anda et al., 2006). Es ist bemerkenswert, dass dabei das Risikoverhalten innerhalb dieser Entwicklung als die Verarbeitung der frühen Not und des daran anschließenden emotionalen Aufruhrs interpretiert wurde. Ebenso erwähnenswert ist, dass eine frühere Generation der frühkindlichen Interventionsstudien – mit unterprivilegierten Bevölkerungsgruppen der USA als Zielgruppe – zu erheblichen Verbesserungen des späteren Verhaltens, der inneren Haltung und auch zu einer Verbesserung schulischer Leistungen führte (vgl. Zusammenfassungen bei Heckman, 2006). In analoger Weise führte eine nationale, randomisierte Studie der neu organisierten Head Start Intervention in den USA zu vielversprechenden Verbesserungen der Eltern-Kind-Interaktion, dem kindlichem Verhalten und der psychischen Gesundheit bei Eltern und Kindern (Love et al., 2005; Raikes u. Emde, 2006).

Folglich sehen wir, analog zu dem Thema dieses Buches, dass schlechte schulische Leistungen und ein schlechter Gesundheitszustand Ergebnisse von frühkindlicher Not, von kumulativen Stresserfahrungen und daran anschließendem ungesundem Risikoverhalten sind. Um die Aufmerksamkeit auf diese Perspektive der aktuellen Forschung zu lenken, hat die American Academy of Pediatrics ein Positionsstatement und einen wissenschaftlichen Bericht veröffentlicht, die die sogenannte »Biologie von Belastungen« und die frühen Wurzeln des schulischen Misserfolgs und von Erkrankungen der Erwachsenen dokumentieren. Der Bericht fasst auch zusammen, wie viel wir inzwischen über die angeborenen Fähigkeiten wissen und wie sehr das Wachstum des Gehirns von der notwendigen frühen Erfahrung in der Interaktion mit den Eltern abhängt.

Zur Jahrtausendwende veröffentlichte das National Research Council Institute of Medicine in den USA einen Artikel (Shonkoff u. Phillips, 2000), in dem es die Forschungsergebnisse zur frühen Entwicklung mit einem Statement zusammenfasst: »Alle Kinder werden auf Gefühle ausgerichtet und lernwillig geboren.« Beweise für dieses Statement lassen uns nun ergänzen: »Sie bringen eine angeborene Bereitschaft mit, sozial zu sein und sich moralisch zu entwickeln«(Emde, 2011b). Auch andere Wissenschaften haben das Ausmaß erkannt, in dem frühe Erfahrungen die überlebens- und anpassungsnotwendigen genetischen Vorgänge beeinflussen. Zu

den dramatischsten Erkenntnissen auf molekularer Ebene seit der
Entdeckung des menschlichen Genoms zählt die Erkenntnis, wie
entscheidend die Umwelt sich im Hinblick auf die Regulation der
genetischen Ausprägung bezüglich der Gesundheit oder von Störungen erweist. Daher befindet sich die Epigenetik, die erforscht,
wie Gene ausgebildet und durch Umwelteinflüsse reguliert werden,
an der Grenze zum Neuen und Unbekannten der gegenwärtigen
Forschung. Sie birgt das Potenzial, problematische Umwelten für Individuen zu verändern, die als genetisch gefährdet eingestuft werden
können. »Frühe Erfahrungen sind von Bedeutung und fördernde
Beziehungen sind essenziell« ist der zweite zusammenfassende
Grundsatz des erwähnten Artikels (Shonkoff u. Philipps, 2000).
Der zitierte Positionsbericht der American Academy of Pediatrics
stellt die Pädiatrie ins Zentrum der Frühprävention. Die Beiträge
zu diesem Buch regen zu einer wichtigen Frage an: In welchem
Ausmaß können wir auch die Psychoanalyse ins Zentrum rücken –
mitsamt unserem Verständnis der Individuen, der Unterschiede
und der Dynamiken des adaptiven Lebens?

Psychoanalytische Beiträge
zu präventiven Interventionen

Wir sollten uns auf die fruchtbare Geschichte der Psychoanalyse
besinnen: Psychoanalytiker nahmen eine führende Rolle ein bei
der Erkenntnis der Bedeutung der frühen Erfahrungen und der
Notwendigkeit von Präventionen. Sigmund Freud schuf den kon-
zeptuellen Rahmen für die frühe Entwicklung (Freud, 1905/1953,
1926/1959, 1937/1964). Es folgten weitere Pioniere. Erinnern wir uns
an Anna Freuds Beiträge zu Entwicklungslinien und ihre Präventionen mit Kriegswaisen (A. Freud, 1965); an Erik Eriksons psychoanalytische Beiträge zur Bedeutung der Kultur und der psychosozialen Komponenten von Gesundheit im Lebenszyklus (Erikson,
1959); an die Beiträge von René Spitz (1946, 1959) und Margaret
Mahler (Mahler, Pine u. Bergman, 1975) und an Donald Winnicott
(1965) und Selma Fraiberg (Fraiberg, Adelson u. Shapiro, 1975) und
ihre Arbeiten zu Abwehrmechanismen bei Frühpräventionen mit

Eltern und Kleinkindern. Natürlich sollten wir auch die Beiträge John Bowlbys (1988a, 1988b) hervorheben, dem Gründer der Bindungsforschung und die vielen darauf basierenden Präventionsprogramme. Ich erwähne auch Brandt Steele, der gemeinsam mit Henry Kempe einen der gesetzlich einflussreichsten Texte schrieb, der die Anerkennung und den Beginn präventiver Behandlungen bei Kindesmissbrauch und -vernachlässigung einleitete (Kempe, Silverman, Steele, Droegemueller u. Silver, 1971; Steele, 1994). Dies sind nur einige der frühen psychoanalytischen Pioniere, die zur Präventionsarbeit beitrugen, ohne jene aus jüngster Vergangenheit, insbesondere im Bereich der Kinderanalyse, zu erwähnen.

Psychoanalytiker werden ausgebildet, um Bedeutung in der Komplexität zu finden. Die Angewandte Psychoanalyse, die Bedeutung außerhalb der Beratungsräume findet, ist zunehmend gewachsen. Die Beiträge in diesem Buch zeigen, dass es mehr Gelegenheiten für die psychoanalytische Arbeit gibt, nicht nur in der Anwendung wissenschaftlichen Wissens auf die sich entwickelnden Individuen, sondern auch in der Anwendung auf Erziehung, Familienbeziehungen und Interventionsprogramme. Der Leser dieses Buches wird aufregender neuer Forschung begegnen, die ein neues Verständnis für diese Möglichkeiten bietet. Jedoch müssen wir uns in Erinnerung rufen, dass Verstehen allein nicht genügt. In der Präventionswissenschaft entspringt das Lernen dem Handeln. Wir müssen nicht nur Bedeutung in der Komplexität finden, wir müssen sie auch in die Praxis umsetzen. Dies verdichtet sich zu der Aussage: Wenn Sie denken, dass Sie etwas zum Besseren verändern können, und Sie können dies belegen, probieren Sie es aus, evaluieren Sie es und finden Sie einen Weg, darüber öffentlich und fachöffentlich zu informieren.

Übersetzung: Rebecca Tovar und Constanze Rickmeyer

Literatur

American Academy of Pediatrics Policy Statement (2012). Childhood adversity, toxic stress, and the role of the pediatrician: translating developmental science into lifelong health. Pediatrics, 129 (1), 224–231.

Anda, R. F., Felitti, V. J., Bremner, J. D., Walker, J. D, Whitfield, C., Perry, B. D., Dube, S. R., Giles, W. H. (2006). The enduring effects of abuse and related adverse experiences in childhood. A convergence of evidence from neurobiology and epidemiology. European Archives of Psychiatry and Clinical Neuroscience, 256 (3), 174–186.

Beardslee, W. R., Chien, P. L., Bell, C. C. (2011). Prevention of mental disorders, substance abuse and problem behaviors: a developmental perspective. Psychiatric Services, 62 (3), 247–254.

Bortz, W. M. (2011). Next medicine: the science and civics of health. New York: Oxford University Press.

Bowlby, J. (1988a). A secure base. Parent-child attachment and healthy human development. New York: Basic Books.

Bowlby, J. (1988b). Developmental psychiatry comes of age. American Journal of Psychiatry, 145, 1–10.

Collins, F. S. (2010). The Language of Life: DNA and the Revolution in Personalized Medicine. New York: Harper Collins.

Collins, L. M., Murphy, S. A., Bierman, K. L. (2004). A conceptual framework for adaptive preventive interventions. Prevention Science, 5 (1), 185–196.

Connell, J. P., Kubisch, A. C. (1998). Applying a theory of change approach to the evaluation of comprehensive community initiatives: progress, prospects, and problems. New approaches to evaluating community initiatives, 2, 15–44.

Eccles, M. P., Mittman, B. S. (2006). Welcome to implementation science. Implementation Science, 1 (1), 1.

Eddy, J. M., Smith, P., Brown, C. H., Reid, J. B. (2005). A survey of prevention science training: implications for educating the next generation. Prevention Science, 6 (1), 59–71.

Emde, R. N. (2005). A developmental orientation for contemporary psychoanalysis. In G. Gabbard, E. Person, A. Cooper (Eds.), Textbook of psychoanalysis (pp. 117–130). Washington: American Psychiatric.

Emde, R. N. (2011a). Bildung, frühe Moralentwicklung und wechselseitige Relationsprozesse. In K. H. Brisch (Hrsg.), Bindung und frühe Störung der Entwicklung (S. 237–255). Stuttgart: Klett-Cotta.

Emde, R. N. (2011b). Regeneration und Neuanfänge: Perspektiven einer entwicklungsbezogenen Ausrichtung der Psychoanalyse. Psyche – Zeitschrift für Psychoanalyse und ihre Anwendungen, 65, 778–807.

Emde, R. N. (2012). Health and the future of American medicine: opportunities and challenges for psychoanalysis. Journal of the American Psychoanalytic Association, 60 (4), 819–835.

Emde, R. N., Robinson, J. L. (2000). Guiding principles for a theory of early intervention: a developmental-psychoanalytic perspective. In J. P. Shonkoff, S. J. Meisels (Eds.), Handbook of early childhood intervention (pp. 160–178). New York: Cambridge University Press.

Emde, R. N., Spicer, P. (2000). Experience in the midst of variation. New horizons for development and psychopathology. Development and psychopathology, 12 (4), 313–331.

Erikson, E. (1959). Identity and the life cycle. Psychological Issues, Volume I, No. 1. New York: International Universities Press.

Felitti, V. J. (2009). Adverse childhood experiences and adult health. American Academy of Pediatrics, 9 (3), 131–132.

Fraiberg, S., Adelson, E., Shapiro, V. (1975). Ghosts in the nursery: a psychoanalytic approach to the problems of impaired infant-mother relationships. Journal of the American Academy of Child & Adolescent Psychiatry, 14, 387–421.

Freud, A. (1965). Normality and pathology in childhood: Assessments of development. New York: International Universities Press.

Freud, S. (1905/1953). Three essays on the theory of sexuality. Standard Edition, 7 (pp. 125–245). London: Hogarth Press.

Freud, S. (1926/1959). Inhibitions, symptoms, and anxiety. Standard Edition, 20 (pp. 87–172). London: Hogarth Press.

Freud, S. (1937/1964). Analysis terminable and interminable. Standard Edition, 23 (pp. 209–253). London: Hogarth Press.

Greenberg, M. (2004). Current and future challenges in school-based prevention: The researcher perspective. Prevention Science, 5 (1), 5–13.

Heckman, J. J. (2006). Skill formation and the economics of investing in disadvantaged children. Science 312 (5782), 1900–1902.

Israel, B. A., Eng, E., Schultz, A. J., Parker, E. A. (Eds.) (2005). Methods in community-based participatory research for health. San Francisco: Jossey-Bass Publishers.

Kahnemann, D. (2011). Thinking, fast and slow. New York: Farrar, Straus and Giroux.

Kempe, C. H., Silverman, F. N., Steele, B. F., Droegemueller, W., Silver, H. K. (1971). The battered-child syndrome. Journal of the American Medical Association, 181 (1), 17–24.

Kernberg, O. F. (2007). The coming changes in psychoanalytic education: Part II. International Journal of Psychoanalysis, 88, 183–202.

Kessler, R. C., Ormel, J., Petukhova, M., McLaughlin, K. A., Green, J. G., Russo, L. J., Stein, D. J., Zaslavsky, A. M., Aguilar-Gaxiola, S., Alonso, J., Andrade, L., Benjet, C., de Girolamo, G., de Graaf, R., Demyttenaere, K., Fayyad, J., Haro, J. M., Hu Cy, Karam, A., Lee, S., Lepine, J. P., Matchsinger, H., Mihaescu-Pintia, C., Posada-Villa, J., Sagar, R., Ustün, T. B. (2011). Development of lifetime comorbidity in the World Health Organization World Health Surveys. Archives of General Psychiatry, 68, 90–100.

Love, J. M., Kisker, E. E., Ross, C., Raikes, H., Constantine, J., Boller, K., Brooks-Gunn, J., Chazan-Cohen, R., Tarullo, L. B., Brady-Smith, C., Fuligni, A. S., Schochet, P. Z., Paulsell, D., Vogel, C. (2005). The effectiveness of early head start for 3-year-old children and their parents: lessons for policy and programs. Developmental Psychology, 41 (6), 885–901.

Mackenzie, M., Blamey, A. (2005). The practice and the theory lessons from the application of a theories of change approach. Evaluation, 11 (2), 151–168.

Mahler, M. S., Pine, F., Bergman, A. (1975). The psychological birth of the human infant: symbiosis and individuation. New York: Basic Books.

Markman, H. J., Ramey, S. L., Shure, M. B., Long, B. (1993). The science of prevention: a conceptual framework and some directions for a national research program. American Psychologist, 48, 1013–1022.

Marmot, M. G., Bell, R. G. (2011). Improving health: social determinants and personal choice. American Journal of Preventive Medicine, 40, 73–77.

Martineau, T. M., Hollands, G. J., Fletcher, P. C. (2012). Changing human behavior to prevent disease: the importance of targeting automatic processes. Science, 337, 1492–1495.

Mattick, J. S. (2011). The genomic foundation is shifting. Science, 331, 874.

McLaughlin, K. A. (2011). The public health impact of major depression: a call for interdisciplinary prevention efforts. Prevention Science, 12 (4), 361–371.

Meaney, M. J. (2010). Epigenetics and the biological definition of gene x environment interactions. Child Development, 81 (1), 41–79.

Mercy, J. A., Saul, J. (2009). Creating a healthier future through early interventions for children. JAMA, 301 (21), 2262–2264.

Minkler, M., Wallerstein, N. (Eds). (2008). Community-based participatory research for health: from process to outcomes (2nd edition). San Francisco, CA: Jossey-Bass.

Mrazek, P. J., Haggerty, R. J. (Eds.). Reducing risks for mental disorders: frontiers for preventive intervention research. Washington DC: National Academy Press,

Olds, D. L., Sadler, L., Kitzman, H. (2007). Programs for parents of infants and toddlers: recent evidence from randomized trials. Journal of Child Psychology and Psychiatry, 48 (3–4), 355–391.

Raikes, H. H., Emde, R. N. (2006). Early Head Start: A bold new program for low income infants and toddlers. In N. F. Watt, C. Ayoub, R. H. Bradley, J. E. Puma, W. A. LeBeouf (Eds.), The crisis in youth mental health: critical issues and effective programs. Vol. (4) Early intervention programs and policies (pp. 181–206). New York: Praeger Press.

Roth, T. L., Sweatt, J. D. (2011). Annual research review: epigenetic mechanisms and environmental shaping of the brain during sensitive periods of development. Journal of Child Psychology and Psychiatry, 52 (4), 398–408.

Rutter, M. (2011). Research review: child psychiatric diagnosis and classification: concepts, findings, challenges and potential. Journal of Child Psychology and Psychiatry, 52 (6), 647–660.

Sameroff, A. (2010). A unified theory of development: a dialectic integration of nature and nurture, Child Development, 81 (1), 6–22.

Shonkoff, J. P. (2011). Protecting brains, not simply stimulating minds. Science, 333 (6045), 982–983.

Shonkoff, J. P., Garner, A. S., Committee (2012). The lifelong effects of early childhood adversity and toxic stress. Pediatrics, 129 (1), 232–246.

Shonkoff, J. P., Phillips, D. A. (Eds.) (2000). From neurons to neighborhoods: the science of early childhood development. Washington DC: National Academies Press.

Spitz, R. A. (1946). Anaclitic depression. Psychoanalytic study of the child, 2, 313–342.

Spitz, R. A. (1959). A genetic field theory of ego formation. New York: International University Press.

Spoth, R. L., Kavanagh, K. A., Dishion, T. J. (2002). Family-centered preventive intervention science: toward benefits to larger populations of children, youth and families. Prevention Science, 3 (3), 145–152.

Steele, B. F. (1994). Psychoanalysis and the maltreatment of children. Journal of the American Psychoanalytic Association, 42, 1001–1025.

Wallerstein, N. B., Duran, B. (2006). Using community-based participatory research to address health disparities. Health Promotion Practice, 7 (3), 312–323.

Wallerstein, R. S. (2007). The optimal structure for psychoanalytic education today: a feasible proposal. Journal of the American Psychoanalytic Association, 55, 953–984.

Wennberg, J. E. (2010). Tracking medicine: a researcher's quest to understand health care. New York: Oxford University Press.

Winnicott, D. W. (1965). The maturational processes and the facilitating environment. London: Hogarth Press.

Woolf, S. H. (2008). The meaning of translational research and why it matters. JAMA, 299 (2), 211–213.

Massimo Ammaniti, Cristina Trentini,
Francesca Menozzi und Renata Tambelli

Frühe Elternschaft

Studien zur Intersubjektivität bei Müttern und Vätern

Jüngste Entwicklungen aus verschiedenen Bereichen der Forschung
wie der Psychoanalyse, Säuglingsforschung, den kognitiven Neurowissenschaften und der Entwicklungsforschung zeigen die dynamische, intersubjektive Verfasstheit der Persönlichkeit auf, welche
mit dem Begriff des »Selbst-mit-dem-anderen« (»self-with-other«)
(Ammaniti u. Trentini, 2009) beschrieben wird.

Im Zuge der Evolution der menschlichen Gattung passten sich
die menschlichen Mütter, sowohl psychologisch als auch neurobiologisch, an den Geruch und die Geräusche des Säuglings sowie an
seine Ausdrucksweisen und sein Verhalten an. Dadurch können
Mütter unmittelbar erkennen, wann sie eingreifen müssen, um
das unreife und hilflose Kind zu schützen oder zu füttern. Gleichzeitig waren Säuglinge mit erhöhten Fähigkeiten, sich auf andere
einzustellen und diese zu verstehen, aufgrund der besseren Über-
lebenschancen im Rahmen der natürlichen Selektion bevorzugt.
Aus diesem Grund sind menschliche Kinder schon bei ihrer Geburt
sozial und entwickeln die für den Menschen spezifische Fähigkeit,
Absichten anderer zu erkennen und an gemeinschaftlichen Aktivitä-
ten teilzunehmen, die durch geteilte Ziele und Pläne bestimmt sind
(Tomasello, 1999; Tomasello, Carpenter, Call, Behne u. Moll, 2005).

Schon Neugeborene sind in der Lage, Vorgänge zu imitieren,
die sie in einem menschlichen Gesicht gesehen haben (Meltzoff u.
Moore, 1977, 1999). Darin ist eine frühe Form von Intersubjektivität
zu sehen, die auf der Verknüpfung multimodaler Eindrücke von
Form und Zeitzählung basiert. Während das Gehirn und die Psyche
so ausgestattet sind, dass der Mensch dazu befähigt ist, mögliche
Absichten anderer aufgrund ihrer Gesichtsausdrücke oder ihrer
zielgerichteten Handlungen zu verstehen, ist Intersubjektivität der
Hauptprozess, durch den es den Eltern und dem Kind möglich ist,
ihr Empfinden und ihre Gefühle miteinander zu teilen sowie eine

wechselseitige Koordination zu entwickeln (Stern, 1985; Trevarthen, 2005). Die zeitliche Koordination des aufeinander bezogenen Verhaltens zwischen Eltern und Kind, definiert als »Synchronie« (Gordon u. Feldman, 2008), wird fortschreitend internalisiert, wobei durch die wiederholten Interaktionen die Entwicklung des Kindes beeinflusst wird.

Studien zu Mutter-Vater-Kind-Interaktionen haben außerdem gezeigt, dass Kinder in der Lage sind, das wechselseitige Verhalten zwischen den Elternteilen zu erfassen: Die Befunde zu diesem Aspekt verdeutlichen die Rolle der triadischen Koordination bei der Gestaltung der Familiengemeinschaft (Fivaz-Depeursinge u. Corboz-Warnery, 1999; Gordon u. Feldman, 2008).

Die Verbindung zwischen Eltern und Kind entwickelt sich bereits mit Beginn der Schwangerschaft, wenn die Eltern ihre Identität angesichts einer notwendigen Integration des Kindes in ihre Beziehung reorganisieren müssen, wodurch ein intersubjektives Grundgerüst (»intersubjective matrix«) geschaffen wird (Stern, 2004), das die Grundlage für die folgende Entwicklung bildet (Emde, 2007). Im Zuge solcher psychologischen Umgestaltungen kommt es zu tiefgreifenden Veränderungen im Gehirn der Eltern, insbesondere in dem der Mutter, die dem Einsetzen und der Aufrechterhaltung von Erziehungsverhalten zugrunde liegen sowie die Sensitivität für affektive Hinweisreize des Kindes verstärken.

Wir werden uns zunächst auf den Beitrag der Psychoanalyse und der empirischen Säuglingsforschung für die Erforschung von psychologischen Veränderungen der Psyche der Eltern fokussieren, die sich während der Schwangerschaft und der postnatalen Periode vollziehen. Ein besonderes Gewicht wird dabei auf das intrapsychisch-repräsentationale Szenario von Müttern und Vätern gelegt, die in diesem Abschnitt eine Repräsentation von sich selbst und dem Partner beziehungsweise der Partnerin als Eltern sowie von dem zukünftigen Baby entwickeln. Wir werden zeigen, wie sich das Ultraschallbild des Fötus mit den mütterlichen und väterlichen Repräsentationen verweben kann, was den Austausch von bewussten Fantasien bezüglich des Babys zwischen den Elternteilen ermöglicht. Im Rahmen dieser Aspekte der Ko-Elternschaft werden wir ein Messverfahren vorstellen, das auf der Elterninteraktion mit dem Ultraschallbild des Fötus gründet und das die mit dem Übergang zur

Elternschaft verbundenen elterlichen Bindungsprozesse sowie intuitiven Elternverhaltensweisen aktiviert (Papoušek u. Papoušek, 1987).

Anschließend werden wir illustrieren, wie die jüngsten Fortschritte der Forschung einen fruchtbaren Dialog zwischen Psychoanalyse und Neurowissenschaft angeregt haben, der besonders das Forschungsgebiet der Elternschaft beeinflusst hat, in dessen Kontext die Betrachtung der Beziehung zwischen Psyche und Gehirn von besonderer Bedeutung ist. Neurobiologische Untersuchungen haben spezifische »elterliche Gehirnbereiche« identifiziert, die mit Fürsorgeverhalten assoziiert sind und die Aufmerksamkeit und Reaktionsbereitschaft der Eltern für die affektiven Ausdrücke des Kindes anpassen (Kinsley u. Lambert, 2006; Mayes, Swain u. Leckman, 2005; Panksepp, 1998). Wir werden auch zeigen, wie die jüngste Entdeckung der Spiegelneuronen die biologische Grundlage von Intersubjektivität enthüllt hat (Gallese, 2009), womit neue Einsichten in die Mechanismen der mütterlichen Empathie verbunden sind (Lenzi et al., 2009) sowie Erkenntnisse über den Einfluss früher Bindungserfahrungen auf die folgende elterliche Einstellung und ihr Verhalten (Lenzi et al., 2012).

Abschließend werden wir die Möglichkeit diskutieren, die neurowissenschaftlichen Erkenntnisfortschritte für Präventionsprogramme für Risikofamilien nutzbar zu machen, um durch Entwicklung elterlicher Fähigkeiten das Wohl des Kindes zu befördern.

Elterliche Repräsentationen während der Schwangerschaft

Aus psychoanalytischer Sicht wurde mehrfach die Komplexität der Transformationen in der Innenwelt der Mutter betont, die sich während der Schwangerschaft und nach der Geburt des Kindes vollziehen. Mütterliche Repräsentationen des Kindes sind stark durch unbewusste und bewusste Fantasien geprägt und führen zum einen zu einem phantasmatischen und zum anderen zu einem imaginären Baby (Lebovici u. Stoléru, 1983). Speziell das phantasmatische Baby erscheint in den mütterlichen Träumen als Ausdruck ihrer unbewussten Welt, die sich primär von ödipalen Konflikten mit ihren eigenen Eltern ableitet; das imaginäre Baby ist eine bewusste und häufig gemeinsam geschaffene Konstruktion der Eltern, angefangen bei der Wahrnehmung des Kindes und den Wünschen für es. Diese Bilder des Babys, die während der Schwangerschaft präsent sind, treten in Interaktion mit dem Baby nach der Geburt und schaffen eine realistischere Repräsentation von ihm. Während der Schwangerschaft beeinflussen diese Fantasien die Wahrnehmung des Babys, dessen Vitalität durch die fötalen Bewegungen, durch Veränderungen des Körpers der Mutter und durch Ultraschallbilder zum Ausdruck kommt.

Eine zentrale Aufgabe für schwangere Frauen ist die Entwicklung eines Gefühls der Verbindung zu ihrem Kind und gleichzeitig die Anerkennung seines Getrenntseins. Speziell während der Schwangerschaft interpretiert die Mutter die Bewegungen des Fötus als Manifestation einer speziellen Intentionalität und zeigt dadurch, dass sie einen mentalen Raum für das Kind geschaffen hat. Auf diese Weise bereitet sich die Mutter darauf vor, die Sorge für ein hilfloses und unreifes Baby zu übernehmen, das Schutz benötigt: In anderen Worten, sie lernt, »für zwei zu denken« (Ammaniti, 2008).

Folglich wird die mütterliche Identität während der Schwangerschaft durch die Wirkung erheblicher physischer und psychologischer Transformationen sowie tiefgreifender Reorganisationsprozesse erlangt, die durch mentale Repräsentationen des Selbst als Mutter und des zukünftigen, obwohl noch ungeborenen Babys aufrechterhalten werden (Ammaniti, Candelori, Pola u. Tambelli, 1995; Ammaniti u. Tambelli, 2010; Raphael-Leff, 2010; Slade, Cohen, Sadler u. Miller, 2009).

Diese neue elterliche Identität ist aufs Engste mit der Geschichte der Eltern und ihren Kindheitserfahrungen verbunden (Fraiberg, Adelson u. Shapiro, 1975; Manzano, Palacio Espasa u. Zilkha, 1999). Besonders die psychische Neuorganisation, die bei schwangeren Frauen erfolgt – nämlich die Mutterschaftskonstellation (Stern, 1995) –, bedeutet zugleich eine tiefgehende Aufarbeitung der Beziehung zu ihren eigenen Müttern.

Während der Schwangerschaft geht mit den Transformationen der weiblichen Identität und den Neu-Ausarbeitungen der elterlichen mentalen Repräsentationen die Entwicklung des motivationalen Systems der Fürsorge einher: Ein solches System stellt eine

Untermenge der elterlichen Verhaltensweisen dar, die speziell dafür konzipiert sind, Nähe und Trost zu fördern, wenn ein Elternteil bemerkt, dass das Kind in realer oder potenzieller Gefahr ist (George u. Solomon, 1996, 1999).

Es hat sich herausgestellt, dass das Fürsorgeverhalten durch die Fähigkeit der Mutter, das Kind als ein separates Individuum mit spezifischen Bedürfnissen aufzufassen, beeinflusst wird (Ammaniti u. Stern, 1991). Die volle Anerkennung der Individualität des Kindes stellt die Folge einer fortschreitenden Loslösung von dem totalen Identifikationsprozess dar, der für die frühe Periode nach der Geburt typisch ist und den wohlbekannten Zustand anfänglicher mütterlicher Sorge charakterisiert (Winnicott, 1956). Ein solcher Zustand wurde als »Quasi-Krankheit« konzeptualisiert, die eine Mutter erfahren kann und von der sie sich erholen muss, um für das Kind eine Umwelt gewährleisten zu können, die seine physischen und psychologischen Bedürfnisse zu befriedigen vermag. Leckman et al. (2004) haben gezeigt, dass solche Sorgen in den letzten Monaten der Schwangerschaft auftreten und sowohl die Mütter als auch die Väter betreffen (bei diesen allerdings in einem geringeren Ausmaß). Diese Sorgen erhöhen die Fähigkeit der Eltern, die Bedürfnisse des Kindes zu antizipieren, seine Signale zu erlernen und schrittweise einen Sinn für das Kind als Individuum zu entwickeln.

Zusätzlich zu der Verarbeitung der mütterlichen und väterlichen Transformationen sowie Repräsentationen des Babys müssen Eltern während der Schwangerschaft ihre Rollen neu aushandeln und ihre Beziehung im Hinblick auf ein elterliches Zusammenspiel in der Kindeserziehung – die Ko-Elternschaft – bestimmen, indem sie die Triadische Kapazität entwickeln, die definiert ist als »die Kompetenz von Vätern und Müttern, die zukünftige Familienbeziehung zu antizipieren, ohne sich selbst oder ihre/n Partner/in in der Beziehung zum Kind auszuschließen« (von Klitzing, Simoni, Amsler u. Bürgin, 1999, S. 226; Übersetzung ins Deutsche, P. S.). Es ist sinnvoll, zu betonen, dass die Hauptdimensionen der Triadischen Kapazität in der Flexibilität der elterlichen Repräsentationen und der elterlichen Fähigkeit zum Dialog bestehen (von Klitzing u. Bürgin, 2005). Das Austauschen über bewusste Fantasien in Hinsicht auf das Baby, zum Beispiel seine physischen Merkmale oder sein Naturell betreffend, ist ein zentraler Aspekt der Ko-Elternschaft

während der Schwangerschaft, die die Antizipation der Familienbeziehung und die Gestaltung eines intersubjektiven Grundgerüsts
(»intersubjective matrix«, Stern, 2004) ermöglicht, auf dessen Basis
sich das Kind entwickeln wird.

Ultraschalluntersuchungen während der Schwangerschaft und der Übergang zur Elternschaft

Mittlerweile wird die Ultraschalluntersuchung während der
Schwangerschaft in der klinischen Praxis routinemäßig eingesetzt,
was einen starken Einfluss auf die Dynamik der elterlichen Repräsentationen hat: Durch sie müssen Mütter und Väter das fötale Bild
in ihre Repräsentation des Babys während der Schwangerschaft integrieren (Candelori, Pola u. Tambelli, 1991; Missonnier, 1999). In der
Tat haben verschiedene Studien gezeigt, dass Ultraschallbilder während der Schwangerschaft den Austausch von bewussten Fantasien
der werdenden Eltern über das Baby und ihrer elterlichen Identität
anregen und aufrechterhalten (Ekelin, Crang-Svalenius u. Dykes,
2004; Fava Vizziello, Righetti u. Cristiani, 1997; Missonnier, 1999).

Neue Techniken der Pränataldiagnostik leisten einen Beitrag zur
Verbreitung von dreidimensionalen (3-D) und vierdimensionalen
(4-D) Ultraschalluntersuchungen in der klinischen Praxis, was erhebliche Auswirkungen auf die psychologische Dynamik werden-
der Eltern hat (Campbell, 2006). Speziell der 4-D-Ultraschall kann
fötale Bewegungen erfassen und vermittelt somit ein realistischeres
und lebendigeres Bild des Fötus als das statische Bild des 3-D-Ul-
traschalls.

Ultraschalluntersuchungen während der Schwangerschaft ma-
chen die Hauptschritte der Schwangerschaft sichtbar, bieten den
Eltern somit eine Rückversicherung über das Wohlbefinden ihres
Kindes und prägen auf diese Weise die elterlichen Repräsentationen
(Gourand, 1999). Dabei ist es wichtig, zwischen den routinemäßi-
gen Ultraschalluntersuchungen und dem Trend, aus Vergnügen
Ultraschallbilder zu machen, zu unterscheiden. Letzterer geht mit
einer hohen Anzahl von Ultraschallbildern einher, die zu einer
Reduktion oder Verflachung elterlicher Fantasien über das Baby

führen kann. Ultraschallbilder sind heutzutage aber gewöhnlicher Teil der Vorsorge im Rahmen der Schwangerschaft und werdende Eltern sehen das Bild des Fötus vom Beginn seiner Entwicklung an. Außerdem lässt der regelmäßige Ultraschall die wichtigsten Etappen der Schwangerschaft sehen: Zuerst stellt er die Anwesenheit des Embryos durch seinen Herzschlag sicher; dann überprüft er die physische Entwicklung des Fötus und deckt sein Geschlecht auf; schließlich überwacht er das fötale Wachstum vor der Geburt.

Zwischen der 23. und 30. Schwangerschaftswoche lassen sich anhand des 4-D-Ultraschalls die Gesichtszüge des Fötus erkennen (Kurjak et al., 2007) sowie die typische Gestalt eines Babys (Stern, 1977), die einen universellen Auslöser für elterliche Verhaltensweisen bilden. Des Weiteren werden durch den 4-D-Ultraschall fötale Bewegungen sichtbar, die als Ausdruck der Vitalität des Fötus starke Emotionen bei den Eltern auslösen, indem sie Zeugnis der mentalen Aktivität des Kindes ablegen (Piontelli, 2007; Stern, 2010).

Es hat sich gezeigt, dass die Bilder des Fötus und seiner Entwicklung im Zuge der Schwangerschaft unvermeidlich die mütterlichen und väterlichen Repräsentationen beeinflussen, indem sie eine symbolische Wichtigkeit erhalten (Denis, 1999). Des Weiteren könnte sich die Resonanz auf den beobachteten Fötus, die durch den Ultraschall hervorgerufen wird, mit dem phantasmatischen Baby einerseits und dem imaginären andererseits verflechten, das jeweils die individuelle, eheliche und vergangene Geschichte der beiden Partner widerspiegelt (Missonnier, 1999). Diese beiden Arten des Widerhalls setzen sich auch nach der Geburt des Kindes fort, nämlich wenn die Eltern über das Baby und ihre Beziehung zu ihm Fantasien entwickeln.

Der 4-D-Ultraschall ist ein innovatives Werkzeug, mit dem elterliche Dynamiken festgestellt werden können, die sich bereits während der Schwangerschaft entfalten. Außerdem könnte der 4-D-Ultraschall dabei hilfreich sein, elterliche und ko-elterliche Verhaltensweisen in den Blick zu bekommen, von welchen möglicherweise Rückschlüsse auf die späteren Interaktionen zwischen den Eltern und dem Kind nach der Geburt gezogen werden können.

In unserer Sicht auf die hervorgerufenen elterlichen Repräsentationen während der Schwangerschaft wurden wir durch die Befunde der Lausanne-Gruppe angeregt und bestärkt. Im Rahmen des von dieser Gruppe beschriebenen pränatalen »Lausanne-Trilog-Spiels« (Carneiro, Corboz-Warnery u. Fivaz-Depeursinge, 2006) wird eine Babypuppe vorgegeben, um intuitive elterliche Verhaltensweisen (Papoušek u. Papoušek, 1987) zu aktivieren, die sowohl bei Müttern als auch bei Vätern auftreten. Diese Verhaltensweisen spielen nach der Geburt des Kindes eine wichtige Rolle, insofern sie die Fürsorgehaltung der Eltern, Lernfähigkeiten des Kindes und die Eltern-Kind-Beziehung befördern (Fivaz-Depeursinge, Frascarolo u. Corboz-Warnery, 2010). Des Weiteren konnte anhand der direkten Beobachtung ko-elterlicher Beziehungen während der Schwangerschaft und nach der Geburt die Stabilität der Interaktionsmuster zwischen den Eltern und dem Kind über die Zeit hinweg gezeigt werden (Bighin, De Palo u. Simonelli, 2011; Favez et al., 2006).

Die Absicht war es, die ko-elterlichen Interaktionsmuster während des siebten Schwangerschaftsmonats zu untersuchen, die durch das jeweils letzte routinemäßig erstellte 4-D-Ultraschallbild aktiviert werden. In dieser explorativen Studie ist die ökologische Validität zentral: Die Eltern interagieren mit den Bildern ihres eigenen Babys und nicht mit unvertrauten standardisierten Stimuli.

Die Studie ist Teil eines umfangreicheren Projekts, das den Übergang zur Ko-Elternschaft mit einem multimethodischen Ansatz (Kerig u. Lindhal, 2001; Mazzoni u. Tafà, 2007) untersucht, der auf halbstrukturierten Interviews, Instrumenten zu Selbsteinschätzungen und direkten Beobachtungsverfahren basiert. An dem Projekt nahmen achtzehn freiwillige Paare, die ihr erstes Kind erwarteten, teil. Der Mittelwert des Alters der Mütter lag bei 32,2 Jahren, was dem Altersdurchschnitt der italienischen Frauen, die ihr erstes Kind bekommen, entspricht (Italian Ministry of Health, 2011). Das Durchschnittsalter der Väter lag bei 33,1 Jahren.

Die Teilnehmenden wurden in Zusammenarbeit mit zwei Gynäkologen im Rahmen der regelmäßigen 4-D-Ultraschalluntersuchungen zwischen der 24. und 28. Schwangerschaftswoche rekrutiert. Die Paare wurden im Vorhinein über den Ablauf der Studie informiert und gebeten, eine Einverständniserklärung zu unterschreiben.

Alle Väter waren während der Ultraschallmessung anwesend und sahen zusammen mit den Müttern das 4-D-Ultraschallbild. Die Föten waren allesamt gesund und die Gynäkologen wurden beauftragt, während des Ablaufs der bildgebenden Berechnung des

4-D-Ultraschall einige Minuten aufzunehmen, in denen das Gesicht des Fötus klar und deutlich gesehen werden konnte.

Die psychologische Diagnostik – basierend auf der Symptom-Checkliste SCL-90-R (Derogatis, 1977) und der CES-D-Skala (Center for Epidemiologic Studies Depression Scale; Radloff, 1977; italienische Übersetzung von Pierfederici et al., 1982) – konnte sowohl bei den Vätern als auch bei den Müttern keine psychologischen Symptome feststellen.

Um die elterlichen Interaktionen während der Schwangerschaft einzuschätzen, wurde eine modifizierte Version des pränatalen Lausanne-Trilog-Spiels angewendet (Carneiro et al., 2006). Hierzu wurde anstatt der Babypuppe des Originalverfahrens ein kurzes Video des routinemäßig erstellten 4-D-Ultraschalls verwendet (für genauere Details zum Verfahren, s. Ammaniti, Mazzoni u. Menozzi, 2010, 2012).

Die Beobachtungen wurden an der Universitätsabteilung durchgeführt, ungefähr eine Woche nachdem die Mütter der Ultraschallprüfung unterzogen worden waren. Die Eltern saßen in einer triangulierenden Anordnung (Carneiro et al., 2006) zu »dritt« an einem runden Tisch mit einem Computerbildschirm als »Dritten«. Auf dem mit einem Laptop verbundenen Bildschirm wurde ein Videoclip des letzten 4-D-Ultraschalls vorgespielt; zwei Kameras nahmen die Eltern und den Bildschirm auf (s. Abbildung 1).

Die Eltern wurden gebeten, »so mit dem Baby zu reden, als könnten sie es verstehen«; darüber hinaus wurden sie in Übereinstimmung mit dem Lausanne-Paradigma dazu aufgefordert, sich während des Gesprächs so abzuwechseln, dass vier verschiedene trianguläre Konfigurationsschemata in Erscheinung treten konnten: Zuerst spricht ein Elternteil zum Baby während der andere die Position eines Dritten beibehält; danach tauschen die Eltern die Rollen; im dritten Teil sprechen sie gemeinsam zum Baby; im letzten führen sie ein Gespräch miteinander. Die Prozedur dauert circa fünf Minuten; alle Beobachtungen wurden auf Video aufgezeichnet und anschließend kodiert. Auch die Dialoge zwischen den Eltern während des Verfahrens wurden wortwörtlich transkribiert und kodiert.

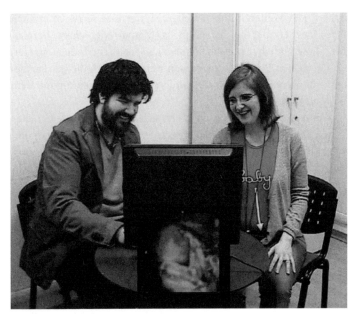

Abbildung 1: Beispiel des vom pränatalen Lausanne-Trilog-Spiel adaptierten Beobachtungssettings: Ein Paar interagiert mit seinem Baby, welches durch den 4-D-Ultraschall sichtbar gemacht wird. Quelle: Ammaniti u. Gallese (im Druck).

Die Ergebnisse zeigten, dass alle Eltern ihr Baby im 4-D-Ultraschall erkannten (im Besonderen seine Bewegungen und die einzelnen Teile seines Körpers). Des Weiteren haben sich sieben von den achtzehn Müttern und elf von den achtzehn Vätern selbst als »Mama« oder »Papa« bezeichnet, während sie mit dem Kind redeten: Dies spricht für die Annahme, dass das 4-D-Ultraschallbild des Fötus Indikatoren elterlicher Identität bei erstmals werdenden Eltern auszulösen vermag. Nichtsdestotrotz ist es wichtig, hervorzuheben, dass solche Verhaltensweisen häufiger bei Vätern als bei Müttern auftraten: Dieser Aspekt scheint ein größeres Bedürfnis der Väter zum Ausdruck zu bringen, ihre elterliche Identität zu bestätigen. Bei Müttern ist dieser Aspekt in einem geringeren Ausmaß ausgeprägt, vielleicht weil sie durch die körperlichen und psychologischen Veränderungen während der Schwangerschaft, die physische Anwesenheit des Fötus und seinen Bewegungen sowie aufgrund des »inneren Dialogs« (Ammaniti, 2008) bereits ihre elterliche Rolle verinnerlicht haben. Des Weiteren haben sieben Mütter und sechs Väter auch ihren Partner oder ihre Partnerin als »Mama« oder »Papa« bezeichnet. Diese Verhaltensweisen könnten als spezifische Indikatoren des ko-elterlichen Prozesses angesehen werden, durch die der Partner oder die Partnerin jeweils den anderen in die Beziehung mit dem Baby aufnimmt.

Weitere interessante Daten lassen sich aus der Analyse der elterlichen Dialoge ziehen: So haben sechst von achtzehn Müttern und zehn von achtzehn Vätern über Ähnlichkeiten zwischen dem Fötus und sich selbst gesprochen; darüber hinaus sprachen zehn von achtzehn Müttern und acht von achtzehn Vätern über die Ähnlichkeiten zwischen dem Fötus und dem Partner oder der Partnerin. Diese Verhaltensweisen könnten einen Indikator des Prozesses darstellen, aufgrund dessen das neugeborene Baby von seinen Eltern erkannt und integriert werden kann. Schließlich nannten neun von achtzehn Müttern und zehn von achtzehn Vätern den Fötus mit seinem Namen, worin sich das Vorhandensein von spezifischen Repräsentationen der Identität des Babys ausdrückt.

Diese Ergebnisse streichen hervor, dass das 4-D-Ultraschallbild des Fötus Prozesse in Gang setzen kann, die im Zusammenhang mit dem Übergang zur Elternschaft stehen, wie beispielsweise die elterliche Identität, die ko-elterliche Beziehung, die Anerkennung des Kindes und seine Einbeziehung in die Familie.

Tabelle 1: Lachen der Mutter und des Vaters während der Interaktion der Eltern mit dem Baby, welches durch den 4-D-Ultraschall sichtbar gemacht wird

Elternteil	Verhalten	Anteile*	T
Mütter (N = 18)	Lachen in Richtung des Bildschirms (Baby)	M = 26.04 SD = 14.43	t (17) = 5.55 p < .001
	Lachen in Richtung des Partners	M = 4.70 SD = 4.81	
Väter (N = 18)	Lachen in Richtung des Bildschirms (Baby)	M = 19.17 SD = 10.96	t (17) = 5.78 p < .001
	Lachen in Richtung der Partnerin	M = 2.53 SD = 3.05	

* Die Anteile beziehen sich auf die gesamte Dauer der Anteile der jeweiligen Verhaltensweisen an der Gesamtdauer der Interaktion und sind in Sekunden angegeben.

Ein zweiter Schritt in der Studie bestand in der Exploration intuitiver elterlicher Verhaltensweisen (Papoušek u. Papoušek, 1987). Hierbei wurden die Verhaltensweisen der Mütter und Väter während des Beobachtungssettings einer mikroanalytischen Analyse unterzogen. Die Ergebnisse zeigen, dass Mütter und Väter das auf dem Bildschirm gezeigte Baby mehr anlächelten als ihren Partner/ihre Partnerin (s. Tabelle 1); außerdem lächelten Mütter ihr Baby mehr an, als es die Väter taten [t (17) = 3.09, p = .007]. Ein weiterer Unterschied zwischen den Eltern bestand darin, dass Väter weniger mit dem Ultraschallbild ihres Babys (M = 11.15, SD = 4.56) sprachen als mit ihrer Partnerin (M = 18.45, SD = 8.67), [t (17) = −3.13, p = .006].

Diese Ergebnisse könnten als Bestätigung der wichtigen Funktion des fötalen 4-D-Ultraschallbildes bei der Entwicklung von Verhaltensweisen betrachtet werden, die die Eltern darauf vorbereiten, mit ihrem Baby nach der Geburt zu interagieren und somit den Intersubjektivitätsprozess in Gang zu setzen.

Speziell diese Tatsachen stehen in Übereinstimmung mit den Studien des pränatalen Lausanne-Trilog-Spiels (Carneiro et al., 2006), die aufdeckten, dass sowohl Mütter als auch Väter dazu in der Lage sind, vor der Geburt des Babys intuitive elterliche Verhaltensweisen (Papoušek u. Papoušek, 1987) zu zeigen.

Außerdem lässt sich an den Differenzen zwischen den Müttern und Vätern beobachten, dass schwangere Frauen über größere Sicherheit im Umgang mit dem werdenden Kind verfügen als die Väter. Folglich könnten diese Verhaltensweisen die Unterschiedlichkeit des mütterlichen und väterlichen Elternwerdungsprozess zum Ausdruck bringen (Stern, 1995; Tambelli, Odorisio u. Ammaniti, 2010).

Schließlich ließen sich bei der mikroanalytischen Analyse der mütterlichen und väterlichen Verhaltensweisen im Rahmen des Beobachtungssettings weitere unerwartete Beobachtungen machen: Einige Mütter (N = 9; 50 %) und Väter (N = 5; 27,8 %) imitierten fötale Bewegungen, während sie den Ultraschall betrachteten; diese Eltern ahmten im Speziellen die Bewegungen nach, die der Fötus mit seinen Händen und Armen, seinem Mund oder seiner Zunge machte. Wir können annehmen, dass die elterliche Imitation der fötalen Bewegungen eine Rolle im Annäherungsprozess zwischen Eltern und Kind spielen kann, indem sie das elterliche Verständnis des Sohnes/der Tochter vereinfacht.

Da die Imitation ermöglicht, durch den sogenannten »wie ich«-Prozess (Meltzoff u. Decety, 2003; Meltzoff, 2007) andere Personen als Handlungsakteure zu erkennen, könnte die elterliche Imitation der fötalen Bewegungen die Wahrnehmung und das Verstehen des Sohnes/der Tochter verbessern und die Integration des Neugeborenen in die Familie befördern. Zudem verdeutlichen die neurobiologischen Korrelate der Imitation, im Besonderen das Spiegelneuronensystem (siehe unten), die physische und sensomotorische Natur der Empathie, welche auf Resonanzmechanismen angewiesen ist, die die emotionalen Erfahrungen des anderen durch eine interne Imitation simulieren (Aglioti u. Avenanti, 2006). Folglich spiegelt die elterliche Imitation der fötalen Bewegungen nicht nur die Ausdrücke des Babys wider, sondern hält auch die elterliche Haltung aufrecht, die Gefühlszustände des Kindes anhand seines äußerlichen Verhaltens abzulesen; dieser Prozess stimuliert im Voraus den Austausch von emotionalen Zuständen zwischen den Eltern und dem Kind, welcher den Mechanismen der affektiven Abstimmung nach der Geburt vorhergeht (Stern, 1985). Diese Überlegungen machen deutlich, dass der Annäherungsprozess in hohem Ausmaß auf körperlichen Prozessen – durch Gestik mit Beginn der Schwangerschaft – basiert. Zusammen mit Fantasien und mentalen Repräsentationen verbessert die Imitation der Gestik des Kindes die Verbindung der Eltern zu ihrem eigenen Kind.

Obwohl diese vorläufigen Daten mit größeren Stichproben weitere Bestätigung finden müssen, zeigen sie bereits, dass die elterliche Interaktion mit dem fötalen 4-D-Ultraschallbild die spezifisch elterlichen Verhaltensweisen aktivieren kann, wie beispielsweise Lachen und Sprechen mit dem Baby. Außerdem erkennen Mütter und Väter den Fötus als ihr eigenes Baby, indem sie auf Ähnlichkeiten zwischen dem Fötus und sich selbst hinweisen. Gleichzeitig imitierten Eltern die Bewegungen ihres Kindes, womit die elterliche Identität der eigenen Person wie auch des Partners/der Partnerin angenommen wird. Die Ausbildung dieser Aspekte liefert den Boden für die Entwicklung intersubjektiver Prozesse nach der Geburt des Kindes.

Neuronale Grundlagen elterlicher Verhaltensweisen

Schon seit dem Anfang seiner Untersuchungen versuchte Freud, ein theoretisches Modell des Bewusstseins und des Gehirns zu entwickeln, welches den reziproken Beziehungen zwischen dem psychologischen und dem neurobiologischen Bereich Rechnung trägt. In seinem »Entwurf der Psychologie« (1895/1950) hob Freud den Wert des Verständnisses biologischer Grundlagen des psychodynamischen Prozesses hervor, obwohl er durch den geringen Kenntnisstand bezüglich der Funktionsweise des Gehirns eingeschränkt war.

Auch in den letzten Dekaden ist das Interesse und die Beschäftigung mit der Interaktion zwischen Bewusstsein und Gehirn präsent in der psychoanalytischen Welt und wurde durch die jüngsten Fortschritte der Neurobiologie in Form von theoretischen Modellen und Untersuchungsinstrumenten, wie die bildgebenden Verfahren der Neurowissenschaften, stimuliert. Aus diesen Gründen kam es in den letzten Jahren zu einer Wiederaufnahme der ursprünglichen Ambitionen des Entwurfs, woraus sich ein dynamischer Dialog zwischen der Psychoanalyse und den Neurowissenschaften ergab, ohne dass die beiden Bereiche voreilig integriert wurden.

Ein interessantes Feld, das einen fruchtbaren Dialog zwischen Psychoanalytikern und Neurobiologen angeregt hat, ist der Kontext der Elternschaft. Dieser Dialog wird hierbei durch die Tatsache vereinfacht, dass sich während der Schwangerschaft nicht nur tiefgreifende psychologische Wandlungen vollziehen, sondern auch Veränderungen – im Besonderen bei der Mutter – im Körper und Gehirn eintreten. Wir sollten uns daran erinnern, dass es eine lange Tradition im psychoanalytischen Denken über die Dynamik der Mutterschaft gibt: angefangen bei Helene Deutsch und Donald Winnicott bis hin zu Daniel Stern und Joan Raphael-Leff, die in jüngster Vergangenheit die interne Welt und Konstellation von Müttern auf überzeugende Weise beschrieben und dabei interessante Überlappungen mit dem Konzept des Fürsorgesystems, das von der Bindungstheorie abgeleitet ist, entdeckt haben.

Die elterlichen mentalen Transformationen während der Schwangerschaft und der postnatalen Periode werden durch gut erforschte physiologische und hormonelle Modifikationen des Körpers sowie durch Veränderungen in der Struktur des Gehirns begleitet, wie in den letzten Jahren gezeigt wurde.

Das Wissen der neurobiologischen Grundlagen elterlicher Verhaltensweisen wurde im Rahmen von Experimenten ausgeweitet, bei denen die funktionale Magnetresonanztomografie (fMRT) zum Einsatz kam und die Gehirnreaktionen der Eltern auf saliente kindliche Hinweisreize untersucht wurden, zu denen das Babyschreien zählen (Kim et al., 2011; Lorberbaum et al., 1999, 2002; Seifritz et al., 2003; Swain et al., 2008) und visuelle Stimuli (Bartels u. Zeki, 2004; Leibenluft, Gobbini, Harrison u. Haxby, 2004; Nitschke et al., 2004; Noriuchi, Kikuchi u. Senoo, 2008; Ranote et al., 2004; Strathearn, Li u. Montague, 2005; Strathearn, Li, Fonagy u. Montague, 2008; Strathearn, Fonagy, Amico u. Montague, 2009; Swain et al., 2006).

Zum jetzigen Zeitpunkt haben sich die meisten neurowissenschaftlichen Studien auf das mütterliche Gehirn fokussiert, während nur wenige Studien gemeinsame elterliche Gehirnreaktionen untersucht haben, indem sie Mütter und Väter gemeinsam gruppierten: Nichtsdestotrotz sprechen bestehende Daten für Übereinstimmungen zwischen den beiden Geschlechtern (Seifritz et al., 2003; Swain et al., 2011 in press). Im Besonderen konnten Seifritz et al. (2003) zeigen, dass Eltern (sowohl Mütter als auch Väter) auf das Weinen des Kindes mit einer höheren Aktivierung in der rechten Amygdala reagierten als beim Lachen des Kindes, während nichtelterliche Reaktionen beim Lachen des Kindes stärker waren als bei Weinen des Kindes. Diese Ergebnisse deuten auf eine mögliche Veränderung in der Funktion der Amygdala im Rahmen der Elternschaft (die mit einer größeren Sensibilität für kindliches Weinen einhergeht, das ein starker Auslöser für Fürsorgeverhalten darstellt) und können als erster Versuch gesehen werden, geschlechtsspezifische und erfahrungsabhängige Aspekte des menschlichen Elternseins bei der Untersuchung der Hirnveränderungen im Zuge der Elternschaft zu berücksichtigen.

Zusammenfassend deuten die Resultate der bildgebenden Hirnforschung an, dass die Reaktionen im Gehirn der Eltern auf affektive Ausdrücke des Kindes durch Netzwerke von Schaltkreisen zwischen dem Hypothalamus, dem Mittelhirn, dem limbischen und paralimbischen System sowie dem Kortex abgestimmt werden (für einen Überblick siehe Swain, 2011). Interessanterweise sind diese

Schaltkreise auch bei anderen Formen leidenschaftlicher Bindung, wie beispielsweise die romantische Liebe, beteiligt (Bartels u. Zeki, 2004). Aus evolutionstheoretischer Sicht teilen die mütterliche und die romantische Liebe ein gemeinsames Ziel, nämlich die Erhaltung der Spezies; die beiden unterschiedlichen Formen der Liebe stellen auf gleiche Weise die Bildung starker Bindungen zwischen den Individuen sicher, welche mit Belohnungserfahrungen einhergehen. Darin kommt die enge Verbindung zwischen dem neuronalen System mit Belohnung und den Bindungsprozessen zum Ausdruck.

Von den bei mütterlichen Verhaltensweisen beteiligten Hirnstrukturen ist vor allem der orbitofrontale Kortex bedeutsam, insofern er die Fähigkeiten der Mutter reguliert, die emotionalen Hinweisreize des Kindes zu entschlüsseln, um auf sie in einfühlsamer Weise eingehen zu können (Nitschke et al., 2004). Kringlebach et al. (2008) zeigten, dass der orbitofrontale Kortex und der rechte fusiforme Gyrus bereits nach 130 Millisekunden auf das Gesicht eines Kindes reagieren und stützen damit diese Betrachtungen, indem sie jene Strukturen als »eine spezifische, neuronale Signatur des elterlichen Instinkts« ausweisen. Folglich gibt es konsistente Resultate, die besagen, dass der orbitofrontale Kortex aktiv an sozio-emotionalen Verhaltensweisen und affektregulierenden Funktionen, welche auf besondere Weise in der Mutter-Kind-Bindung zum Tragen kommen, beteiligt ist (Schore, 2003a, 2003b, 2011).

Weitere Untersuchungen konnten außerdem nachweisen, dass die mediale präoptische Region des Hypothalamus und der Hippocampus eine wichtige Rolle bei mütterlichen Verhaltensweisen spielen: Erstere reguliert die mütterlichen Reaktionen auf Reize des Kindes und letzterer passt Gedächtnis und Lernen an. In einer bahnbrechenden Hirnstruktur-Studie fanden Kim et al. (2010) heraus, dass das angestiegene Volumen der grauen Substanz im mütterlichen Mittelhirn (einschließlich dem Hypothalamus, der Substantia nigra und der Amygdala) mit einer positiven Wahrnehmung des Babys seitens der Mutter einhergeht. Solche Befunde sind von eminenter Wichtigkeit, insofern sie eine Brücke zwischen der neurobiologischen Plastizität und affektiven Repräsentationen schlagen und somit die Komplexität mütterlicher Verhaltensweisen hervorstreichen.

Es ist wichtig, anzumerken, dass sowohl die Strukturen als auch die Funktionen der »mütterlichen Gehirnschaltkreise« durch die hohe Anzahl an Hormonen beeinflusst werden, die während der Schwangerschaft, der Geburt und der Interaktion mit dem Baby ausgeschüttet werden (Mayes et al., 2005; Numan, Rosenblatt u. Kiminsaruk, 1997; Panksepp, 1998; Pedersen u. Prange, 1979). Außerdem haben Untersuchungen gezeigt, dass auch bei Männern beachtliche hormonelle Veränderungen im Gehirn vor der Geburt und in den frühen postpartalen Wochen eintreten, die mit denen der Frauen durchaus Ähnlichkeit besitzen (Berg u. Wynne-Edwards, 2001; Elwood u. Mason, 1994; Fleming, Corter, Stallings u. Steiner, 2002; Gordon, Zagoory-Sharon, Leckman u. Feldman, 2010; Storey, Walsh, Quinton u. Wynne-Edwards, 2000).

Diese hormonellen Veränderungen verstärken in Verbindung mit den emotionalen und kognitiven Reflexionsprozessen während des Übergangs zur Elternschaft die elterliche Sensitivität für affektive Hinweisreize des Kindes und sind gleichermaßen für die Anregung und die Aufrechterhaltung von Fürsorgeverhalten verantwortlich. Unsere Forschungsgruppe hat die Absicht, diesen hormonellen Einfluss in zukünftigen Studien zu berücksichtigen.

Bildgebende Hirnforschung, das Spiegelneuronensystem und die elterliche Empathie

Empathie ist ein zentraler Teil der Mutterschaft, insofern sie den dyadischen, intersubjektiven Austausch vor allem im ersten Lebensjahr des Babys vereinfacht, wenn die Sprache sich noch nicht entwickelt hat. In der Tat basiert bei diesem Entwicklungsstand die mütterliche Responsivität auf der Fähigkeit, die Emotionen des Kindes zu erfassen und widerzuspiegeln, die primär in Gesichtsausdrücken in Erscheinung treten.

Das Konzept der Empathie spielt auch in der neuen Entwicklung der Psychoanalyse eine wichtige Rolle, wie bereits von Heinz Kohut in seiner Psychologie des Selbst betont wird. Nach Kohut (1971) kann der Analytiker oder die Analytikerin mittels der Empathie in die Wahrnehmungswelt des Patienten/der Patientin eintauchen und die Natur dieser Erfahrungen reflektieren. Auf gleiche Weise taucht eine Mutter in die Gefühls- und Wahrnehmungswelt ihres Kindes ein und reflektiert sie, um den mentalen Zustand ihres Kindes zu verstehen.

Die Entdeckung des Spiegelneuronensystems hat eine neurobiologische Erklärung der Empathie geliefert, die wesentlich zum Dialog zwischen Neurowissenschaft und Psychologie beiträgt.

Im Folgenden sollen einige Ergebnisse aus diesem Forschungsbereich kurz skizziert werden, um einen Überblick davon zu bekommen, wie das Spiegelneuronensystem die menschliche Fähigkeit dabei unterstützt, die Emotionen anderer Personen zu verstehen und auf sie zu reagieren. Spiegelneuronen sind eine Klasse von Neuronen, die zuerst im Bereich des ventralen prämotorischen Kortex (Hirnareal F5) bei Affen entdeckt wurden: Der Bereich wies sowohl dann eine Aktivierung auf, wenn der Affe eine zielgerichtete Handbewegung machte, als auch, wenn er einen anderen Affen die gleiche Handlung ausführen sah (Rizzolatti, Fadiga, Gallese u. Fogassi, 1996). In dem Bereich des posterioren parietalen Kortex wurden ebenfalls Neuronen mit ähnlichen Eigenschaften entdeckt (Fogassi et al., 2005).

Des Weiteren wurde die These aufgestellt, dass der funktionale Mechanismus der Spiegelneuronen am Grunde einer direkten Form des Verstehens von Handlungen liegt (Rizzolatti u. Craighero, 2004; Rizzolatti, Fogassi u. Gallese, 2001). Diese Hypothese wurde als erstes von Umiltà et al. bestätigt (2001), die herausfanden, dass eine Teilmenge der F5-Spiegelneuronen auch dann aktiviert war, wenn die finale Komponente der beobachteten Handlung (d. h., die Interaktion zwischen Hand und Objekt, welche im Rahmen der vollständigen Abfolge entscheidend ist für das Auslösen einer Reaktion), versteckt wurde und somit nur durch Rückschlüsse ermittelt werden konnte. In einer anderen Studie zeigten Kohler et al. (2002), dass eine bestimmte Klasse der F5-Spiegelneuronen, nämlich die »audio-visuellen Spiegelneuronen«, nicht nur durch Handlungsausführungen und deren Beobachtung, sondern auch durch die Geräusche, die mit einer solchen Handlung verbunden sind, aktiviert werden können.

In weiteren Untersuchungen wurde die Entdeckung gemacht, dass es im menschlichen Gehirn ein somatotypisch organisiertes Spiegelsystem gibt, das an der Imitation (Buccino et al., 2004a; Iacoboni et al., 1999), der Wahrnehmung kommunikativer Handlungen

(Buccino et al., 2004b) und an der Erfassung von Handlungsabsichten (Iacoboni et al., 2005) beteiligt ist.

Außerdem haben einige Untersuchungen die Bedeutung des Spiegelneuronensystems für die Empathie hervorgehoben, indem es den Individuen ermöglicht, die Emotionen anderer zu teilen (Carr et al., 2003), aber auch Empfindungen, wie Ekel (Wicker et al., 2003), Schmerz (Botvinick et al., 2005; Ebisch et al., 2008; Jackson, Meltzoff u. Decety, 2005; Singer et al., 2004) und Berührung (Blakemore, Bristow, Bird, Frith u. Ward, 2005; Keysers et al., 2004).

Die Fähigkeit des Menschen, sich in andere einzufühlen, seine Empathie, wird durch Simulationsmechanismen reguliert, die als körperlich (»embodied«) betrachtet werden können, insofern sowohl beobachtete als auch selbst ausgeführte Handlungen einerseits sowie beobachtete und selbstdurchlebte Emotionen andererseits jeweils mit Hirnaktivitäten assoziiert sind, die im gleichen neuronalen Bereich kartografiert sind (Gallese, 2005, 2006, 2009; siehe auch seinen Beitrag in diesem Band). Im Rahmen der körperlich basierten Simulation produzieren intrapsychische Repräsentationen der Körperzustände, die mit Handlungen, Emotionen und Empfindungen verbunden sind, »unvermittelte Reaktionen« (»unmediated resonance«) (Goldman u. Sripada, 2005) beim Beobachter, so als ob er oder sie die gleiche Handlung durchführen oder die gleiche Emotion oder Empfindung durchleben würde. In diesem Sinne kann das Spiegelneuronensystem als eines der neurobiologischen Korrelate des intersubjektiven Systems beschrieben werden, insofern es die angeborene (und verkörperte) Motivation repräsentiert, im Kontakt mit den Emotionen anderer zu sein und Anteil an ihrer subjektiven Erfahrung zu nehmen (Emde, 2007).

Aus psychoanalytischer Sicht wird die empathische Fähigkeit, sich an die Stelle einer anderen Person zu versetzen, häufig durch projektive Identifikation erklärt, womit eine intrapsychische und interpersonale Externalisierung hin zur Repräsentation des anderen gemeint ist, die durch die Projektion modifiziert wird. Nichtsdestotrotz wird der mit dem Spiegelneuronensystem verbundene Mechanismus der körperlichen Simulation besser durch das Konzept der sekundären Identifikation erklärt, bei dem nach Sandler, »the boundary between self and object is not lost, but the subject embodies in the self-representations attributes of the object« (Sandler,

1988, S. 10). Aus kleinianischer Sicht könnte dieser Prozess auch als introjektive Identifikation bezeichnet werden.

Bei dem Versuch, die neurobiologischen Korrelate mütterlicher Empathiefähigkeiten zu untersuchen, hat eine Forschergruppe fMRT benutzt, um die Hirnaktivierung bei sechzehn Müttern zu erkunden, während die jeweilige Mutter emotionale Ausdrücke (Freude, Leid, doppeldeutig und neutral) ihres eigenen Kindes oder des Kindes von jemand anderem imitieren oder beobachten beziehungsweise sich in sie hineinfühlen sollte (s. Abbildung 2) (Lenzi et al., 2009).

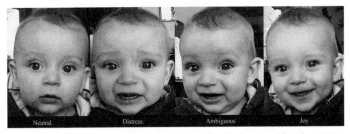

Abbildung 2: Beispiele von Gesichtsausdrücken der Kinder gegenüber ihren Müttern (zu den Auswahlkriterien der Ausdrücke s. Izard, Doughery u. Hembree, 1983; Sullivan u. Lewis, 2003). Quelle: Lenzi et al., 2009

Die Ergebnisse haben gezeigt, dass das Spiegelneuronensystem, die Insula und die Amygdala während emotionaler Ausdrücke aktiver waren und dass dieser Schaltkreis eine noch größere Aktivität aufwies, wenn die Mütter mit ihren eigenen statt anderen Kindern interagierten (s. Abbildung 3).

Außerdem wurde herausgefunden, dass die Reaktion der rechten anterioren Insula positiv korreliert ist mit der Reflexiven Funktion der Mutter, womit die Fähigkeit der Mutter gemeint ist, ihrem Kind mentale Zustände zuzuschreiben, wie Absichten, Motivationen und Gefühle (Fonagy et al., 1995; Fonagy, Gergely u. Jurist, 2001). Diese Fähigkeit wurde erhoben, indem die Skala des Reflexiven Selbst (Reflective Function Scale, Fonagy et al., 1998) in das Erwachsenen-Bindungs-Interview (Adult Attachment Interview = AAI) (Main u. Goldwyn, 1997; Main et al., 2003) integriert wurde.

Es ist wichtig, darauf hinzuweisen, dass funktionale und anatomische Daten (Carr et al., 2003) zeigen, dass die anteriore Insula als »Relais« zwischen Handlungsrepräsentation (vermittelt durch

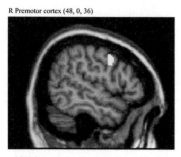 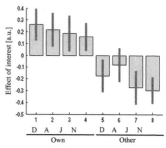

Abbildung 3: Beobachten/Einfühlen: Eigenes Kind > Fremdes Kind. Auf dem Bild ist der rechte ventral prämotorische Kortex zu sehen, der zu den Arealen gehört, die spiegelartige Eigenschaften besitzen und eine höhere Aktivität zeigen, wenn die Mutter ihr eigenes Kind beobachtet im Vergleich dazu, wenn sie ein fremdes Kind betrachtet. [D = Distress; A = Ambiguous; J = Joy; N = Neutral]. Quelle: Lenzi et al., 2009

das Spiegelneuronensystem) und Emotionsverarbeitung (moduliert durch das limbische System) fungiert. Außerdem stellt die anteriore Insula ein Zentrum der viszero-motorischen Integration dar und wird als das primäre kortikale Areal für den interzeptiven Zustand des Körpers gehandelt (Gallese, Keysers u. Rizzolatti, 2004). Die gesteigerte Aktivität in der anterioren Insula bei empathischeren Müttern könnte daher auf eine größere Fähigkeit hindeuten, die Emotionen und Gefühle des Kindes körperlich zu spüren.

Schließlich riefen Ausdrücke der Freude hauptsächlich eine Re-aktion in den limbischen und paralimbischen Bereichen hervor. Im Gegensatz dazu lösten zweideutige Stimuli eine Reaktion in den lin-ken höherstufigen kognitiven und motorischen Arealen aus, worin sich möglicherweise der höhere kognitive Anspruch widerspiegelt, der benötigt wird, um die exakte emotionale Bedeutung dieser Ge-sichtsausdrücke zu entschlüsseln.

Die Ergebnisse dieser Studie stützen die Hypothese, dass das System zwischen Spiegelneuronen, der Insula und dem limbischen Bereich (vor allem in der rechten Hemisphäre) bei Müttern mit einer größeren Fähigkeit, die emotionale Erfahrung ihres Kindes zu erkennen und in ihrem Sinnzusammenhang zu deuten, in einem höheren Ausmaß aktiviert ist. Diese Daten werfen Licht auf ein großes, faszinierendes Mosaik, welches die neuronale Basis des mütterlichen Schaltkreises der Empathie darstellt.

Studien zum Zusammenhang von Hirn und elterlicher Bindung

Nach Ainsworth (1967) ist Bindung mehr als von außen beobachtbares Verhalten, insofern sie als intrapsychisches Phänomen auch mit dem Inneren verflochten ist: »… being built into the nervous system, in the course and as a result of the infant's experience of his transactions with the mother« (Ainsworth, 1967, S. 429). Im Einklang mit dieser Perspektive enthüllt die neurowissenschaftliche Forschung, dass Mutter-Kind-Systeme innerhalb eines übergeordneten Organisationssystems verknüpft sind, das die wechselseitige Regulation von zerebralen, biochemischen und autonomen Prozessen ermöglicht: Durch diese »versteckten« Mechanismen arbeitet das erwachsene Gehirn als ein externes, regulatives Element, das die Entwicklung des kindlichen und unreifen homöostatischen Systems befördert (Hofer, 1990).

Aus neurobiologischer Perspektive wird darauf hingewiesen, dass die sich herausbildenden neuropsychologischen Fähigkeiten des Kindes im Rahmen ursprünglicher, bedeutungsvoller Beziehungen entstehen. Diese ursprünglichen affektiven Erfahrungen werden im impliziten Gedächtnis in der rechten Hemisphäre des Kindes als neuronale Abbildung des frühen emotionalen Austausches gespeichert.

Die rechte Hemisphäre, die als »das emotionale Gehirn« bezeichnet wird, unterliegt vor allem während der ersten achtzehn Monate des Lebens seinem größten Wachstum und spielt eine wichtige Rolle im Laufe der ersten drei Lebensjahre (Chiron et al., 1997; Schore, 2003a, 2003b). Während dieser Periode fungieren die höchsten Zentren der rechten Hemisphäre, im Besonderen der orbitofrontale Kortex – der Kern des Bindungssystems nach Bowlby –, als regulatorisches System, indem sie den Organismus darauf vorbereiten, auf Entwicklungsherausforderungen zu reagieren (Wittling, 1997) und mit belastenden Situationen umzugehen (Cerqueira, Almeida u. Sousa, 2008; Schore, 2000, 2011). Es wurde umfangreich dargelegt, dass die erfahrungsabhängige Reifung der rechten Hemisphäre – besonders des limbischen Systems und der mesofrontalen Regionen – in hohem Ausmaße durch frühe interpersonale affektive Erfahrungen beeinflusst wird (Ammaniti u. Trentini, 2009; Minagawa-Kawai et al., 2009; Schore, 2003a, 2003b, 2011; Siegel, 1999). Rechtsseitige Verbindungen zwischen der Amygdala, dem orbitofrontalen Kortex und dem cingulären Kortex ermöglichen die notwendige Integration zwischen Gefühlen, Handlungsimpulsen und Welterfahrungen, zu denen die inneren Erfahrungen der Individuen genauso gehören wie ihre Handlungen und Emotionen. Die kortikalen Areale auf der rechten Seite enthalten ein nonverbales, affektives Lexikon, welches eine Art Vokabular darstellt, das nonverbale affektive Zeichen – wie beispielsweise Gesichtsausdrücke, stimmliche Tonalität und Prosodie, Gerüche, Pheromone und unwillkürliche Gebärden – während der gesamten Lebensspanne übersetzt (Bowers, Bauer u. Heilman, 1993; Brancucci, Lucci, Mazzatenta u. Tommasi, 2009).

Es ist kein Zufall, dass menschliche Mütter – sowohl rechts- als auch linkshändige – und viele Primaten eine seitenbezogene Ernährungsbegabung aufweisen, die durch die Tendenz beschrieben wird, Neugeborene mit der linken Körperseite zu halten und zu wiegen (Sieratzki u. Woll, 1996) sowie den linken Arm und die linke Hand häufiger als Väter und Nicht-Mütter zu verwenden (Horton, 1995). Solche Prädispositionen ermöglichen es, dass das Kind auf *der* Körperseite gelagert wird, die kontralateral zur rechten Hemisphäre (Manning et al., 1997) gelegen ist, die wiederum zentral für Gesicht, Emotionsverarbeitung und intuitive beruhigende Gebärden ist (Bourne u. Todd, 2004; Sieratzki u. Woll, 1996).

Die Studien von Trevarthen zu Protokonversationen (1979) erklären genau, wie die Entwicklung des Gehirnsystems durch frühen affektiven Austausch beeinflusst werden kann. So scheint während emotionalen Kommunikationsprozessen die sich entwickelnde rechte Hirnhälfte des Kindes daran vorangepasst zu sein, sich mit der rechten Hirnhälfte des Erwachsenen zu verbinden und durch sie reguliert zu werden (Trevarthen, 1990, 1993).

Anhand von Untersuchungen bei Tieren konnte die Relevanz der frühen Bemutterung in Hinsicht darauf, wie der weibliche Nachwuchs sich anschließend um Junge kümmert, belegt werden (Francis, Diorio, Liu u. Meaney, 1999; Harlow, 1963; Levine, 1975; Suomi u. Ripp, 1983).

Beim Menschen scheint das Fürsorgesystem in der späten Adoleszenz und im jungen Erwachsenenalter vollständig ausgereift zu sein, wenn heranwachsende Frauen sich mit Bedachtsamkeit der

Bemutterung jüngerer Geschwister und Kinder widmen und sich selbst als zukünftige Eltern darzustellen beginnen (George u. Solomon, 1996, 1999). Ein solcher Reifeprozess geht aus verschiedensten Transformationen während der Pubertät hervor, ausgelöst durch das Wechselspiel hormoneller und neurobiologischer Veränderungen, von Umweltstimuli und Bindungsmustern (Ammaniti et al., 2000; Grossmann, Grossmann u. Waters, 2005).

Um Bindung bei Personen im Erwachsenenalter zu messen, wird das AAI verwendet (Main u. Goldwyn, 1997; Main et al., 2003), das Individuen hinsichtlich ihrer Bindungseinstellung als sicher-autonom, unsicher-vermeidend oder präokkupiert-verstrickt gebunden klassifiziert. Des Weiteren sind noch zwei weitere Klassifizierungen möglich: nämlich die von unverarbeitetem Objektverlust beziehungsweise Trauma beeinflusste Bindungseinstellung sowie die nicht klassifizierbare Bindungseinstellung. Metaanalytische Studien haben gezeigt, dass sicher-autonome und unsicher-vermeidend gebundene Bindungsmuster in nichtklinischen Populationen am häufigsten vertreten sind (Bakermans-Kranenburg u. van IJzendoorn, 2009).

Sicher-autonome Personen weisen Kindheitserfahrungen auf, die dadurch geprägt waren, dass die Eltern ihnen Schutz boten und in Hinsicht auf ihre Bindungsbedürfnisse emotional verfügbar waren. Sie haben kindgerechte Beziehungen entwickelt und schreiben ihnen einen bedeutsamen Wert für ihre eigene persönliche Geschichte und ihren aktuellen psychischen Zustand zu.

Dagegen sind die Kindheitserfahrungen unsicher-vermeidend gebundener Personen durch Ablehnung ihrer Bindungsbedürfnisse gekennzeichnet. Im Erwachsenenalter erscheinen diese Personen unfähig, ihre Bindungsbeziehungen wertzuschätzen. Als Abwehrmechanismus zeigen sie wenig erkennbare affektive Reaktionen auf ihre Erinnerung an diese frühen schmerzhaften Situationen und vermeiden enge Beziehungen. Sie haben Schwierigkeiten, ihre affektiven Zustände zu regulieren (besonders negative), und zeigen eine erhöhte Reaktivität auf Stress (Feeney u. Kirkpatrick, 1996; Heim u. Nemeroff, 1999; Powers, Pietromonaco, Gunlicks u. Sayer, 2006).

Um zu untersuchen, wie Bindungseinstellungen die Hirnregionen beeinflussen, die an der Emotionsverarbeitung, Empathie und dem Fürsorgesystem beteiligt sind, führten einige von uns (Lenzi

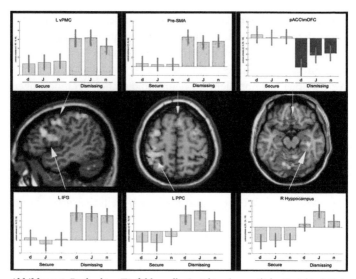

Abbildung 4: Beobachten/Einfühlen: alle Gesichter (vs. restliche Gesichter), Between-group-Effekte. Die Abbildung zeigt die verschiedenen Hirnregionen, die bei sicher-autonomen und unsicher-vermeidenden Personen unterschiedlich aktiviert sind. [Regionen, welche während des Einfühlens bei unsicher-vermeidend gebundenen Personen eine signifikant höhere Aktivierung aufweisen als bei sicher-autonomen: L vPMC = linker ventraler prämotorischer Kortex; pre-SMA = prä-supplementär-motorische Rinde; L IFG = linker inferiorer frontaler Gyrus; L PPC = linker posteriorer parietaler Kortex; R Hippocampus = rechter Hippocampus. Hirnregion, die bei unsicher-vermeidend gebundenen Personen mehr deaktiviert ist als bei sicher-autonomen: pACC/mOFC = pregnualer anteriorer cingulärer Kortex und medialer orbitofrontaler Kortex; [d = Distress; J = Joy; n = Neutral]. Quelle: Lenzi et al., 2012

et al., 2012) eine Studie zur Hirnaktivität von nichtschwangeren, erwachsenen Frauen mit sicher-autonomem (N = 11) und unsicher-vermeidend gebundenem (N = 12) Beziehungsstil durch (klassifiziert mittels des AAI) (Main u. Goldwyn, 1997; Main et al., 2003).

Die Frauen wurden fMRT-Untersuchungen unterzogen, während sie die Gesichtsausdrücke (Freude, Leid und neutral) von ihnen unbekannten, noch nicht sprechenden Kindern entweder imitierten oder beobachteten/sich in sie hineinfühlten.

Bei unsicher-vermeidenden Personen ließ sich eine erhöhte Aktivität in den Hirnregionen der Motorik und des Spiegelneuronensystems sowie auch im limbischen Bereich beobachten, während

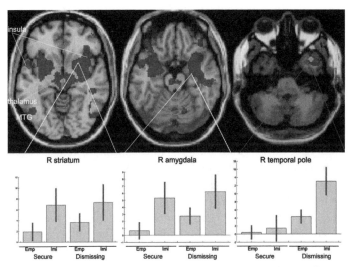

Abbildung 5: Beobachten/Einfühlen und Imitation von emotionalen Gesichtsausdrücken. Die Abbildung zeigt die Gebiete, welche bei beiden Gruppen während des Einfühlens in und der Imitation von emotionalen Gesichtern gleichermaßen aktiviert sind (rechtes Striatum und rechte Amygdala), sowie den Bereich, welcher bei unsicher-vermeidend gebundenen Frauen stärker aktiviert ist als bei sicher-autonomen (Spitze des rechten Temporallappens), jeweils mit entsprechendem Säulendiagramm. Quelle: Lenzi et al., 2012

bei ihnen der mediale orbitofrontale Kortex (der Kern des Bindungssystems) und der perigenuale anteriore cinguläre Kortex (der aufgrund seiner Verbindungen mit der Amygdala entscheidend für die Emotionsverarbeitung ist) deaktiviert waren (s. Abbildung 4).

Bei emotionalen Gesichtern wurde bei unsicher-vermeidend gebundenen Frauen eine erhöhte Aktivität im Bereich der Spitze des rechten Temporallappens beobachtet (s. Abbildung 5). Es ist wichtig, darauf hinzuweisen, dass die Neuronen in diesem Bereich im Rahmen von autobiografischen Gedächtnisabrufen reaktiviert werden (Greenberg et al., 2005; Piefke et al., 2003).

Diese Ergebnisse, die zunächst widersprüchlich erscheinen, umreißen vielmehr ein auf zwei Ebenen gelagertes System bei unsicher-vermeidend gebundenen Personen, das vollkommen im Einklang mit jener psychologischen Theorie steht, nach welcher distanzierte Bindung durch mehrere (nämlich miteinander konfligierende, inkompatible) aktive Modelle geprägt ist, die auf zwei verschiedenen

Funktionsebenen agieren. Die implizite Ebene ist durch unbewusste und mangelhaft regulierte Reaktionen der Person auf persönliche affektive Erfahrung gekennzeichnet, ausgelöst durch die Reaktivierung von Kindheitserinnerungen an erlebte Ablehnungen der eigenen Bindungsbedürfnisse durch die Eltern. Die explizite Ebene, die bewusst und von außen beobachtbar ist, ist durch die Vermeidung von Bindung und emotionaler Beteiligung charakterisiert, mit dem Ziel, die affektive Dysregulation durch Abwehrmechanismen in Form eines Rückzugs aus affektiven Interaktionen zu kompensieren, die wichtig für das Selbst sind (Main, 1991).

Diese Studie liefert einen neurobiologischen Nachweis der kohärenten Strategie bei unsicher-vermeidend gebundenen Personen, die dazu dient, ein »falsches Gefühl von Sicherheit« aufrechtzuerhalten, indem affektive Komponenten in der Erfahrung mit anderen, die eine Quelle für Angst sein könnten, vermieden werden.

Schlussfolgerungen und Implikationen für präventive Interventionen

Die Vielzahl an Studienergebnissen zeigen im Allgemeinen, dass sich während des Übergangs zur Elternschaft miteinander verknüpfte psychologische Umgestaltungen und Hirnveränderungen ergeben, die sowohl die Mütter als auch die Väter dabei unterstützen, eine anpassungsfähige intersubjektive Matrix (»intersubjective matrix«) zu schaffen, in der sich das Kind entwickeln kann (Emde, 2007). Solche Transformationen sind mit der Entwicklung elterlicher Verhaltensweisen verbunden, deren Vorläufer bereits während der Schwangerschaft beobachtet werden können, wie beispielsweise anhand der elterlichen Neigung, das Baby im 4-D-Ultraschall beim Namen zu nennen und seine Bewegungen zu imitieren (Ammanitit et al., 2010).

Nach der Geburt kommt es durch liebevollen Kontakt mit den Eltern zu einer Aktivierung der kindlichen limbischen und mesofrontalen Regionen, die in den Jahren nach der Geburt einem steten Wandlungsprozess unterliegen. Dieser setzt mit einer ersten Reifungsphase ein, die sich im Besonderen im Bereich der rechten Hemisphäre vollzieht (Schore, 2003a, 2003b, 2011). Aufgrund dieser dynamischen Einflüsse kann das elterliche Verhalten Auswirkungen auf die spätere elterliche Haltung der erwachsenen Kinder haben, indem es auf all diejenigen Hirnregionen einwirkt, die am Fürsorgesystem, der Bindung und der Empathie beteiligt sind (Lenzi et al., 2012).

Empathie stellt eine umfangreiche Struktur für intersubjektiven Austausch zur Verfügung, indem sie dem Einzelnen ermöglicht, eine bedeutungsvolle Beziehung mit den Emotionen des anderen zu unterhalten. Solche Kompetenzen werden durch individuelle affektive Regulationsstrategien moduliert, die sich je nach den verschiedenen Bindungseinstellungen unterscheiden (Mikulincer, Shaver, Gillath u. Nitzberg, 2005; Thompson u. Gullone, 2008). Die Entdeckung des Spiegelneuronensystems macht in der Abbildung auf geteilten neuronalen Schaltkreisen die körperliche Basis von Intersubjektivität erkennbar und erweitert somit ihr Konstrukt (Gallese, 2009). Die Forschung fängt gerade erst an, die Bedeutung solcher Mechanismen im Rahmen der Mutter-Kind-Beziehung zu untersuchen, und liefert aber bereits jetzt faszinierende Einsichten in die weitreichenden Faktoren, die für die Responsivität der Mutter eine Rolle spielen (Lenzi et al., 2009).

Nichtsdestotrotz sind weitere Studien erforderlich, um die Beziehungen zwischen psychologischen, biochemischen und neurobiologischen Aspekten des Elternseins (sowohl das der Mütter als auch das der Väter) zu untersuchen. Insbesondere bei klinischen Populationen ist dies von eminenter Relevanz, insofern psychopathologische und umweltbezogene Risikofaktoren die Qualität der Elternschaft beeinträchtigen (Ammaniti, Tambelli u. Odorisio, 2013) und somit die Kinder schon mit Beginn ihres Lebens der Gefahr möglicher psychopathologischer Entwicklungen aussetzen (Speranza, Ammaniti u. Trentini, 2006). Nach den Prinzipien der translationalen Forschung könnten die Ergebnisse laborbasierter Studien möglicherweise in der klinischen Praxis bei Risikopopulationen eingesetzt werden und damit neue Ansätze für die Einschätzung von Profilen der elterlichen psychischen Gesundheit und Resilienz liefern, die in effizienter Weise im Feld der Frühinterventionsprogramme Einsatz finden könnten.

Unter den präventiven Interventionsprogrammen, die Eltern mit risikoreichen Bedingungen in ihrem Elternsein fördern sol len, stellen Hausbesuche einen bedeutsamen Ansatz dar, um den Missbrauch und die Vernachlässigung von Kindern zu reduzieren sowie das Risiko früher psychopathologischer Auswirkungen zu verringern (Olds et al., 1999). Dies soll durch die Ermöglichung positiver Beziehungserfahrungen innerhalb der Familie erreicht werden (Heinicke et al., 1999). Eine häufige Maßnahme stellt hierzu die Stärkung der Fähigkeit der Eltern dar, die psychischen Zustände des Kindes zu erkennen und darauf in reflektierter Weise zu reagieren (Fonagy, 1998; Slade, 2002, 2006). In Hinsicht auf diese Aspekte führten einige von uns (Ammaniti et al., 2006) eine Interventionsstudie durch und fanden heraus, dass sich Hausbesuche während des ersten Lebensjahres des Kindes positiv auf die ursprünglichen Mutter-Kind-Interaktionen auswirken können. Indem sie intrusives Verhalten der Mutter im Rahmen des Beziehungsgeschehens verringern, verbessern sie das Einfühlungsvermögen der Mutter und die dyadische Kooperation.

Die Daten, die sich aus der Integration der Psychoanalyse, der empirischen Säuglingsforschung, der kognitiven Neurowissenschaft und der Entwicklungspsychologie speisen, verdeutlichen den Einfluss der perinatalen Periode auf kindliche Entwicklungsbahnen. Es ist wichtig, zu beachten, dass Familien gerade in dieser speziellen Phase des Lebens mit dem öffentlichen Gesundheitsdienst in Kontakt kommen und viele Experten treffen, die die frühen Anzeichen von Risikofaktoren des Elternseins erkennen können. Aus diesem Grund scheint die perinatale Periode im Besonderen dafür geeignet zu sein, um präventive Interventionen zu planen und durchzuführen, die zu einer Verbesserung der in Entwicklung befindlichen Befähigung zur Elternschaft und des Wohlbefindens des Kindes beitragen.

Übersetzung: Phillipp Schmidt

Literatur

Aglioti, S. M., Avenanti, A. (2006). Risonanze e imitazioni. Mente u. Cervello, 23, 4–11.

Ainsworth, M. D. S. (1967). Infancy in Uganda: infant care and the growth of love. Baltimore: Johns Hopkins University Press.

Ammaniti, M. (2008). Pensare per due. Nella mente delle madri. Bari: Laterza.

Ammaniti, M., Candelori, C., Pola, M., Tambelli, R. (1995). Maternità e gravidanza. Studio delle rappresentazioni materne. Milano: Raffaello Cortina Editore. French Translation: Maternité et grossesse. Paris: Presses Universitaires de France, 1999.

Ammaniti, M., Gallese, V. (in press). The birth of intersubjectivity. New York: Norton.

Ammaniti, M., Mazzoni, S., Menozzi, F. (2010). Ecografia in gravidanza: studio della co-genitorialità. Infanzia e Adolescenza, 3, 151–157.

Ammaniti, M., Mazzoni, S., Menozzi, F. (2012). Eco-LTP. Ecografia ostetrica e alleanze cogenitoriali. In A. Simonelli, M. Bighin, F. De Palo (Eds.), Il Lausanne Trilogue Play. Modelli di ricerca e di intervento (pp. 105–120). Milano: Raffaello Cortina Editore.

Ammaniti, M., Speranza, A. M., Tambelli, R., Muscetta S., Lucarelli, L., Vismara, L., Odorisio, F., Cimino, S. (2006). A prevention and promotion intervention program in the field of mother-infant relationship. Infant Mental Health Journal, 21 (1), 70–90.

Ammaniti, M., Stern, D. N. (Eds.) (1991). Rappresentazioni e narrazioni. Roma: Laterza. (English Translation: Psychoanalysis and development. Representation and narratives. New York: New York University Press, 1994)

Ammaniti, M., Tambelli, R. (2010). Prenatal self-report questionnaires, scales and interviews. In S. Tyano, M. Keren, H. Herman, J. Cox (Eds.), Parenthood and mental health: a bridge between infant and adult psychiatry (pp. 109–120). Chichester, West Sussex, UK: Wiley-Blackwell.

Ammaniti, M., Tambelli, R., Odorisio, F. (2013). Exploration of maternal representations during pregnancy in normal and risk samples: the use of the interview of maternal representations during pregnancy. Infant Mental Health Journal, 34 (1), 1–10.

Ammaniti, M., Trentini, C. (2009). How new knowledge about parenting reveals the neurobiological implications of intersubjectivity: a conceptual synthesis of recent research. Psychoanalytic Dialogues, 19, 537–555.

Ammaniti, M., van IJzendoorn, M. H., Speranza, A. M., Tambelli, R. (2000). Internal working models of attachment during late childhood and early adolescence: an exploration of stability and change. Attachment and Human Development, 2, 328–346.

Bakermans-Kranenburg, M. J., van IJzendoorn, M. H. (2009). The first 10,000 Adult attachment interviews: distributions of adult attachment representations in clinical and non-clinical groups. Attachment and Human Development, 11, 223–263.

Bartels, A., Zeki, S. (2004). The neural correlates of maternal and romantic love. NeuroImage, 21, 1155–1166.

Berg, S. J., Wynne-Edwards, K. E. (2001). Changes in testosterone, cortisol, and estradiol levels in men becoming fathers. Mayo Clinic Proceedings, 76, 582–592.

Bighin, M., De Palo, F., Simonelli, A. (2011). Lo sviluppo delle interazioni madre-padre-bambino dalla gravidanza al nono mese attraverso il Lausanne Trilogue Play: una replicazione in ambito italiano. Infanzia e Adolescenza, 3, 137–153.

Blakemore, S. Jr., Bristow, D., Bird, G., Frith, C., Ward, J. (2005). Somatosensory activations during the observation of touch and a case of vision–touch synaesthesia. Brain, 128, 1571–1583.

Botvinick, M., Jha, A. P., Bylsma, L. M., Fabian, S. A., Solomon, P. E., Prkachin, K. M. (2005). Viewing facial expressions of pain engages cortical areas involved in the direct experience of pain. NeuroImage, 25, 315–319.

Bourne, V. J., Todd, B. K. (2004). When left means right: an explanation of the left cradling bias in terms of right hemisphere specializations. Developmental Science, 7 (1), 19–24.

Bowers, D., Bauer, R. M., Heilman, K. M. (1993). The nonverbal affect lexicon: Theoretical perspectives from neuropsychological studies of affect perception. Neuropsychology, 7, 433–444.

Brancucci, A., Lucci, G., Mazzatenta, A., Tommasi, L. (2009). Asymmetries of the human social brain in the visual, auditory and chemical modalities. Philosophical Transactions of the Royal Society of London Biological Sciences, 364, 895–914.

Buccino, G., Lui, F., Canessa, N., Patteri, I., Lagravinese, G., Benuzzi, F., Porro C. A., Rizzolatti G. (2004a). Neural circuits involved in the recognition of actions performed by nonconspecifics: an fMRI study. Journal of Cognitive Neuroscience, 16, 114–126.

Buccino, G., Vogt, S., Ritzl, A., Fink, G. R., Zilles, K., Freund, H. Jr., Rizzolatti, G. (2004b). Neural circuits underlying imitation learning of hand actions: An event-related fMRI study. Neuron, 42, 323–334.

Campbell, S. (2006). 4D and prenatal bonding: still more questions than answers. Ultrasound Obstetrics and Gynecology, 27, 243–244.

Candelori, C., Pola, M., Tambelli, R. (1991). Considerazioni sul bambino immaginario e bambino ecografico in gravidanza. Psichiatria dell'Infanzia e dell'Adolescenza, 58, 261–271.

Carneiro, A., Corboz-Warnery, A., Fivaz-Depeursinge, E. (2006). The Prenatal Lausanne Trilogue Play: a new observational assessment tool of the prenatal co-parenting alliance. Infant Mental Health Journal, 27 (2), 207–228.

Carr, L., Iacoboni, M., Dubeau, M. C., Mazziotta, J. C., Lenzi, G. L. (2003). Neural mechanisms of empathy in humans: a relay from neural systems for imitation to limbic areas. Proceedings of the National Academy of Science USA, 100, 5497–5502.

Cerqueira, J. J., Almeida, O. F. X., Sousa, N. (2008). The stressed prefrontal cortex. Left? Right! Brain, Behavior, and Immunity, 22, 630–638.

Chiron, C., Jambaque, I., Nabbout, R., Lounes, R., Syrota, A., Dulac, O. (1997). The right brain hemisphere is dominant in human infants. Brain, 120, 1057–1065.

Denis, P. (1999). Impact de l'image en échographie et rôle de l'échographiste. In M. Soulé (Ed.), Ecoute voir … L'échographie de la grossesse. Les enjoeux de la relation (pp. 63–87). Ramonville-Saint-Agne, France: Éditions Érès.

Derogatis, L. R. (1977). SCL-90-R: Administration, Scoring and Procedures Manual. Baltimore, MD: Clinical Psychometrics Research.

Ebish, S. J. H., Perrucci, M. G., Ferretti, A., Del Gratta, C., Romani, G. L., Gallese, V. (2008). The sense of touch: embodied simulation in a visuo-tactile mirroring mechanism for the sight of any touch. Journal of Cognitive Neuroscience, 20, 1611–1623.

Ekelin, M., Crang-Svalenius, E., Dykes, A. K. (2004). A qualitative study of mothers' and fathers' experiences of routine ultrasound examination in Sweden. Midwifery, 20, 335–344.

Elwood, R. W., Mason, C. (1994). The couvade and the onset of paternal care: a biological perspective. Ethology and Sociobiology, 15, 145–156.

Emde, R. N. (2007). Embodiment and our immersion with others: Commentary on Fonagy and Target. Journal of the American Psychoanalytic Association, 55, 485–492.

Fava Vizziello, G., Righetti, P. L., Cristiani, F. M. (1997). Prima filii imago: tra il bambino immaginario e il bambino figurato: il vissuto materno della prima ecografia di gravidanza. In P. L. Righetti (Ed.), Elementi di psicologia prenatale (pp. 76–77). Roma: Edizioni Magi, 2003.

Favez, N., Frascarolo, F., Carneiro, C., Montfort, V., Corboz-Warnery, A., Fivaz-Depeursinge, E. (2006). The development of the family alliance from pregnancy to toddlerhood and children outcomes at 18 months. Infant and Child Development, 15, 59–73.

Feeney, B. C., Kirkpatrick, L. A. (1996). Effects of adult attachment and presence of romantic partners on physiological responses to stress. Journal of Personality and Social Psychology, 70, 255–70.

Fivaz-Depeursinge, E., Corboz-Warnery, A. (1999). The primary triangle: a developmental systems view of mothers, fathers and infants. New York: Basic Books.

Fivaz-Depeursinge, E., Frascarolo, F., Corboz-Warnery, A. (2010). Observational tool: the prenatal Lausanne Trilogue Play. In S. Tyano, M. Keren, H. Herrman, J. Cox (Eds.), Parenthood and mental health: a bridge between infant and adult psychiatry (pp. 121–127). Chichester, West Sussex, UK: Wiley-Blackwell.

Fleming, A. S., Corter, C., Stallings, J., Steiner, M. (2002). Testosterone and prolactin are associated with emotional responses to infant cries in new fathers. Hormones and Behavior, 42, 399–413.

Fogassi, L., Ferrari, P. F., Gesierich, B., Rozzi, S., Chersi, F., Rizzolatti, G. (2005). Parietal lobe: from action organization to intention understanding. Science, 302, 662–667.

Fonagy, P. (1998). Prevention, the appropriate target of infant psychotherapy. Infant Mental Health Journal, 19 (2), 124–150.

Fonagy, P., Gergely, G., Jurist, E. L. (2001). Affect regulation, mentalization, and the development of the self. New York: Other Press.

Fonagy, P., Steele, M., Steele, H., Leigh, T., Kennedy, R., Mattoon, G., Target, M.

(1995). Attachment, the reflective self, and borderline states: The predictive specificity of the adult attachment interview and pathological emotional development. In S. Goldberg, R. Muir, J. Kerr (Eds.), Attachment theory: social, developmental and clinical perspectives (pp. 233–278). Hillsdale, NJ: The Analytic Press.

Fonagy, P., Steele, M., Steele, H., Target, M. (1998). Reflective-Functioning Manual. Version 4.1 For Application to Adult Attachment Interviews. London: University College London.

Fraiberg, S., Adelson, E., Shapiro, V. (1975). Ghosts in the nursery: a psychoanalytic approach to the problems of impaired infant-mother relationship. Journal of the American Academy of Child and Adolescent Psychiatry, 14, 387–421.

Francis, D. D., Diorio, J., Liu, D., Meaney, M. J. (1999). Non-genomic transmission across generations of maternal behavior and stress responses in the rat. Science, 286, 1155–1158.

Freud, S. (1895/1950). Entwurf einer Psychologie. Gesammelte Werke, Nachtragsband (S. 387–477). Frankfurt a. M.: S. Fischer.

Gallese, V. (2005). Embodied simulation: from neurons to phenomenal experience. Phenomenology and the Cognitive Sciences, 4, 23–48.

Gallese, V. (2006). Intentional attunement: A neurophysiological perspective on social cognition and its disruption in autism. Cognitive Brain Research, 1079, 15–24.

Gallese, V. (2009). Mirror neurons, embodied simulation, and the neural basis of social identification. Psychoanalytic Dialogues, 19, 519–536.

Gallese, V., Keysers, C., Rizzolatti, G. (2004). A unifying view of the basis of social cognition. Trends in Cognitive Sciences, 8, 396–403.

George, C., Solomon, J. (1996). Representational models of relationships: Links between caregiving and attachment. Infant Mental Health Journal, 7, 198–216.

George, C., Solomon, J. (1999). Attachment and caregiving: the caregiving behavioral system. In J. Cassidy, P. R. Shaver (Eds.), Handbook of attachment theory, research, and clinical applications (pp. 649–670). New York: The Guilford Press.

Goldman, A. I., Sripada, C. S. (2005). Simulationist models of face-based emotion recognition. Cognition, 94 (3), 193–213.

Gordon, I., Feldman, R. (2008). Synchrony in the triad: a microlevel process model of coparenting and parent-child interactions. Family Process, 47 (4), 465–479.

Gordon, I., Zagoory-Sharon, O., Leckman, J. F., Feldman, R. (2010). Oxytocin and the development of parenting in humans. Biological Psychiatry, 68 (4), 377–382.

Gourand, L. (1999). Les aspect psychologiques des échographies de la grossesse vus par un obstetrician qui pratique l'échographie en maternité. In M. Soulé (Ed.), Ecoute voir … l'échographie de la grossesse. Les enjoeux de la relation. (pp. 27–61). Ramonville-Saint-Agne, France: Editions Erès.

Greenberg, D. L., Rice, H. J., Cooper, J. J., Cabeza, R., Rubin, D. C., Labar, K. S. (2005). Co-activation of the amygdala, hippocampus and inferior frontal gyrus during autobiographical memory retrieval. Neuropsychologia, 43, 659–674.

Grossmann, K. E., Grossmann, K., Waters, E. (2005). Attachment from infancy to adulthood: the major longitudinal studies. New York: The Guilford Press.

Harlow, H. F. (1963). The maternal affectional system of rhesus monkeys. In H. L. Rheingold (Ed.), Maternal behavior in mammals (pp. 254–281). New York: Wiley.

Heim, C., Nemeroff, C. B. (1999). The impact of early adverse experiences on brain systems involved in the pathophysiology of anxiety and affective disorders. Biological Psychiatry, 46, 1509–1522.

Heinicke, C. M., Ruth, G., Recchia, S. L., Guthrie, D., Rodning, C., Fineman, N. R. (1999). Relationship-based intervention with at-risk mothers: outcome in the first year of life. Infant Mental Health Journal, 20, 349–374.

Hofer, M. A. (1990). Early symbiotic processes: hard evidence from a soft place. In A. Glick, S. Bone (Eds.), Pleasure beyond the pleasure principle (pp. 55–78). New Haven, CT: Yale University Press.

Horton, P. C. (1995). The comforting substrate and the right brain. Bulletin of the Menninger Clinic, 59, 480–486.

Iacoboni, M., Molnar-Szakacs, I., Gallese, V., Buccino, G., Mazziotta, J., Rizzolatti, G. (2005). Grasping the intentions of others with one's owns mirror neuron system. PLOS Biology, 3, 529–535.

Iacoboni, M., Woods, R. P., Brass, M., Bekkering, H., Mazziotta, J. C., Rizzolatti, G. (1999). Cortical mechanisms of human imitation. Science, 286, 2526–2528.

Italian Ministry of Health (2011). Biannual Report on Country's Health 2009–2010. Zugriff am 06.05.2013 unter: http://www.rssp.salute.gov.it/rssp/documenti/RSSP_2009_2010.pdf, p. 160.

Izard, C. E., Doughery, L. M., Hembree, E. A. (1983). A system for identifying affect expressions by holistic judgements (Affex-Revised Edition). Newark: University of Delaware.

Jackson, P. L., Meltzoff, A. N., Decety, J. (2005). How do we perceive the pain of others: a window into the neural processes involved in empathy. NeuroImage, 24, 771–779.

Kerig, P. K., Lindhal, K. M. (2001). Family observational coding systems. Resources for systemic research. New Jersey: Lawrence Erlbaum Associates.

Keysers, C., Wickers, B., Gazzola, V., Anton, J.-L., Fogassi, L., Gallese, V. (2004). A touching sight: SII/PV activation during the observation and experience of touch. Neuron, 42, 1–20.

Kim, P., Feldman, R., Mayes, L. C., Eicher, V., Thompson, N., Leckman, J. F., Swain, J. E. (2011). Breastfeeding, brain activation to own infant cry, and maternal sensitivity. Journal of Child Psychology and Psychiatry, 52 (8), 907–915.

Kim, P., Leckman, J. F., Mayes, L. C., Feldman, R., Xin, W., Swain, J. E. (2010). The plasticity of human maternal brain: longitudinal changes in brain anatomy during the early postpartum period. Behavioral Neuroscience, 124 (5), 695–700.

Kinsley, C. H., Lambert, K. G. (2006). The maternal brain. Scientific American, 294, 72–79.

Klitzing, K. v., Bürgin, D. (2005). Parental capacities for triadic relationship during pregnancy: early predictors of children's behavioral and representational functioning at preschool age. Infant Mental Health Journal, 26 (1), 19–39.

Klitzing, K. v., Simoni, H., Amsler, F., Bürgin, D. (1999). The role of the father in early family interactions. Infant Mental Health Journal, 20 (3), 222–237.

Kohler, E., Keysers, C., Umiltà, M. A., Fogassi, L., Gallese, V., Rizzolatti, G. (2002). Hearing sounds, understanding actions: action representation in mirror neurons. Science, 297, 846–848.

Kohut, H. (1971). The analysis of the self. New York: International Universities Press.

Kringelbach, M. L., Lehtonen, A., Squire, S., Harvey, A. G., Craske, M. G., Holliday, I. E., Green, A. L., Aziz, T. Z., Hansen, P. C., Cornelissen, P. L., Stein, A. (2008). A specific and rapid neural signature for parental instinct. PLOS ONE, 3, e1664.

Kurjak, A., Miskovic, B., Andonotopo, W., Stanojevic, M., Azumendi, G., Vrcic, H. (2007). How useful is 3D and 4D ultrasound in perinatal medicine? Journal of Perinatal Medicine, 35, 10–27.

Lebovici, S., Stoléru, S. (1983). Le nourrisson, la mère et le psychanalyste. Les interactions précoces. Paris: Le Centurion.

Leckman, J. F., Feldman, R., Swain, J. E., Eicher, V., Thompson, N., Mayes, L. C. (2004). Primary parental preoccupation: circuits, genes, and the crucial role of the environment. Journal of Neural Transmission, 111, 753–771.

Leibenluft, E., Gobbini, M. I., Harrison, T., Haxby, J. V. (2004). Mothers' neural activation in response to pictures of their children and other children. Biological Psychiatry, 56 (4), 225–232.

Lenzi, D., Trentini, C., Pantano, P., Macaluso, E., Iacoboni, M., Lenzi, G. L., Ammaniti, M. (2009). Neural basis of maternal communication and emotional expressions processing during the infant pre-verbal stage. Cerebral Cortex, 19 (5), 1124–1133.

Lenzi, D., Trentini, C., Pantano, P., Macaluso, E., Lenzi, G. L., Ammaniti, M. (2012). Attachment model affects brain responses in areas related to emotions and maternal behaviour. Human Brain Mapping, doi:10.1002/hbm.21520.

Levine, S. (1975). Psychosocial factors in growth and development. In L. Levi (Ed.), Society, Stress and Disease (pp. 43–50). London: Oxford University Press.

Lorberbaum, J. P., Newman, J. D., Dubno, J. R., Horwitz, A. R., Nahas, Z., Teneback, C. C., Bloomer, C. W., Bohning, D. E., Vincent, D., Johnson, M. R., Emmanuel, N., Brawman-Mintzer, O., Book, S. W., Lydiard, R. B., Ballenger, J. C., George, M. S. (1999). Feasibility of using fMRI to study mothers responding to infant cries. Depression and Anxiety, 10, 99–104.

Lorberbaum, J. P., Newman, J. D., Horwitz, A. R, Dubno, J. R., Lydiard, R. B., Hamner, M. B, Bohning, D. E., George, M. S. (2002). A potential role for thalamocingulate circuitry in human maternal behavior. Biological Psychiatry, 51, 431–445.

Main, M. (1991). Metacognitive knowledge, metacognitive monitoring, and singular (coherent) versus multiple (incoherent) models of attachment. In

C. M. Parkes, J. Stevenson-Hinde, P. Marris (Eds.), Attachment across the life cycle (pp. 127–159). London: Routledge.

Main, M., Goldwyn, R. (1997). Adult Attachment Interview Scoring and Classification Systems. Unpublished manuscript. University of California at Berkeley.

Main, M., Goldwyn, R., Hesse, E. (2003). Adult Attachment Interview Scoring and Classification Systems. Unpublished manuscript. University of California at Berkeley.

Manning, J. T., Trivers, R. L., Thornhill, R., Singh, D., Denman, J., Eklo, M. H., Anderton, R. H. (1997). Ear asymmetry and left-side cradling. Evolution and Human Behavior, 18, 327–340.

Manzano, J., Palacio Espasa, F., Zilkha, N. (1999). Les scénarios narcissiques de la parentalité. Paris: Presses Universitaires de France.

Mayes, L. C., Swain, J. E., Leckman, J. F. (2005). Parental attachment systems: neural circuits, genes, and experiential contributions to parental engagement. Clinical Neuroscience Research, 4, 301–313.

Mazzoni, S., Tafà, M. (2007). Problemi metodologici nello studio delle relazioni familiari. In S. Mazzoni, M. Tafà (Eds.), L'Intersoggettività nella famiglia. Procedure multimetodo per l'osservazione e la valutazione delle relazioni familiari (pp. 19–32). Milano: Franco Angeli.

Meltzoff, A. N. (2007). The ›like me‹ framework for recognizing and becoming an intentional agent. Acta Psychologica, 124 (1), 26–43.

Meltzoff, A. N., Decety, J. (2003). What imitation tells us about social cognition: a rapprochement between developmental psychology and cognitive neuroscience. Philosophical Transactions of the Royal Society B., 358, 491–500.

Meltzoff, A. N., Moore, M. K. (1977). Imitation of facial and manual gestures by human neonates. Science, 198, 75–78.

Meltzoff, A. N., Moore, M. K. (1999). Person and representation: why infant imitation is important for theories of human development. In J. Nadel, J. Butterworth (Eds.), Imitation in Infancy (pp. 9–35). Cambridge, UK: Cambridge University Press.

Mikulincer, M., Shaver, P. R., Gillath, O., Nitzberg, R. A. (2005). Attachment, caregiving, and altruism: boosting attachment security increases compassion and helping. Journal of Personality and Social Psychology, 89 (5), 817–839.

Minagawa-Kawai, Y., Matsuoka, S., Dan, I., Naoi, N., Nakamura, K., Kojima, S. (2009). Prefrontal activation associated with social attachment: facial-emotion recognition in mothers and infants. Cerebral Cortex, 19, 284–292.

Missonnier, S. (1999). L'échographie obstétricale: un rituel séculier d'initiation à la parentalité? In M. Soulé (Ed.), Ecoute voir … L'échographie de la grossesse. Les enjoeux de la relation (pp. 133–161). Ramonville-Saint-Agne, France: Editions Erès.

Nitschke, J. B., Nelson, E. E., Rusch, B. D., Fox, A. S., Oakes, T. R., Davidson, R. J. (2004). Orbitofrontal cortex tracks positive mood in mothers viewing pictures of their newborn infants. NeuroImage, 21 (2), 583–592.

Noriuchi, M., Kikuchi, Y., Senoo, A. (2008). The functional neuroanatomy of maternal love: mother's response to infant's attachment behaviors. Biological Psychiatry, 63, 415–423.

Numan, M., Rosenblatt, J. S., Kiminsaruk, B. R. (1997). Medial preoptic area and onset of maternal behavior in the rat. Journal of Comparative and Physiological Psychology, 91, 146–164.

Olds, D. L., Henderson, C. R., Kitzman, J. F., Eckenrode, J. J., Cole, R. E., Tatelbaum, R. C. (1999). Prenatal and infancy home visitation by nurses: recent findings. The Future of Children, 9, 44–65.

Panksepp, J. (1998). Affective neuroscience: the foundations of human and animal emotions. New York: Oxford University Press.

Papoušek, H., Papoušek, M. (1987). Intuitive parenting: a dialectic counterpart to the infant's integrative competence. In J. D. Osofsky (Ed.), Handbook of infant development (pp. 669–720). New York: Wiley.

Pedersen, C. A., Prange, A. J. (1979). Induction of maternal behavior in virgin rats after intracerebroventricular administration of oxytocin. Proceedings of National Academy of Science USA, 76, 6661–6665.

Piefke, M., Weiss, P. H., Zilles, K., Markowitsch, H. J., Fink, G. R. (2003). Differential remoteness and emotional tone modulate the neural correlates of autobiographical memory. Brain, 126 (3), 650–668.

Pierfederici, A., Fava, G. A., Munari, F., Rossi, N., Badaro, B., Pasquali Evangelisti, L., Grandi, S., Bernardi, M., Zecchino, F. (1982). Validazione italiana del CES-D per la misurazione della depressione. In R. Canestrari (Ed.), Nuovi metodi in psicometria. Firenze: Organizzazioni Speciali.

Piontelli, A. (2007). Sull'inizio del comportamento fetale umano. In M. Mancia (Ed.), Psicoanalisi e neuroscienze (pp. 413–442). Milano: Springer.

Powers, S. I., Pietromonaco, P. R., Gunlicks, M., Sayer, A. (2006). Dating couples' attachment styles and patterns of cortisol reactivity and recovery in response to a relationship conflict. Journal of Personality and Social Psychology, 90, 613–628.

Radloff, L. S. (1977). The CES-D Scale. Applied Psychological Measurements, 1, 385.

Ranote, S., Elliott, R., Abel, K., Mitchell, R., Deakin, J. F. W., Appleby, L. (2004). The neural basis of maternal responsiveness to infants: an fMRI study. Neuroreport, 15 (11), 1825–1829.

Raphael-Leff, J. (2010). Mothers' and fathers' orientations: patterns of pregnancy, parenting and the bonding process. In S. Tyano, M. Keren, H. Herrman, J. Cox (Eds.), Parenthood and Mental Health: A Bridge between Infant and Adult Psychiatry (pp. 9–22). Chichester, West Sussex, UK: Wiley-Blackwell.

Rizzolatti, G., Craighero, L. (2004). The mirror neuron system. Annual Review of Neuroscience, 27, 169–192.

Rizzolatti, G., Fadiga, L., Gallese, V., Fogassi, L. (1996). Premotor cortex and the recognition of motor actions. Cognitive Brain Research, 3, 131–141.

Rizzolatti, G., Fogassi, L., Gallese, V. (2001). Neurophysiological mechanisms underlying the understanding and imitation of action. Nature Neuroscience Reviews, 2, 661–670.

Sandler, J. (1988). Projection, identification, projective identification. London: Karnac.

Schore, A. N. (2000). Attachment and the regulation of the right brain. Attachment and Human Development, 2, 23–47.

Schore, A. N. (2003a). Affect dysregulation and disorders of the self. New York: Norton.

Schore, A. N. (2003b). Affect regulation and the repair of the self. New York: Norton.

Schore, A. N. (2011). The right brain implicit self lies at the core of psychoanalysis. Psychoanalytic Dialogues, 21, 75–100.

Seifritz, E., Esposito, F., Neuhoff, J. G., Mustovic, H., Dammann, G., von Bardeleben, U., Radue, E. W., Cirillo, S., Tedeschi, G., Di Salle, F. (2003). Differential sex-independent amygdala response to infant crying and laughing in parents versus nonparents. Biological Psychiatry, 54, 1367–1375.

Siegel, D. J. (1999). The Developing Mind. New York: Guilford.

Sieratzki, J. S., Woll, B. (1996). Why do mothers cradle babies on their left? Lancet, 347, 1746–1748.

Singer, T., Seymour, B., O'Doherty, J., Kaube, H., Dolan, R. J., Frith, C. F. (2004). Empathy for pain involves the affective but not the sensory components of pain. Science, 303, 1157–1162.

Slade, A. (2002). Keeping the baby in mind. Zero to Three, 6, 10–15.

Slade, A. (2006). Reflective parenting programs: theory and development. Psychoanalytic Inquiry, 26 (4), 640–657.

Slade, A., Cohen, L. J., Sadler, L. S., Miller, M. (2009). The psychology and psychopathology of pregnancy: reorganization and transformation. In C. H. Zeanah (Ed.), Handbook of infant mental health, Third Edition (pp. 22–39). New York: The Guilford Press.

Speranza, A. M., Ammaniti, M., Trentini, C. (2006). An overview of maternal depression, infant reactions and intervention programmes. Clinical Neuropsychiatry, 3 (1), 57–68.

Stern, D. N. (1977). The first relationship: infant and mother. Cambridge, MA: Harvard University Press.

Stern, D. N. (1985). The interpersonal world of the infant: a view from psychoanalysis and developmental psychology. New York: Basic Books.

Stern, D. N. (1995). The motherhood constellation: a unified view of parent-infant psychotherapy. New York: Basic Books.

Stern, D. N. (2004). The present moment in psychotherapy and everyday life. New York: Norton.

Stern, D. N. (2010). Forms of vitality: exploring dynamic experience in psychology, the arts, psychotherapy, and development. Oxford: Oxford University Press.

Storey, A. E., Walsh, C. J., Quinton, R., Wynne-Edwards, K. E. (2000). Hormonal correlates of paternal responsiveness in new and expectant fathers. Evolution and Human Behavior, 21, 79–95.

Strathearn, L., Fonagy, P., Amico, J., Montague, P. R. (2009). Adult attachment predicts maternal brain and oxytocin response to infant cues. Neuropsychopharmacology, 34, 2655–2666.

Strathearn, L., Li, J., Fonagy, P., Montague, P. R. (2008). What's in a smile? Maternal brain responses to infant facial cues. Pediatrics, 122, 40–51.

Strathearn, L., Li, J., Montague, P. R. (2005). An fMRI study of maternal mentalization: having the baby's mind in mind. NeuroImage, 26, Suppl. 1, S25.

Sullivan, M. W., Lewis, M. (2003). Emotional expressions of young infants and children. Infants and Young Children, 16 (2), 120–142.

Suomi, S. J., Ripp, C. (1983). A history of motherless mothering at the University of Wisconsin Primate Laboratory. In M. Reite, N. Caine (Eds.), Child abuse: the non-human data (pp. 49–78). New York: Alan R. Liss.

Swain, J. E. (2011). The human parental brain: in vivo neuroimaging. Progress in Neuro-Psychopharmacology and Biological Psychiatry, 35, 1242–1254.

Swain, J. E., Leckman, J. F., Mayes, L. C., Feldman, R., Hoyt, E., Kang, H., Kim, P., David, D., Nguyen, S., Constable, R. T., Schultz, R. T. (2011). Functional brain activations of parents listening to their own baby-cry change over the early postpartum. Developmental Psychobiology. Im Druck.

Swain, J. E, Leckman, J. F., Mayes, L. C., Feldman, R., Schultz, R. T. (2006). Own baby pictures induce parental brain activations according to psychology, experience and postpartum timing. Biological Psychiatry, 59, 126S.

Swain, J. E., Tasgin, E., Mayes, L. C., Feldman, R., Constable, R. T., Leckman, J. F. (2008). Maternal brain response to own baby-cry is affected by cesarean section delivery. Journal of Child Psychology and Psychiatry, 49, 1042–1052.

Tambelli, R., Odorisio, F., Ammaniti, M. (2010). Nella mente del genitore: un confronto sulle narrazioni materne e paterne in gravidanza. Infanzia e adolescenza, 3, 123–134.

Thompson, K. L., Gullone, E. (2008). Prosocial and antisocial behaviors in adolescents: an investigation into associations with attachment and empathy. Anthrozoos, 21, 123–137.

Tomasello, M. (1999). The cultural origins of human cognition. Cambridge, MA: Harvard University Press.

Tomasello, M., Carpenter, M., Call, J., Behne, T., Moll, H. (2005). Understanding and sharing intentions: the origin of cultural cognition. Behavioral and brain sciences, 28 (5), 675–691.

Trevarthen, C. (1979). Communication and cooperation in early infancy: a description of primary intersubjectivity. In M. Bullowa (Ed.), Before speech: the beginning of interpersonal communication (pp. 321–347). Cambridge: Cambridge University Press.

Trevarthen, C. (1990). Growth and education of the hemispheres. In C. Trevarthen (Ed.), Brain circuits and functions of the mind (pp. 334–363). Cambridge: Cambridge University Press.

Trevarthen, C. (1993). The self born in intersubjectivity: the psychology of an infant communicating. In U. Neisser (Ed.), The perceived self: ecological and interpersonal sources of self-knowledge (pp. 121–173). New York: Cambridge University Press.

Trevarthen, C. (2005). First things first: infants make good use of the sympathetic rhythm of imitation, without reason or language. Journal of Child Psychotherapist, 31 (1), 91–113.

Umiltà, M. A., Kohler, E., Gallese, V., Fogassi, L., Fadiga, L., Keysers, C., Rizzolatti, G. (2001). »I know what you are doing«: a neurophysiological study. Neuron, 32, 91–101.

Wicker, B., Keysers, C., Plailly, J., Royet, J.-P., Gallese, V., Rizzolatti, G. (2003).

Both of us disgusted in my insula: The common neural basis of seeing and feeling disgust. Neuron, 40, 655–664.

Winnicott, D. W. (1956). Primary maternal preoccupation. In Collected papers: through pediatrics to psycho-analysis. New York: Basic Books.

Wittling, W. (1997). The right hemisphere and the human stress response. Acta Physiologica Scandinavica, 640 (Suppl.), 55–59.

Daniel S. Schechter und Sandra Rusconi Serpa

Affektive Kommunikation traumatisierter Mütter mit ihren Kleinkindern

Auf dem Weg hin zu einer präventiven Intervention für Familien mit hohem Risiko intergenerationeller Gewalt

Im Kontext der Eltern-Kind-Bindung erfüllen die primären Bezugspersonen vielfältige, komplexe und oft »versteckte« Regulationsfunktionen. Diese Funktionen ähneln den individuell gefärbten Fäden, die, wenn sie miteinander verwoben werden, ein großartiges, einzigartiges und klar erkennbares Muster ergeben, das der Mittelpunkt des kunstvollen Wandteppichs ist und die je unterschiedliche Beziehung des Kindes zu seinen primären Bezugspersonen darstellt (Hofer, 1984). Eine Form der »versteckten« Regulation ist von entscheidender Wichtigkeit für die Fähigkeit des Kindes, gesunde Beziehungen mit anderen aufzubauen und zu lernen, nämlich die der Emotionsregulation (Cassidy, 1994). Mit dem Begriff der »wechselseitigen Regulation«, der zuerst von Tronick und Gianino (1986) verwendet wurde, ist ein in beide Seiten gerichteter – wenngleich asymmetrischer – Prozess der Emotionsregulation zwischen der erwachsenen Bezugsperson und dem Kind gemeint.

Der Fokus unserer Studie

Unsere Untersuchungen, sowohl die in New York als auch die in Genf, richten ihr Interesse darauf, das Wechselspiel jener Faktoren zu erkunden, welche die wechselseitige Emotionsregulation stören und fördern. Es ist bekannt, dass psychopathologische Zustände der Mutter (z. B. Depression: Tronick u. Gianino, 1986, oder Angst: Moore, Whaley u. Sigman, 2004) die wechselseitige Regulation *stören*. Des Weiteren hat sich in unserem Forschungsfeld die Erkenntnis gefestigt, dass die mütterliche Geschichte der Bindungssicherheit und die Reflexive Funktion der Eltern als ihr robuster Marker (Fonagy, Steele u. Steele, 1991; Slade, Grienenberger, Bernbach, Levy u. Locker,

2005) Komponenten der mütterlichen Fürsorglichkeit darstellen und als solche kurativ auf eine gestörte Eltern-Kind-Kommunikation wirken und folglich die wechselseitige Emotionsregulation unterstützen.

Eine zentrale Hypothese

Zentral für den Forschungsplan ist die Hypothese, dass Mütter mit einer mit Gewalt verbundenen posttraumatischen Belastungsstörung (PTBS) *regelmäßigen Disstress ihres Kleinkindes als erneuten Auslöser für bereits bestehenden posttraumatischen Stress erleben können* (Schechter, 2003). Wir haben anhand klinischer Beobachtungen das spezielle Phänomen herausgearbeitet, dass das intensive Wechselspiel von Hilflosigkeit, Frustration, Wut und Schrecken bei Kleinkindern mit begrenzter Entwicklungsfähigkeit, die eigenen Emotionen zu regulieren, viele Mütter, die Opfer von Gewalt wurden, erstens an die mangelnde Verhaltenskontrolle der gewaltvollen Täter und zweitens an die eigene Angst und Hilflosigkeit als Opfer erinnern. Auf diese Weise kann das junge Kind die PTBS-Symptome der Mutter triggern.

Ganz offensichtlich nämlich kann die durch das in Disstress befindliche Kleinkind wahrgenommene interpersonelle Bedrohung die ursprüngliche Aufmerksamkeit für die Bedürfnisse des Kleinkindes auf den eigenen persönlichen Überlebenskampf »fight, flight, or freeze« (Porges, 2007) umlenken. Als wäre das nicht gravierend genug, führt diese Verschiebung der Aufmerksamkeit auf Selbsterhaltung in gleichem Zuge zu einer Vernachlässigung des wichtigen Fokus auf die Signale des Kindes und richtet diesen damit mehr auf Selbst- anstatt wechselseitige Regulation des Aktivierungsgrades und der Emotionen. Dadurch erhöht sich in hohem Ausmaß das Risiko für grobe Missdeutungen der Signale des Kindes, welche eine Vergrößerung der intrapsychischen Dysregulation von Emotionen und Aktivierung des Kindes als Konsequenz nach sich ziehen.

Wenn wir davon ausgehen können, dass die Hilflosigkeit, Angst und Wut des Kindes traumatische Gedächtnisspuren bei der Mutter mit einer PTBS zu reaktivieren vermögen, ist es plausibel anzunehmen, dass es gerade diese Momente sind, in denen die traumatisierte Mutter eine Art »Postgedächtnis« des Traumas an das Kind vermittelt (Adelman, 1995) – etwas von der eigenen Vergangenheit, das ihr Baby niemals selbst erfahren hat, das aber in der durch Ko-Konstruktion, Embodiment und sich entwickelnder Sprache vermittelten Neugestaltung der Mutter-Kind-Beziehung zu einer intergenerativen Weitergabe des Traumas führt. Obwohl diese »traumatische Interaktion« zunächst vor allem durch die vorgängige traumatische Erfahrung der Mutter geprägt ist, nimmt sie im intersubjektiven Feld sowohl für die Mutter als auch für das Kind eine neue Bedeutung an, welche mit hoher Wahrscheinlichkeit für andere nicht nachvollziehbar ist (Leuzinger-Bohleber, 2008; Schechter, 2004; Varela, Thompson u. Rosch, 1991; Shai u. Belsky, 2011). Das Kind kann erlernen, dass »mit der Mutter zu sein« heißt, dass sie Hypervigilanz, Trennungsangst, die mütterlichen Projektionen auf das Kind und die Dysregulation miteinander teilen müssen, wodurch sich auf der Ebene, die eigentlich die Sicherheitsbasis darstellen sollte, eine Beeinträchtigung in der Bindung einstellt.

Als wir unsere Forschung in diesem Bereich begannen, gab es nur eine Studie zur PTBS und der Elternschaft (Lyons-Ruth u. Block, 1996). In ihr wurde eine mittlere Korrelation beobachtet zwischen dem Schweregrad der selbstberichteten PTBS-Symptome der Mütter, die mit Erzählungen der Misshandlungsgeschichten der Mütter verknüpft waren, und feindlich-eindringlichem Fürsorgeverhalten, das im Besonderen mit Geschichten von körperlichem Missbrauch verbunden war. In den Fällen einer mit Gewalt verbundenen PTBS der Mutter vergrößern jene *Akte der Umlenkung der Aufmerksamkeit* auf die Selbsterhaltung der Mutter das Gefühl der Hilflosigkeit und den Disstress beim Kind. Dies wiederum hat häufig zur Folge, dass die Mutter ihre eigenen Gefühle der Hilflosigkeit abwehrt und sich emotional und/oder physisch vom Kind abwendet, anstatt den allfälligen Trost zu spenden und emotionales Containment und Schutz zu bieten.

PTBS und negative Attributionen der Mutter

Mütterliche Attributionen beziehungsweise Beschreibungen geben dem Kliniker Einblick in die mütterlichen mentalen Repräsentationen ihres Kindes und der Beziehung zu ihm. Der »fließende Strom«

dieser mütterlichen Repräsentationen – »Arbeitsmodell« im Sinne der Bindungstheorie – basiert zu einem großen Teil auf den Beziehungserfahrungen der Mutter und sagt in einem hohen Ausmaß voraus, wie sich eine Mutter gegenüber ihrem Kind verhalten wird (Zeanah et al., 1993). Die Wahrnehmung des Kindes seitens der Mutter wird möglicherweise auf negative Weise durch die Erfahrung von zwischenmenschlicher Gewalt und daraus folgenden Triggern für posttraumatischen Stress verzerrt (Schechter et al., 2003; Lieberman, Van Horn u. Ippen, 2005). Unsere klinischen Beobachtungen bestätigten diese Hypothese; nämlich, dass die Mehrheit der von einer PTBS betroffenen Mütter dazu neigten, ihr Kleinkind als eines der drei größten Stressoren in ihrem Leben zu bezeichnen, anstatt als eine Quelle der Freude. Sie haben verzerrte, negative und wenig integrierte mütterliche mentale Repräsentationen ihres Kindes (Schechter et al., 2006). In dieser vorhergehenden Studie haben wir außerdem den Zusammenhang zwischen der Mentalisierung auf der einen Seite beschrieben, erhoben durch Erzählungen der Mutter und für die Messung operationalisiert als Reflexive Funktion der Mutter, und ausgeglichenen, integrierten positiven und negativen mütterlichen mentalen Repräsentationen ihres Kindes auf der anderen Seite.

Häufig missdeuteten im Besonderen Bezugspersonen mit einer PTBS die Trennungsangst und das Gefühl von Hilflosigkeit des Kindes als Wut, Nötigung oder anderweitige Bedrohung. Als Ergebnis gaben viele traumatisierte Mütter an, dass sie häufig versuchten, dem Disstress ihres Kindes aus dem Weg zu gehen, indem sie »nicht mehr zuhörten«, »das Weinen verdrängten« oder »den Raum verließen«, *um somit die eigene emotionale Regulation aufrechtzuerhalten* (Schechter et al., 2003). Außerdem fanden wir heraus, dass mentale Repräsentationen, die außerordentlich ärgerlich, beziehungsweise auf andere Weise außergewöhnlich negativ verzerrt oder anderweitig verzerrt sind, indem dem Kind Eigenschaften zugeschrieben werden, die offenkundig die Möglichkeiten des Kindes im Hinblick auf sein Alter übersteigen und diesem nicht gemäß sind, einen Zusammenhang mit Symptomen der mit Gewalterfahrungen verbundenen PTBS haben (Schechter et al., 2005).

Das Kind als Trigger einer bereits bestehenden PTBS der Mutter

Die Überlegung, dass das Kind selbst ein Trigger von bereits bestehendem posttraumatischem Stress bei einem Elternteil sein könnte, bringt die ko-konstruierte Eltern-Kind-Interaktion zur Geltung und betont die Auswirkungen des Kindes auf die Eltern während der Momente des Disstresses und die Reaktion der Eltern auf das in Disstress befindliche Kind. Dies steht im Gegensatz zu den häufiger beschriebenen und nicht weniger wichtigen Effekten, die sich aus der persönlichen Geschichte der Mutter ergeben und einen Einfluss auf ihre Kinder haben (Scheeringa, Peebles, Cook u. Zeanah, 2001). Eine der am besten erprobten Untersuchungsmethode in unserem Forschungsgebiet, die verwendet wird, um die Bindung zwischen Kind und Bezugsperson zu erfassen, der Fremde-Situations-Test (Ainsworth, Blehar, Waters u. Wall, 1978), beinhaltet, genauso wie die von Zeanah modifizierte »Crowell Procedure«, die Abfolge der Trennung von Eltern und Kind und deren Wiedervereinigung (Zeanah, Larrieu, Heller u. Vallier, 2000). Letztere stellt einen in der Versuchssituation beobachtbaren Stressor dar und vermag insbesondere im zweiten Lebensjahr Disstress bei Eltern und Kind hervorzurufen. Während bislang sehr viel Aufmerksamkeit auf die Frage gelenkt wurde, was während der Wiedervereinigung geschieht und welche Effekte der Zustand der Mutter auf das Kind hat, ist bisher nur relativ wenig untersucht worden, welche Prozesse sich sowohl bei der Mutter als auch beim Kind im Verlauf der Trennung entfalten und welche Wirkungen der daraus folgende Disstress des Kindes auf die Mutter hat.

Fragestellungen der Studie

Zuerst haben wir uns die relativ einfache Frage gestellt, ob sich unter Einsatz dieses allgemeinen Stressors (d. h. Trennung) in der Versuchssituation Unterschiede zwischen Müttern mit Gewalttrauma und solchen ohne Trauma feststellen lassen und/oder ob Kinder von traumatisierten Müttern höheren Disstress entwickeln als solche von nichttraumatisierten Müttern. *Zweitens:* Was geschieht in dem

Moment der Wiedervereinigung, wenn traumatisierte Mütter die Tür öffnen? Inwieweit erkennen und wie nehmen sie die Signale des Kindes wahr, im Besonderen dessen Zustände des Disstresses? *Drittens:* Wie unterscheiden sich traumatisierte Mütter im Vergleich zu gesunden Müttern in Hinsicht auf Toleranz und Containment der eigenen sowie der Furcht und Angst des Kindes, was sich darin zeigt, dass die Mutter die Forderung nach Aufmerksamkeit des Kindes bei ihrer Rückkehr ins Spielzimmer erkennt und auf sie eingeht? Sind die Mütter in der Lage, in der Weise eine gemeinsame Aufmerksamkeit (für eine genauere Definition siehe untenstehende Operationalisierung dieses Konstrukts) auf das Spiel, das nach diesen ersten Momenten der Wiedervereinigung folgt, herzustellen, wie es vor der Trennung als der Fall war?

Das New-York-Eltern-Kind-Interaktion-Projekt (NY-PCIP)

Das NY-PCIP war eine am medizinischen Zentrum der Columbia Universität durchgeführte und vom »National Institute of Mental Health« finanzierte – wenngleich erweiterte – Replikationsstudie, die, anders als in der Originalstudie, eine Stichprobe der öffentlichen Kinderkliniken untersuchte. Die Studie lief von Februar 2004 bis Februar 2007. Analysen der Datenfülle der Studie geschehen laufend, entsprechende Publikationen befinden sich sowohl in der Vorbereitungs- als auch in der Reviewphase. Die Stichprobe bestand aus 77 Müttern im Alter von 18 bis 48 (Durchschnitt bei 29 Jahren, SD = 6.8) mit Kindern im Alter von 12 bis 48 Monaten (Durchschnitt bei 28 Monaten, SD = 10.7), von denen 58 % Jungen waren. Die Mehrheit der Mütter und Kinder waren hispanischer Abstammung (81 %). Die durchschnittliche Dauer der Bildung der Mutter lag bei zwölf bis dreizehn Jahren. Ungefähr 60 % der Mütter waren Singles. Der Hintergrund der Väter wurde bei den Müttern erfragt, die Väter selbst nahmen aber nicht an der Studie teil.

Ablauf

Nach der schriftlichen Einverständniserklärung und dem klinischen Screening wurden bei den Müttern *drei mit Video aufgezeichnete Interviews und Beobachtungen durchgeführt*. Zu den Ausschlusskriterien gehörten die Psychose, Intoxikationen sowie Entwicklungsstörungen und körperliche Behinderungen, welche die Leistung bei den Aufgaben des Experiments beeinträchtigt hätten.

Beim *ersten Treffen* wurde der Fokus auf den mentalen Zustand und die Psychopathologie der Mutter gelegt. Darüber hinaus wurden die Mütter zu ihren mentalen Repräsentationen ihres Kindes und der Beziehung zu ihm befragt (Arbeitsmodell in den Kinderinterviews, WMCI; Zeanah u. Benoit, 1995). Außerdem sollten die Mütter umfassend die Geschichte ihrer Lebensereignisse berichten, woraufhin eine klinische Einschätzung der mit Traumata assoziierten Psychopathologie erfolgte (d. h. PTBS sowie dissoziative und depressive Symptome).

Das *zweite Treffen* zielte vor allem auf die Beobachtung der Interaktionen mit dem Kind und auf die Einschätzung der Mutter-Kind-Beziehung ab. Letztere basierte sowohl auf freieren als auch herausfordernd strukturierten Spielaufgaben, welche zum einen eine mütterliche Hilfestellung der Tätigkeit des Kindes nötig machten und, was von eminenter Wichtigkeit ist, zum anderen in beiden Fällen in hohem Ausmaße den alltäglichen Quellen von Disstress beim Kind ähnlich sind; dies sind hauptsächlich die Abfolge von Trennung und Wiedervereinigung, aber auch die Frustration darüber, aufräumen zu müssen sowie eine neue Begegnung oder Überraschung (z. B. von einem Fremden beaufsichtigt zu werden oder eine haarige, springende Spielzeugspinne).

Das *dritte Treffen* bestand in einer experimentellen Intervention (Clinician Assisted Video Feedback Exposure Session, CAVES), die weiter unten beschrieben wird (Schechter et al., 2006).

Bildgebende Substudie

Was passiert in den Gehirnen der Mütter, die ein Gewalttrauma und Missbrauch erfahren haben, wenn sie kleine Kinder erziehen?

Zusammen mit Brad Peterson und seinem MRI-Laboratorium am Psychiatrischen Institut des Bundesstaats New York sowie mit Unterstützung des Sackler-Instituts für Entwicklungspsychobiologie und dem NIH führten wir eine kleine neuro-bildgebende Studie durch. In dieser wurde versucht, herauszufinden, was der Wahrnehmung der Emotionen des Kindes seitens der Eltern und der elterlichen Verhaltensreaktionen dienlich ist angesichts verbreiteter Stressoren im Zuge der Erziehung eines kleinen Kindes. Hierbei wurden traumatisierte Mütter mit einer Kontrollgruppe von gesunden Müttern verglichen. Ziel dieser Substudie war es im Besonderen, zu verstehen, wie der Stress der Mutter zum Zeitpunkt der Trennung möglicherweise ihre Verarbeitung der emotionalen Kommunikation ihres Kindes beeinflussen könnte, während sie Videoclips anschauten, in denen sowohl ihr eigenes als auch fremde Kinder zu sehen waren. In beiden Fällen war sowohl eine positiven Affekt hervorrufende Bedingung des freien Spiels als auch eine in Form von Trennung negativen Affekt hervorrufende Bedingung enthalten. Interessierte Mütter, die für die Teilnahme der Substudie in Frage kamen, erhielten ein zusätzliches Einverständniserklärungsformular ausgehändigt und partizipierten in dieser neuro-bildgebenden Substudie, die zwischen dem *zweiten* und *dritten Treffen* stattfand.

Ergebnisse der NY-PCIP

Psychologische Ergebnisse

Die Reaktion der Mütter auf Trennung und andere Formen von Stress
Wir fanden heraus, dass Mütter mit einer mit zwischenmenschlicher Gewalt assoziierten posttraumatischen Belastungsstörung (ZMG-PTBS) im Rahmen des »Parenting Stress Index« (T-Test [df = 1,44]: −2.35; p < 0.05) von mehr Erziehungsstress im Allgemeinen berichteten als unbelastete Mütter (siehe hierzu auch Schechter et al., 2010). Noch wichtiger ist, dass sich im Zuge unserer Post-MRT-Interviews zeigte, dass Mütter mit einer ZMG-PTBS signifikant größeren Stress durch das Schauen der Videos ihrer eigenen und unbekannten Kinder während der Trennung erlebten als Personen der Kontrollgruppe (Schechter et al., 2011).

Die Deutung der kindlichen emotionalen Kommunikation bei der Wiedervereinigung seitens der Mutter

Mütter mit einer ZMG-PTBS beschreiben ihre Kinder im Rahmen von quantitativen Untersuchungen sehr viel negativer – und dies in einer Form, die dem Alter der Kinder nicht gerecht wird – als gesunde Personen der Kontrollgruppe (Schechter et al., 2006; Reliford u. Schechter, 2009). Außerdem haben wir die mütterliche Interpretation des kindlichen Affekts bei der Wiedervereinigung auch qualitativ untersucht und dabei häufig Verwechslungen bei den Müttern zwischen Ärger und Kontrollbedürfnis einerseits versus Angst und Hilflosigkeit des Kindes andererseits beobachtet (Schechter 2003; Schechter et al., 2006). Wir möchten betonen, dass unsere Befunde mit denen jener Studien übereinstimmen, in denen Mütter misshandelten Kindern Attributionen zuordnen, die als negativ und feindselig zu bezeichnen sind (Berlin, Appleyard u. Dodge, 2011; Nix et al., 1999). Und dennoch misshandelte die Mehrheit der Mütter in unserer Studie, soweit wir dies wissen, ihre Kinder nicht, obwohl sie offenkundig ein hohes Risiko dafür aufwiesen. Vielmehr litten sie unter den eigenen Misshandlungserfahrungen und den mit diesen verbundenen PTBS-Symptomen. Sie zeigten häufig atypisches, aber nicht unbedingt misshandelndes Fürsorgeverhalten (Schechter et al., 2008). Zwar wurde gezeigt, dass ungefähr ein Drittel der misshandelnden Eltern selbst misshandelt worden waren (Oliver, 1993); allerdings auch, dass die meisten Eltern, die misshandelt wurden, ihre Kinder selbst nicht misshandelten (Oliver, 1993). Zusammen mit der Tatsache, dass die oben genannten Studien über Mütter von misshandelten Kindern keine Kontrollgruppe von traumatisierten, aber nicht misshandelnden Müttern hatten, weisen unsere Ergebnisse darauf hin, dass weitere Untersuchungen von misshandelnden Müttern und ihren Kindern unter Kontrolle der Auswirkungen der ZMG-PTBS erforderlich sind.

Ergebnisse in Bezug auf das Verhalten

Die Reaktion der Mütter auf emotionale Mitteilungen des Kindes bei der Wiedervereinigung

In diesem Bereich weist unsere Studie die meisten Ergebnisse auf. Wir haben oben bereits genannt, dass die Diagnose einer ZMG-

PTBS und der Schweregrad der Symptome signifikant positiv mit
Stress im Kontext des Elternseins korreliert ist und dass beide
Stressmaße in einem höheren Ausmaß mit »atypischem Fürsorgeverhalten« verbunden sind, das durch eine Störung der emotionalen Kommunikation zwischen Eltern und Kind gekennzeichnet
ist (»disrupted communication« auf der AMBIANCE-Skala, einem
Klassifizierungssystem für mütterliches abweichendes Verhalten,
Lyons-Ruth, Bronfman u. Parsons, 1999). Das AMBIANCE-Klas-
sifizierungssystem misst verschiedene Dimensionen atypischen
Fürsorgeverhaltens, das sowohl »beängstigendes« als auch »ängstliches« Verhalten im Sinne von Main und Hesse (1990) umfasst,
aber zusätzlich auch weitere Verhaltensdimensionen: Diskordanz
in der affektiven Kommunikation, Vermeidung/Abbruch, Rollen-/
Grenz-Konfusion (Lyons-Ruth et al., 1999). Das AMBIANCE weist
eine außerordentliche Stabilität bei der Klassifizierung von mütterlichem Verhalten – nämlich über sechs Jahre – auf und zeigte sich
in verschiedenen Studien als prädiktiv für unsichere und desorgani-
sierte Bindung (Madigan, Voci u. Benoit, 2011; Moran, Forbes, Evans,
Tarabulsy u. Madigan, 2008). Das AMBIANCE gewichtet das mütterliche Verhalten gegenüber ihrem Kind nach der Wiedervereinigung
höher als das während des Spielens vor der Abfolge von Trennung
und Wiedervereinigung. Wir fanden heraus, dass ein hoher Wert in
Bezug auf »disrupted communication« der AMBIANCE-Skala mit
einer geringeren Zeit der gemeinsamen Aufmerksamkeit während
des Spiels – sowohl vor der Trennung als auch nach der Wiedervereinigung – einherging. Allerdings war nur während des Spiels
nach der Wiedervereinigung ein höherer Schweregrad von mütterlichen PTBS-Symptomen mit einer geringeren Offenheit der Mutter
für die Forderung des Kindes nach gemeinsamer Aufmerksamkeit
assoziiert (Schechter et al., 2010).

Gemeinsame Aufmerksamkeit

Dieses Konzept, das die meisten wahrscheinlich eher aus dem
Kontext der Forschung über Sprachentwicklung und Störungen
aus dem autistischen Spektrum kennen, ist ebenso ein entscheidender Aspekt bei der Untersuchung von Emotionsregulation und
Entwicklung sekundärer Intersubjektivität, die im Alter von acht
bis zehn Monaten beginnt. Gemeinsame Aufmerksamkeit ist der

Prozess, durch welchen sich zwei Individuen gegenseitig auf einen gemeinsamen Aufmerksamkeitsfokus und Bezugspunkt hinweisen, häufig durch nonverbale Signale wie Blicke oder Hindeuten, und sich gegenseitig aufeinander beziehen, um ihren geteilten Fokus zu bestätigen. Es handelt sich daher um eine »triadische Fähigkeit«, insofern die gemeinsame Aufmerksamkeit sowohl zwei Personen als auch einen gemeinsamen Bezugspunkt umfasst, der entweder ein externes Objekt oder Ereignis oder auch ein intrapsychischer Zustand oder intrapsychisches Ereignis sein kann (Schechter et al., 2010).

In Hinsicht auf die Aufmerksamkeit für intrapsychische Zustände haben wir bereits dargelegt, dass es sich dabei um eine Fähigkeit handelt, die eine wichtige Voraussetzung darstellt, damit die Mutter ihrem Kind bei der Emotionsregulation beistehen kann: Zum einen ist es erforderlich, die Aufmerksamkeit gemeinsam auf den emotionalen Zustandes des Kindes zu richten, und zum anderen muss die Mutter die Bemühungen des Kindes erkennen, den emotionalen Zustand seiner Mutter zu verstehen. Die Fähigkeit der Mutter, ihren eigenen mentalen Zustand als verschieden von dem ihres Kleinkindes wahrzunehmen und gleichzeitig jenen ihres Kindes, sowie seine Absichten, abzulesen, setzt voraus, dass die Mutter sich nicht durch die Annahmen des Kindes, dass mentale Zustände der physischen Realität gleichen (»psychische Äquivalenz«), beirren lässt. Wenn beispielsweise ein Kind stürzt, ohne sich dabei zu verletzen, aber Panik und Todesfurcht entwickelt, muss die Mutter gleichzeitig sowohl eine eigene Abschätzung der Sicherheit beziehungsweise Gefahr vornehmen als auch den Disstress des Kindes anerkennen und dies rückmelden und anschließend dem Kind vor Augen führen, dass die Situation nicht annähernd so schlimm ist, wie es der Zustand der Panik glauben machen möchte – und dass das Kind gar nicht in Gefahr ist. Die Annahme des Kindes, dass die Mutter seine Neigung, die Situation auf der Basis der eigenen Gefühle einzuschätzen, sind vom Entwicklungsstand eines Kleinkindes her zu erwarten, nicht aber von einem erwachsenen Elternteil (Fonagy u. Luyten, 2009). Gleichermaßen besteht eine hohe Wahrscheinlichkeit, dass sich das Kind alleingelassen und missverstanden fühlt, wenn die Mutter nicht rückmeldet, dass sie seine Perspektive versteht und nachvollziehen kann.

Störungen der Kind-Eltern-Bindung

An anderer Stelle haben wir bereits erwähnt, dass ein höherer Schweregrad der PTBS-Symptome der Mutter mit Störungen der Kind-Eltern-Bindung in Zusammenhang steht, was sich in der Analyse der Daten zeigte, die wir mit einem Interview zu Bindungsstörungen erhoben haben (Disturbances of Attachment Interview, DAI; Schechter u. Willheim, 2009; Smyke, Zeanah, Fox u. Nelson, 2009). Dabei fanden wir vor allem vier Verhaltensweisen: Rücksichtsloses selbstgefährdendes Verhalten, Trennungsangst, Hypervigilanz und Rollenumkehrung waren interessanterweise signifikant miteinander verknüpft (Cronbachs Alpha = .75) und stellen zusammengenommen ein Konstrukt dar, das in der Literatur als »Störung der sicheren Basis« bezeichnet wird. Dieses Cluster von Verhaltensweisen war signifikant mit dem Schweregrad der PTBS-Symptome der Mutter verbunden (Schechter u. Willheim, 2009).

Ergebnisse der neuro-bildgebenden Verfahren

Was spielt sich in dem *Gehirn traumatisierter Mütter* während der Trennung ab, das verantwortlich für die Störung der wechselseitigen Emotions- und Aktivierungsregulation ist? Wir haben herausgefunden, dass in einer Untersuchungssituation, in der Mütter Videos schauen, die das eigene Kind und unbekannte Kinder während der Trennung zeigen (eine Stimulusbedingung, in dem das jeweilige Kind in einem hilflosen und beängstigenden Kontext gezeigt wird), und mit Videoclips verglichen werden, in denen die Kinder während des stillen Spielens mit der Mutter zu sehen sind (eine Stimulusbedingung, in der das Kind in einem sicheren und unterstützenden Kontext dargestellt wird), die höheren kortikalen Areale (medialer präfrontaler Kortex, superiorer frontaler Gyrus), die bei nichttraumatisierten Müttern (Kontrollgruppe) aktiviert sind, bei traumatisierten Müttern (PTBS-Fälle) keine Aktivierung aufweisen. Bei traumatisierten Müttern lässt sich eine höhere Aktivierung in den limbischen Bereichen nachweisen, verbunden mit Hypervigilanz und Reaktionen auf widersprüchlichen emotionalen Input (entorhinaler und anteriorer cingulärer Kortex) (Schechter et al., 2012). Diese Ergebnisse zur neuronalen Aktivierung könnten uns möglicherweise dabei helfen zu verstehen, was die Störung der

mütterlichen Verfügbarkeit und Zugänglichkeit für gemeinsame
Aufmerksamkeit nach der Trennung, die mit dem Schweregrad
der mütterlichen PTBS in Verbindung steht, trägt und befördert
(Schechter et al., 2010). Außerdem deuten sie darauf hin, dass die
»intrapsychische wechselseitige Regulation«, die unter normalen
Umständen im Gehirn zwischen den höheren kortikalen Arealen
und den limbischen Regionen, wie es sich durch funktionelle Bildgebung des Gehirns beobachten lässt, stattfindet, möglicherweise
bei traumatisierten Müttern gestört ist. Daraus folgt, dass diese Störung bei traumatisierten Müttern auf der Ebene der neuronalen
Aktivität im Gehirn möglicherweise parallelgeschaltet ist mit den
Verhaltensstörungen in der »externen wechselseitigen Regulation«
von Emotion und Aktivierung mit ihren kleinen Kindern, die mit
bloßem Auge beobachtet werden konnte. Diese Annahme erfährt
weitere Unterstützung durch ein an die fMRT-Scan-Untersuchung
angeschlossenes Interview, bei dem wir herausfanden, dass traumatisierte Mütter im Vergleich zu gesunden Personen der Kontrollgruppe das Sehen ihres eigenen Kindes und unbekannter Kinder
während der Trennung signifikant stressvoller einschätzen als die
Kontrollgruppe.

Wir sind beeindruckt davon, dass diese unterschiedlichen Typen
von Ergebnissen – psychologische, behaviorale und bildgebende –
konvergieren. Darüber hinaus haben wir Ergebnisse zur Stressphysiologie, die sich derzeit noch in New York in Analyse befinden.

Die Studie aus Genf

Zum weiteren Verständnis und als Nachfolgeuntersuchung der Implikationen der vielversprechenden Ergebnisse in New York arbeiten
wir derzeit an einer Replikation und Erweiterung des NY-PCIP in
Genf. Hierbei rekrutierten wir eine größere Stichprobe (N = 120)
mit einer klinischen ZMG-PTBS-Gruppe (ZMG = zwischenmensch-
liche Gewalt), die enger auf Mütter beschränkt war, die Opfer von
häuslicher Gewalt waren, sowie verschiedene Kontrollgruppen, die
Mütter ohne Gewalterfahrungen und depressive Mütter enthielten.
Des Weiteren haben wir die Obergrenze des Alters heruntergesetzt,

um die Wahrscheinlichkeit der Abhängigkeit von der Mutter in Hinsicht auf die Regulation von Disstress während der Trennung zu erhöhen (18–42 Monate). Darüber hinaus führen wir drei Jahre lang jährlich eine Längsschnitt-Follow-up-Messung (enthält neben anderen Messverfahren Geschichtsvervollständigungsaufgaben, sog. »story-stem tasks«) durch, um jene Wirkungen auf das Kind näher zu untersuchen, die mit einer höheren Wahrscheinlichkeit für das einzelne Kind verbunden sind, eher aggressiv oder eher vermeidend zu werden.

Auf dem Weg hin zu spezifischen Interventionen

Angesichts der offenkundigen Störungen im Fürsorgeverhalten vieler traumatisierter Mütter und der damit verbundenen Störungen der kindlichen Selbstregulation von Emotion und Aktivierung stellt sich die Frage, was wir als Klinikerinnen und Kliniker tun können, um betroffenen Familien zu helfen. Formen der Eltern-Kind-Psychotherapie, die Videofeedback verwenden, um gemeinsam mit den Eltern den Fokus auf das interaktive Verhalten zu lenken, haben sich als äußerst wirkungsvoll erwiesen, um eine Veränderung des Eltern-Kind-Verhaltens in einer relativ kurzen Zeit herbeizuführen (Van den Boom, 1994; Robert-Tissot et al., 1996; Zelenko u. Benham, 2000; Rusconi-Serpa, Sancho Rossingol u. McDonough, 2009).

Ein wesentlicher Bestandteil evidenzbasierter wirksamer Behandlung der PTBS (Foa et al., 1999) ist die durch den Kliniker angeleitete Konfrontation mit traumatischen Erinnerungen, im Besonderen solchen, die mit negativem Affekt und Aktivierung zusammenhängen. Interventionen, die diesen traumatisierten Müttern und ihren Kindern helfen sollen, müssen sich darauf fokussieren, die Mütter dabei zu unterstützen, Trauma-assoziierte psychische Zustände des Kindes ertragen zu können sowie die emotionalen Signale der Kinder zu erkennen und darauf zu reagieren.

Die »Clinician Assisted Video Feedback Exposure Session« (CAVES)

Die CAVES (Schechter et al., 2006) wurde als experimentelles Paradigma entwickelt, um sowohl (a) die Hypothese zu überprüfen, dass traumatisierte Mütter häufig den kindlichen Zustand des Disstresses missdeuten und in Form einer Abwehrhaltung vermeidend auf Hilflosigkeitszustände sowie als Aggressionen aufgefasste Ansprüche seitens des Kindes reagieren, die sie an die eigenen Gewalterfahrungen erinnern; als auch (b) die Mütter mit einer mit Gewalterfahrung zusammenhängenden PTBS durch Stimulation und Entwicklung der Reflexiven Funktion in ihrer Fähigkeit zu unterstützen, negative, Trauma-assoziierte Emotionen zu tolerieren und zu integrieren, die durch regelmäßigen Stress, wie beispielsweise Trennung und Wutanfälle, ausgelöst werden. Diese Intervention kombiniert im Besonderen einerseits gemeinsame Aufmerksamkeit von Betroffenen und dem Kliniker auf das Video der Mutter-Kind-Interaktion und die Konfrontation der Mutter mit Videostimuli, welche das Kind im Zustand des Disstresses zeigen, wie zum Beispiel während der Trennung und der Wiedervereinigung. Außerdem umfasst die Intervention die Entwicklung und Verbesserung der Reflexiven Funktion der Mutter. Auf diese Weise integriert die CAVES die Prinzipien der Interaktionsführung (»Interaction Guidance«, McDonough, 1995), mentalisierungsbasierte Eltern-Kind-Behandlungen (Slade et al., 2005) und Kind-Eltern-Psychotherapie, welche sich auf die mentalen Repräsentationen und Affekte fokussiert (Beebe, 2003; Lieberman et al., 2005).

Die CAVES-Intervention wurde in New York bei 32 interpersoneller Gewalt ausgesetzten Müttern von Kleinkindern im Alter von acht bis fünfzig Monaten angewendet. Die Autoren beobachteten dabei eine signifikante Verringerung des Ausmaßes an Negativität in den mütterlichen Beschreibungen des Kindes. Die Variable »Reflexive Funktion der Mutter« – das heißt die Fähigkeit der Mutter, die eigenen psychischen Zustände und die des Kindes zu erspüren und zu reflektieren – war für 11 % der Varianz in der Verringerung der mütterlichen Negativität verantwortlich (Schechter et al., 2006).

Setting und Interventionstechniken

Die Videoclips sind von den Aufnahmen des zweiten Treffens entnommen, während dessen wir das Mutter-Kind-Interaktions-Paradigma gefilmt hatten. Vier ausgewählte kurze Exzerpte (30–40 Sekunden) der aufgenommenen Mutter-Kind-Interaktionen werden von den Eltern und den Klinikern gemeinsam angeschaut. Bei der Darbietung der vier Exzerpte wechseln sich eher positiv bewertete Momente (z. B. während des freien Spiels und der Wiedervereinigung) und eher stressbezogene Momente (wie z. B. die Trennung und neue oder auf andere Weise stressbehaftete Momente) in der folgenden Reihenfolge ab:

a) ein *optimaler* Moment, um einen positiven, unterstützenden Rahmen herzustellen, in dem die Situation gezeigt wird, die nicht nur die meiste Spontaneität und den umfangreichsten interaktiven Austausch während des Mutter-Kind-Spiels aufwies, sondern zugleich am freudvollsten war;

b) ein Moment der *Trennung* (wenn die Mutter nicht im Spielzimmer ist), um die Aufmerksamkeit der Mutter und des Therapeuten auf eine Situation zu lenken, durch welche die traumatisierte Mutter sonst gemiedenen mentalen Zuständen wie Hilflosigkeit, Disstress und wahrgenommener Verlust von Schutz ausgesetzt wird;

c) ein Moment der *Wiedervereinigung* (wenn die Mutter zurückkommt);

d) ein *neuer Stimulus* (Clown und angsteinjagende Spielzeuge).

Um die Reflexive Funktion der Mutter anzuregen und ihre Veränderungen zu beurteilen, wird nach der Vorgabe des jeweiligen Exzerptes die Mutter gefragt, was sie denkt, was sie und ihr Kind während des jeweiligen Moments denken oder fühlen könnten.

Mit dem Einverständnis der Mutter werden wir nun eine klinische Fallvignette vorstellen, um einerseits zu illustrieren, wie die CAVES abläuft, und andererseits zu zeigen, welche Art von mentalen Repräsentationen durch das WMCI (Arbeitsmodell des Kind-Interviews) vor und nach der Intervention hervorgerufen werden.

Frau A. und ihr Sohn Flavio (14 Monate alt)

Flavio wurde das erste Mal unserem Team der Beratungsstelle im Alter von sechs Monaten vorgestellt, als er aufgrund einer Gedeihstörung ins Krankenhaus kam. Er wurde behandelt und anschließend entlassen, musste aber erneut eingeliefert werden, weil er sein Gewicht nicht halten konnte. Als im Alter von neun bis zehn Monaten deutlich wurde, dass Flavio unter einer schweren Fütterstörung im Rahmen einer Bindungsstörung litt, wurde mit einer Kind-Eltern-Psychotherapie auf der Krankenstation mit drei bis vier Sitzungen pro Woche begonnen, die dyadische Fokusarbeit und Einzelsitzungen mit beiden Elternteilen und dem Kind beinhaltete. Allerdings brach Flavios Vater die Teilnahme an der Psychotherapie im Laufe der Behandlung aufgrund zunehmender Konflikte mit der Mutter ab. Das Paar trennte sich nach einigen Monaten der Behandlung, als Flavio fast zwölf Monate alt war. Frau A. und Flavio traten unserer Studie bei, als sich Flavio dem 13. Lebensmonat annäherte, und nahmen in den darauffolgenden sechs Wochen teil. Die Mutter absolvierte die CAVES und gab an, dass sie weder gedacht hätte, dass ihre Reaktionen auf ihr Kind so wären, wie sie auf dem Video zu sehen waren, noch dass dieses Verhalten durch frühere Erfahrungen beeinflusst wäre ... sie war dadurch »tief bewegt« und fühlte sich nun Flavio sehr viel näher. Die darauf folgende dyadische Psychotherapie umfasste Videofeedback in Form einer »Anleitung zur veränderten Interaktion« (»Modified Interaction Guidance«, Rusconie Serpa, Sancho Rossignol u. McDonough, 2009).

Über Frau A.

Frau A., aus Genf stammend, war zum Zeitpunkt der Studie 22 Jahre alt, arbeitslos und lebte von der Sozialhilfe. Sie hatte gerade mit einer Ausbildung zur Altenpflegerin begonnen, als sie herausfand, dass sie mit Flavio schwanger war und brach die Ausbildung daraufhin ab. Ihre eigene Kindheit und Jugendzeit war durch extreme und chronische häusliche Gewalt zwischen ihren Eltern sowie durch unberechenbare physische und verbale Misshandlungen der Kinder durch ihren alkoholkranken Vater geprägt. Ihre Mutter war dabei leider keine Quelle des Trostes; häufig depressiv, hatte sie in der Erinnerung von Frau A. eine sehr »negative« und abwertende Sicht auf ihre Tochter, was sich in der Jugendzeit noch verschlimmerte. Von Frau A. wurde häufig erwartet, dass sie auf ihren zehn Jahre jüngeren Bruder aufpasste. Frau A. verließ für Flavios Vater ihr Elternhaus im Alter von 18 Jahren. Er selbst hatte eine Geschichte von erheblicher häuslicher Gewalt durchlebt, prügelte sich selbst auch häufig und wies ein gewaltvolles Temperament auf.

Die Schwangerschaft war – obwohl »gewünscht« – eine Überraschung; die Mutter, Frau A., entwickelte eine postpartale Depression; der Vater war zunehmend gereizt und nah an der Grenze zur körperlichen Gewalt während der Monate, in denen Flavio zum ersten Mal stationär behandelt wurde.

Mütterliche Repräsentationen vor CAVES (Kind 13 Monate alt), basierend auf dem Arbeitsmodell aus den Interviewantworten

Therapeut: Wie würden Sie Flavios Persönlichkeit beschreiben?

Mutter: Nun ... sehr lebhaft. Er ist der *netteste! Sehr liebevoll, zärtlich* und ja, *sehr aktiv!* Er ist immer mit etwas beschäftigt, fasst alles an, öffnet alles. Ich weiß nicht ... als ob er einen Gegenstand in den Händen hält und wenn ich versuche diesen zu nehmen, wird er ärgerlich. Er ist groß für ein Kleinkind und demnach ist er tatsächlich *ein bisschen schwierig im Umgang* ... es ist nicht einfach, da sein Verhalten sehr ... nun ja, er weiß sehr genau, was und was er nicht zeigen möchte.

Therapeut: Bitte beschreiben Sie Flavios Persönlichkeit mit fünf Adjektiven:

Mutter: Also, man könnte sagen, dass er intelligent ist. Unglaublich liebenswert. Er hat eine ziemlich starke Persönlichkeit, aber wie könnte man das noch besser beschreiben? Also im Grunde genommen ist er eigensinnig. 100 % lebhaft, kein Zweifel! Und »dickköpfig« beschreibt ihn sehr treffend ... Er ist wie sein Vater. Wenn es diese eine Sache ist, die er will, dann muss es auch eben genau diese sein und keine andere!

Der Vergleich dieses Kleinkindes mit erwachsenen Männern, die groß, stark und furchteinflößend sind, wird nach der nächsten Frage noch deutlicher:

Therapeut: An wen erinnert Sie Flavio?

Mutter: Nun ja ... an meinen Vater, weil mein Vater meine Mutter oft schlug, aber noch mehr ... fühle ich mich an meinen Freund erinnert und gleichzeitig an meinen Vater. Mein Vater ist in der Tat auch jemand mit einer starken Persönlichkeit, imposant, genau wie mein Freund auch. Der Vater von Flavio erinnert mich daher an diese beiden Persönlichkeiten, weil Flavio ein starker Junge ist. Es erinnert mich in der Tat an ein bisschen was von beiden. Er ist sehr ... viele bestätigen mir diesen Eindruck auch aufgrund seiner Gesichtszüge (er sieht aus wie beide Männer) ...

Die Mutter wurde dabei beobachtet, wie sie Flavio bat, mit einer großen Gabel zu essen, an die ein großes Spielzeugauto angefügt war, was das Essen weiter erschwerte.

Im Anschluss an CAVES beschreibt die Mutter Flavio als intelligent und liebenswert, als starke Persönlichkeit und lebhaft. Allerdings stellen wir eine wichtige Veränderung fest: Sie ersetzt »eigensinnig und dickköpfig« mit »behutsam«, wodurch Flavio die mütterliche Verletzlichkeit zugeschrieben wird.

Im Folgenden werden Auszüge zentraler Momente aus CAVES dargestellt. Wir beschreiben den Videostimulus, den die Mutter sich anschaut, und den im Anschluss daran folgenden Austausch zwischen dem Kliniker und der Mutter.

Die Mutter schaut sich die Trennungssituation an: Mit dem Klopfen an der Tür verlässt die Mutter den Raum, ohne etwas zu Flavio zu sagen. Flavio reagiert darauf sehr verzweifelt. Eine Spielzeugtasse haltend, weint er vor der Tür. Die Mutter wartet stillschweigend auf der anderen Seite der Tür. Mit einer Stoppuhr in der Hand wartet sie drei Minuten, bevor sie den Raum wieder betritt.

»Vor der Tür verharrend«
Therapeut: Was passiert in diesem Moment da?
Mutter: Die Trennung ... ist tatsächlich schwierig für ihn.
Therapeut: Hmm.
Mutter: Also, das ist der Grund, warum ich vorher sagte, dass er wusste, dass ich hinter der Tür war, weil er sich nicht wirklich seinem Spielzeug widmete. Er war völlig auf die Tür fixiert, eigentlich wie vor der Tür verharrend. Daher ist es wahr, dass er nicht ... ich habe ihn vorher noch nie so erlebt ...
Therapeut: Hmm.
Mutter: So viele Tränen.

»Wut«
Therapeut: … Was könnte er da hinter der Tür gefühlt haben?
M.: Wut.
Therapeut: Es war Wut.
Mutter: Ja, ich denke schon.
Therapeut: Also, es war Wut.
Mutter: … Und weil er es nicht verstanden hat … warum ich gehen musste, ohne ihm etwas zu sagen.

»Angst, mit der er mich angreift«
Therapeut: Und was ist mit Ihnen? Erinnern Sie sich daran, was Sie in dem Moment dachten?
Mutter: Das ist das, was mich besonders nervös macht.
Therapeut: Ja. Erzählen Sie mir ein bisschen mehr darüber, was Sie genau meinen mit »Ich fühlte mich schlecht … nervös …«, was haben Sie wahrgenommen?
Mutter: Um … Ich war erschrocken, dass er mich nicht auf die gleiche Weise wahrnahm, weil, nun ja, Ich bin ohnehin gegangen (trotz seiner Verunsicherung), einfach so …
Therapeut: Was meinen Sie genau, wenn Sie sagen, dass er Sie nicht auf die gleiche Weise wahrnahm?
Mutter: Er sagte zu sich selbst: »Mama ist gemein, sie hat mich alleingelassen«, … später griff er mich dann irgendwie an, wenn er mir dann manchmal zeigt, dass es ihm nicht gut geht. Und … ich war traurig, sogar sehr traurig, da es mir wirklich schwerfällt, ihn in solchen Momenten weinen zu sehen.

Auf die Frage nach einer möglichen Verbindung zwischen den Gefühlen in der Trennungssituation und dem eigenen Leben, wird die eigene Geschichte der Mutter erkennbar.
Therapeut: Woran fühlen Sie sich in solchen Momenten erinnert?
Mutter: Hmm … An mich, ich war selbst oft so.
Therapeut: Sie?
Mutter: Sehr gereizt, ja. Und würde weinen und weinen und weinen. Sogar als Jugendliche, ja!
Therapeut: Okay.
Mutter: Und ich würde hinter der Tür bleiben und würde weinen und weinen.

Therapeut: Aus Wut?
Mutter: Ja.

Die Mutter schaut sich die Wiedervereinigung an: Sie betritt den Raum
mit der Stoppuhr in der Hand und nimmt Flavio hoch, als er versucht,
sich ihr laut weinend zu nähern. Er beruhigt sich. Doch beide wenden
ihren Blick vom jeweils anderen ab. Während die Mutter Flavio auf dem
Arm hält, läuft sie scheinbar orientierungslos zuerst in die eine, dann in
die andere Richtung.

»Beruhigt«
Therapeut: Nun, was hat er in diesem Moment, den wir gesehen haben,
gefühlt ... was meinen Sie, hat er gefühlt?
Mutter: Ich würde sagen, es war ein Gefühl der Erleichterung ... Erleichterung, weil ich endlich zurückgekommen bin und ihn in meine Arme
genommen habe. Er hat sich beschützt gefühlt, da ich ... endlich konnte
ich ihn in die Arme nehmen und beruhigen. Nun ja, das war's.

»Er liebt mich«
Mutter: ... Da sage ich mir nun, dass er mich liebt, weil schlussendlich,
nun ja, sehe ich, wie er war, als ich zurückkam.
Therapeut: Hmm.
Mutter: ... Dass er sich eben beschützt und sicher fühlt, wissen Sie? Ich
sage mir, dass es tröstend und beruhigend war, mich zu sehen.
Therapeut: Hmm.
Mutter: Er war glücklich.

Die Mutter schaut sich die Szene »Angsteinjagendes Spielzeug« an: Ein
automatisierter Dinosaurier hebt seinen Kopf, öffnet sein Maul und macht
einen erschreckenden aufheulenden Laut, während Frau A. ausgestreckt
vor ihm liegt. Flavio bleibt unterdessen still und verharrt in einiger Ent-
fernung des Spielzeugs hinter den Beinen der Mutter. Mit einem verängs-
tigten Gesichtsausdruck beobachtet er in gespannter, wachsamer Haltung
das Spielzeug. Frau A. versucht Flavio zu zeigen, dass das Spielzeug nicht
wirklich eine Gefahr darstellt. Sie macht behutsam darauf aufmerksam,
positioniert sich selbst aber dennoch als Puffer zwischen Kind und Spielzeug.

»Ich sehe mehr Anzeichen von Angst und Misstrauen«

Therapeut: Und nun? Wenn Sie diese Szene sehen, wie fühlen Sie sich?

Mutter: Es hinterlässt immer ein komisches Gefühl, weil es wahr ist, dass ... manchmal bin ich mir nicht unbedingt bewusst darüber, dass er so an mich gebunden ist und dass ... Ich sehe seine kleinen Andeutungen, dass er verängstigt ist ...

Therapeut: Ja.

Mutter: Aber in diesem Moment ist es wahr, dass zum Beispiel, ich habe gesehen, dass ...

Therapeut: Da haben Sie diese Andeutungen sogar deutlicher registriert.

Mutter: Ja.

Therapeut: ... Im Gegensatz zu Ihrem Alltag, in dem Sie diese nicht unbedingt so deutlich wahrnehmen.

Mutter: In unserem Alltag kommt er manchmal zu mir, ja, aber ... eigentlich denke ich dann nicht: »Oh, er wird wohl Angst haben.«

Therapeut: Ich verstehe.

Mutter: ... Manchmal sage ich mir selbst: »Es gibt vielleicht ein paar neue Dinge und es wird einfach passieren.« Aber manchmal ja, manchmal sage ich mir selbst: »Er wird sich fürchten, pass auf!« Und ein andermal wiederum denke ich nicht, dass er Angst hat ... und dann falle ich direkt hinein, ohne es zu merken.

Als die Mutter beginnt, sich mit ihrem Kind zu identifizieren, wird ihre eigene Geschichte immer deutlicher erkennbar.

Therapeut: An was erinnern Sie sich bei diesem Ausschnitt?

Mutter: Ich? Dass ich Angst hatte, dass meine Mutter aber traurigerweise in solchen Zeiten nicht da war, um mich zu schützen.

Therapeut: Also ist es, ist es ... er, er erinnert Sie an sich selbst, wenn Sie Angst hatten.

Mutter: So misstrauisch und verängstigt, aber ich, ich war sogar noch mehr verängstigt ... Ich hatte vor allem Angst.

Therapeut: Haben Sie spezielle Erinnerungen an Situationen, in denen Sie Angst vor allem hatten?

Mutter: Ja, Angst meiner Mutter zu erzählen, dass ich geraucht habe ... nun, ich meine, ich war bereits eine Jugendliche!

Therapeut: Aber, diese Erinnerungen davor, Angst zu haben wie diese ... wie alt waren Sie? Sie erzählen mir ja von Ihrer Jugendzeit.

Mutter: Nun ja ... zum Beispiel mit sechs, als mein Vater begann, meine

Mutter zu schlagen, da hatte ich Angst, richtige Angst. Aber ... Meine Mutter stand mir in solchen Zeiten nicht zur Verfügung, um mich zu schützen, weswegen ich in meinem Zimmer blieb.

Therapeut: Also zu dieser Zeit haben Sie begonnen, sich in Ihr Zimmer zurückzuziehen und sich einzuschließen.

Mutter: Ja (weinend).

Diskussion von CAVES

Wie wir oft bei Müttern mit ZMG-PTBS beobachten können, ist Frau A. im Verlauf von CAVES in der Lage, eine bestimmte Fehlwahrnehmung von Flavios Affekten zu »korrigieren«. Vor der Intervention von CAVES bezeichnet sie Flavios Zustand in der Trennungssituation als ängstlich, ablehnend und kontrollierend. Während CAVES beginnt sie Flavio als behutsam, eingeschüchtert und schutzbedürftig wahrzunehmen. Darüber hinaus vergleicht sie Flavio im Vorhinein ausschließlich mit seinem Vater sowie ihrem Vater, wobei sie beide Männer als sehr gewalttätig beschreibt. In der letzten Sequenz von CAVES verschiebt sich ihr Blick jedoch allmählich und sie beginnt, Parallelen zwischen sich selbst und Flavio zu sehen. Sie findet sich selbst in einer hilflosen, verängstigenden Situation, in der sie Schutz suchend die gewalttätigen Übergriffe des eigenen Vaters an ihrer Mutter miterleben muss.

Obschon zum jetzigen Zeitpunkt die quantitativen Auswertungen der Skala des Reflexiven Selbst (Slade et al., 2005) noch unvollständig sind, beobachten wir eine Tendenz der Mutter hin zu mehr Transparenz und Offenheit gegenüber Unsicherheiten, sowohl ihre eigenen als auch Flavios mentale Zustände betreffend. Ein Beispiel dafür ist ihre Reaktion auf die beobachtete Interaktion mit dem neuen, angsteinjagenden Spielzeug. Frau A. sagt über sich selbst in Bezug auf Flavio: »... manchmal bin ich mir nicht unbedingt bewusst darüber, dass er so an mich gebunden ist und dass ... ich sehe seine kleinen Andeutungen, dass er verängstigt ist ...« In ihrer Antwort wird ein zunehmendes Bewusstsein Flavios eigener Empfindungen und seiner entwicklungsbedingten Bedürfnisse erkennbar. Dennoch muss erkannt werden, dass Frau A. nicht so weit geht, sich vorzustellen, welchen Einfluss ihr selbst eingestandener vorheriger Mangel an Aufmerksamkeit bezüglich Flavios mentaler Zustände sowie ihrer elterlichen Fürsorge hat.

Demzufolge stellt CAVES ein Evaluationsinstrument dar, dass sowohl potenzielle Veränderungsprozesse zulässt als auch die Möglichkeit bietet, Bereiche aufzudecken, in denen zusätzliche therapeutische Arbeit nötig ist, um die Mentalisierungsfähigkeit im Sinne entsprechender Affektregulation weiter zu fördern. Schließlich gelingt es CAVES, sowohl Mütter als auch Kliniker in ihrer Arbeit mit dem Trauma zu sensibilisieren und dabei den Einfluss der mütterlichen Bindungsgeschichte auf die Mentalisierungsfähigkeit und deren Förderung zu verstehen.

CAVES als Starthilfe für eine Trauma-fokussierende Eltern-Kind-Psychotherapie

Die Eltern-Kind-Psychotherapie, die Frau A. mit Flavio bereits vor ihrer Studienteilnahme begann, konzentrierte sich weitestgehend auf die Mutter-Kind-Interaktion während und rund um die Ernährung und das Essverhalten. Im Rahmen der Behandlung wurde bereits eine modifizierte Version der »Interaction Guidance« von Rusconi Serpa, Sancho Rossignol und McDonough (2009) eingesetzt. Zwei Psychologen fungieren dabei als Therapeuten, während sich Mutter und Kind zuerst in einer Spielsituation und dann im Videofeedback befinden.

Nicht alle Therapeuten betrachteten den Fall aus der Perspektive eines Mutter-Kind-Traumas beziehungsweise der mütterlichen PTBS. So war die andere Meinung: Während der Mutter in ihrer Persönlichkeitsstruktur Muster einer Borderline-Störung zugeschrieben wurden, erfüllte das Kind die Kriterien einer kindlichen Anorexie. Die Therapie schien durch den anfänglichen Kampf innerhalb der Psychotherapie, trotz der mütterlichen Bemühungen, die therapeutischen Interventionen zu übernehmen und zu imitieren, steckengeblieben zu sein. Flavios Ernährungs- und Essverhalten zeigte nur wenig Veränderung. Sein Gewicht sank weiter, sodass er über eine Nasensonde ernährt werden musste.

Nachdem die beiden Therapeuten im Einverständnis mit Frau A. die aufgezeichneten Videobänder gesehen hatten, konnten sie sich auf die traumatisierende Lebensgeschichte von Frau A. einstellen. Die Auswirkungen des Traumas auf die mentalen Repräsentationen ihrer Beziehung zu Flavio sowie auf ihr eigenes Fürsorgeverhalten wurden verstehbar. In den Videoaufnahmen der folgenden Behandlungsstunde stellen wir fest, dass beide Therapeuten eine Dyade parallel zur Mutter-Kind-Dyade bilden. In enger Zusammenarbeit findet dabei die Beobachtung sowohl der Mutter und des Kindes als auch deren Interaktion statt. Der Fokus der therapeutischen Arbeit lag auf der Perspektive der Mutter und darauf, die Perspektive der beider Therapeuten zu kommunizieren, mit besonderer Aufmerksamkeit für die traumatischen Symptome Frau A.s und ihre Vermeidungs- und Abwehrmechanismen.

Im Folgenden sind zentrale Momente aus der modifizierten »Interaction Guidance« im Sinne der Forschungsevaluation und CAVES aufgeführt.

Videoausschnitte, die während der wöchentlichen Mutter-Kind-Psychotherapiesitzungen angeschaut werden: In einem Spiel, in welchem sich Mutter und Kind gegenseitig einen Ball durch ein Plastikrohr zuspielen, zeigt die Mutter eine Schreckreaktion. Die Mutter fordert ihren Sohn heraus, in dem sie das Rohr anhebt und es damit für ihn schwieriger macht, den Ball zu ihr zu spielen. Der Ball rollt immer wieder zurück, wodurch der Sohn frustriert ist und den Ball mit Gewalt durch das Rohr schießt. Daraufhin erschrickt die Mutter.

Mutter: Ich verstehe nicht, warum er mich mit so einem schnellen Ball bewerfen musste ... erst spielte er mir einen normalen Ball zu und dann auf einmal diesen!

Therapeut 1: Was machen Sie damit?

Mutter: Es hat mich ehrlich gesagt überrascht ...

Therapeut 1: Was würden Sie in diesem Moment jetzt sagen, was Sie gedacht haben?

Mutter: Ehrlich gesagt, habe ich sogar gar nichts gedacht. (Mutter lacht)

Therapeut 2: Ich frage mich, ob Sie, nun ja, wenn ich mich in Ihre Lage hineinversetze ... Sagen Sie mir, ob es möglich ist, dass, plötzlich der Fakt, dass er (den Ball) mit viel Kraft schoss, Sie etwas besorgt waren, dass es

Sie plötzlich wieder überfluten könne (Aspekte, die mit diesem Therapeuten in vorherigen Sitzungen längst angesprochen worden waren).

Mutter: Nein, nicht wirklich ... nein.

Therapeut 1: Nicht in dem Moment?

Mutter: Nein, ich blieb wirklich nur überrascht darüber, dass er mir einen so scharfen Ball zuschoss.

Therapeut 2: Das ist genau, warum ich diese Bemerkung gemacht habe.

Therapeut 1: Könnte es sein, dass es Sie verängstigt hat, dass der Ball so schnell auf Sie zukam?

Mutter: Ich habe es ehrlich gesagt nicht erwartet. Ich habe nicht erwartet, dass der Ball so schnell und stark auf mich zukommen würde.

(Therapeut 1 erklärt, dass Kinder, insbesondere Kleinkinder, diese abrupten Gesten zeigen können.)

Therapeut 1: So eine abrupte Geste kann einen schon sehr überraschen.

Mutter: Oh ja, das hat es mich wirklich! ... manchmal, nun ja ist es genau so, aber nicht so sehr in dem Moment da. In dem Moment war es vielmehr so, dass ich es tatsächlich überhaupt nicht erwartet hatte. Aber es stimmt schon, dass es Momente gibt, in denen ich mich vor bestimmten Dingen ängstige, tatsächlich ja ...

Therapeut 1: Vor was zum Beispiel? Haben Sie Erinnerungen oder Dinge, die ...

Mutter: So jetzt aus dem Stegreif nicht, nein ... Aber wenn mir etwas einfällt, erzähle ich es Ihnen. Aber es stimmt, dass es vorkommt, dass, nun ja, manchmal, wenn er mich zum Beispiel umarmen will, dass ich verunsichert bin ... weil ich mich auch fürchte, da es schon manchmal vorkommt, dass er mir einen kleinen Klaps gibt, was jetzt nicht weh tut, aber es ist bestimmt, weil ich geschlagen wurde, nun ... da haben Sie's! (Pause) Aber es ist wahr, dass es Momente gibt, in denen seine eigenen Gesten mir ... mir Angst machen manchmal.

Therapeut 1: Ja ja ... Demnach muss es ... muss es schwierig sein für Sie.

Mutter: Manchmal tatsächlich, ja, weil manchmal ... ohje ... manchmal sage ich mir selbst, ohje, ich bin so ein Idiot, dass, nun ja, er mich umarmen will und ich ... ich wie ein Idiot meine Nase rümpfe und mich wegdrehe ... (die Mutter macht die Bewegung vor) und ich sage mir selbst, siehst du, da hast du's, wieder hast du falsch reagiert. Und später weiß ich dann, dass es nicht absichtlich war, sondern ein Reflex.

Therapeut 2: Genau das ist es!

Die spezifische Problematik von Frau A., Flavios emotionale Kommunikation lesen und verstehen zu können, konnte im Rahmen von CAVES innerhalb einer Einzelsitzung von 90 Minuten herausgearbeitet werden. Die Fokussierung dieser Problematik führte zu einem Veränderungsprozess, der sich nicht zuletzt im therapeutischen Verständnis und Vorgehen innerhalb der Dyade zeigte. Im weiteren Verlauf der Behandlung wurde deutlich, dass Frau A.s Abwehr es ihr nicht erlaubt, die innerhalb von CAVES erlebte Veränderung aufrechtzuerhalten. Allerdings gelingt es im Rahmen der therapeutischen Arbeit, Frau A. durch eine schonende, aber dennoch anhaltende Konfrontation mit ihrer defensiven Vermeidung und deren Bearbeitung die Veränderung recht schnell wieder anzunehmen und weiter zu vertiefen, sodass der psychotherapeutische Prozess fortschreiten kann.

Der nächste Schritt zielt darauf ab zu sehen, ob und wie Frau A. diese Veränderungen in ihr Verhalten im Umgang mit Flavio übersetzen kann und wie dieser darauf reagiert. Interaktive Verhaltensmuster lassen sich vor allem dann schwer korrigieren, wenn ein Beziehungspartner sich verändert hat, der andere aber an einer vertrauten Routine festhält und diese dadurch verstärkt. Darum ist es notwendig, die dyadische Arbeit mit Mutter und Kind neben der individuellen Arbeit mit beiden Beziehungspartnern fortzusetzen. In diesem Zusammenhang ist das Videofeedback hilfreich, um das Erarbeitete beziehungsweise Verkörperte in den Fokus zu bringen und bewusst zu machen, um dauerhafte Veränderung bewirken zu können.

Schlussfolgerungen

Die Ziele des hier diskutierten Forschungsprogrammes sind (a) zu verstehen, wie Stress (negative Affekte, Erregung, Hilflosigkeit) von Kindern Seele und Körper traumatisierter Bezugspersonen beeinträchtigen kann; (b) wie diese Bezugspersonen wiederum die affektiven Kommunikationsmuster des Kindes verstehen und darauf reagieren; (c) wie diese Reaktionen ihre Kinder während einer solch prägenden Phase der sozialen und emotionalen Entwicklung vor dem fünften Lebensjahr beeinflussen.

Unsere Ergebnisse aus früherer Forschung in New York und vorläufige Ergebnisse der gegenwärtig laufenden Studie in Genf unterstützen die Notwendigkeit spezifischer Interventionen, um traumatisierten Bezugspersonen zu helfen, sich mit ihren vermiedenen Affekten und Emotionen auseinanderzusetzen, die mit der Erfahrung interpersoneller Gewalt assoziiert sind. Um diese Fähigkeit der Bezugsperson zu unterstützen, zu erhellen und zu modellieren sowie gleichermaßen das interaktive Verhalten des Kindes und seine mentalen Zustände, die diesem Verhalten zugrunde liegen, zu begleiten, ist es das Ziel, den Bruch in der affektiven Kommunikation zu reparieren.

Unser nächster Schritt ist, die Arbeit daran fortzusetzen, was wir als einen sehr spezifischen Fehler bei der Deutung der kindlichen Not beobachtet haben: die fälschliche Interpretation von Hilflosigkeit und Angst als Wut und Eigenwille. Wir nehmen an, dass dieser Fehler im Vergleich zu anderen Formen elterlicher Psychopathologie, die die Beziehung von Eltern und Kind beeinflussen, bei einer ZMG-PTBS besonders auffällig ist.

Auf breiterer Forschungsbasis hoffen wir nun, zu zeigen, dass – wie durch das Beispiel unserer klinischen Vignette illustriert – CAVES eine laufende Behandlung, die sehr langsam verläuft oder gar stehengeblieben ist, wieder in Gang bringen kann, wenn sie von Eltern-Kind-Psychotherapeuten der Dyade begutachtet wird, die sich an den Forschungsregeln orientieren. Erst nachdem die beiden Psychotherapeuten, die Flavio und seine Mutter behandelten, in der Therapie tatsächlich ein anderes Videofeedback-Modell nutzten und sich mit Sitzungen zur Essenszeit auf Flavios Fütterstörung konzentrierten, CAVES sahen, änderte sich etwas.

Die beiden Therapeuten fanden zu einer neuen Würdigung der Veränderung im Denken der Mutter über Flavio: von Eigenwilligkeit zu Umsichtigkeit. Dadurch waren sie in der Lage, die mit der Vermeidung des Traumas zusammenhängen Affekte von Frau A. sowie ihre emotionale Fehlregulation, ihr alarmiertes Reagieren auf ihren Sohn und ihre Antwort auf seine Suche nach Nähe zu verstehen. Von da an entwickelte sich im Laufe der Behandlung Frau A.s Fähigkeit weiter, Flavios und ihre eigene Hilflosigkeit und feindselige Gefühle zu tolerieren und eine Unterscheidung zwischen sich selbst und anderen zu machen sowie eine Unterscheidung zwischen ihren

Affekten und denen ihres Sohnes. In der Folge begann er mehr allein zu essen, seine Mahlzeiten zu genießen, und die nasogastrische Sonde konnte entfernt werden.

Das Team hat seitdem mit Erlaubnis der Eltern begonnen, in geeigneten Fällen dem Pflegepersonal CAVES zu zeigen, um eine empathischere Behandlung dieser Kinder und Mütter zu fördern und sich auf das geheime Einverständnis mit den negativen und verzerrten mentalen Repräsentationen des Kindes und/oder der Mutter selbst zu fokussieren.

Für Psychoanalytiker ist es entscheidend, nicht an diesem geheimen Einverständnis der »Übertragungsverzerrungen« von der Mutter zum Kind und der Affektvermeidung der Patienten teilzunehmen.

Person und Klar (1994) konstatierten, dass »Trauma erzählt werden muss«. Psychoanalytiker müssen bereit sein, die Nachricht des Traumas zu empfangen, sie anzuerkennen und auf sie zu antworten. Sie müssen bereit sein, elterliche PTBS aktiv zu behandeln wie auch die komorbide Psychopathologie und Störungen in der Eltern-Kind-Beziehung und entwicklungsbezogene Störungen im Fall des Kindes. Unserer Meinung nach sollten Psychoanalytiker ihre Türen öffnen für Patienten, die Traumata erlebt haben, und darüber hinaus in die Gemeinschaft hinausgehen, um ihre Fähigkeiten und ihre Art zu denken auf Individuen verschiedener Kulturen anzuwenden, die sonst nur mit geringer Wahrscheinlichkeit den Weg in die private Praxis gefunden hätten.

Kreisläufe intergenerationeller Gewalt und Traumata durchbrechen

Wir manualisieren momentan eine CAVES-basierte Intervention, die aus mindestens sechs bis zehn Sitzungen besteht. Unsere weitere Forschung wird untersuchen, ob beobachtete Effekte auf mütterliche Repräsentationen – wie durch ihre Attributionen ihrem Kind gegenüber gezeigt – nachhaltig sind und Veränderungen dieser Art mit der Frequenz sowie messbaren Veränderungen in den reflexiven Funktionen der Bezugsperson, ihrer Verhaltensantwort auf die Not des Kindes und dem beim Kind ausgelösten Verhalten korrespondieren.

Wir nehmen nicht an, dass eine solche Intervention, die hauptsächlich auf dem In-vivo-Gebrauch von Worten und Verhaltensbeobachtung basiert, spezifisch für Eltern mit hohem Risiko und intergenerationellem Gewalttrauma eine tiefere, umfassendere Eltern-Kind-Psychotherapie ersetzen kann. Aus diesem Grund halten wir CAVES für einen potenziellen Katalysator oder eine Starthilfe für weitere und tiefergehende psychotherapeutische Behandlung. Wir denken, basierend auf unserer Erfahrung mit schwer traumatisierten und oft dissoziativen Eltern und ihren Kindern, dass solche Eltern zuerst fähig sein müssen, gemeinsam mit dem Therapeuten die vermiedenen Affekte und die Verhaltensweisen ihres Kindes, die diese Affekte hervorbringen, wahrzunehmen, um eine Chance auf einen psychotherapeutischen Prozess zu haben. Aus diesem kann dann eine bedeutsame Veränderung im interaktiven Verhalten entstehen, in einer Geschwindigkeit, die den entwicklungsbezogenen Bedürfnissen des Kindes entspricht.

Die Autoren möchten Gaelle Merminod, Axelle Kreis, Francesca Suardi, Dominik Moser, Michael Walker, Sandrine Weil und François Ansermet für ihre Mitarbeit in der Vorbereitung und der Präsentation dieses Artikels danken. Eine Version des ersten Teils dieses Artikels ist ursprünglich in der Zeitschrift *Signal, a journal of the World Association for Infant Mental Health,* erschienen. Wir haben es dem Herausgeber von *Signal,* Dr. Miri Keren zu verdanken, dass wir diesen Teil hier integrieren konnten.

Die an dieser Stelle vorgestellte Forschung wurde durch sehr großzügige Unterstützung folgender Institutionen aus den USA und der Schweiz gefördert: Für New York: New York PCIP: National Institute of Mental Health, International Psychoanalytical Association; Sackler Institute for Developmental Psychobiology at Columbia University; Bender-Fishbein Fund. Für Genf: Early Childhood Stress Project: The Swiss National Science Foundation NCCR-SYNAPSY; Gertrude von Meissner Foundation; University of Geneva Hospitals Medical Director's Research Fund; Fondation Prim'Enfance.

Übersetzung: Lisa Kallenbach, Robert Müller, Phillipp Schmidt

Literatur

Adelman, A. (1995). Traumatic memory and the intergenerational transmission of Holocaust narratives. Psychoanalytic Study of the Child, 50, 343–367.

Ainsworth, M. D. S., Blehar, M. C., Waters, E., Wall, S. (1978). Patterns of attachment: a psychological study of the strange situation. Hillsdale, NJ: Erlbaum.

Beebe, B. (2003). Brief mother-infant treatment: psychoanalytically informed video feedback. Infant Mental Health Journal, 24 (1), 24–52.

Berlin, L. J., Appleyard, K., Dodge, K. A. (2011). Intergenerational continuity in child maltreatment: mediating mechanisms and implications for prevention. Child Development, 82 (1), 162–176.

Cassidy, J. (1994). Emotion regulation: influences of attachment relationships. Child Development, 59 (2–3), 228–249.

Foa, E. B., Dancu, C. V., Hembree, E. A., Jaycox, L. H., Meadows, E. A., Street, G. P. (1999). A comparison of exposure therapy, stress inoculation training, and their combination for reducing posttraumatic stress disorder in female assault victims. Journal of Consulting and Clinical Psychology, 67 (2), 194–200.

Fonagy, P., Luyten, P. (2009). A developmental, mentalization-based approach to the understanding and treatment of borderline personality disorder. Development and Psychopathology, 21 (4), 1355–1381.

Fonagy, P., Steele, H., Steele, M. (1991). Maternal representations of attachment during pregnancy predict the organization of infant-mother attachment at one year of age. Child Development, 62 (5), 891–905.

Hofer, M. A. (1984). Relationships as regulators: a psychobiological perspective on bereavement. Psychosomatic Medicine, 46, 183–187.

Leuzinger-Bohleber, M. (2008). Biographical truths and their clinical consequences: understanding »embodied memories« in a third psychoanalysis with a traumatized patient recovered from severe poliomyelitis. International Journal of Psychoanalysis, 89 (9), 1165–1187.

Lieberman, A. F., Van Horn, P., Ippen, C. G. (2005). Toward evidence-based treatment: child-parent psychotherapy with preschoolers exposed to marital violence. Journal of the American Academy of Child & Adolescent Psychiatry, 44 (12), 1241–1248.

Lyons-Ruth, K., Block, D. (1996). The disturbed caregiving system: relations among childhood trauma, maternal caregiving, and infant affect and attachment. Infant Mental Health Journal, 17, 257–275.

Lyons-Ruth, K., Bronfman, E., Parsons, E. (1999). Atypical attachment in infancy and early childhood among children at developmental risk. IV. Maternal frightened, frightening, or atypical behavior and disorganized infant attachment patterns. Child Development, 64 (3), 67–96; discussion 213–220.

Madigan, S., Voci, S., Benoit, D. (2011). Stability of atypical caregiving behaviors over six years and associations with disorganized infant-caregiver attachment. Attachment & Human Development, 13 (3), 237–252.

Main, M., Hesse, E. (1990). Parents' unresolved traumatic experiences are related to infant disorganized attachment status: Is frightened and/or frightening parental behavior the linking mechanism? In M. T. Greenberg, D. Cicchetti,

E. M. Cummings (Eds.), Attachment during the preschool years: theory, research and intervention (pp. 161–182). Chicago: University of Chicago Press.

McDonough, S. C. (1995). Promoting positive early parent-infant relationships through interaction guidance. Infant Psychiatry, 4 (3), 661–672.

Moore, P. S., Whaley, S. E., Sigman, M. (2004). Interactions between mothers and children: impacts of maternal and child anxiety. Journal of Abnormal Psychology, 113 (3), 471–476.

Moran, G., Forbes, L., Evans, E., Tarabulsy, G. M., Madigan, S. (2008). Both maternal sensitivity and atypical maternal behavior independently predict attachment security and disorganization in adolescent mother-infant relationships. Infant Behavior and Development, 31 (2), 321–325.

Nix, R. L., Pinderhughes, E. E., Dodge, K. A., Bates, J. E., Pettit, G. S., McFadyen-Ketchum, S. A. (1999). The relation between mothers' hostile attribution tendencies and children's externalizing behavior problems: the mediating role of mothers' harsh discipline practices. Child Development, 70 (4), 896–909.

Oliver, J. E. (1993). Intergenerational transmission of child abuse: rates, research, and clinical implications. American Journal of Psychiatry, 150 (9), 1315–1324.

Person, E. S., Klar, H. (1994). Establishing trauma: the difficulty distinguishing between memories and fantasies. Journal of the American Psychoanalytic Association, 42 (4), 1055–1081.

Pollak, S. D., Tolley-Schell, S. A. (2003). Selective attention to facial emotion in physically abused children. Journal of Abnormal Psychology, 112 (3), 323–338.

Porges, S. W. (2007). The polyvagal perspective. Journal of Biological Psychology, 74 (2), 116–143.

Reliford, A., Schechter, D. S. (2009). Helping parents to see Medusa via reflective shield of the analyst without turning to stone: researching approaches to working with traumatized parents and their toddlers. Paper presented at the 46th Congress of the International Psychoanalytic Association. Chicago, IL.

Robert-Tissot, C., Cramer, B., Stern, D. N., Rusconi Serpa, S., Bachmann, J.-P., Palacio-Espasa, F., Knauer, D., De Muralt, M., Berney, C., Mediguren, G. (1996). Outcome evaluation in brief mother-infant psychotherapies: report on 75 cases. Infant Mental Health Journal, 17 (2), 97–114.

Rusconi-Serpa, S., Sancho Rossignol, A., McDonough, M. C. (2009). Video feedback in parent-infant treatments. Child & Adolescent Psychiatric Clinics of North America, 18 (3), 735–751.

Schechter, D. S. (2003). Intergenerational communication of maternal violent trauma: Understanding the interplay of reflective functioning and posttraumatic psychopathology. In S. W. Coates, J. L. Rosenthal, D. S. Schechter (Eds.), September 11: Trauma and Human Bonds (pp. 115–142). Hillside, NJ: Analytic Press.

Schechter, D. S. (2004). Intergenerational communication of violent traumatic experience within and by the dyad: the case of a mother and her toddler. Journal of Infant, Child, and Adolescent Psychotherapy, 3 (2), 203–232.

Schechter, D. S., Coates, S. W., Kaminer, T., Coots, T., Zeanah, C. H., Davies, M., Schonfield, I. S., Marshall, R. D., Liebowitz, M. R., Trabka, K. A., McCaw, J., Myers, M. M. (2008). Distorted maternal mental representations and atypical behavior in a clinical sample of violence-exposed mothers and their toddlers. Journal of Trauma and Dissociation, 9 (2), 123–149.

Schechter, D. S., Coots, T., Zeanah, C. H., Davies, M., Coates, S. W., Trabka, K. A., Marshall, R. D., Liebowitz, M. R., Myers, M. M. (2005). Maternal mental representations of the child in an inner-city clinical sample: violence-related posttraumatic stress and reflective functioning. Attachment & Human Development, 7 (3), 313–331.

Schechter, D. S., Moser, D. A., Wang, Z., Marsh, R., Hao, X., Duan, Y., Yu, S., Gunter, B., Murphy, D., McCaw, J., Kangarlu, A., Willheim, E., Myers, M. M., Hofer, M. A., Peterson, B. S. (2012). An fMRI study of the brain responses of traumatized mothers to viewing their toddlers during separation and play. Social Cognitive and Affective Neuroscience, 7 (8), 969–979.

Schechter, D. S., Myers, M., Brunelli, S. A., Coates, S. W., Zeanah, C. H., Davies, M., Grienenberger, J. F., Marshall, R. D., McCaw, J. E., Trabka, K. A., Liebowitz, M. R. (2006). Traumatized mothers can change their minds about their toddlers: understanding how a novel use of videofeedback supports positive change of maternal attributions. Infant Mental Health Journal, 27 (5), 429–447.

Schechter, D. S., Willheim, E. (2009). Disturbances of attachment and parental psychopathology in early childhood. Child & Adolescent Psychiatric Clinics of North America, 18 (3), 665–686.

Schechter, D. S., Willheim, E., Hinojosa, C., Scholfield-Kleinman, K., Turner, J. B., McCaw, J., Zeanah, C. H., Myers, M. M. (2010). Subjective and objective measures of parent-child relationship dysfunction, child separation distress, and joint attention. Psychiatry, 73 (2), 130–144.

Schechter, D. S., Willheim, E., McCaw, J., Turner, J. B., Myers, M. M., Zeanah, C. H. (2011). The relationship of violent fathers, posttraumatically stressed mothers, and symptomatic children in a preschool-age inner-city pediatrics clinic sample. Journal of Interpersonal Violence, 26 (18), 3699–3719.

Scheeringa, M. S., Peebles, C. D., Cook, C. A., Zeanah, C. H. (2001). Toward establishing procedural, criterion, and discriminant validity for PTSD in early childhood. Journal of the American Academy of Child & Adolescent Psychiatry, 40 (1), 52–60.

Shai, D., Belsky, J. (2011). When words just won't do: Introducing parental embodied mentalizing. Child Developmental Perspectives, 5 (3), 173–180.

Slade, A., Grienenberger, J., Bernbach, E., Levy, D., Locker, A. (2005). Maternal reflective functioning, attachment, and the transmission gap: a preliminary study. Attachment & Human Development, 7 (3), 283–298.

Smyke, A. T., Zeanah, C. H., Fox, N. A., Nelson, C. A. (2009). A new model of foster care for young children: The Bucharest Early Intervention Project. Child and Adolescent Psychiatric Clinics of North America, 18 (3), 721–734.

Tronick, E. Z., Gianino, A. F. Jr. (1986). The transmission of maternal disturbance to the infant. New Directions for Child and Adolescent Development, 34, 5–11.

Van den Boom, D. C. (1994). The influence of temperament and mothering on attachment and exploration: an experimental manipulation of sensitive responsiveness among lower-class mothers with irritable infants. Child Development, 65 (5), 1457–1477.

Varela, F. J., Thompson, E., Rosch, E. (1991). The embodied mind: cognitive science and human experience. Cambridge, MA: MIT Press.

Zeanah, C. H., Benoit, D. (Eds.) (1995). Working Model of the Child Interview (WMCI). New Orleans: Tulane University School of Medicine.

Zeanah, C. H., Benoit, D., Barton, M., Regan, C., Hirshberg, L. M., Lipsitt, L. P. (1993). Representations of attachment in mothers and their one-year-old infants. Journal of the American Academy of Child & Adolescent Psychiatry, 32 (2), 278–286.

Zeanah, C. H., Larrieu, J. A., Heller, S. S., Vallier, J. (2000). Infant-parent relationship assessment. In C. H. Zeanah (Ed.), Handbook of infant mental health (pp. 222–235). New York: The Guilford Press.

Zelenko, M., Benham, A. (2000). Videotaping as a therapeutic tool in psychodynamic infant-parent therapy. Infant Mental Health Journal, 21 (3), 12.

Antoine Guedeney

Psychoanalytisch und bindungstheoretisch orientierte Präventionsarbeit mit Risikofamilien

Was uns die französische CAPEDP-Studie lehrt[1]

Welchen Beitrag kann psychoanalytisch orientierte Präventionsarbeit zur Verhinderung früher Psychopathologie leisten? Die Frühprävention hat sich in den vergangenen fünfzehn Jahren zu einem
wichtigen Forschungsfeld entwickelt. Eine der bekanntesten Studien
beruht auf den Projekten, die David Olds in den USA – zunächst
in Elmira und anschließend in Memphis und Denver – einrichtete.
Aus ihnen ging schließlich das Programm »Nurse-Family Partnership« hervor (Olds, Kitzman, Cole u. Robinson, 1997). Qualifizierte Säuglingsschwestern führten regelmäßige Hausbesuche bei
Schwangeren und jungen Müttern mit niedrigem Ausbildungsab-
schluss durch. Olds' randomisierte und kontrollierte Studie wies

1   Eine andere Version dieses Beitrags wird in englischer Sprache bei Karnac Books,
    London 2013, publiziert: »Fraiberg in Paris. Early prevention through a mental
    health program for vulnerable families. Preliminary findings and what we have
    learned in conducting the French CAPEDP study«. Antoine Guedeney, Nicole
    Guedeney, Susana Tereno, Romain Dugravier, Thomas Saïas, Florence Tubach,
    Jaqueline Wendland, Bertrand Welniarz, Alain Haddad, Tim Greacen (Eds.);
    along with the advisors of the scientific committee of the CAPEDP Study, Pr
    Bruno Falissard, MD PhD, and Pr Richard E. Tremblay, PhD.
    Die Autoren danken den 440 Familien, die an der Studie teilnahmen, sowie den
    Mitgliedern des »home-visiting team« und des »home-based assessment team«,
    ohne die das Projekt nicht möglich gewesen wäre: Joan Augier, Amel Bouchouchi,
    Anna Dufour, Cécile Glaude, Audrey Hauchecorne, Gaëlle Hoisnard, Virginie
    Hok, Alexandra Jouve, Anne Legge, Céline Ménard, Marion Milliex, Alice Tabar-
    eau. Die Autoren danken insbesondere auch den Mitgliedern des Supervisions-
    teams: Laure Angladette, Drina Candilis, Judith Fine, Alain Haddad, Joana Matos,
    Anne-Sophie Mintz, Marie-Odile Pérouse de Montclos, Diane Purper-Ouakil,
    Françoise Soupre, Susana Tereno, and Jaqueline Wendland, under the leadership
    of Bertrand Welniarz.
    CAPEDP erhielt die Bestätigung durch das Ethikkommitee der Ile de France
    Lariboisière St Louis (CEERB) und durch die Commission Nationale de l'In-
    formatique et des Libertés (CNIL, 907255). Clinical Trial Registration Number:
    NCT00392847.

nach, dass durch diese Intervention nicht nur das Geburtsgewicht der Säuglinge verbessert wurde; sie verringerte darüber hinaus die Besuche in der Notfallambulanz und verbesserte die Mutter-Kind-Beziehungen (Olds, 2006). Fünfzehn Jahre später wurde ein weiterer Effekt nachgewiesen: In der Interventionsgruppe waren Kontakte mit Strafverfolgungsbehörden seltener als in der Kontrollgruppe (Olds et al., 1998). Olds' Replikationsstudie in Denver gelangte zu dem Ergebnis, dass keine positiven Effekte erzielt wurden, wenn para-professionelle Hausbesucherinnen ohne Säuglingsschwesterausbildung die Intervention durchführten. Olds' Samples bestanden aus Erstgebärenden; die Präventionsarbeit setzte früh ein, nämlich während des zweiten Schwangerschaftstrimesters, und legte den Schwerpunkt auf das körperliche Wohlergehen der Mutter, die Vermeidung von Neurotoxinen und die Ernährung. Olds' Programm stellte den in schwierigen Verhältnissen lebenden risikogefährdeten Frauen einen Teil der dringend benötigten kostenfreien Vorsorge zur Verfügung, an der es in den USA mangelt. Die Auswirkungen der Intervention weckten immenses Interesse und gaben Anlass zu weiteren Studien, die allerdings heterogene – manchmal sogar negative – Effekte erbrachten und im »realen öffentlichen Leben« mitunter schwierig zu implementieren waren. Die Notwendigkeit einer strengen Methodik zur Sicherstellung der Vergleichbarkeit der Ergebnisse und Generalisierbarkeit der Effekte führte zur Formulierung der CONSORT-Kriterien[2] für solche Präventionsstudien (Begg et al., 1996; Olds, Sadler u. Kitzman, 2007).

Ein Blick hinter die Kulissen der französischen Präventionsbühne

2005 haben wir im französischen Gesundheitsministerium eine Tagung zum Thema »What Works for Whom« mit Blick auf die Prävention organisiert (Haddad, Guedeney u. Greacen, 2004). Frankreich hat unmittelbar nach dem Ende des Zweiten Weltkriegs ein

---

2   CONSORT – Consolidated Standards of Reporting Trials = Gemeinsame Anforderungen bei der Berichterstattung klinischer Studien.

umfangreiches Präventionsnetzwerk aufgebaut, bekannt unter dem Namen »Protection Maternelle et Infantile« (PMI, Schutz für Mutter und Baby). Diese Gründung erfolgte gemäß einer Gesetzesvorschrift und im Zusammenhang mit der landesweiten Einrichtung staatlicher, kostenfreier Gesundheitsdienste für Erwachsene und Kinder. PMI ist für Mütter, ihre Säuglinge und Kleinkinder bestimmt und kann kostenfrei bis zum dritten Geburtstag des Kindes in Anspruch genommen werden. Das Angebot umfasst regelmäßige Untersuchungen und Beratungen sowie Impfungen für das Kind. Dieses System wurde in der Vergangenheit nie im Hinblick auf Kosten und Effizienz geprüft ebenso wenig wie die Tätigkeit aller übrigen Einrichtungen, die an der Frühprävention mehr oder weniger intensiv beteiligt sind (Ikounga N'Goma u. Brodin, 2001). Aus diesem Grund haben wir beschlossen, die erste französische, kontrollierte Studie über die Auswirkungen einer psychodynamisch und bindungstheoretisch orientierten Frühprävention durchzuführen und auf diesem Wege zugleich auch französische Normen der Bindungssicherheit sowie klinisch relevanter Instrumente zu formulieren (DASES 75, 2003).

Mit der CAPEDP-Studie[3] versuchen wir, die Auswirkungen einer Intervention in Form von Hausbesuchen, die auf eine Verbesserung der Kinderbetreuung in vulnerablen Familien zielte, zu messen. Das wesentliche Ziel der Studie waren die Reduzierung der Psychopathologie im Alter von zweieinhalb Jahren durch Reduzierung postpartaler Depression, die Reduzierung desorganisierender Verhaltensweisen der Mutter, die Verbesserung der mütterlichen Einsichtsfähigkeit sowie die Verbesserung der Nutzung sozialer und medizinischer Netzwerke (Bowlby, 1969). Wir rekrutierten 440 unter 25-jährige Frauen, die zum ersten Mal schwanger waren, genügend Französisch verstanden und drei Zielkriterien erfüllten: Gefühle der Isolation im Hinblick auf die Erziehung des Kindes, niedriger sozioökonomischer Status (Bezug von Sozialhilfe oder Leben nahe der Armutsgrenze), Schulbesuch von weniger als insgesamt zwölf Jahren. An der Studie beteiligten sich zehn Entbindungsstationen und Familien aus praktisch sämtlichen nördlichen

---

3   CAPDEP – Compétences parentales et attachement dans la petite enfance: Diminution des risques liés aux troubles de santé mentale et promotion de la résilience.

Pariser Vorstädten (Dugravier et al., 2009; Saïas et al., 2012; Tereno et al., 2012, accepted).

Nachdem die Frauen der Teilnahme zugestimmt hatten, wurden sie nach dem Zufallsprinzip entweder der Interventionsgruppe oder der Kontrollgruppe (Versorgung und Vorsorge wie üblich) zugewiesen. Die Evaluationen erfolgten in beiden Gruppen unabhängig voneinander auf der Grundlage von sechs Hausbesuchen. Der erste Besuch fand gegen Ende der Schwangerschaft statt, der letzte zweieinhalb Jahre nach der Geburt des Kindes. Evaluiert werden sollten die Auswirkungen der Intervention

– auf postpartale Depression – als Messinstrumente dienten Interviews und die Edinburgh Postnatal Depression Scale (EPDS) (Cox, Holden u. Sagovsky, 1987);
– auf die Symptomatik des Kindes im Alter von zweieinhalb Jahren – gemessen mit der Child Behavior Checklist (CBCL) (Achenbach u. Rescorla, 2000);
– auf mütterlichen Stress – Parental Stress Index (PSI) (Abidin u. Wilfong, 1989);
– auf die Fähigkeit der Mutter, sich an die Entwicklung des Kindes anzupassen und sie zu fördern – Home Observation Measurement of the Environment (HOME) (Bradley u. Caldwell, 1979);
– auf den Bindungsstatus des Kindes – Vaughn Q-Sort home assessment (Waters u. Deane, 1985);
– auf die Fähigkeit, von medizinischen und sozialen Netzwerken zu profitieren.

Ein aus zwei mal sechzig Frauen bestehendes Subsample wurde nach dem Zufallsprinzip zu einem Bindungssubsample zusammengestellt, in dem Bindungssicherheit und Bindungsklassifizierungen (B: sicher, C: unsicher-ambivalent, A: unsicher-vermeidend, D: desorganisiert) mit dem Fremde-Situations-Test in unserer Kinderklinik gemessen wurden (Ainsworth, Blehar, Waters u. Wall, 1978). Außerdem wurden eine Sitzung mit »freiem Spiel« und eine Sitzung mit Windelwechsel auf Video aufgezeichnet, um die Einsichtsfähigkeit der Mutter zu messen (Insightfulness Assessment, Oppenheim u. Koren-Karie, 2002) und mütterliche desorganisierende Verhaltensweisen zu evaluieren (AMBIANCE, Lyons-Ruth, Bronfman u. Parsons, 1999; Lyons-Ruth u. Melnick, 2004).

Theoretischer Hintergrund der Intervention

Eine zentrale Aufgabe der Studie bestand darin, zu untersuchen, inwieweit eine bindungsgestützte, in Form von Hausbesuchen erfolgende Intervention durch die auf einem tragfähigen Arbeitsbündnis beruhende interaktive Anleitung der Mutter deren Reflexionsfähigkeit verbessern, ihre Isolation und ihren Stress als Bezugsperson mindern, ihre Sensibilität für die Signale des Kindes erhöhen, die Bindungssicherheit des Kindes positiv beeinflussen und die Desorganisiertheit der kindlichen Bindung verringern kann. Die Intervention sollte infolgedessen psychologisch basiert und auf die Bindung fokussiert sein; wesentliches Ziel waren die Stärkung und Befähigung der Mutter, um es ihr zu ermöglichen, sich sämtliche verfügbaren Ressourcen zunutze zu machen (Rappaport, 1987). In welchem Umfang würde eine intensive, psychologisch fokussierte Intervention den allgemeinen Präventionseffekt von PMI verbessern können? Wir rekrutierten sieben frischgebackene Psychologinnen für die Hausbesuche sowie vier weitere für das Assessment-Team; sie lernten in einer spezifischen Weiterbildung, ein Arbeitsbündnis aufzubauen, und wurden gründlich über die Frühentwicklung, Bindungsaspekte und schwangerschaftsspezifische Gesundheitsaspekte informiert. Alle Teammitglieder beteiligten sich an der schwierigen Rekrutierung von Müttern auf den Entbindungsstationen.

Die Intervention war manualisiert, wurde aber auf die Bedürfnisse der individuellen Familie zugeschnitten. Ihre Grundelemente bildeten die wöchentlichen Hausbesuche während der Schwangerschaft und der ersten sechs Lebensmonate des Kindes; danach wurde die Besuchsfrequenz langsam gesenkt. Zwischen den Hausbesuchen konnten sich die Mütter bei Bedarf jederzeit telefonisch melden (Weatherston, 2000). Hinter unserer Intervention standen natürlich Selma Fraibergs Konzept der »Gespenster im Kinderzimmer« (Fraiberg, 1980), ihr Verständnis der Konflikte zwischen Babys und jungen Müttern, deren eigene Vergangenheit durch Deprivation und/oder Desorganisation geprägt war, sowie ihre Konzeptualisierung der Entwicklungsberatung. Fraiberg ist auf die Bindungstheorie in ihren Schriften kaum eingegangen, Zusammenhänge mit ihrem eigenen theoretischen Rahmen sind aber unübersehbar.

In großem Umfang haben wir auch Susan McDonoughs Entwicklungsberatung benutzt, indem wir gemeinsam mit den Müttern die bei den Hausbesuchen aufgenommenen Videofilme betrachteten (McDonough, 1993). Im Rahmen der Intervention zeigten die Hausbesucherinnen den werdenden Müttern auch Filme über die Geburt sowie über verschiedene Aspekte der Kinderentwicklung. Maßgeblich beeinflusst wurde unsere Arbeit außerdem durch Karlen Lyons-Ruths Präventionsstudie (Lyons-Ruth u. Melnick, 2004); trotz des kleinen Samples und der fehlenden Kontrolliertheit wies diese Untersuchung einen Präventionseffekt auf externalisierendes Verhalten im Alter von viereinhalb Jahren nach, der durch eine auf Hausbesuchen beruhende intensive, beziehungsfokussierte Intervention erzielt wurde. Diese folgte dem von Arietta Slade entwickelten Modell, einer Kombination von Hausbesuchen durch Säuglingsschwestern mit dem Einsatz sozialpsychiatrischer Dienste (Boris, Larrieu, Zeanah, Nagle u. Steier, 2006; Zeanah, Larrieu, Boris, u. Nagle, 2006). Unser Motto lautete: Entwickle ein Arbeitsbündnis und stell dich der Mutter als Informationsquelle, als Unterstützung und Hilfe zur Verfügung, als Mensch, mit dem sie gemeinsam über sich selbst, über ihre Beziehungen, ihre Vergangenheit und natürlich über ihre Beziehung zu ihrem Kind nachdenken kann. Wir haben die Entwicklung des Arbeitsbündnisses und die Art und Weise, wie die Intervention effektiv durchgeführt wurde, weitergehend untersucht (Saïas et al., 2012, accepted).

Die Ergebnisse

Unser erstes Ergebnis: Es ist uns gelungen, dieses große, unterschiedlichste ethnische Gruppen repräsentierende Sample mit einer Akzeptanzrate von 50 % zusammenzustellen; die Vulnerabilität der Teilnehmerinnen war allerdings wesentlich höher, als wir zuvor angenommen hatten (Guedeney et al., 2011a, 2011b). Das Durchschnittsalter betrug 22 Jahre; mit 50 % war die Prävalenz von postpartaler Depression (PPD) hoch, ebenso das Vorkommen von Suizidalität sowie ungewollten Schwangerschaften. Wie in solchen vulnerablen Hochrisikosamples üblich, hatten auch wir eine hohe Abbruchrate zu verzeichnen; sie lag jedoch in der Interventionsgruppe signifikant niedriger als in der Kontrollgruppe (Saïas et al., 2012). Auf den ersten Blick erschienen uns die Ergebnisse, was unsere Hauptziele anging, enttäuschend: Die Intervention erbrachte keine signifikante Reduzierung der PPD-Prävalenz; allerdings unternahm keine einzige der Frauen aus dem gesamten Sample einen Suizidversuch. Durch die Intervention wurde auch keine signifikante Verringerung des Schweregrades der kindlichen Symptomatik erzielt – gemessen mit der CBCL; die HOME-Ergebnisse wurden nicht verbessert, ebenso wenig wurde der mit dem PSI gemessene mütterliche Stress gelindert. Die Tatsache, dass in der Kontrollgruppe sechs lange Hausbesuche zu Evaluationszwecken durchgeführt wurden und nötigenfalls Beratungen und Überweisungen erfolgten, könnte einen Ceiling-Effekt bewirkt und Unterschiede zwischen den beiden Gruppen nivelliert haben.

Doch die Intervention erzielte auch klare, durchaus schlüssige Resultate. Die signifikantesten Ergebnisse betrafen die Nutzung von Vorsorgeeinrichtungen und psychosozialen Diensten, die beide mit der Intervention deutlich anstiegen. Der Nikotinkonsum der Mütter wurde durch die Intervention deutlich verringert. Das wichtigste Ergebnis aber betraf die Bindung. Das gesamte Sample diente als Grundlage der ersten normativen Beschreibung von Bindungskategorien in einem französischen Sample; gefunden wurde die übliche 60 %-Rate für sichere Bindung, wobei die Zahl der sicher gebundenen Kinder in der Interventionsgruppe größer als in der Kontrollgruppe war. Auffälliger war die Beeinflussung einer desorganisierten Bindung durch die Intervention: Die Rate wurde signifikant reduziert (Tereno et al., 2012, eingereicht). Dies ist umso bemerkenswerter, als dieser Effekt nicht durch eine Verringerung des Schweregrads der postpartalen Depression erzielt wurde, sondern durch eine Verringerung der desorganisierenden mütterlichen Verhaltensweisen; das Ergebnis scheint mit einer Verbesserung der Einsichtsfähigkeit der Mutter zusammenzuhängen (Oppenheim u. Koren-Karie, 2002).

Wir führen mittlerweile eine Follow-up-Studie mit den CAPEDP-Familien durch und besuchen sie im Abstand von jeweils zwei Jahren, um die Effektstabilität zu überprüfen. Bislang haben wir erst einige wenige Familien gesehen, nämlich die mit den höchsten Graden an Desorganisation. Ihnen geht es heute wesentlich besser,

besser noch als bei Beendigung der ursprünglichen Studie. Sobald wir das gesamte Follow-up-Sample nachgeprüft haben, werden wir sehen, ob und in welchem Maße der Effekt der Intervention im Laufe der Zeit steigen wird. Auf welchen Bedingungen beruhte die Effizienz?

Unsere jungen, unerfahrenen Psychologinnen waren zwar tatkräftig und couragiert genug, um nötigenfalls auch spätabends oder an den Wochenenden Hausbesuche selbst in den weit außerhalb gelegenen Vorstädten zu machen; sie hätten diese ungeheuer schwierigen Mutter-Kind-Therapien aber nicht ohne Supervision und fortgesetzte Weiterbildung durchführen können. In einer Minderheit der Fälle beschränkte sich ihre Arbeit auf Prävention und Information zur Reduzierung der Angst und Isolation junger Mütter. In den meisten Fällen aber entwickelten sich Mutter-Kind-Therapien, Einzeltherapien der Mütter und manchmal auch Paartherapien. Sie berichteten über die unglaublichen Biografien mancher Mütter, denen sie es ermöglichten, über zutiefst traumatisierende Erfahrungen zu sprechen und diese durchzuarbeiten – Lebensläufe, über die die Mütter nie nachgedacht hatten, Geschichten von Missbrauch, Misshandlung und Vernachlässigung, wiederholten Trennungen und Verlusten im Kontext von Migration und Krieg und Geschichten vom Aufwachsen bei psychisch gestörten Eltern. Wir sind dabei, Berichte über einige dieser bemerkenswerten Therapien zu verfassen – nach dem Vorbild von Selma Fraibergs berühmtem, 1980 erschienenem Buch »Clinical studies in infant mental health« (deutsche Übersetzung: »Seelische Gesundheit in den ersten Lebensjahren«, Gießen 2011). Einige unserer Psychologinnen konnten – zumeist ohne sich dessen bewusst zu sein – entscheidende Deutungen formulieren, denn sie waren entsprechend eingestellt, wussten, dass niemand die Deutung geben würde, wenn sie selbst es nicht täten, und verfügten über die entsprechende Theorie und die notwendige Unterstützung.

Um ihnen diese Unterstützung bieten zu können, installierten wir nach und nach ein Supervisionssystem auf mehreren Ebenen. Die erste Ebene war die wöchentliche Einzelsupervision bei einem psychoanalytisch ausgebildeten Kinderpsychiater oder Kindertherapeuten. Wir rekrutierten diese erfahrenen Kliniker in unserer eigenen Abteilung sowie in zwei angeschlossenen kinderpsychiatrischen

Einrichtungen der Kommune. Diese Supervision bot Gelegenheit, über gelegentlich hochbrisante Gegenübertragungsaspekte nachzudenken, die in der Arbeit mit den Mutter-Kind-Paaren auftauchten. Die zweite Ebene bildete die Gruppensupervision. Sie fand zweimal monatlich statt und konzentrierte sich auf die Risiken, die für die Kinder, die Mütter oder auch die Väter bestanden. Probleme und Fragen, die mit Überweisungen an psychosoziale Dienste oder soziale Einrichtungen und Familiengerichte zusammenhingen, wurden mit mir als dem verantwortlichen Leiter der Studie besprochen. Eine spezielle Supervision wurde für das gemeinsame Anschauen der Videofilme mit den Müttern und die anschließende Besprechung eingerichtet. Und schließlich schalteten wir eine Hotline, das heißt, dass mich jede der Psychologinnen zu jeder Tages- und Nachtzeit anrufen musste, wenn sie sich selbst gefährdet fühlte oder es ihr schlecht ging oder wenn sie den Eindruck hatte, dass die Situation für Mutter und Kind gefährlich wurde. Außerdem telefonierten alle Psychologinnen im Anschluss an besonders schwierige Hausbesuche miteinander; so wurde auch die Gruppe an sich zu einer wesentlichen Unterstützung und Hilfe. Was die Klinik betrifft, so hatten wir es zumeist mit Achse-I-DSM- oder ICD-10-Diagnosen zu tun, mit zahlreichen schweren Depressionen, Angststörungen, einigen Essstörungen, seltenen psychotischen Zuständen, wenigen Borderline-Persönlichkeitsstörungen und einer Vielzahl von Suchterkrankungen. Der Grad an Traumatisierung in dem Sample dieses Altersbereichs war beeindruckend. Mit diesen Störungen hing ein hoher Anteil an Beziehungsstörungen zusammen, die die Hausbesucherinnen anhand des DC:0–3R[4] evaluierten (Zero To Three, 2005). Unsere jungen Psychologinnen handhabten diese bisweilen ausgesprochen kniffligen Situationen ebenso gut wie erfahrene Therapeuten – und manchmal sogar besser. Der Grund dafür waren die verlässliche Unterstützung und die Weiterbildung. Sie ermöglichten es ihnen, sich den Müttern und Kindern als Identifizierungsvorbild zur Verfügung zu stellen – zumal sie nur unwesentlich älter waren als die meisten Mütter – und sie von ihrem Enthusiasmus und ihrer Lebendigkeit profitieren zu lassen.

---

4   Diagnostic Classification of Mental Health and Developmental Disorders of
    Infancy and Early Childhood, Revised (DC:0–3R).

Abschließende Überlegungen

Die Prävention von Psychopathologie ist zumeist eine Frage der Beziehung. Nur in der Beziehung ist eine Prävention, die Einfluss auf Beziehung oder Beziehungen ausübt, zu leisten. Die frühe Prävention ist ein wesentliches Ziel, denn sie ermöglicht eine frühe Intervention und somit eine bessere Prognose. Doch Frühprävention ist auch schwierige Arbeit: Sie beansprucht Zeit, Ausbildung, klare theoretische Grundlagen und ein hohes Maß an Stabilität und Professionalität. Der klare theoretische Hintergrund ist ein ausschlaggebender Faktor: Unsere Arbeit bestätigt die Überlegung, dass die Bindungstheorie eine adäquate Grundlage solcher Prävention darstellt. Die Studie von Lyons-Ruth hat gezeigt, dass die Frühprävention mit einer klaren Dosis-Wirkungs-Beziehung Auswirkungen auf späteres externalisierendes Verhalten hat. Durch das von Arietta Slade entworfene Modell der gemeinsamen Intervention von Säuglingsschwestern und psychosozialen Diensten für Babys und Kleinkinder wird diese Beeinflussung hochvulnerabler Populationen bestätigt.

Übersetzung: Elisabeth Vorspohl

Literatur

Abidin, R., Wilfong, E. (1989). Parenting stress and its relationship to child health care. Children's Health Care, 18, 114–116.

Achenbach, T. M., Rescorla, L. A. (2000). Manual for ASEBA Preschool Forms & Profiles. University of Vermont, Research Center for Children, Youth, & Families, Burlington, VT.

Ainsworth, M. D. S., Blehar, M., Waters, E., Wall, S. (1978). Patterns of attachment: A psychological study of the Strange Situation. Hillsdale, NJ: Erlbaum.

Begg, C. B., Cho, M. K., Eastwood, S., Horton, R., Moher, D., Olkin, I., Pitkin, R., Rennie, D., Schulz, K. F., Simel, D., Stroup, D. F. (1996). Improving the quality of reporting of randomized controlled trials: the CONSORT statement. Journal of the American Medical Association, 276 (8), 637–639.

Boris, N., Larrieu, J. A., Zeanah, P. D., Nagle, G. A., Steier, A. (2006). The process and promise of mental health augmentation of nurse home-visiting programs: data from the Louisiana nurse-family partnership. Infant Mental Health Journal, 27 (1), 26–40.

Bowlby, J. (1969). Attachment and loss, Vol. 1: Attachment. New York: Basic Books.

Bradley, R. H., Caldwell B. M. (1979). Home observation for measurement of the environment: a revision of the preschool scale. American Journal of Mental Deficiency, 84, 235–244.

Cox, J. L., Holden, J. M., Sagovsky, R. (1987). Detection of postnatal depression. Development of the 10-item Edinburgh Postnatal Depression Scale. British Journal of Psychiatry, 150, 782–786.

DASES 75 (2003). La santé de la mère et de l'enfant à Paris. Evolution 1980–2002. Paris: Département de Paris, DASES-PMI.

Dugravier, R., Guedeney, A., Saïas, T., Greacen, T., Tubach, F., groupe de recherche CAPEDP (2009). Compétences parentales et attachement dans la petite enfance: diminution des risques liés aux troubles de santé mentale et promotion de la résilience (CAPEDP): une étude longitudinale de prévention précoce des troubles de la relation mère-enfant (CAPEDP: a preventive longitudinal study on infant-mother relationship disorders). Neuropsychiatrie de l'enfance et de l'adolescence, 57, 482–486.

Fraiberg, S. (1980). Clinical studies in infant mental health. The first year of life. London, New York: Tavistock Publications (deutsche Übersetzung: Seelische Gesundheit in den ersten Lebensjahren, Gießen 2011).

Guedeney, A., Tubach, F., Greacen, T., Saïas, T., Dugravier, R. (2011a). CAPEDP Research Report. Clinical Research and Development Department of the APHP: Paris & the French National Institute of Prevention and Health Education (INPES).

Guedeney, A., Guedeny, N., Tereno, S., Dugravier, R., Greacen, T., Welniarz, B., Saïas, T., Tubach, F., CAPEDP Study Group (2011b). Infant rhythms versus parental time: promoting parent-infant synchrony. Journal of Physiology, 105 (4–6), 195–200.

Haddad, A., Guedeney, A., Greacen, T. (2004). Santé mentale du jeune enfant: prévenir et intervenir. Ramonville: Erès.

Ikounga N'Goma, G., Brodin, M. (2001). Les certificats de santé: intérêt et limites. Médecine & Enfance, 21 (9), 478–482.

Lyons-Ruth, K., Bronfman, E., Parsons, E. (1999). Atypical maternal behaviour and disorganized infant attachment strategies: Frightened, frightening, and atypical maternal behaviour and disorganized infant attachment strategies. In J. Vondra, D. Barnett (Eds.), Atypical patterns of infant attachment: theory, research and current directions (pp. 67–96). Monographs of the Society for Research in Child Development. New York: Wiley & Blackwell.

Lyons-Ruth, K., Melnick, S. (2004). Dose-response effect of mother-infant clinical home visiting on aggressive behaviour problems in kindergarten. Journal of the American Academy of Child & Adolescent Psychiatry, 43 (6), 699–707.

McDonough, S. (1993). Interaction guidance: understanding and treating early infant-caregiver relationship disturbances. In Ch. H. Zeanah (Ed.), Handbook of infant mental health (pp. 414–426). New York: Guilford.

Olds, D. (2006). The nurse-family partnership: an evidence-based preventive intervention. Infant Mental Health Journal. 27 (1), 5–25.

Olds, D., Henderson, C. R., Jr., Cole, R., Eckenrode, J., Kitzman, H., Luckey, D.,

Pettitt, L., Sidora, K., Morris, P., Powers, J. (1998). Long term effects of home visitation on children's criminal and antisocial behavior: 15-year follow-up of a randomized controlled trial. Journal of the American Medical Asociation, 280 (14), 1238–1244.

Olds, D., Kitzman, H., Cole, R., Robinson, J. (1997). Theoretical foundations of a program of home visitation for pregnant women and parents of young children. Journal of Community Psychology, 25, 9–25.

Olds, D., Sadler, L., Kitzman, H. (2007). Programs for parents of infants and toddlers: recent evidence from randomized trials. Journal of Child Psychology and Psychiatry, 48 (3–4), 355–391.

Oppenheim, D., Koren-Karie, N. (2002). Mothers' insightfulness regarding their children's internal worlds: the capacity underlying secure child-mother relationships. Infant Mental Health Journal, 23, 593–605.

Rappaport, J. (1987). Terms of empowerment/exemplars of prevention: toward a theory for community psychology. American Journal of Community Psychology, 1 l5, 121–148.

Saïas, T., Greacen, T., Tubach, F., Dugravier, R., Marcault, E., Tereno, S., Tremblay, R., Guedeney, A., Group CS (2012). Supporting families in challenging contexts: the CAPEDP Project. Global Health Promotion, accepted.

Saïas, T., Lerner, E., Greacen, T., Simon-Vernier, E., Emer, A., Pintaux, E., Guédeney, A., Dugravier, R., Tereno, S., Falissard, B., Tubach, F.; CAPEDP Study Group, Revah-Levy, A. (2012). Evaluating fidelity in home-visiting programs: a qualitative analysis of 1058 home visit case notes from 105 families. PLOS One, 7 (5), e36915.

Tereno, S., Guedeney, N., Dugravier, R., Greacen, T., Saïas, T., Tubach, F., Guédeney, A. (2012). Early home-based intervention on infant attachment organisation: the CAPEDP Attachment Study in France. Global Health Promotion, accepted.

Waters, E., Deane, K. (1985). Defining and assessing individual differences in attachment relationships: Q-methodology and the organization of behaviour in infancy and early childhood. Monographs of the Society for Research in Child Development, 50, 41–65.

Weatherstone, D. (2000). The infant mental health specialist. Zero to Three, 21, 3–10.

Zeanah, P. D., Larrieu, J., Boris, N. W., Nagle, J. A. (2006). Nurse home visiting: perspectives from nurses. Infant Mental Health Journal, 27 (1), 41–54.

Zero To Three (National Center for Infants, Toddlers and Families) (2005). Diagnostic Classification 0–3, Revised (DC 0–3R), Washington DC: Zero To Three.

Henri Parens

Psychoanalytisch orientiertes Präventions-
programm für Eltern: ein dringendes Anliegen

Erziehung zur Förderung des emotionalen Wachstums[1]

Dieser Beitrag fasst ein psychoanalytisch orientiertes Präventionsprogramm für die frühe Elternschaft zusammen. Das Projekt begann 1970 mit Katamnesen nach 19, 32 und 37 Jahren. An der Prävention nahmen zehn Mütter und sechzehn Kinder teil. Sie begann
im ersten Lebensjahr mit zwei vierstündigen Sitzungen pro Woche
und dauerte fünf Jahre. Ich konzentriere mich in dieser Zusammenfassung auf Langzeitbeobachtungen und Reflexionen sowie
persönliche Schlussfolgerungen.

1969 entwickelte ein Team des Early Child Development Program im Department of Psychiatry at the Medical College of PA/
Eastern Pennsylvania Psychiatric Institute (EPPI) ein Projekt, um
Mütter und Neugeborene zu beobachten und deren Entwicklung
in einer Langzeitstudie zu verfolgen. Wir hatten Vorgehensweisen
und Dokumentationsformen entwickelt, um relevante Mutter-Kind-
Interaktionen zu filmen und unsere Hypothese zu testen, dass »qualitative Aspekte der Mutter-Kind-Beziehung mit der Qualität der
spezifischen Entwicklung von adaptiven Ichfunktionen der Kinder
korrespondiert, vorausgesetzt dass das Kind bei der Geburt normal
entwickelt ist«. Das Forschungsteam traf sich zweimal in der Woche
zwei Stunden für Beobachtungssitzungen und ein Mal in der Woche,
um Forschungsfragen zu diskutieren.

Die Medical College's Children's Unit hatte einen guten Ruf in der
Community. 48 Mütter meldeten sich für eine freiwillige Teilnahme
an der Studie. Aus dieser Gruppe wählten wir die sieben Frauen aus,
die zu diesem Zeitpunkt schwanger waren. Drei weitere mit Kindern

1 Basierend auf den Arbeiten des Projekts zur Erziehung, das emotionales Wachstum fördert. Das Projekt ist Teil des Programms für Frühkindliche Entwicklung
   des Eastern Pennsylvania Psychiatric Institute/Medical College of Pennsylvania.
   Durchgeführt von 1970–1977 mit Follow-up-Studien in den Jahren 1989, 2002
   und 2007.

unter drei Monaten kamen hinzu. Diese zehn Familien bildeten die Gruppe des Projektes. Keine der Mütter war Erstgebärende. Einige von ihnen hatten zwei oder mehr Kinder. Dadurch wollten wir die Wirkung der ersten Mutterschaft ausschließen. Vier der Mütter waren Teenager. Zwei von ihnen hatten die Highschool nicht beendet. Nur eine hatte einen Collegeabschluss als Schwester. Diese zehn Mütter hatten während der siebenjährigen Projektphase siebzehn Kinder, dreizehn Mädchen und sieben Jungen. Fünf Familien gehörten der sozialen Unterschicht an und fünf der unteren Mittelschicht. Die »Unterschichtfamilien« lebten im Philadelphia Housing Project, in einer Gegend, in der die meisten Familien Sozialhilfeempfänger sind. Die »Unteren Mittelschichtfamilien« lebten in der Nähe des Medical College. Die Väter hatten ein bescheidenes Einkommen, zum Beispiel arbeitete einer als Fabrikarbeiter, einer als Polizist und einer als Verkäufer. Weil wir Schwangere einschlossen, konnten wir das Geschlecht der Kinder nicht voraussagen. Daher war die Verteilung Mädchen/Jungen in der Stichprobe nicht gleich. Keines der Kinder war behindert. Eines litt allerdings unter einer schweren zerebralen Lähmung. Dies war das zweite Kind einer Mutter, die bereits am Projekt teilnahm. Daher wollten wir sie nicht wegen der Behinderung des Kindes aus dem Projekt ausschließen.[2]

Im September 1970 trafen sich die ausgewählten Mütter und ihre Kleinkinder zweimal die Woche für zwei Stunden in einer Gruppe. Dort begannen wir mit unserer anthropologischen Beobachtungsforschung. Die Mütter durften sich frei bewegen und es gab keine Vorgaben oder Aufgaben, die zu erfüllen waren. Sie unterhielten sich frei miteinander oder auch mit dem Forscherteam, während sie sich um ihre Kleinkinder oder Kinder kümmerten. Spielsachen, Milch, Kaffee, Gebäck oder Ähnliches standen zur Verfügung sowie gemütliche Sofas und Stühle. Während das Team die Beobachtungen notierte, unterrichtete ich als Versuchsleiter den Studierenden der Kinderpsychiatrie die Kindesentwicklung. Nachdem die Mütter drei Monate lang interessiert unseren Kommentaren gelauscht hatten,

---

2   Für eine detaillierte Beschreibung des Projekts, seine Struktur, des anthropologisch-psychoanalytischen Rahmens, der Methoden, der Studienteilnehmer und der Beschreibung der Ergebnisse sowie daraus abgeleiteter theoretischer Folgerungen vgl. Parens 1979/2008.

forderten sie mich auf, auch ihnen die Dinge über ihr Kind zu sagen, die ich meinen Studenten sagte.

Also entschieden wir, sowohl die Studenten als auch die Mütter über das Verhalten der Kinder und was dieses auslöste zu informieren. Die Mütter begannen zu fragen, wie sie am besten mit dem Verhalten ihrer Kinder umgehen sollten, um eine gesunde emotionale Entwicklung gewährleisten zu können. Nach einigen Monaten schien das Verhalten der Mütter ihren Kindern gegenüber durch unsere Diskussionen beeinflusst worden zu sein. Sie vermittelten uns den Eindruck, dass wir eine unvorhergesehene Elternschulung durchgeführt hatten. Achtzehn Monate nach Beginn des Projekts wurde diese Annahme durch eine der Mütter bestätigt. Sie hatte sich dazu entschlossen, einige ihrer Nachbarn bei sich zu versammeln, um ihnen einiges von dem, was sie bei uns gelernt hatte, weiterzugeben. Dies fanden wir heraus, als sie mich fragte, ob ich zu ihr nach Hause kommen könne, weil einige Mütter Fragen stellten, die sie nicht beantworten könne. Sie zeigte uns, dass wir eine fruchtbare Methode der Elternschulung entwickelt hatten. Äußerungen wie »Ich wünschte, ich hätte das gewusst, bevor ich Kinder bekommen habe«, brachten uns dazu, in Betracht zu ziehen, offizielles Lehrmaterial für die Elternschulung mit dem Fokus auf die emotionale Entwicklung der Kinder zu entwickeln. Die Optimierung der emotionalen Entwicklung der Kinder schien dabei weitreichende positive Effekte zu erzielen.

Mit der Zeit entwickelten wir drei Lehrmaterialeinheiten:
- ein Lehrbuch,
- ein Curriculum für Kinder vom Kindergarten bis zur zwölften Klasse,
- Workshops für Erzieher, Eltern und Lehrer (Parens, Scattergood, Duff u. Singletary, 1997; Parens, 2010; Parens u. Rose-Itkoff, 1997a, 1997b).

Die Mütter und ihre Kinder nahmen über einen Zeitraum von sieben Jahren an dieser Gruppe teil. Einige der teilnehmenden Mütter hatten zwei, andere drei Kinder, die dann im Laufe des Projekts eingeschult wurden. Die Interaktion zwischen den Müttern, den Kindern und dem Forscherteam war sehr freundlich, von gegenseitigem Respekt geprägt und bereitete den Beteiligten Freude. Über die Zeit hinweg übertraf der Nutzen für die Mütter und ihre Kinder,

der in der Follow-up-Studie nach neunzehn Jahren dokumentiert wurde, all unsere Erwartungen (Parens, 1993).

Diese Follow-up-Studie, die 1993 veröffentlicht wurde, zeigte, dass es den sechzehn Kindern unseres kleinen Projekts besser ergangen war als dem Rest der Population eines großen, innerstädtischen Siedlungsprojekts, aus dem sie stammten. Wir untersuchten drei Parametersätze:

- Konflikte mit dem Gesetz,
- Alkohol- und Drogenkonsum,
- Bildung und Erfolg in der Ausbildung (Philadelphia Inquirer, 1988a; U. S. Department of Education, 1988).

Olivia S.: »Wie gesagt, wir haben davon profitiert. Sechs meiner Kinder machten den Schulabschluss. Fragen Sie mich nicht, wie ich das geschafft habe. Ich weiß es nicht, aber ich habe keine schlechten Kinder und sie haben sich ziemlich gut entwickelt.«

Kizzie E.: »Ich leite eines von 32 Gemeindezentren in West-Philadelphia. Vielleicht ist Ihnen aufgefallen, dass meine Mutter eines unserer T-Shirts trug, um uns zu unterstützen.«

Wir untersuchten das Aggressionsprofil der Kinder. Das Instrument, das wir hierbei verwendeten, erfasste vier Aggressions-Parameter:

- manifeste Wut,
- Gewaltpotenzial,
- passive Aggression,
- Vertrauen/Misstrauen (Fitzgibbons, 1984; Parens, 1987, 2004).

Zwei dieser Parameter, nämlich »manifeste Wut« und »Gewaltpotenzial«, haben einen direkten Einfluss auf die Frage »Wie wahrscheinlich werden diese Kinder zum Problem für sich oder für die Gesellschaft?«.

Diese beiden kritischen Aspekte des Aggressionsprofils der Kinder können durch adäquate Methoden der Erziehungsoptimierung signifikant positiv beeinflusst werden (Parens, 2011).

Wir untersuchten auch Veränderungen im Verhalten der Mütter, sowohl ihre Erziehung betreffend als auch ihr Verhalten als Individuen. Die folgenden vier Parameter veränderten sich erheblich im Laufe der Zeit:

- das Ausmaß, in dem sie ihre Kinder und ihre eigene Art der Erziehung verstanden;
- die Veränderung des Gleichgewichts der Gefühle Liebe und Hass, die sie ihren Kindern entgegenbrachten;
- ihr Verständnis dafür, wie wirkungsvoll sie als Eltern sind;
- das Selbstwertgefühl der Mütter und ihr Gefühl der Selbstkompetenz (Parenting Activity Scale: Parens, Singletary, Bockoven, Skivone u. Schramm, 1986).

Elvise W.: »Ja, nicht nur mein Selbstwertgefühl erhöhte sich, sondern ich ging auch zurück an die Universität und machte meinen Bachelor in Sozialer Arbeit.«

Mary Ellen B.: »Der Erziehungs-Kurs zeigte mir, dass ich auch etwas wert bin. Davor dachte ich von mir selbst, ich sei eine einfache Hausfrau mit Kindern. Dann habe ich durch den Kurs gelernt, dass ich eine Person bin, die den wichtigsten Job der Welt ausübt, nämlich die Kindererziehung, Menschen großzuziehen. Das hat mein gesamtes Leben verändert. Das gab mir eine andere Richtung, die ich gehen konnte. Das hat mich komplett verändert.«

Bei all den Parametern unserer zehnstufigen Skala (»wachstumsstörend« bis »wachstumsfördernd«) hatte sich der Wert der Selbstbeurteilung der Mütter 19 Jahre nach Beginn der Studie um 5,75 Punkte erhöht. Auch hatte sich die unabhängige Beurteilung der Erziehung durch das Forscherteam um 3,75 Punkte verbessert.

Eine solche Veränderung auf einer zehnstufigen Skala lässt eine erhebliche Verbesserung in der Erziehungsfähigkeit vermuten, die sich von einer wachstumsstörenden zu einer wachstumsfördernden verbesserte.

Follow-up-Studie nach 32 und 37 Jahren

Die nächste Follow-up-Untersuchung wurde 32 Jahre nach Beginn des Projekts, im Juli 2002 durchgeführt. Das Wiedersehen der Mütter, der nun erwachsenen Kinder und des verbliebenen Forscherteams war von Wärme und Freude geprägt (Parens et al., 2005, 2008).

Die Interviews mit den Müttern und einigen ihrer erwachsenen

Kinder wurden auf Video aufgenommen. Allerdings war es schwierig, Follow-up-Daten zu sammeln, da das Forscherteam zu klein war, und unsere Bemühungen waren letztlich nicht erfolgreich.

Unsere letzte Follow-up-Untersuchung fand 37 Jahre nach Beginn des Projekts im Juli 2007 statt. Bei diesem Follow-up interviewte eine unserer engagierten Mitarbeiterinnen, Pastorin Violet Little, jede Mutter, jedes Kind und jedes noch verbliebene Mitglied des Forscherteams, um die vorher festgelegten Variablen zu sammeln und um die Erfahrungen jeder einzelnen Person des Projekts über die Zeit hinweg zu erfassen. Sie wird auch ein Buch über diese persönlichen Erzählungen verfassen. Die Interviews mit den Müttern und ihren erwachsenen Kindern wurden auch diesmal auf Video aufgenommen. Aus diesen Interviews konnten wir diejenigen Themen ermitteln, die die Mütter und ihre Kinder im Laufe dieser 37 Jahre begleitet hatten. Wir hatten den Eindruck, dass sie diese Themen am meisten wertschätzen. Zu diesen Themen gehörten besonders:

Sprich mit deinem Kind und hör ihm zu!

»Wissen Sie, Sie lernen mit Ihren Kindern zu sprechen. Du lässt zu, dass sie mit dir reden, ihre Gefühle und Bedürfnisse äußern, und wir müssen ihnen zuhören.«

Felicia S.: »Meine Mutter war immer sehr stark, weil sie eine schwarze, alleinerziehende Mutter war, und wir mussten immer auf sie hören. Wir konnten nie etwas sagen, bis ich ihn (Dr. Parens) eines Tages zu ihr sagen hörte: ›Olivia, hast du jemals versucht mit ihnen zu sprechen oder ihnen zuzuhören?‹ Danach habe ich es genauso mit meinen eigenen Kindern getan.«

Johnnie Mae P.: »Bildung ist so, so wichtig. Viele Leute sagen, ›warum soll ich mit meinem Kind sprechen, es versteht mich ja doch nicht!‹ Aber sie wären überrascht, dass die Kommunikation hier in einem sehr, sehr frühen Alter beginnt.«

»Man ist so sehr damit beschäftigt das Haus sauberzumachen oder Wäsche zu waschen, dass wir vergessen, unseren Kindern zuzuhören. Ich denke, das ist eines der größten Probleme heutzutage. Wir hören ihnen nicht zu und sie haben die meiste Zeit wirklich etwas zu sagen. Und auch wenn es für uns unbedeutend ist, so ist es für sie trotzdem wichtig und genau das ist das Wichtigste überhaupt.«

Konstruktives Setzen von Grenzen

Dieses Thema ist für Eltern überall eine der größten Herausforderungen.

Geraldine E.: »Wissen Sie, sie wollen diszipliniert werden, trotz der Tatsache, dass sie für ihre Unabhängigkeit kämpfen oder dafür, mit ihren Freunden zusammen zu sein. Sie verlangen trotzdem nach Regeln und Vorschriften, obwohl sie auch in einem bestimmten Umfang Freiheiten haben müssen. Ich konnte meinen Kindern damals, wegen des Stadtteils, in dem wir lebten, nicht so viel Freiheit geben, wie sie brauchte. Obwohl ich versucht habe, ihnen so viel Freiheit wie möglich zu geben, hatten sie nicht so viel Freizeit. Heute würde ich ihnen weniger Struktur und mehr Freiheit geben, um zu wachsen und sich mit ihren Freunden zu entwickeln.«
Sally F.: »Ich habe mir eine dieser altmodischen Waagen vorgestellt und mich dann bei allem, was die Kinder machten, gefragt: ›Wie wichtig ist das gerade?‹«
»Ich war immer der Rebell. Ich musste immer alles selbst herausfinden. Und es ist immer am besten, sich von den Dingen, die man hört, dasjenige herauszusuchen, das man dann für sich selbst anwenden kann. Man muss nicht alles tun, was einem gesagt wird, denn nicht immer funktioniert alles. Er sagte beispielsweise: ›Schlage deine Kinder nicht!‹ Ok, ich habe mit ihnen gesprochen, aber wenn ich es satt hatte mit ihnen zu sprechen und der Meinung war, dass sie einen Klaps brauchten, habe ich ihnen eben den Hintern versohlt.«
Mary S.: »Ich denke, die Kommunikation hat sich verbessert. Man spricht mehr mit den Kindern und erklärt ihnen mehr. Der Satz: ›Weil ich es dir sage‹, ist ein Satz aus der Vergangenheit. Ich sehe das vermehrt auch bei den Jüngeren.«

Lernen, die eigenen Kinder nicht zu schlagen

Die Teilnehmer des Projekts waren der Ansicht, dass es den meisten geholfen hatte, ihre Kinder nicht zu schlagen. Einige von ihnen brachten dies sehr deutlich zum Ausdruck.

»Ich wäre heute wahrscheinlich im Gefängnis und meine Kinder tot, wenn man mir nicht beigebracht hätte, was sich in meinen Kindern abspielt. Ich verstand es einfach nicht und meine Familie hat mich immer nur kritisiert, anstatt mir zu helfen. Diese Kritik hat die Sache nur schlimmer gemacht. Ich bin sicher, das ist jedem bewusst.«

»Weil ich denke, dass meine Kinder jetzt tot wären. Es war einfach eine solche Verbesserung für mich, von Dr. Parens zu lernen, wie ich meine Kinder erziehen, wonach ich suchen und wie ich mit verschiedenen Situationen umgehen soll.«

Dem Kind Zuneigung und Respekt entgegenbringen

»Ich denke, dass ich gelernt habe, mich viel besser auszudrücken. In meiner Kultur behält man persönliche Dinge für sich. Und ich denke, oder ich weiß, dass ich gelernt habe, meine Kinder viel mehr zu umarmen, was ich im privaten Rahmen vielleicht auch vorher getan habe, jedoch nie vor anderen Leuten. Das hätte ich vorher nicht getan. Das habe ich also gelernt und ich denke, das war das Beste, was ich jemals gelernt habe.«

»Sie müssen verstehen, wie wichtig die Förderung der Kinder ist. Das haben sie einfach nicht erkannt. Einige der Mütter, die Söhne haben, denken ›ich bin die Mutter und der Junge braucht seinen Vater‹, und schon sehr früh, wenn das Baby vielleicht acht Monate alt ist, hört die Mutter auf, es zu halten und mit ihm zu kuscheln, weil sie es als kleinen Mann betrachtet. Die Zuneigung, die das Baby dann bekommt, kommt nur vom Vater, dessen Perspektive, nun ja, ich würde nicht sagen, dass er das Kind nicht fördern kann, aber es ist eine andere Art der Erziehung. Ich sehe also diese Kinder, die sich danach sehnen, gehalten zu werden.«

Wir konnten also erkennen, dass die Mütter das Gefühl hatten, durch die Teilnahme am Projekt profitiert zu haben. Es gab ihnen ein Verständnis dafür, was wachstumsfördernde Erziehung ist.

»Also, ich denke, da gab es mehr als seine Sache, die großen Einfluss auf mich hatte. Aber ich glaube, das Wichtigste war, als Dr. Parens sagte, dass wir keine geborenen Eltern sind. Ich dachte früher immer, dass ich alles wissen müsse, obwohl ich es nicht wusste. Ich war der Meinung, dass mein Instinkt sich zeigen müsse, aber ich würde sagen, dass es weniger der Instinkt ist. Es gibt den Instinkt, das Kind zu schützen, aber zu wissen, wie man das Richtige im richtigen Moment tun muss, wird erst im Laufe der Zeit gelernt.«

»Wir können den Unterschied in unseren Kindern sehen, wie sie ihre eigenen Kinder großziehen, weil sie vieles von dem, was wir gelernt und angewendet haben, bei ihren eigenen Kindern anwenden.«

»Die Gruppe gab mir wirklich ein besseres Verständnis dafür, meine Kinder und in gewisser Weise auch mich selbst zu erziehen.«

»Sogar heute, wo sie älter sind, sagen sie ›Mummy, ich komme nach Hause‹, und es ist, als müssten sie nach Hause kommen, um wieder aufzutanken, genauso wie sie es als kleine Kinder getan haben. Meine Töchter haben gelernt, das zu respektieren.«

»Ich denke, das Wichtigste, das mir als Mutter geholfen hat, war meine eigene Mutter und ihre Unterstützung. Auch die Tatsache, dass ich eine gebildete Person bin und deswegen nach jeder Information suchte, die ich brauchte, um meine Kinder zu erziehen. Das hat mir sehr geholfen. Wenn ich mal keine Antwort oder ein Vorbild hatte, habe ich selbst nach Antworten für meine Fragen gesucht und recherchiert, und das hat mich häufig auf eine Art gelenkt.«

»Ich habe von Dr. Parens' Elternkurs gelernt, Kinder als Menschen und nicht als Kinder zu behandeln und sie wissen zu lassen, dass sie etwas wert sind. Und es ist einfach eine völlig andere Art, auf die Dinge zu schauen. Nicht, dass ich vorher Dinge falsch gemacht habe, aber es war manchmal einfach so, dass es einen besseren Weg gab, um ans Ziel zu kommen.«

Die Frauen merkten ganz besonders an, dass sie das Gefühl haben, dass sie ihre Kinder viel konstruktiver erzogen haben, als sie selbst erzogen wurden.

»Ich dachte, ich könne meine Kinder so erziehen, wie meine Mutter mich erzogen hat. Aber sie haben gesagt: ›Hey, nein, das kannst du so nicht machen!‹ Ich musste lernen, dass jedes einzelne Kind seine eigene Persönlichkeit hat und dass auch ich meine eigene Persönlichkeit habe. Und ich musste lernen, ›Nein‹ zu sagen.«

»Die Information, die du bekommst, ist einfach unbezahlbar. Erstens weißt du es wirklich nicht, weil es dir niemand beigebracht hat. Vielleicht haben es deine eigenen Eltern nicht richtig gemacht. Als ich eine junge Mutter war, wollte ich alles anders machen als meine eigene Mutter. Also versuchte ich alles instinktiv richtig zu machen und ich war nicht sicher, ob das, was ich tat, richtig oder falsch war. Dann habe ich durch den Elternkurs herausgefunden, dass ich einige Dinge schon richtig machte, aber andere Dinge konnte ich noch viel besser machen.«

Die Mütter hatten auch das Gefühl und auch wir sahen viele Beweise dafür, dass sie als Eltern kompetenter geworden waren, welches ihr Selbstwertgefühl steigerte.

»Ich musste meinen Kindern nicht ständig hinterherlaufen, wenn sie etwas taten, weil ich ihnen beigebracht hatte, dass sie die Dinge, die sie haben, wertschätzen müssen, genauso wie es andere auch tun. Das heißt, dass man nichts von anderen für die Befriedigung der eigenen Bedürfnisse nehmen darf.«

»Ich habe fünf Töchter und seine Mutter ist meine Jüngste. Sie wurde erst nach dem Ende des Elternkurses geboren. Sie war demnach nicht wirklich am Programm involviert, obwohl sie am meisten davon profitiert hat. Als sie geboren wurde, waren ihre Schwestern schon auf der High School und sie war eher allein. Als die anderen dann auf die Universität gingen, waren wir nur noch zu zweit und hatten deswegen eine besonders enge Bindung. Ich wusste viel über die richtige Erziehung und wollte es dann auch gut machen.«

»Wissen Sie, manchmal dachte man, dass etwas eine zufällige Reaktion auf ein bestimmtes Verhalten war. Aber wenn man genauer hinsah, begann man zu verstehen, dass das Kind vor etwas anderem Angst hatte, oder man versuchte herauszufinden, was es war. Davor hätte man es als Teil des Großwerdens betrachtet oder was auch immer. Aber dann hat man nach Gründen gesucht und viel mehr versucht zu verstehen. Natürlich konnte ich im Laufe der Zeit verstehen, warum das dreijährige Kind ein bisschen rebellisch und warum ein zweijähriges Kind ein wenig aggressiv und ein einjähriges Kind ein wenig anhänglich war.«

Interviewer: »Haben Sie darüber in der Gruppe gesprochen?«

»Ja, ja! Zum Beispiel über die Wiederannäherungsphase in ihrer Entwicklung. Dr. Parens verwendete ein französisches Wort. Und ich sah das so deutlich und als ich anfing, es bei den Kleinkindern zu sehen, konnte ich es meiner Tochter erklären. Sie sagte: ›Mummy, ich weiß nicht, warum er so anhänglich ist. Letzte Woche lief er noch allein herum, ihm ging es gut und jetzt ...‹ Und ich antwortete: ›Dr. Parens sagt, er ist in der Wiederannäherungsphase seiner Entwicklung. Du musst ihm helfen, bei dir zu bleiben, weil er diese Entwicklungsstufe nur so erreichen kann.‹«

Die Mütter waren der Ansicht, dass formelle Erziehungsbildung in den Schulen zum Standard werden sollte, um Kinder besser auf die Elternschaft und eine wachstumsfördernde Erziehung vorzubereiten.

»Wir bekommen alles beigebracht, außer wie man es schafft, gute Eltern zu werden, und dabei ist das eigentlich der wichtigste Job unseres Lebens.«
»Und wir wollen, dass unsere Kinder es besser machen und eine solidere Grundlage haben.«
»Du musst den Kurs besuchen, weil es dir hilft, eine bessere Mutter zu sein, und deinem Kind hilft, ein besseres Kind zu sein, weil ihr in der Lage sein werdet zu kommunizieren, und zwar auf dem Level des Kindes, und das Kind kann auf deinem Level kommunizieren.«

Zentrale Themen der Elternberatungen

Die Mitarbeiter des Projekts stimmten darin überein, dass unter den vielen Fragen zur Erziehung, die wir mit den Teilnehmern diskutierten, die folgenden Themen diejenigen waren, die den Müttern und Kindern am meisten geholfen haben:
– *Die Bedeutung der Entwicklung einer sicheren, liebevollen und respektvollen Beziehung*
  Die Notwendigkeit von liebevollem, körperlichem Kontakt, mit seinen Kindern zu sprechen und ihnen zuzuhören und ihre Fragen vernünftig und wahrheitsgemäß zu beantworten, sind essenziell, um eine sichere Bindung aufzubauen. Wir können den Menschen nicht sagen, wie sie ihre Kinder lieben sollen. Das muss aus den Eltern selbst herauskommen, aber wir können ihnen sagen, was ihre Interaktionen erleichtert, welches dann wiederum erleichtert, Gefühle der Liebe hervorzubringen. Erklärungen dafür, was Trennungsangst, Fremdenangst und Regressionen als Teil einer normalen Entwicklung verursacht, führte zu einer Reduktion von negativen Gefühlen der Mütter, wenn diese Dinge passierten, und führte auch zu einem konstruktiven Umgang mit ihnen, wenn sie auftauchten (Mahler, Pine u. Bergman, 1975).

- *Verstehen und konstruktiver Umgang mit den Aggressionen der Kinder*
  Wir beobachteten und betonten viele Male, dass die Erfahrungen von übermäßigem emotionalem Schmerz Feindseligkeit bei den Kindern verursacht. Wir sprachen darüber und dokumentierten mit ihnen, dass Ärger und Feindseligkeit keine Anzeichen von Schlechtigkeit oder Bosheit sind, sondern vielmehr Reaktionen auf emotionalen Schmerz sind. Dies führte mit der Zeit zu einem wachstumsfördernden Umgang der Mütter mit dem Ärger und der Feindseligkeit ihrer Kinder.
- *Den Kindern konstruktiv Grenzen setzen*
  Dies war eine der häufigsten Themen. Wir erklärten und besprachen die Belege für die Handlungen der Kinder, die offensichtlich durch die Entwicklung ihres Selbstgefühls und ihrer Autonomie angetrieben wurden. Unser »Kind-kontingentes Grenzensetzungsmodell« (child-contingent limit-setting model) wurde sehr häufig besprochen. Dies entwickelte sich mit der Zeit zu einer ziemlich erfolgreichen und kindgerechten Art, Grenzen zu setzen bei gleichzeitiger adaptiver Einhaltung der Grenzen aufseiten der Kinder.
- *Wie kann man die sexuelle Entwicklung des Kindes optimieren?*
  Die war unserer Meinung nach das drittwichtigste Thema. Gespräche mit den Eltern über die sexuelle Entwicklung ihrer zwei- bis fünfjährigen Kinder und wie man diese in ihrem Verhalten beobachten kann, sind für die meisten Eltern sehr unbequem. Sie neigen dazu diese Verhaltensweisen als zufällig oder bedeutungslos abzutun. Aber als wir die sexuelle Entwicklung ihrer Kinder in den Kontext des biologischen Auftrags der Arterhaltung stellten, waren die Eltern in der Lage, das Verhalten in einen Kontext zu stellen, der von Masturbation und Herumalbern losgelöst ist. Dies erleichterte es den Müttern, Fragen zu stellen und über die sexuelle Aktivität bei ihren ziemlich jungen Kindern zu sprechen. Wir beobachteten bei den Kindern, dass sie sich selbst berührten, Interesse an ihren eigenen und den Genitalien der anderen hatten sowie Fragen darüber hatten. Und wir stellten diese Beobachtungen in den Kontext der normalen Entwicklung der Sexualität bei Kindern. Natürlich sprachen wir im Laufe der Zeit auch über die Sauberkeitserziehung.

– *Wie kann man die Entwicklung der Lernfähigkeit der Kinder optimieren?*

Wir sprachen viel über das Selbstgefühl und die Autonomie der
Kinder, also darüber, wie Kinder Dinge selbst tun wollen. Dies
gab uns die Möglichkeit, zu erklären, wie schwierig es ist, dem
Kind Grenzen zu setzen, welches bei allen Kindern notwendig
ist, genau weil es eine Herausforderung für das sich entwickelnde
Selbstgefühl und die Autonomie der Kinder darstellt. »Nein, du
darfst nicht tun, was du tun willst. Du musst das tun, was ich dir
sage!« Und hier beginnen in der Regel die Willenskämpfe. Nicht,
weil das Kind unausstehlich oder schlicht stur ist, sondern weil
die Eltern dem sich entwickelnden Selbstgefühl in die Quere
kommen. Und genau aus diesem Grund entwickelt das Kind
dann ein Gefühl der Verantwortung, der vernünftigen Fügsam-
keit, des vernünftigen Verhaltens.

– *Wie hilft man einem Kind, mit einem Trauma umzugehen?*

Dies war eines der unerwarteten Themen, bei denen es einen
Bedarf gab, sie anzusprechen. Wir hatten einige Gelegenheiten
über traumatische Dinge zu sprechen, wie beispielsweise über die
Tatsache, dass ein Elternteil bei einem Autounfall verletzt wurde,
über Rückschläge in der Familie oder sogar über den sterbenden
Vater eines Kindes und welchen Einfluss diese Umstände auf die
Kinder haben. Und vorausgesetzt, dass es die Kinder beeinflusst,
sprachen wir darüber, wie man den Müttern helfen kann, ihren
Kindern zu helfen, damit umzugehen. Dies konnte dadurch erreicht werden, indem sie mit ihren Kindern darüber sprachen,
dass sie durcheinander waren und dass die Eltern die Fragen
ihrer Kinder, so gut sie es konnten und wahrheitsgemäß, beant-
worteten und das Kind das fühlen zu lassen, was es fühlt, es zu
trösten und zu beruhigen. All dies sollte in einer der Wirklichkeit
entsprechenden Art und Weise geschehen.

»Als mein Lebensgefährte starb, waren meine Kinder noch sehr klein, und
dieses Projekt half uns sehr in dieser Zeit bei Problemen wie der Angst.
Meine Kinder sagten mir zum Beispiel, dass ich ins Grab müsse, um ihn
auszugraben, und sie malten Bilder und solche Dinge. Es war sehr, sehr
hilfreich. Mein Sohn Robert hatte es viel schwerer, mit dem Verlust seines
Vaters zurechtzukommen, als meine Tochter Tamica. Ich habe gelernt, mit

meinem Sohn mitzufühlen und ihm Dinge zu sagen wie, dass es seinem Vater besser gehe, wenn er wieder ins Krankenhaus gehe. Ich musste ihm erklären, dass man bestimmte Dinge nicht mehr tun kann, wenn man tot ist. Die Seele kommt dann in den Himmel und dein Körper verfällt und wird wieder zu Staub.«

Und am Ende sagten wir den Eltern viele Male, dass eines der besten Dinge, die wir für unsere Kinder tun können, dies ist: ihnen zu helfen, mit allem fertig zu werden, was ihnen im Laufe ihres Lebens begegnet oder passiert – und davon wird es eine Menge geben.

Zusammenfassung, zu den Grenzen der Studie und Ausblick

Unsere Studie hat eine sehr kleine Stichprobe, nur zehn Mütter und sechzehn Kinder. Aber trotz der kleinen Stichprobe gibt es einige Verdienste dieser umfangreichen Studie:

– Die Studie war strukturiert.
– Die zehn Mütter und ihre sechzehn Kinder waren alle aus derselben Umgebung, die Art der Beobachtung und Post-Beobachtungskonferenzen waren durch dieselben – in der Regel positiven – Rahmenbedingungen geprägt. Dies für vier Stunden pro Woche, 46 Wochen pro Jahr über fünf bis sieben Jahre hinweg.
– Über diese sieben Jahre hinweg waren sie derselben Frequenz und Dauer der Beobachtungssitzungen ausgesetzt. Die Implementierung desselben Forscherteams stellte sicher, dass es dieselbe subjektive Messung der beobachteten Handlungen und Ereignisse gab. Außerdem handelte es sich um eine einheitliche Herangehensweise, die psychoanalytisch begründet war und eine anthropologische Studie der Erziehung und Kindesentwicklung darstellte. Dies stellte große Zeitanforderungen an die Mitarbeiter und wir wären nicht in der Lage gewesen, eine größere Gruppe als zehn Mütter mit ihren jüngsten Kindern, die während des Projekts geboren wurden, zu untersuchen.
– Die Kosten dieser Studie waren enorm. Trotz der Tatsache, dass eine Stichprobe mit sechzehn Kindern eher klein ist, wäre

der Versuch, 150 Kinder zu untersuchen, exorbitant gewesen und hätte mehrere Forscherteams benötigt, welches dann wiederum die Probleme von Vergleichsstudien mit sich gebracht hätte.

Aus dieser intensiven Studie mit sechzehn Kindern, aus meiner über vierzigjährigen klinischen Erfahrung sowie der Erfahrung anderer sind nun zwei entscheidende Hypothesen hervorgegangen, die bedeutende Folgen für die Gesellschaft haben:

Erstens, dass Feindseligkeit und Hass bei Menschen durch Erfahrungen von übermäßigen emotionalen Schmerzen entstehen und nicht durch angeborene Dispositionen, wie etwa sich selbst und andere zu zerstören (Parens, 1979/2008, 1993, 2011).

Zweitens, dass Strategien, die zur Optimierung der Kindesentwicklung führen, als Bildungsmaterial entwickelt werden können, die in verschiedenen Settings von der Grundschule bis zur High School von Eltern, Erziehern oder Lehrern angewendet werden können (Parens, 2010).

Hypothese 1 besagt, dass übermäßiger emotionaler Schmerz feindselige Zerstörungswut erzeugt, dass Feindseligkeit und Hass etwas ist, welches uns einerseits einiges über das Potenzial für die Verstärkung von Feindseligkeit und Hass bei Menschen sagt und andererseits über die Möglichkeit zur Abschwächung der potenziellen Feindseligkeit und des potenziellen Hasses in ihnen.

Hypothese 2 besagt, dass die Möglichkeit der wachstumsfördernden Erziehung im Unterschied zur wachstumsstörenden Erziehung für unsere Gesellschaft existiert. Gut geplantes Material zur Erziehungsbildung hat gezeigt, dass wachstumsfördernde Erziehung kein zufälliges Phänomen ist. Sie kann vielmehr durch formellen Bildungseinsatz gefördert werden. Das Material zum Erreichen eines solchen Ziels wurde entwickelt.

Und besonders erfreulich und unerwartet war die Freude, die die Mütter darüber ausdrückten, dass ihre jetzt erwachsenen Kinder ihre eigenen Kinder aufzogen und dabei Erziehungsprinzipien anwendeten, die ihre Mütter im Projekt gelernt und die sie selbst bei ihren Kindern angewendet hatten.

Natürlich hätten wir das erwarten sollen, aber es war trotzdem eine Überraschung. Wir erfuhren von den Müttern, dass sie das, was

sie gelernt und als wertvoll erachtet hatten, an ihre Kinder weitergeben hatten und diese Kinder wiederum diese Dinge als wachstumsfördernde Erziehung übernommen hatten. Manchmal begrüßt man
es sehr, wenn man das Offensichtlichste gesagt bekommt.

»Ich finde, dass meine Töchter sehr gute Eltern sind, und ich denke, dass
sie sich große Mühe geben. Ich war weit über 35, als ich mit dem Programm anfing. Diese Mädchen sind 26 und 30 Jahre alt und sehr gewis-
senhaft, was das Setzen von Grenzen, die Erziehung und das Muttersein
betrifft. Sie wollen es gut machen!«
»Ich würde sagen, alle meine Kinder, drei Söhne und eine Tochter, sind sehr
gute Eltern. Sie sprechen mehr mit ihren Kindern. Mir war eher die Disziplin wichtig, aber ich finde es besser so, wie sie es machen. Die Jüngeren
erziehen ihre Kinder besser. Es ist anders, aber ich denke es ist besser.«

Übersetzung: Yasaman Soltani

Literatur

Fitzgibbons, R. P. (1984). Fitzgibbons Anger Inventory. Bala Cynwyd, PA: Pri-
vately published.
Mahler, M. S., Pine, F., Bergman, A. (1975). The psychological birth of the human infant. New York: Basic Books.
Parens, H. (1979/2008). The development of aggression in early childhood. Lan-
ham, MD: Jason Aronson/Rowman & Littlefield Publishers.
Parens, H. (1987). Cruelty begins at home. Child Abuse and Neglect, 11, 331–338.
Parens, H. (1993). Toward preventing experience-derived emotional disorders:
education for parenting. In H. Parens, S. Kramer (Eds.), Prevention in men-
tal health (pp. 121–148). Northvale, NJ: Jason Aronson.
Parens, H. (2004). Renewal of life – Healing from the Holocaust. Rockville,
MD: Schreiber Publishing.
Parens, H. (2008). The urgent need for universal parenting education – A doc-
umentary. A DVD Produced by H. Parens, P. Gilligan, Thomas Jefferson
University, Medical School Media Division, Philadelphia, PA.
Parens, H. (2010). CD: Parenting for emotional growth: A textbook, (Two)
Workshops Series, & A Curriculum for Students in Grades K thru 12. ©
ISBN 0–9726910–0-6. Production Manager, Liz Mikita, Thomas Jefferson
University, Media Division, Philadelphia, PA.
Parens, H. (2011). Handling children's aggression constructively. Toward taming

human destructiveness. Lanham, MD: Jason Aronson/Rowman & Littlefield Publishers.

Parens, H., Rose-Itkoff, C. (1997a). Parenting for emotional growth: Vol. 3, The workshops series. Philadelphia: Parenting for Emotional Growth, Inc.

Parens, H., Rose-Itkoff, C. (1997b). Trauma – Workshops: On helping children and parents cope with it. Philadelphia: Parenting for Emotional Growth, Inc.

Parens, H., Rose-Itkoff, C., Pearlman, M., Reid, K., Turrini, P., Fallon, T., Singletary, W., Scattergood, E. (2005). Into our 4th decade of prevention via parenting education: Where we have been – where we are going. International Journal of Applied Psychoanalytic Studies, 3, 17–38.

Parens, H., Scattergood, E., Duff, S., Singletary, W. (1997). Parenting for emotional growth: Vol. 1, The textbook; Vol. 2, A Curriculum for students in grades K thru 12. Philadelphia: Parenting for Emotional Growth, Inc.

Parens, H., Singletary, W., Bockoven, D., Skivone, L., Schramm, K. (1986). Parenting Activity Scale. (Unpublished).

Philadelphia Inquirer (1988a). News article. June 27, 1988, Section B, p. 7.

Philadelphia Inquirer (1988b). Special article. February 23, 1988, Section HS, p. 10.

U. S. Department of Education (1988). Youth Indicators 1988: Trends in the well being of American youth. Washington, DC: U.S. Government Printing Office.

Patrick Meurs

The First Steps

Eine kulturell sensitive präventive Entwicklungsberatung
für Migranteneltern und Kleinkinder

Viele Kinder, die momentan in den Großstädten der westlichen Gesellschaft an entwicklungsgerichteten Präventionsprogrammen teilnehmen, die sich an Entwicklungsberatung orientieren, wachsen in
einer kulturellen oder subkulturellen Umgebung auf, die stark von
der Umgebung mittelständiger weißer Familien abweicht. Dementsprechend ist die Fähigkeit des Projektmitarbeiters eines Präventionsprogramms, sehr verschiedenartige kulturelle Praktiken und
Vorschriften bezüglich der kindlichen Entwicklung und Erziehung in
Betracht zu ziehen, von größter Bedeutung (Emde u. Spicer, 2000). In
dem belgischen Präventionsprojekt *The First Steps* wurde diese Fähigkeit, auch »kulturelle Sensibilität« genannt, systematisch ausgearbeitet. Im Anschluss an eine kurze Zusammenfassung der Entstehungs-
geschichte des Projektes und der spezifischen Vorgehensweise bei
unserer Zielgruppe der gesellschaftlich benachteiligten Familien mit
Migrationshintergrund werden wir auf kultursensitive Adaptionen
psychoanalytischer Konzepte und Methoden eingehen. Darauf folgt
eine Beschreibung unserer empirischen Forschung, die, ausgehend
von unserer Studie zu sensiblen Entwicklungswegen bei Kindern
mit Migrationshintergrund, den Einfluss gezielter präventiver Interventionen auf deren Entwicklungsprofile aufzeigt.

Die Gründung des Projekts The First Steps

Die Geschichte des Projekts

The First Steps läuft nun seit zwölf Jahren in sieben belgischen Städten. Das Programm wurde in Stadtteilen implementiert, die von
ihrer multikulturellen Bevölkerung gekennzeichnet sind. Diese

entstanden durch zahlreiche Wellen der Migration mit sehr unterschiedlichen Quellen und sozioökonomischer Armut. Seit den frühen Sechzigern kamen diese Immigranten aus ökonomischen Gründen nach Westeuropa (ökonomische Migration). Größtenteils migrierten sie aus dem Mittelmeerraum. Türkische, marokkanische, spanische, italienische, griechische und portugiesische Migranten bilden die Kerngruppen dieser Stadtteile. Seit 1980 erweist sich die Einwanderung aus ökonomischen Gründen als beinahe unmöglich, dementsprechend kommen neue türkische und marokkanische Migranten zwecks Familienzusammenführung oder Familiengründung (Heiratsmigration) nach Europa. Des Weiteren migrieren neue Gruppen aus politischen Gründen (Exil, Asylbewerber, politische Flüchtlinge). Diese Gruppe setzt sich aus vielen Herkunftsländern zusammen: Lateinamerikaner in den Siebzigern und seit den Neunzigern Osteuropäer, insbesondere aus dem ehemaligen Jugoslawien und der ehemaligen Sowjetunion. Seit dem Jahr 2000 kommen mehr Migranten aus afrikanischen Ländern südlich der Sahara und seit 2002 sind auch mehr iranische, kurdische, somalische, bhutanesische und nepalesische Asyl-Beantragende eingetroffen, ebenso wie algerische, irakische, afghanische und neuerdings syrische Familien. Häufig bringen sie Erfahrungen von Unterdrückung, Bürgerkriegen und Terror als Ergebnis von Diktatur, politischer Instabilität oder übergreifender Gesetzlosigkeit in dem jeweiligen Herkunftsland mit sich. Nach einer risikoreichen Flucht und einer Reise, für die sie manchmal große Summen an Menschenhändler gezahlt haben, ist es keine Seltenheit, dass Väter von Müttern und Kindern getrennt werden, wobei beide in verschiedenen europäischen Ländern Zuflucht suchen, in der Hoffnung, offizielle Papiere zu erhalten und sich später wieder vereinen zu können. Die meisten finden lediglich übergangsweise Zuflucht oder werden zu illegalen Einwanderern, ohne offizielle Papiere und klarer Zukunftsorientierung, während ihre Familien Gefahr laufen, auf Dauer voneinander getrennt und über verschiedene europäische Städte verteilt zu werden.

Vor diesem Hintergrund leiden die Kinder oft an dem frühen Einsetzen von Entwicklungsproblemen. Studien haben gezeigt, dass Kinder mit Migrationshintergrund bei ihrem Schuleintritt im Alter von sechs Jahren ein Defizit des Spracherwerbs und der kognitiven Entwicklung aufweisen (Moro, 1994; Johnson-Powell u. Yamamoto,

1997). Ab dem dritten oder vierten Lebensjahr (Eintritt in den Kindergarten) stellt diese frühe kognitive/sprachliche Entwicklungsverzögerung in Kombination mit einem wenig stimulierenden häus-
lichen Umfeld vor dem Eintritt in den Kindergarten die Weichen für
eine große Zahl an Kindern mit Migrationshintergrund, die frühe
Lernschwierigkeiten aufweisen. Allzu oft erweisen sich diese als
entwicklungsbedingte Vorläufer für emotionale Schwierigkeiten bei
Mädchen und Verhaltensauffälligkeiten bei Jungen, die bei Kindern
mit einem Migrationshintergrund ab dem zehnten Lebensjahr deutlich ansteigen (Spencer, 1998; Meurs u. Jullian, 2008). Der Ausstieg
aus der normalen schulischen Laufbahn zeichnet sich bereits im
dritten Grundschuljahr und während der Adoleszenz deutlich ab.
Der Prozess selbst setzt jedoch wesentlich früher ein. Infolge der
Ergebnisse unserer empirischen Forschung bezüglich der ersten
Zeichen einer entwicklungsbedingten Vulnerabilität bei Kindern
mit Migrationshintergrund (Meurs, Jullian u. Ferrant, 2000; Meurs
u. Jullian, 2004) haben einige Entscheidungsträger in Belgien begonnen, in unser Frühpräventionsprogramm zu investieren.

Unser Präventionsprogramm wurde um die Vorschulentwicklung
aufgebaut. Eltern aus den Mittelmeerkulturen sind es nicht gewohnt,
ihre Kleinkinder während der ersten drei Lebensjahre systematisch
in Krippen zu geben oder von Babysittern beaufsichtigen zu lassen;
wenn sie Hilfe bei der frühesten Form von Versorgung suchen, so
wenden sie sich meist an ihre erweiterte Familie oder die Großeltern. Die Versorgung durch Krippen oder Tagesmütter ist meist
auch unerschwinglich für unterprivilegierte Migranteneltern. *The
First Steps* bietet eine wichtige kompensatorische, einmalige außerfamiliäre Lernumgebung für Kinder mit Migrationshintergrund an,
die meist bis zu ihrem dritten Lebensjahr zu Hause sind. Es handelt
sich hier hauptsächlich um ein Projekt, bei dem sich Eltern und
Kleinkinder (0–3 Jahre) regelmäßig in unseren Zentren treffen. Des
Weiteren gehören auch Hausbesuche bei den isoliertesten Familien
zu unserem Projekt.

Zugänge zu einer beziehungsorientierten Entwicklungsberatung schaffen

Das Präventionsprogramm *The First Steps* ist pädagogischer/entwicklungspsychologischer Natur und beinhaltet zusätzlich die Schwerpunkte Sprachentwicklung, gesunde Ernährung und Einstellungen zur Ernährung. Diese zusätzlichen Schwerpunkte werden ausdrücklich im Programm eingebunden, da viele junge Migranteneltern nach Rat suchen angesichts solcher Probleme wie die Sprachentwicklung (»Bi- und Trilingualität«, selektiver Mutismus) ihrer Kinder oder wie Essens- und Ernährungsproblemen (Meurs et al., 2000).

Diese verschiedenen Unterkategorien – Pädagogik/Entwicklung, Erziehung, Spracherwerb und Ernährung – dienen gleichwertig als Zugang zu den frühen Beziehungsdynamiken, innerhalb derer Kinder sich entwickeln (Crockenberg u. Leerkes, 2000). Falls in einer oder mehreren dieser Unterkategorien Probleme aufkommen, bietet die affektive Beziehung zwischen Mutter und Kind ebenfalls einen begünstigenden Zugang für eine frühe beziehungsbasierte Intervention (Emde u. Robinson, 2000; Emde, Korfmacher u. Kubicek, 1999).

Den schwer erreichbaren Immigrantenfamilien die Hand reichen

Um die Zielgruppe so großflächig wie möglich zu erreichen, wird Information auf verschiedenen Ebenen verbreitet. *Erstens,* das Gebäude oder der Standort des *The-First-Steps*-Programms beherbergt gleichzeitig die örtlichen pränatalen und postnatalen Zentren, die von der belgischen Regierung anerkannt werden. Als Resultat dieser gemeinsam geteilten Räumlichkeiten kommen über 90 % der Zielgruppe – schwangere Frauen, frischgebackene Mütter und Eltern aus dem jeweiligen Viertel – sehr früh in Kontakt mit den Präventionsprogrammen. *Zweitens,* die regelmäßige Anwesenheit in Krippen, Kindergärten und den Warteräumen von Ärzten innerhalb des Viertels hat ebenfalls zur Folge, dass viele Eltern mit dem Projekt vertraut werden. *Drittens* ist es von höchster Priorität für die Teilnahme der Migrantenmütter, dass einige Schlüsselfiguren ihrer Migrationsgemeinde Enthusiasmus für das Projekt zeigen. Diese Schlüsselfiguren sind oftmals Menschen, die von anderen Migrantenfamilien bei Sorgen und Problemen aufgesucht werden. Sie öffnen die Türen zu den Familien, die präventive Unterstützung am dringendsten benötigen. *Viertens* wissen wir, dass Familien, die unserem Programm wohlgesonnen sind, die »frohe Botschaft« in ihrer Nachbarschaft weitergeben werden: Die mündliche Weitergabe von Informationen ist in vielen Herkunftskulturen unserer teilnehmenden Mütter sehr wichtig. Anhand dieser verschiedenen Kanäle werden *The First Steps* und ihr Standort bekannt und zugänglicher für die meisten schwer erreichbaren oder isolierten Familien unserer Zielgruppe.

Das Anpassen psychoanalytischer Konzepte und Methoden an interkulturelle Umgebungen und nichtwestliche Familien

Gruppenarbeit als Methode: die kulturellen Bedeutungen der Gruppentreffen

Die Gruppen bei *The First Steps* bestehen aus sechs bis acht Elternpaaren und deren Kinder, die sich wöchentlich zwei Stunden in Anwesenheit dreier Entwicklungsberater treffen. Eine große Inspirationsquelle bot in diesem Fall die Initiative der französischen Psychoanalytikerin Françoise Dolto. Sie etablierte in verschiedenen Pariser Vierteln *Les maisons (Ou)vertes:* offenstehende Häuser, in die Eltern kommen und über Erziehung und Entwicklung sprechen konnten. Diese Häuser wurden entworfen, um Orte des Willkommenheißens, Orte der Begegnungen zu sein, mit Platz für Spiel/Freizeit; ein Raum, in dem Eltern in Anwesenheit ihrer Kinder frei sprechen und Fragen, Bedenken, Freude und Leid über ihre Kinder und das Elternsein teilen können (Dolto, 1985).

Doltos Idee, die intensiven emotionalen Beziehungserfahrungen der Eltern zu teilen, ist auch äußerst geeignet für die Anwendung innerhalb einer multikulturellen Perspektive. Im Mittelmeerraum oder anderen nichtwestlichen Kulturen zum Beispiel ist es normal, sich als Eltern zusammenzusetzen und sich über Familienangelegen-

heiten auszutauschen. Im Türkischen beispielsweise werden diese
Treffen mit dem Begriff *dertlesmek* bedacht (das Teilen der Mütter
von Leid und Freude, komplexer Affekte und Sorgen bezüglich der
Kindeserziehung, Devish u. Gailly, 1985). Ähnliche Konzepte sind
auch in der marokkanischen Kultur *(taimoëm)*, in der algerischen
Berberkultur *(k'bir a'tay)* und anderen Kulturen zu finden.

Der Gruppenraum als ein multikultureller Übergangsraum:
Adaptionen des analytischen Rahmens

Bei *The First Steps* liegt die Größe des Gruppenraums idealerweise
zwischen ca. 65 qm und 100 qm. Der Raum ist in drei etwa gleich
große Abschnitte eingeteilt: einer für die Begegnungen der Eltern,
einer für die Kinder zum Spielen und einer für die gemeinsame
Interaktion von Eltern und Kindern.

   Die Stühle werden *für die Eltern* bereitgestellt mit niedrigeren
Bänken dazwischen. Diese Stühle und Bänke sind in den nordafri-
kanischen Ländern angrenzend zum Mittelmeerraum – die Ma-
ghreb-Länder – und in Kleinasien üblich. Zwischen den Stühlen
und Bänken im mittel-orientalischen Stil stehen kleine, niedrige
Tische mit verschiedenen Schalen und Teesets. Daher ähnelt der
Aufbau des Gruppenraums in mancherlei Hinsicht dem Zimmer,
in dem im Mittelmeerraum und anderen nichtwestlichen Kulturen Gäste empfangen werden. Die kleinen Tische dienen auch als
Arbeitsfläche für die Kinder, falls sie in der Nähe ihrer Eltern malen,
puzzeln oder spielen möchten. Zusätzlich verfügt der Abschnitt
für die Eltern auch über Ecken, in denen die Kinder versorgt, ge-
wickelt oder gestillt werden können, falls die Mutter dies nicht in
der Gruppe tun möchte. Zudem gibt es auch Kochmöglichkeiten.
Für die Kinder stehen zahlreiche Spielbereiche bereit, ausgestattet mit altersgerechtem Spielzeug (0–3 Jahre). Jedes Kind verfügt
über eine eigene Schublade, in der Zeichnungen, Knetfiguren, Ge-
basteltes oder Mitgebrachtes aufbewahrt werden kann. Unter den
Spielsachen in den Spielbereichen befinden sich sowohl zahlreiche
Puppen als auch menschliche Figuren mit verschiedenster Kleidung
und verschiedenen ethnischen Merkmalen. Des Weiteren gibt es
auch eine große Auswahl an Tieren, Zeichenmaterial, Bausteinen,
Bastelmaterial, Autos, eine Farm, eine Garage, eine Spielküche, ein

Puppenhaus, ein Schloss und vieles mehr. Für die Kleinsten stehen Spielsets und Maxi-Cosis zur Verfügung. Der Raum verfügt auch über ein Regal mit zahlreichen Kinderbüchern in verschiedenen Sprachen und Bilderbüchern ohne Text. Gemeinsam Kinderbücher zu lesen oder Geschichten laut vorzulesen, ist eine wichtige gemeinsame Aktivität für Mutter und Kind. Analphabetische Mütter, die anfangs die Bücherecke mieden, können sich in das Geschichtenerzählen einbringen, indem sie die Bilderbücher verwenden.

Zwischen dem Spielbereich für die Kinder und dem Begegnungsbereich für die Eltern befindet sich der *Übergangs-/Zwischenraum für die Interaktion zwischen Eltern und Kindern*. In diesem Teil des Raumes findet die »Bodenzeit« (Greenspan, 1997: »floortime«) statt: Die Aufmerksamkeit wird explizit der Förderung und Erhaltung der Kommunikation zwischen Eltern und Baby gewidmet. Durch die Anregung seitens der »Entwicklungsberater« gewinnen die Eltern einen neuen Blickwinkel auf die Interaktion mit ihren Kindern, um letztendlich positive Aspekte ausdrücklicher wahrnehmen zu können und diese zu verstärken. Diese interaktive Übung im Übergangsraum erinnert stark an »interaction guidance« (McDonough, 1995, 2000) und das Programm »Watch, wait and wonder« (Muir, Lojkasek u. Cohen, 1999).

Entwicklungsberater als leitende Figuren des Umfelds mit variierenden kulturellen Hintergründen

Die Diskussionsthemen der Gruppe werden nicht im Vorhinein festgelegt. Die Teilnehmer bestimmen sie gemeinsam. Der Berater ist präsent und erfüllt vorrangig die Funktion des »Willkommenheißens«, »Containments« und des »Zuhörens mit einem analytischen Ohr«. Er fungiert als »ermöglichende Figur« aus dem Umfeld. Drei Berater sind während des Gruppentreffens anwesend. Sie haben sehr verschiedene kulturelle Hintergründe und sprechen verschiedene Sprachen. Die Entwicklungsberater ermöglichen durch das Bedenken der komplexen multikulturellen Themen innerhalb der Familien und des »entwicklungsfördernden Kontextes« der Gruppentreffen, das Entstehen verschiedener Fragestellungen bezüglich Bildung, kindlicher Entwicklung, Elternschaft sowohl im Kontext der schwierigen sozioökonomischen Lebensumstände dieser Fami-

lien als auch im komplexen soziokulturellen Kontext der Immigra-
tion. Der Berater erinnert die Gruppe wiederholt daran, dass das
Gruppentreffen jede Woche zur selben Zeit stattfindet und dass alle
Themen, die nicht ausgiebig diskutiert werden konnten, nächstes
Mal wieder aufgenommen werden können.

Sehr häufig sprechen diese Eltern über kulturelle Unterschiede
beim Halten des Babys *(holding)* innerhalb des ersten Lebensjahrs
und/oder bei der erlaubten Individuation des Kindes während des
zweiten und dritten Lebensjahres. Aus westlicher Sicht beispielsweise
gehen afrikanische Frauen innerhalb des ersten Lebensjahres weniger
auf »face-to-face«-Interaktionen ein, indem sie das Kind stundenlang
rücklings tragen. Marokkanische Mütter scheinen sehr laut mit ihrem
Baby zu sprechen (ein Element, welches von westlichen Beratern
oftmals als »unsanft oder wütend« fehlinterpretiert wird), Eltern aus
dem ländlichen Anatolien (Türkei) erscheinen in ihrer Haltung, das
Neugeborene vermehrt sich selbst zu überlassen, vernachlässigend.
Des Weiteren nehmen ärmere Eltern ihre Kinder über einen relativ
langen Zeitraum nachts mit zu sich ins Bett (manche so lange, wie
das Kind nachts gestillt wird, was oftmals länger anhält als in westlichen Familien; manche weil sie sich keine Wohnräume mit separaten
Zimmern oder Betten für alle Kinder leisten können; manche um zu
verhindern, dass andere Mitbewohner in den nicht isolierten, lauten
Wohnungen, in denen oft mehrere Familien auf einer geringen Qua-
dratmeterzahl wohnen, durch das Baby aufwachen).

Die Psychodynamik der Migration: Die Verarbeitung des Verlusts des »containenden« kulturellen Bedeutungssystems

Garza-Guerrero (1974) und Grinberg und Grinberg (1989) beschreiben Migration als weitreichenden Schock oder Veränderung, insbesondere als den Verlust kultureller Selbstverständlichkeit. Kultur
als stützende Basis und als ein symbolisches, bedeutungsgebendes
System – kurz gesagt, Kultur als »containment« (Bion, 1962) – geht
bei der Migration mehr oder minder verloren. Migranten sind in
der Lage, diesen Verlust auf kreative Art und Weise zu verarbeiten;
die Resultate eines solchen Prozesses werden als das Hervorbringen
einer bikulturellen (LaFramboise, 1993) oder Zwillings-Identität
(Werbner u. Modood, 1997), einer multiplen, hybriden (Akhtar,

1999) oder vermischten Identität (Akin, 2002) beschrieben, eine Art interkultureller Kompetenz. Einerseits findet eine weniger kreative Verarbeitung Ausdruck in einem hartnäckigen Festhalten an allem aus dem Dort und Damals (»rigider kultureller Container«, Grinberg u. Grinberg, 1989), was wiederum jegliche Veränderung der kulturellen Identität und Praktiken verhindert. Andererseits ist es nur allzu verführerisch, von einer neuen kulturellen Identität absorbiert zu werden, ohne Raum für eine Verwurzelung in der Herkunftskultur zu lassen (»manische Reaktion auf den Verlust des kulturellen Containment«, Grinberg u. Grinberg, 1989).

Spezifische Einwanderungswellen, spezifische Vulnerabilität

The First Steps bietet Migrantenfamilien einen Raum zum Spielen, Zusammenkommen und Reflektieren über »Entwicklung, Bildung, Elternschaft und Familienprobleme« (Winnicott, 1971).

Ein Beispiel für die kultursensitive Übertragung bekannter analytisch informierter Präventionsmethoden und -prinzipien bezieht sich auf das Konzept »Gespenster im Kinderzimmer« (Fraiberg, Edelson u. Shapiro, 1975: »ghosts in the nursery«). Viele der jungen türkischen oder marokkanischen Migrantenmütter der zweiten Generation kamen im schulpflichtigen Alter nach Westeuropa. Ihre eigene frühe Kindheit über waren sie *mutterlos*. Vor zwanzig oder dreißig Jahren waren sie als Babys in die Obhut etwa von Tanten in der Türkei oder Marokko gesandt worden, während ihre eigenen Eltern weit weg in Westeuropa weilten. Jetzt, wo diese Migrantinnen der zweiten Generation selbst Kinder bekommen, werden diese versteckten Gefühle des Verlusts, des Zurückgelassen-worden-Seins und der Sehnsucht nach der eigenen Mutter massiv reaktiviert und können als »Geist im Kinderzimmer« agieren. Konfliktträchtige und unverarbeitete frühe Fürsorge- und Bindungserfahrungen, zum Beispiel mit den Tanten oder Großeltern, können die potenzielle Fruchtbarkeit der Hier-und-Jetzt-Beziehung zwischen der Mutter und ihrem Baby überschatten. Eine weitere Subgruppe setzt sich aus jungen Migrantenmüttern zusammen, die als »Import-Bräute« nach Belgien einreisen. Sie lassen ihre eigenen Mütter und ihr Heimatland zurück. Das eigene Baby zu versorgen, während die eigene Mutter weit weg wohnt, führt ebenfalls zu Gefühlen der Isolation.

Eine weitere Gruppe der Mütter hatte, aus dem Kontext des Exils heraus, noch keine Möglichkeit, über den Verlust ihrer Familien und des stützenden Systems in ihrer Heimat zu trauern. Dies in Kombination mit dem energiekonsumierenden posttraumatischen Stresssyndrom und dem Überlebenskampf, dem die Familie ausgesetzt ist, lässt wenig Spielraum für die »Engel im Kinderzimmer« (Liebermann, Padron, Van Horn u. Harris, 2005: »angels in the nursery«), das heißt, für das Baby emotional zugänglich zu sein und dem Kleinkind notwendige Grenzen setzen zu können.

Der Projektmitarbeiter in einem Präventionsprojekt muss Einblick in die Spezifikationen dieser Migrationswellen erlangen, damit er weiß, welche Art von »Geister im Kinderzimmer« auferstehen können. Junge Migrantenmütter haben jahrelang tapfer mit verschiedenen Bildern gelebt, zum Beispiel dem »Nicht-bei-der-Mutter-Sein«, jedoch können diese Repräsentanzen der »Mutterlosigkeit« in den eigenen Abschnitten der »Mutterschaftskonstellation« (Stern, 1995: »The Motherhood Constellation«) als »ein Geist im Kinderzimmer« durchbrechen und den Prozess der Postpartum-Pathologie einleiten.

Migrantenväter aus einer transgenerationalen Perspektive

Aus einer internationalen Perspektive heraus werden die Väter mit anderen Problemen konfrontiert als die Mütter. Die Väter der ersten Generation konzentrierten sich in höchstem Maße auf die Rückkehr (die Re-Migrationsperspektive) und hatten demnach keine Intentionen, ihren Kindern einen Weg in die weitläufige westliche Gesellschaft aufzuweisen. Als sie jedoch feststellten, dass ihre Migration von Dauer sein würde, fiel es ihnen nicht leicht, den Kurs zu wechseln. Väter der zweiten Generation sind nicht selten ebenso unsicher, entweder weil sie es im westlichen Europa nicht geschafft haben oder weil sie als »importierte Bräutigame« erst kürzlich aus ihrem Herkunftsland übergesiedelt sind und es einiger Zeit bedarf, bis sie ihren eigenen Weg in einer kulturell andersartigen Gesellschaft finden. Die Unsicherheiten der Migrantenväter werden in den Gruppen oftmals aus dem diversesten Kontext heraus thematisiert. Manche Väter neigen bei der Konfrontation mit Fragen oder Problemen der Erziehung zum Rückzug oder zur Überforderung. Manche neigen zur Überreaktion und alternieren zwischen Abwesenheit und unangebracht harter Disziplin.

Jedoch beginnen sie zunehmend, das Problem zu erkennen: Bezüglich der Laufbahn in einer westlichen Gesellschaft müssen sie den Kindern der dritten Generation als Identifikationsfigur dienen, ohne selbst diese Möglichkeit seitens ihrer Väter der ersten Generation gehabt zu haben.

Empirische Forschung

Im Laufe der letzten zwölf Jahre haben wir zahlreiche Studien zu diesem Präventionsprogramm durchgeführt. Seit dem Jahr 2000 haben über 870 Migrantenfamilien an den Gruppentreffen von *The First Steps* teilgenommen. 544 besuchten die Gruppe länger als drei Monate, 423 länger als sechs Monate, 267 länger als ein Jahr und 168 besuchten die Gruppe über einen Zeitraum von drei Jahren hinaus.

Unter den 870 Familien waren 32 Nationen. Die zwei größten Subgruppen sind marokkanischer (23 %) oder türkischer (21 %) Herkunft, nahezu alle sind islamisch. Insgesamt stammen 70 % der Teilnehmer aus einem islamisch religiösen Hintergrund. Bei diesen Familien besteht ein massiver Bedarf an Entwicklungs- und emotionaler Unterstützung (Meurs u. Jullian, 2008).

Zuerst wollten wir die entwicklungspsychologischen Bereiche erfassen, die innerhalb unserer Zielgruppe in Gefahr sind, indem wir Entwicklungsergebnisse, inklusive des sozioökonomischen Standes als zusätzlicher Variable im Design, von Migrantenkindern und Nicht-Migrantenkindern verglichen (Meurs, Luyten u. Jullian, 2005). Danach interessierten wir uns für die Effekte des Frühpräventionsprogramms: Waren Vulnerabilität oder Risiko bei den Kindern unserer Zielgruppe – Migrantenkinder, die in ärmlichen Verhältnissen aufwuchsen – nach der Teilnahme am Programm gesunken? (Meurs, Jullian u. Vliegen, 2006). Den Abschluss des empirischen Forschungsteils dieses Beitrags bildet die *Studie 3*, eine Untersuchung über die Langzeiteffekte von *The First Steps* auf die schulische Laufbahn der teilnehmenden Kinder.

Studie 1: Entwicklungsprofile von in Armut aufwachsenden Migrantenkindern

Das Ziel dieser Studie war es, mit Hilfe von Entwicklungsskalen als Forschungsinstrument die anfälligsten Entwicklungsbereiche bei Migrantenkindern aufzuspüren (siehe Meurs et al., 2005) und so unsere präventive Intervention optimaler ausrichten zu können. Zusammenfassend verwendeten wir als Methode die Bewertungen des KID (Kent Infant Development Scale, Reuter u. Beckett, 1985) für Kinder zwischen neugeboren und 18 Monaten; innerhalb des Follow-up-Zeitraums zwischen 18 Monaten und vier Jahren verwendeten wir die des BSID (Bayley Scales Infant Development II; Bayley, 1993). 492 Kinder nahmen teil und wurden im Alter von vier, acht und zwölf Monaten beobachtet. Das Design beinhaltete Gruppenvergleiche der Entwicklungsergebnisse innerhalb eines wiederholenden Messdesigns. Alle Kinder waren einer von vier Gruppen zugehörig: Mittelstand Nicht-Migrant, Mittelstand Migrant, niedriger sozioökonomischer Status (SES) Nicht-Migrant und niedriger SES Migrant.

Anhand von Tabelle 1 können wir im Alter von vier Monaten im Vergleich zu der Subgruppe der mittelständigen Kinder in allen Entwicklungsbereichen, außer der motorischen Entwicklung, eine deutliche Entwicklungsverzögerung bei der Subgruppe der in ärmlichen Verhältnissen aufwachsenden Kinder feststellen. Beispielsweise weichen der Mittelwert der Allgemeinen Entwicklung von 75.0 und 63.3 signifikant voneinander ab, $t = 4.11$, $p < .05$. Im Alter von zwölf Monaten verzeichnet die Subgruppe der Migrantenkinder erstmals einen niedrigeren Entwicklungswert als die Subgruppe der Nicht-Migrantenkinder (X = 200.8 vs. X = 185.2, t = 4.44, p < .01; Effektgröße = 0.43, p < 0.001), insbesondere bei der kognitiven und Kommunikations/Sprachentwicklung (präverbal). Die Zugehörigkeit zur Migrantengruppe war nicht für alle Entwicklungslinien bedeutsam (im Gegensatz zu der Bedeutsamkeit der Armut), im Bereich der kognitiven und kommunikativen/sprachlichen Entwicklung war sie jedoch signifikant. Die negative Wirkung wird besonders deutlich, wenn Ende des ersten Lebensjahres und im Verlauf des zweiten Lebensjahres die verbale Entwicklung einsetzt. Die Effektgröße des negativen Einflusses der Migrantengruppenzugehörigkeit war geringer als die Effektgröße des Faktors Armut (Effektgröße der Armut mit zwölf Monaten = .91; im Vergleich zu der Effektgröße des Migrantengruppenstatus = .43).

Tabelle 1: Entwicklungsergebnisse (Mittel- und Standardabweichung) für Migranten- und Nicht-Migrantenkinder, Mittelstand oder niedriger sozioökonomischer Status; bei vier, acht und zwölf Monaten; gemessen mit KID (Kent Infant Development Scale)

Gruppe Entwicklungsbereich		Nicht- Migran- ten Mittel- stand	Nicht- Migran- ten niedriger SES	Migran- ten Mittel- stand	Migran- ten niedriger SES	
	Alter	(n = 116)	(n = 112)	(n = 112)	(n = 118)	F (3, 488)
Allgemeines Entwick- lungsergebnis	4 m	75.0a	63.3b	75.3a	63.6b	180.5****
	8 m	145.3a	130.8c	142.9b	126.1d	261.4****
	12 m	208.8a	191.0c	195.7b	176.9d	377.6****
Kognitive Entwicklung	4 m	17.1a	14.2b	17.0a	14.6b	148.4****
	8 m	33.6a	29.1b	29.7b	26.7c	175.1****
	12 m	44.7a	37.4c	40.3b	34.9d	217.7****
Motorische Entwicklung	4 m	19.8a	19.7a	19.4a	19.0a	4.8ns
	8 m	43.4a	43.5a	42.8a	40.8b	7.3**
	12 m	64.3a	64.7a	62.2b	60.0b	13.9***
Kommunikative/Sprach- entwicklung	4 m	11.9a	10.7b	14.9a	10.8b	36.0****
	8 m	22.7a	19.0b	19.0b	17.2c	153.9****
	12 m	31.1a	23.7c	25.4b	22.6d	422.9****
Entwicklung der Fähigkeit zur Selbstregulation	4 m	11.2a	09.7b	11.2b	09.9b	17.0***
	8 m	21.4a	18.0b	20.6a	18.7b	51.9****
	12 m	31.0a	28.3b	30.0a	27.2b	46.8****
Sozio-emotionale Ent- wicklung	4 m	16.1a	12.9b	16.3a	14.0b	105.8****
	8 m	32.3a	24.6c	31.9a	27.5b	212.9****
	12 m	41.6a	31.4c	40.9a	35.4b	227.3****

Anmerkung: Entwicklungsergebnisse, die von einem anderen Buchstaben kodiert werden, variieren statistisch signifikant; Wertigkeit der Standardabweichungen in: Meurs, Luyten u. Vliegen (2005); * p < .05, ** p < .01, *** p < .001, **** p < .0001.

Im Alter von 18 Monaten bestanden die signifikanten Unterschiede weiterhin, die im ersten Lebensjahr festgestellt worden waren. Anhand Tabelle 2 wird die Vulnerabilität der Migrantenkinder im Bereich der frühen geistigen Entwicklung (hauptsächlich kognitive und frühe sprachliche Fähigkeiten) deutlich: Sowohl die mittelständigen Migrantenkinder als auch die Migrantenkinder mit niedrigem SES weisen geringere Werte auf als die sozioökonomisch vergleichbaren Nicht-Migrantenkinder. Des Weiteren wurde auch eine Entwicklungsverzögerung bei Kindern, die in Armut aufwachsen, verzeichnet und Niedrig-SES-Migrantenkinder vereinen anscheinend beide Vulnerabilitäten.

Die Entwicklungsergebnisse für sozial adaptive Entwicklung stellen einen Kontrast zu den obigen Resultaten dar. Im Alter von drei Jahren wiesen Migrantenkinder im Vergleich zu Nicht-Migrantenkindern einen nicht signifikant divergierenden Wert auf. Die Migrantenkinder mit niedrigem SES weisen sogar einen signifikant besseren Wert auf als die Nicht-Migrantenkinder mit niedrigem SES. Wir interpretieren dies als Hinweis, dass die sozio-emotionale Entwicklung im Alter von 0–3 Jahren bei Migrantenfamilien besser ausgeglichen wird als die kognitive oder sprachliche Entwicklung. In der Subgruppe der ärmeren Kinder hatten die Nicht-Migranten ein signifikant geringeres Ergebnis bezüglich der sozio-emotionalen Entwicklung als die Migrantenkinder, denn im Vergleich mit dem Mangel an sozialer Unterstützung in belgischen ärmeren Familien sind bei der Gruppe der Niedrig-SES-Migrantenkinder die sozialen Bindungen in und zwischen den mittelmeerraumstämmigen Familien verhältnismäßig enger.

Tabelle 2: Entwicklungsergebnisse (Mittel- und Standardabweichung) für Migranten und Nicht-Migrantenkinder; Mittelstand oder niedriger sozioökonomischer Status; im Alter von 18, 24 und 36 Monaten; gemessen anhand des BSID (Bayley Scales Infant Development)

		Nicht-Migranten Mittelstand	Nicht-Migranten niedriger SES	Migranten Mittelstand	Migranten niedriger SES	
Entwicklungs-bereich	Alter	(n=116)	(n=112)	(n=112)	(n=118)	F (3, 488)
Geistige Entwicklung	18 m	110a	104b	105b	95c	23.55****
	24 m	133a	122b	127a,b	114c	50.90****
	36 m	157a	144c	149b	135d	166.22****
Motorische Entwicklung	18 m	76a	72a	74a	67b	6.78**
	24 m	86a	82a,b	86a	78b	12.44****
	36 m	102a	93b	101a	90b	29.88****
Sozial-adaptives Verhalten	36 m	115a	104c	117a	110b	29.50****

In Anbetracht der entwicklungstechnischen Ergebnisse aus Tabelle 1 und 2 erkannten wir, dass die Vulnerabilitäten im Alter von drei

Jahren (Kognition und Sprache bei allen Migrantenkindern; allgemeine Entwicklung/alle Entwicklungsbereiche in ärmeren Verhältnissen) ohne gezielte präventive Intervention zu kontinuierlichen Entwicklungsproblemen werden könnten. Im Alter von drei Jahren – Eintrittsalter für den Kindergarten in Belgien – erzielen in Armut lebende Migrantenkinder die Entwicklungswerte, welche mittelständige Kinder circa sechs bis neun Monate vorher erreichen. Man könnte meinen, dass die meisten Migrantenkinder aufholen werden, jedoch entwickeln zu viele von ihnen Symptome, psychosomatische Beschwerden oder selektiven Mutismus, wenn sie mit einer neuen Sprache oder anderen kommunikativen/linguistischen Kodierungen in der Schule konfrontiert werden. Des Weiteren werden Migrantenkinder allzu häufig als zu unreif eingestuft, um im Alter von sechs Jahren in die Grundschule eingeschult zu werden, und erhalten die Empfehlung, ein weiteres Jahr zu warten, wobei laut unseren Beobachtungen dies nicht das Problem des schulischen Erfolgs löst. Demnach schlussfolgern wir, dass Migrantenkinder eine andere Art der Intervention benötigen, ein früh ansetzendes Präventionsprogramm. Aus diesem Grund ist das Programm *The First Steps* so aufgebaut, dass bei manchen der Fokus auf früher kognitiver und sprachlicher Stimulation und bei anderen auf einer allgemeinen entwicklungsfokussierten Prävention liegt.

Studie 2: Einwirkungen der Frühprävention auf die gefährdete Entwicklung

Das Ziel dieser Studie war es, herauszufinden, ob die Teilnahme am wöchentlich stattfindenden entwicklungs- und bildungsorientierten Präventionsprogramm über den Zeitraum von drei Jahren zu einer signifikanten Reduktion der Entwicklungsverzögerung bei Migrantenkindern mit niedrigem SES – die anfälligste Subgruppe aus unserer vorhergehenden Studie – führen kann. Die Entwicklungsrisiko-Kategorien wurden mittels DDST (Denver Development Screening Test, Frankenburg u. Dodds, 1969) im Alter von jeweils 8, 42 und 72 Monaten ermittelt. Kinder wurden unter dem Begriff der normalen Varianz erfasst, wenn ihr Entwicklungslevel in allen Bereichen innerhalb der Norm lag. Normale Varianz der Entwicklung bedeutet, dass ein Kind analog zu 90 % seiner Altersgruppe reagiert. Ein Mittleres-Risiko-Profil deutet auf eine Verzögerung in einem Bereich hin, die auch bei einer Neubewertung nach vier Wochen weiterhin besteht. Ein »high risk«-Profil wird durch die Verzögerung in mehr als einem Entwicklungsbereich gekennzeichnet, welche bei einer Neubewertung nach vier Wochen weiterhin besteht.[1]

Tabelle 3: Werte der normalen Entwicklungsprofile, der mittleren Risikoprofile und der hohen Risikoprofile bei in Armut lebenden Migrantenkindern im Alter von 8, 42 und 72 Monaten, aufgeteilt nach Teilnahme am Programm *The First Steps* oder Nicht-Teilnahme (Denver Development Screening Test)

	8 Monate			42 Monate			72 Monate		
	Kein Risiko	Mitt-leres Risiko	Hohes Risiko	Kein Risiko*	Mitt-leres Risiko*	Hohes Risiko*	Kein Risiko*	Mitt-leres Risiko	Hohes Risiko*
The First Steps-Gruppe (n = 118)	84 (70 %)	23 (21 %)	11 (9 %)	105 (89 %)	13 (11 %)	0 (0 %)	94 (80 %)	20 (17 %)	4 (3 %)
Kontrollgruppe (n = 105)	72 (68 %)	25 (24 %)	8 (8 %)	71 (67 %)	24 (24 %)	10 (9 %)	62 (59 %)	23 (22 %)	20 (19 %)

Anmerkung: * = signifikante Differenz (a = .05)

Tabelle 3 zeigt, dass es im Alter von acht Monaten in den verschiedenen Risikokategorien keine Unterschiede zwischen den Gruppen gab. Jedoch tauchten im Alter von 42 Monaten (sechs Monate nach dem Ende des Programms) signifikante Unterschiede zwischen der Interventionsgruppe und der Kontrollgruppe auf. Im Alter von sechs Jahren sind beide Subgruppen der Niedrig-SES-Migrantenkinder einem Anstieg des Risikoprofils ausgesetzt. Innerhalb der Gruppe von *The First Steps* besteht dieser Anstieg hauptsächlich

---

1   Der DDST ist ein Screening-Instrument, das ursprünglich nicht für Outcome-Studien entwickelt wurde, obwohl viele Forscher außerhalb der USA es bereits für Outcome-Studien verwendet haben (zur Diskussion siehe Frankenburg, Emde u. Sullivan, 1985). Mit der Verwendung dieses Instruments in unserer Wirkungsstudie wollten wir die Risikokategorien erfassen anstelle der entwicklungstechnischen Ergebnisse. Sowohl in unserer fortlaufenden Studie als auch in künftigen Studien werden wir zu den Bayley Scales zurückkehren, um die entwicklungstechnischen Ergebnisse zu erfassen.

in Form einer Zunahme des mittleren Risikoprofils, während die Kontrollgruppe nun dem hohen Risikoprofil zugeordnet wird.

Daraus schließen wir, dass das Risiko bei Migrantenkindern mit einem niedrigen SES durch diese Art der Prävention signifikant verringert werden kann. Ohne diese gezielte Intervention riefen 30 % der Migrantenkinder mit niedrigem SES auch mit 42 Monaten durchgängig entwicklungstechnische Sorgen hervor. Des Weiteren gab es in der Kontrollgruppe im Alter von sechs Jahren eine stärkere Tendenz in Richtung hoher Risikoprofile (19 % im Gegensatz zu 3 % in der Interventionsgruppe). Das Interventionsprogramm *The First Steps* schien eindeutig einen mildernden Effekt auf das Entwicklungsrisiko der Subgruppe der Migrantenkinder mit niedrigem SES zu haben, welche wir in Studie 1 als besonders anfällig identifiziert hatten. Drei Jahre nach der Intervention (welche mit dem dritten Lebensjahr endet) gibt es wieder einen Anstieg im entwicklungstechnischen Risiko *(developmental risk)* bei Migrantenkindern mit einem niedrigen SES (von 11 % auf 20 %), glücklicherweise bei den meisten jedoch nur zu einem mittleren Risikozustand: Frühprävention kann funktionieren, aber nicht zaubern (siehe auch Emde, 2003).

Studie 3: Follow-up-Studie zu den schulischen Laufbahnen von in Armut lebenden Migrantenkindern

Das Ziel dieser neuen und noch laufenden Studie ist herauszufinden, ob die Migrantenkinder mit niedrigem SES, die an *The First Steps* teilgenommen haben, im Vergleich zu den Kindern der Kontrollgruppe, die nicht an dem Projekt teilgenommen haben, weniger problematische schulische Laufbahnen einschlagen. Die ersten teilnehmenden Kinder unseres Projekts sind bereits 13 oder 14 Jahre alt; wir versuchten demnach in Erfahrung zu bringen, ob die begünstigenden Effekte bei den Entwicklungsskalen sich auch Jahre später in den schulischen Leistungen niedergeschlagen hatten.

58 Kinder, die im Zeitrahmen 2000–2003 am Programm *The First Steps* und auch an der Studie 2 teilgenommen hatten, wurden zwecks der Follow-up-Untersuchung kontaktiert. 48 erklärten sich bereit, an dieser weiteren Studie teilzunehmen. Eine kleinere

Kontrollgruppe besteht aus 28 Migrantenkindern mit niedrigem SES, die weder ab 2000 an dem Projekt, noch an der Studie 2 teilgenommen hatten. Die Vergleichsgruppe der Studie 3 wurde analog der Interventionsgruppe bezüglich des Alters, des ethnischen Hintergrundes, des Geschlechts (62 % Jungen, 38 % Mädchen), des Familieneinkommens und der Lebensumstände zusammengesetzt.

Unsere Ergebnisse beinhalten Schuldokumente im Alter von 6, 11 und 13/14 Jahren. Im Einschulungsalter von sechs Jahren waren 8 % der Kinder der Präventionsgruppe als unreif diagnostiziert worden oder hatten eine Empfehlung erhalten, die Einschulung hinauszuschieben. In der Kontrollgruppe waren es 15 %. Im Alter von 10/11 haben wir die gleichen Tendenzen entdecken können. Im Vergleich zur Kontrollgruppe litt eine signifikant kleinere Kinderzahl der Interventionsgruppe an Lernschwierigkeiten (12 % vs. 36 %). Im Alter von 13 Jahren (zum Ende des zweiten Jahres in der weiterführenden Schule) war nur 6 % eine Empfehlung für die Hauptschule ausgesprochen worden (im Gegensatz zu 35 % bei der Vergleichsgruppe). In einer vorläufigen Datenanalyse dieser Follow-up-Studie haben wir festgestellt, dass mehr *The-First-Steps*-Kinder im Alter von zwölf Jahren die weiterführende Schule in Belgien erreicht haben (75 % im Vergleich zu 58 % der Vergleichsgruppe) und, dass mehr *The First Steps*-Kinder nach zwei Jahren in der höchsten Schulform ihre schulische Laufbahn auch weiterverfolgen konnten. Weitere Untersuchungen deuten ebenfalls darauf hin, dass 63 % der *The-First-Steps*-Familien zehn bis zwölf Jahre nach der Ersteilnahme an unserem Programm nicht mehr die Kriterien der Armut erfüllten, wobei dies in der Kontrollgruppe nur bei 18 % der Familien der Fall war. Erklärungen für diese bemerkenswerten Ergebnisse müssen noch in weiteren Untersuchen gefunden werden, ebenso wie der mögliche Beitrag früher Entwicklungsberatungsprogramme zu größeren Veränderungen. Es könnte sein, dass frühe Intervention wie *The First Steps* als eine Art Katalysator fungiert, der größere Veränderungseinflüsse bei Familien in schwierigen Lebensumständen unterstützt.

Wir sehen innerhalb dieser Follow-up-Studie ermutigende und konsistente Trends, die von unserer Prävention ausgehen. Jedoch hat dieser Teil unserer empirischen Forschung seine Grenzen, da er nicht aus einer geplanten, randomisierten Wirkungsstudie hervorgeht. Nichtsdestotrotz liefert uns diese Studie als Pilotstudie im

Bereich der Langzeit-Wirkungsdesigns eine wertvolle Hypothese und lässt uns erahnen, was noch vor uns liegt.

Schlussfolgerungen

In Zukunft hoffen wir die determinierenden Variablen identifizieren zu können, die zu den von uns beobachteten entwicklungsspezifischen Ergebnissen beitragen. Die relevanten Ergebnisse beinhalten schulische Leistungen, geistige Gesundheit, Resilienz und sozioökonomische Verbesserungen für Migrantenkinder und deren Eltern mit unvorteilhaften sozioökonomischen Lebensbedingungen als Ausgangspunkt. In einer weiteren Studie befragen wir Eltern, wie diese Frühintervention ihre Erziehungshaltung beeinflusst hat. Bezeichnend ist die Aussage einer Mutter aus einer unsere ersten Gruppen:

»Seit ich Ihr Programm befolgt habe, denke ich, sobald mein Kind Probleme hat: Ich weiß, da gibt es etwas für uns! ... Ich mache mich auf die Suche danach, anstatt zu denken, dass wir in dieser Gesellschaft vergessen wurden, anstatt zu warten, bis uns das Problem über den Kopf wächst.«

Basierend auf dieser Aussage könnten wir spekulieren, dass sich unter diesen Migranteneltern, die sich in schwierigen Umständen befinden, Veränderungen in ihren Geborgenheits- und Bindungsrepräsentanzen vollziehen. Wir müssen weiter forschen, um zu bestätigen, dass sich ein solcher Wandel ebenso wie ein Wandel der Haltungen bezüglich der weitläufigen westlichen Gesellschaft und deren Institutionen vollzieht. Aus anderen Interviews erfahren wir, dass Mütter das Gefühl haben, mehr Verantwortung im Verlauf der Kindesentwicklung übernehmen zu können. Sie scheinen anhand der Interaktionen und Gruppentreffen bei *The First Steps* ein erhöhtes Gefühl der Selbstwirksamkeit erlangt zu haben. Teilweise nehmen sie aufgrund der präventiven Unterstützung, die sie im frühen Verlauf ihrer Elternschaft erhalten haben, die Kindererziehung eher als eine geteilte Verantwortung wahr und nutzen die Erinnerungen an die frühe Unterstützung ihrer Familie als eine Art grundlegender

Idee von Vertrauen. Diese Idee hilft ihnen, Verantwortung zu übernehmen, wenn Dinge im Verlauf der Kindesentwicklung komplex und schwierig werden. Anstatt sich in schwierigen Zeiten verloren zu fühlen, dient die frühere Erfahrung der Unterstützung als Anker, ein Bezugspunkt, der folglich einen Unterschied macht. Dadurch sehen wir das Projekt *The First Steps* als ein Projekt, dass Kindern und Eltern aus Migrantenfamilien mit einem niedrigen sozioökonomischen Status *eine etwas fairere Chance* mit auf den Weg gibt (Bekman, 2003; Emde, 2003; Sameroff u. Fiese, 2000; Brooks-Gunn, 2003; Kagitçbasi u. Meurs, 2006; Kagitçbasi et al., 2001).

Alles in allem kann man sagen, dass unser Präventivprogramm psychoanalytisch basiert ist. Es legt sowohl den Schwerpunkt auf die Verarbeitung innerer Konflikte und Ambivalenzen bezüglich der Partizipation an der und Integration in die westliche Gesellschaft als auch auf die mentalisierenden Emotionen und Gedanken, die einen solchen Prozess einschränken. Wir können festhalten, dass die »Geister im Kinderzimmer« oft in Abhängigkeit zur spezifischen Welle der Migration identifiziert werden können; des Weiteren werden die Gefühle des Verlusts in Erinnerung gerufen. Das Herz von *The First Steps* ist dauerhafte Gruppenarbeit, innerhalb derer potenzieller und reflektiver Raum angeboten wird, ein Raum zum Spielen, Sprechen und um verschiedene Kulturen zu einer containenden Umhüllung zu *verweben* (Meurs u. Cluckers, 1999). Wir glauben, dass diese Art von Containment Migrantenfamilien befähigt, sich auf eine erfolgreichere Art und Weise zu entwickeln und die Möglichkeiten der Integration, die das Leben bietet, zu ergreifen. Sie können diese Möglichkeiten nicht nur als Eltern, sondern auch für ihre Kinder nutzen, die sich ihren Weg in Gesellschaft bahnen wollen.

Literatur

Akhtar, S. (1999). Immigration and identity. Turmoil, treatment and transformation. New York: Basic Books.

Akin, B. (2002). Migratie en mixcultuur. Ouderschap and Ouderbegeleiding, 4 (1), 51–60.

Bayley, N. (1993). Bayley Scales of Infant Development (2nd Ed.). San Antonio, TX: Psychological Corporation.

Bekman, S. (2003). A fair chance. 20 years of Turkish Early Enrichment Program. Istanbul: Koc University Press.

Bion, W. (1962). A theory of thinking, International Journal of Psychoanalysis, 43 (2), 306–310.

Brooks-Gunn, J. (2003). Do you believe in magic? What can we expect from early childhood interventions? Social Policy report, 17 (1), 3–10.

Crockenberg, S., Leerkes, E. (2000). Infant social and emotional development in family context. In C. H. Zeanah (Ed.), Handbook of infant mental health (pp. 60–91). New York/London: The Guilford Press.

Devisch, R., Gailly, A. (1985). Dertlesmek. A therapeutic self help group among Turkish woman. Psichiatria e psicoterapia analitica, 4 (4), 133–151.

Dolto, F. (1985). La cause des enfants. Paris: Robert Laffont.

Emde, R. N. (2003). Charting early developmental intervention effects over time. Social Policy Report Journal, 17 (8).

Emde, R. N., Korfmacher, J., Kubicek, L. F. (1999). Toward a theory of early relationship-based intervention. In J. D. Osofsky, H. E. Fitzgerald (Eds.), WAIMH Handbook of infant mental health. Vol. II: Early intervention, evaluation, and assessment (pp. 3–32). New York: John Wiley and Sons.

Emde, R. N., Robinson, J. L. (2000). Guiding principles for a theory of early intervention: A developmental-psychoanalytic perspective. In J. P. Shonkoff, S. J. Meisels (Eds.), Handbook of early childhood intervention (p. 76–99). New York: Cambridge University Press.

Emde, R. N., Spicer, P. (2000). Experience in the midst of variation. New horizons for development and psychopathology. Development and psychopathology, 12 (4), 313–331.

Fraiberg, S., Edelson, E., Shapiro, V. (1975). Ghosts in the nursery: A psychoanalytic approach to the problems of the impaired infant-mother relationship. Journal of the American Academy of Child psychiatry, 8, 387–421.

Frankenburg, W. K., Emde, R. N., Sullivan, J. W. (Eds.) (1985). Early identification of children at risk: An international perspective. New York: Plenum.

Frankenburg, W. F., Dodds, J. B. (1969). The Denver Development Screening Test. Journal of Pediatrics, 7 (2), 181–191.

Garza-Guerrero, C. (1974). Culture shock: its mourning and the vicissitudes of cultural identity. Journal of the American Psychoanalytic Association, 22 (3), 408–429.

Greenspan, S. (1997). Developmentally based intervention. New York: Basic Books.

Grinberg, L., Grinberg, R. (1989). Psychoanalytic perspectives on migration and exile. New Haven: Yale University Press.

Johnson-Powell, F., Yamamoto, J. (Eds.) (1997). Transcultural child development: psychological assessment and treatment. New York: Wiley.

Kagitçibasi, C., Meurs, P. (2006). Early start goes a long way: additional notes on First Steps and TEEP (Turkish Early Enrichment Project). In M. C. Foblets, J. Vrielink, J. Billiet, (Eds.), Multiculturalisme ontleed: een staalkaart van onderzoek aan de KULeuven (pp. 287–293). Leuven: University Press.

Kagitçibasi, C., Sunar, J., Bekman, T. (2001). Long-term effects of early intervention: Turkish low-income mothers and children. Journal of Applied Developmental Psychology, 22 (4), 333–361.

LaFramboise, D. (1993). Psychological impact of biculturalism: evidence and theory. Psychological Bulletin, 114 (6), 395–412.

Liebermann, A. F., Padron, E., Van Horn, P., Harris, W. M. (2005). Angels in the nursery: the intergenerational transmission of benevolent parental influences. Infant Mental Health Journal, 26 (6), 504–520.

McDonough, S. C. (1995). Promoting positive early parent-infant relationships through interaction guidance. Child and Adolescent Clinics of North America, 4 (12), 661–672.

McDonough, S. C. (2000). Interaction guidance: An approach for difficult-to-engage families. In C. H. Zeanah, Jr. (Ed.), Handbook of infant mental health (pp. 485–493). New York/London: The Guilford Press.

Meurs, P. (2003). Cultuur-sensitieve ontwikkelingsbegeleiding. Preventief werken aan veerkracht in de vroege ouder-kind relatie bij kwetsbare, kansarme gezinnen van allochtone afkomst. Medische Antropologie, 15 (1), 157–182.

Meurs, P., Cluckers, G. (1999). Das Verlangen nach einer Verflochtenheit mit der Herkunftskultur. Migrantenfamilien in psychoanalytischer Therapie. Praxis der Kinderpsychologie und Kinderpsychiatrie, 48, 27–36.

Meurs, P., Jullian, G. (2004). Ontwikkelingsgerichte opvoedingsondersteuning bij kansarme, allochtone gezinnen. Tijdschrift Klinische Psychologie, 34 (3), 168–181.

Meurs, P., Jullian, G. (2008). De eerste stappen. Methodeboek cultuursensitieve opvoedingsondersteuning. Brussels: Flemish Government Editions.

Meurs, P., Jullian, G., Ferrant, L. (2000). 't Huis der gezinnen. De vroege ouder-kindrelatie als terrein voor preventieve ontwikkelingsbegeleiding en opvoedingsondersteuning in een kansarme Brusselse wijk met een etnisch gemengde populatie. Tijdschrift voor klinische psychologie, 30 (4), 221–229.

Meurs, P., Jullian, G., Vliegen, N. (2006). Culture sensitive developmental guidance for immigrant families with pre-school children: pathways to resilience within the First Steps prevention programme. In M. C. Foblets, J. Vrielink, J. Billiet (Eds.), Multiculturalisme ontleed: een staalkaart van onderzoek aan de KULeuven (p. 255–286). Leuven: University Press.

Meurs, P., Luyten, P., Jullian, G. (2005). Allochtone kinderen tijdens het eerste levensjaar: invloed van sociaal-economische en etnische status op specifieke ontwikkelingsdomeinen. Gedrag & Gezondheid, 34, 132–146.

Moro, M.-R. (1994). Parents en exile. Migration et psychopathologies. Paris: Presses Universitaires de France.

Muir, E., Lojkasek, M., Cohen, N. J. (1999). Watch, wait, and wonder. A manual describing a dyadic infant-led approach to problems in infancy and early childhood. Toronto: Hincks-Dellcrest Institute Press.

Reuter, J. M., Beckett, L. (1985). The Kent Infant Developmental Scale (2nd Ed.). Kent (Ohio): Kent Developmental Metrics Inc.

Sameroff, A. J., Fiese, B. H. (2000), Models of development and developmental risk. In C. H. Zeanah, Jr. (Ed.), Handbook of infant mental health (pp. 3–20). New York/London: The Guilford Press.

Spencer, M. B. (1998). Social and cultural influences on school adjustment: the application of an identity-focused cultural, ecological perspective. Educational psychologist, 34 (1), 43–57.

Stern, D. (1995). The Motherhood Constellation. A unified view of parent-infant psychotherapies. New York: Basic Books.

Werbner, P., Modood, T. (1997). Debating cultural hybridity: multi-cultural identities and the politics of anti-racism, London: Zed.

Winnicott, D. W. (1971). Playing and reality. New York: Basic Books.

Judith Lebiger-Vogel, Korinna Fritzemeyer,
Annette Busse, Claudia Burkhardt-Mußmann,
Constanze Rickmeyer und
Marianne Leuzinger-Bohleber

ERSTE SCHRITTE – ein Integrationsprojekt für Kleinkinder mit Migrationshintergrund

Konzeptualisierung und erste Eindrücke

Ausgangspunkt und Entwicklung des Projekts ERSTE SCHRITTE

Ausgangspunkt von ERSTE SCHRITTE – dem jüngsten Projekt der verschiedenen Präventionsprojekte am Sigmund-Freud-Institut in Kooperation mit dem Anna-Freud-Institut[1] – ist das Anliegen, die Integration von Kindern mit Migrationshintergrund zu unterstützen. Dies ist zu einer der vordringlichsten gesellschaftlichen Aufgaben geworden (siehe Leuzinger-Bohleber, Fischmann u. Lebiger-Vogel, 2009; Wolff, im Druck).

Obwohl Politik und große Teile der Gesellschaft begonnen haben zu verstehen, dass Deutschland ein Einwanderungsland geworden ist, und eine Reihe von Projekten existieren, die Kinder mit Migrationshintergrund unterstützen (vgl. z. B. Friedrich u. Siegert, 2009; Andresen, im Druck), sind diese Kinder im Bildungssystem nach wie vor benachteiligt und haben eine höhere Wahrscheinlichkeit, in Hochrisikoumgebungen aufzuwachsen. 2010 waren 48 % der Kinder, die in Familien mit Migrationshintergrund lebten, von mindestens einer Risikolage betroffen, wie zum Beispiel von fehlender Erwerbstätigkeit, schlechter finanzieller Situation oder geringem Bildungsstand der Eltern (Nationaler Bildungsbericht: Autorengruppe Bildungsberichterstattung, 2012). Besonders häufig waren dies Kinder mit einem türkischen Hintergrund: 71 % dieser Kinder

---

1 Vormals Institut für psychoanalytische Kinder- und Jugendlichenpsychotherapie – IAKJP, Frankfurt a. M.

sind mindestens einer, 12 % allen drei der erwähnten Risikolagen ausgesetzt. Obwohl die Zahl der Einwandererkinder, die erfolgreich am Bildungssystem teilhaben, seit 2005 konstant gestiegen ist, zeigt der aktuelle Nationale Bildungsbericht, dass der Unterschied zwischen Kindern mit und ohne Migrationshintergrund ein relativer ist und sich nicht aufgelöst hat. Kinder mit Migrationshintergrund zählen immer noch zu den Bildungsverlierern in Deutschland.

Allerdings ist es nicht der Migrationshintergrund per se, der das Kind dem Risiko aussetzt, benachteiligt zu werden. Vielmehr sind es mit der elterlichen Migration zusammenhängende Faktoren, psychologische Faktoren aufgrund der verschiedenen Phasen der Migration auf der einen und soziale Faktoren wie niedriger sozioökonomischer Status, Arbeitslosigkeit, unsicherer Aufenthaltsstatus etc. auf der anderen Seite, die zu belastenden Entwicklungsumgebungen für die Kinder führen können. Um adäquate Unterstützung anbieten zu können, müssen solche Faktoren berücksichtigt und als spezifische Herausforderungen verstanden werden.

Eine der politischen Antworten auf den »Weckruf« der frühen PISA-Studien und der verpassten Chance, die ehemaligen »Gastarbeiter«[2] zu integrieren, umfasste die bundesweite Implementierung von Integrations- und (Deutsch-)Sprachkursen ab 2004. Seit 2007 ist die Teilnahme an diesen Kursen verpflichtend. Die Nichtteilnahme wird mit Sanktionen belegt. Diese Entwicklung führt bis heute zu intensiven Diskussionen, ob Integration auf diese Art zu einer (»Einbahnstraßen«-)Pflicht erklärt und Deutsch- und Kulturkenntnisse von Migranten eingefordert werden können. Auch wird diskutiert, ob nicht die Auflage, dass Migranten im Rahmen von Heiratsmigration bereits vor der Einreise Zertifikate über Deutschkenntnisse vorlegen müssen, separierende und diskriminierende Tendenzen deutscher Politik widerspiegelt (vgl. z. B. Bade, 2010; news.de, 2010; »Die Welt Online«, 2011). Um Mütter nicht von der Teilnahme an diesen Kursen auszuschließen, sorgen einige Integrationskursanbieter für Betreuung von Kindern bis zum Alter von drei Jahren. Daten der 2008/09 in Frankfurt a. M. durchgeführten

---

2 Im Folgenden wird für Bezeichnungen, die beide Geschlechter umfassen, die männliche Form verwendet. Hiermit sind sowohl Frauen als auch Männer gemeint.

Pilotstudie zu ERSTE SCHRITTE zeigten, dass ungefähr ein Drittel der teilnehmenden Frauen während der Kurszeit[3] schwanger werden, die Kurse abbrechen und selten zurückkehren, um sie zu beenden. Dies setzt sie dem Risiko aus, dass sie nicht die »vorausgesetzten« kulturellen Kompetenzen sowie die Deutschkenntnisse erwerben und sozial isoliert sind, mit entsprechenden Konsequenzen für ihre Kinder. Wie im Folgenden beschrieben werden soll, versucht das ERSTE-SCHRITTE-Projekt, so wie es in Frankfurt implementiert wird, hier anzusetzen. Die Pilotstudie zeigte auch, dass, hauptsächlich aufgrund der eingeschränkten personalen und finanziellen Ressourcen, Integrationskursanbieter kaum Möglichkeiten haben, qualifizierte Kinderbetreuung anzubieten, während die Mütter die Sprachkurse besuchen. Vielmehr können die Kinder in dieser Zeit nur mehr oder weniger verwahrt werden. Daher setzt ERSTE SCHRITTE bei bisher nicht genutzten Möglichkeiten an, die Integration von Kindern vom frühesten Zeitpunkt an zu fördern und die Mütter (und Väter), die an den Integrationskursen teilnehmen, anzusprechen, noch bevor Integrationsdefizite auftauchen können. Im Gegensatz beziehungsweise in Ergänzung zur vielfach empfohlenen Unterbringung von sehr jungen Kindern in Krippen, wie im Nationalen Integrationsplan (Die Bundesregierung, 2008) anvisiert, soll ERSTE SCHRITTE elterliche Kompetenzen und die Motivation der Eltern unterstützen, sich zum Wohle ihres Kindes zu integrieren.

Ziele des Projekts ERSTE SCHRITTE in Bezug auf die Teilnehmerinnen

Sprachkompetenzen mögen ein wichtiger Zugang zu einer fremden Kultur sein. Die Sprache, die zu Hause gesprochen wird, ist einer der Gründe, die für schlechte Ergebnisse von Kindern mit Migrationshintergrund in den PISA-Studien verantwortlich gemacht werden (Prenzel et al., 2007). Jedoch sollte sich die Diskussion über Inte-

---

3 Integrationskurse umfassen ca. 645–900 Stunden im Laufe etwa eines Jahres, abhängig von der Intensität des Kurses.

gration und Förderungsprogramme nicht ausschließlich auf erfolgreichen Spracherwerb konzentrieren. Vielmehr muss verstanden
werden, welche Art von Unterstützung es Einwanderern erleichtert,
sich aktiv in die Gesellschaft des Einwanderungslandes einzubrin-
gen. Wie wird ihnen und ihren Kindern am ehesten ermöglicht,
ein aktives Gefühl der Zugehörigkeit und der »Bürgerschaft« im
Sinne von Integration und nicht von Assimilation zu entwickeln
(Leuzinger-Bohleber, 2009; Esser, 2004)?

Ab der Schwangerschaft …

Die Ergebnisse der Frankfurter Präventionsstudie (Leuzinger-Bohleber et al., 2011) legen nahe, dass die Gründe für fehlende oder man-
gelhafte Integration von Kindern tatsächlich über den Sprachfaktor
hinausgehen und unter anderem mit einer möglichen Störung der
»natürlichen« Bindung aufgrund der Migrationserfahrung in Zusammenhang stehen können.

Folgende zwei Annahmen waren bei der Entwicklung des Projekts ERSTE SCHRITTE richtungsweisend und können helfen,
mögliche Störungen der »natürlichen« Bindung während des Mi-
grationsprozesses und der Phase der frühen Mutterschaft zu verstehen: Einerseits wissen wir, dass sowohl der Prozess einer Migration, besonders zu Beginn (Sluzki, 2001), als auch das Eintreten
in die Mutterschaft belastende und vulnerable Phasen sind (Stern,
1985/2007). Kommen beide Stressoren zeitgleich zur Wirkung, kann
die Belastung besonders groß sein. Andererseits haben gerade junge
Eltern oftmals einen ausgeprägten Wunsch, ihrem Kind ein gutes
Leben zu ermöglichen, eine Tatsache, die das Anliegen befördern
kann, dass das Kind (und die ganze Familie) in das Einwanderungsland integriert werden möge. Auch die zunehmenden Sorgen der
werdenden Mutter in Bezug auf die anstehende Geburt im letzten
Trimester der Schwangerschaft können zu einer Öffnung der im-
migrierten Familien gegenüber dem Einwanderungsland beitragen.
Wenn Erfahrungen während dieser vulnerablen Phase jedoch von
Enttäuschungen und Frustration geprägt sind, mag dies bewirken,
dass sich die Mütter sozial zurückziehen. Dass sie ihre neue Situation als Immigrantinnen und die psychische Fragilität aufgrund

ihrer Mutterschaft zur gleichen Zeit verarbeiten müssen, birgt die Gefahr, dass sie eine Aufgabe der anderen vorziehen oder beide vernachlässigen. Wenn dies eintritt, können die Mütter sich leicht so fühlen, als hätten sie versagt; ein Gefühl, das zu einer Trias von Migration, Isolation und Depression beitragen kann, wie es die Frankfurter Präventionsstudie gezeigt hat.

Zudem ist bekannt, dass ein Kind, wenn es – eng mit der primären Bezugsperson verbunden – unbewusst wahrnimmt, dass die Eltern, besonders die Mutter, unter schwerem Heimweh leidet oder emotional nicht richtig im Einwanderungsland »angekommen« ist, seine Hinwendung zur Kultur und Sprache dieses Landes als Verrat und Abkehr von seinen Eltern empfindet. Oft hindert diese Art von Loyalitätskonflikt Kinder mit Migrationshintergrund daran, die Sprache des Einwanderungslandes erfolgreich zu lernen und sich psychosozial zu integrieren (vgl. Leuzinger-Bohleber, 2009; King, 2007). Unbewusst identifizieren sie sich mit den Verlusterfahrungen der Eltern. Dies kann wiederum zu Verhaltensproblemen (z. B. Hyperaktivität), Schulversagen und/oder Depressionen führen. Um dieser Art der intergenerationalen Weitergabe von depressiven Reaktionen aufgrund von unverarbeiteter Trauer vorzubeugen, soll ERSTE SCHRITTE alle drei Prozesse gleichzeitig unterstützen: den Erwerb kultureller Kompetenzen, das Betrauern von Verlusten und den Prozess, Mutter zu werden.

Die Mutter-Kind-Interaktion fördern – frühe Vorläufer von Sprachentwicklung

Aus psychoanalytischer Perspektive gibt es verschiedene Gründe, sich nicht ausschließlich auf den Spracherwerb zu konzentrieren: Eine Vielzahl von Studien, die auf empirischer psychoanalytischer Entwicklungs- und Bindungsforschung beruhen, zeigen, wie wichtig die präverbalen Vorläufer von Spracherwerb während der ersten 18 Monate für die Sprach- und für die kognitive Entwicklung sind (z. B. Stern, 1990; Berlin, Zeanah u. Liebermann, 2008; Brisch, 2010). Die Stimme der primären Bezugsperson, ihre Sprachmelodie und ihr Sprechrhythmus, aber auch der emotionale Kontakt und schließlich die Bindung ermöglichen sensuelle, miteinander verwobene

Erfahrungen, die sowohl den ersten als auch einen zweiten Spracherwerb beeinflussen (Leuzinger-Bohleber, 2009). Störungen der präverbalen Kommunikation können sich im weiteren Spracherwerb manifestieren. Aus Untersuchungen zu Interaktionen von Säuglingen mit ihren depressiven Müttern (z. B. Beebe u. Lachmann, 2002) wissen wir, dass diese als Kleinkinder nur ein sehr eingeschränktes Repertoire an nonverbalen und verbalen Ausdrucksmöglichkeiten und Kommunikation entwickeln. Spracherwerb und die Entwicklung von kommunikativen und sozialen Kompetenzen können nur im Kontext früher Beziehungserfahrungen umfassend verstanden werden. Neurobiologische und epigenetische Forschungsergebnisse stützen diese Sichtweise (vgl. Damasio, 1999/2002; Panksepp, 1998; Bauer, 2011; Rutherford u. Mayes in diesem Band; Ammaniti et al. in diesem Band; Schechter u. Rusconi Serpa in diesem Band; Emde in diesem Band; Leuzinger-Bohleber in diesem Band).

Diese Befunde und Überlegungen haben zur Entwicklung eines Präventionsprogramms geführt, das nicht primär auf Sprachförderung abzielt, wie es viele Programme in diesem Bereich tun (s. Bericht des Bundesministeriums für Migration und Flüchtlinge, Friedrich u. Siegert, 2009; vgl. auch Lösel, Schmucker, Plankensteiner u. Weis, 2006), sondern darüber hinausgeht. Ziel des Projekts ERSTE SCHRITTE ist es, frühe Entwicklungsumwelten von Kindern zu verbessern, die aufgrund der akuten Migrationserfahrung ihrer Eltern mit dem Risiko einer Benachteiligung aufwachsen, und so ihre Resilienz zu stärken (vgl. Leuzinger-Bohleber, 2009; Leuzinger-Bohleber et al., 2009; Leuzinger-Bohleber, Fischmann u. Vogel, 2008). Die Mutter-Kind-Beziehung soll vom frühestmöglichen Zeitpunkt an – der Schwangerschaft – unterstützt werden. Indem wir das »natürliche« Zeitfenster für die Entwicklung der Bindung zwischen Mutter und Kind nutzen, hoffen wir – unter anderem durch die Unterstützung erfolgreicher Mutter-Kind-Interaktionen –, die Bindungssicherheit und eine gesunde Entwicklung der Kinder zu fördern.

Wie empirische neurobiologische, epigenetische Befunde der Bindungsforschung zeigen, ist sichere Bindung nicht nur mit kognitiver, sozial-emotionaler und mit der Sprachentwicklung verbunden, sondern auch mit Stressreaktivität und schulischem Erfolg (Berlin et al., 2008; Dozier, Zeanah, Wallin u. Shauffer, 2012; West,

Mathews u. Kerns, im Druck). Sichere Bindung stellt einen protek-
tiven Faktor bezüglich der Entwicklung von Verhaltensstörungen
und mangelnden Sozialkompetenzen dar (Moss, Bureau, Béliveau,
Zdebik u. Lépine, 2009; Weinfield, Sroufe, Egeland u. Carlson, 2008;
DeKlyen u. Greenberg, 2008). Kinder, die in einem positiven und
emotional sicheren Umfeld aufwachsen, sind kreativer, zeigen weniger Aggressivität und lernen Sprachen schneller (s. Zusammenfassung der Literatur in Leuzinger-Bohleber, im Druck). Indem
die reflexiven Fähigkeiten (Fonagy, Gergely, Jurist u. Target, 2002),
eine adäquate Emotionsregulation und das elterliche Erziehungsverhalten (z. B. konsistent auf die Hinweise des Kindes einzugehen) sowie der Umgang mit ihrer jeweiligen Migrationserfahrung
unterstützt werden, hoffen wir auch die psychosoziale Integration
der Eltern zu erleichtern. Zudem wird angestrebt, vom familiären
Hintergrund abhängige, mögliche negative primäre und sekundäre
Sozialisationseffekte auf das Kind (z. B. geringer Bildungstand der
Eltern, elterliche Ausbildungsentscheidungen; s. Boudon, 1974) abzumildern. Die Konzeptualisierung der Intervention und die Theory
of Change (TOC) des ERSTE-SCHRITTE-Projekts sind in der folgenden Abbildung 1 zusammengefasst.

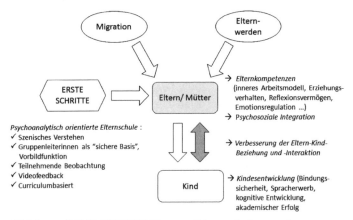

Abbildung 1: ERSTE-SCHRITTE: Konzeptualisierung der Intervention

Die Teilnehmerinnen

Zielgruppe des Projekts sind Frauen, die aufgrund ihres erst kurzen Aufenthalts in Deutschland zumeist noch nicht die Gelegenheit hatten, sich in die deutsche Gesellschaft zu integrieren. Oft konnten sie ihre Migration nicht vorbereiten, da sie aufgrund von Krieg, Verfolgung oder anderer existenzieller Bedrohungen aus ihrem Heimatland fliehen mussten. Weitere Migrationsgründe, denen wir häufig begegnen, sind arrangierte Ehen oder sogar Zwangsheiraten, sodass Frauen oftmals ihnen unbekannte Männer heiraten und ins Ausland ziehen. Die meisten Teilnehmerinnen haben geringe bis gar keine Deutschkenntnisse und sind nur wenig außerhalb ihrer Familie vernetzt. Sie benötigten somit verschiedene Arten von Unterstützung.

Die Teilnehmerinnern sind bei Eintritt in die Studie entweder schwanger oder haben ein Kind, das maximal eineinhalb Jahre alt ist. Zusammenfassend zielt die Intervention darauf ab, Integrationsprozesse (z. B. erfolgreiche Sprachkursteilnahme und Berufstätigkeit) zu unterstützen und sozialer Isolation mit dem Risiko beispielsweise einer Depression der Mütter vorzubeugen. Damit versuchen wir, den Weg für die Integration von Migrantenkindern im Sinne der Verbesserung ihrer Chancen auf soziale Teilhabe in Deutschland zu bereiten. Wir hoffen, dass sich dadurch, dass die Mütter sich mit unserer Unterstützung in der neuen Gesellschaft sicherer fühlen und innere Kapazitäten dafür haben, ihre Kinder emotional zu unterstützen, die Kinder gut entwickeln. Weiter hoffen wir, dass sich die durch die Migrationserfahrung ihrer Eltern beziehungsweise die damit assoziierten Risikofaktoren (z. B. soziale Isolation, Arbeitslosigkeit) potenziellen negativen Effekte auf die Entwicklung der Kinder reduzieren oder sogar verhindern lassen.

ERSTE SCHRITTE: Ziele auf Projektebene

ERSTE SCHRITTE ist angelegt als ein wissenschaftlich evaluiertes Modellprojekt, das, wenn es sich als erfolgreich erweist, auch in anderen Landkreisen und Städten in Deutschland – unabhängig von regionalen Unterschieden (z. B. hinsichtlich der Herkunft der Teilnehmerinnen), Projektmitarbeiterinnen und dem Kontext der

Rekrutierung – implementiert werden kann. Um dies abzusichern, werden die Projektimplementierung sowie die Kurz- und Langzeiteffekte dieses psychoanalytisch orientierten Frühpräventionsprogramms umfassend evaluiert. Die Umsetzung des Projekts ERSTE-SCHRITTE in Berlin ab Ende 2012 soll unter anderem die Möglichkeit und Praktikabilität der Übertragung des Konzepts auf andere Standorte untersuchen. Anders als in Frankfurt, wo Teilnehmerinnen seit 2010 in den oben erwähnten Integrationskursen regionaler Non-Profit-Sozialdienstleister (AWO, Lehrerkooperative und Infrau e. V.) gewonnen werden, wird das Programm ERSTE SCHRITTE in Berlin in die Angebote des Mutter-Kind-Zentrums (bzw. des Kindergesundheitshauses e. V.) im Vivantes Klinikum Neukölln integriert, wo 70 % der entbindenden Mütter Migrantinnen sind. Die Teilnehmerinnen werden direkt auf den Geburtsstationen rekrutiert.

Implementierung und Evaluation des Projekts ERSTE SCHRITTE in Frankfurt a. M.

Folgende Fragen waren leitend bei der Entwicklung des randomisierten Vergleichsgruppendesigns (s. Abbildung 2):[4]

a) In welcher Weise und wie nachhaltig profitieren Babys/Kleinkinder und ihre Eltern von unserem professionellen Angebot im Vergleich zu einem offenen »Mutter-Kind-Treff« (s. u.) im Sinne einer Verbesserung der Eltern-Kind-Beziehung *(Indikatoren Beziehung)*?

b) Bewirkt das Projekt, dass die Mütter – im Verhältnis zur Vergleichsgruppe – häufiger die Integrationskurse zu einem erfolgreichen Abschluss bringen und erfolgreicher nach der Mutterschaftspause eine Arbeit finden *(Indikatoren Eltern)*?

c) Verbessert die professionelle »Elternschule« die kognitive, affektive, sprachliche und soziale Entwicklung der Kinder im Verhältnis zur Vergleichsgruppe in höherem Maße *(Indikatoren Kinder)*?

---

4   Die Entwicklung der genauen Umsetzung und des Studiendesigns, wie es derzeit in Frankfurt und Berlin durchgeführt wird, dauerte von 2008–2010.

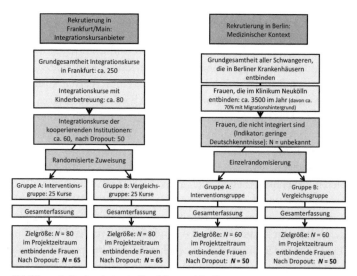

Abbildung 2: Studiendesign in Frankfurt und Berlin

Für die Rekrutierung der Teilnehmerinnen (in Frankfurt) nutzen wir die zuvor erwähnten verpflichtenden Integrationskurse für neue Migranten in den drei kooperierenden Einrichtungen, in denen auch die Gruppen angeboten werden. Projektmitarbeiterinnen stellen das Projekt regelmäßig in den Kursen vor und werden von den Integrationskursleitern informiert, wenn eine Frau schwanger ist, um sie zu kontaktieren. Da die Kurz- und Langzeiteffekte des Projekts im erwähnten prospektiven, randomisierten Vergleichs-gruppendesign untersucht werden, werden die Integrationskurse, an denen die Frauen teilnehmen, zufällig auf die zwei verschiedenen Interventionen randomisiert; entweder auf die ERSTE-SCHRITTE-Intervention (A-Gruppen) oder auf die Vergleichsgruppe (B-Grup-pen). Bei letztgenannten handelt es sich um von ehrenamtlichen Laienhelferinnen mit Migrationshintergrund selbstorganisierte offene »Mutter-Kind-Treff«-Gruppen (siehe Abbildung 2). Da sich die Rekrutierung der Teilnehmerinnen als komplizierter und zeitintensiver erwies, als aufgrund der Pilotstudie angenommen, wurde die Rekrutierungsstrategie erweitert, sodass vereinzelt auch Frauen teilnehmen können, die nicht an einem Integrationskurs teilnehmen.

Die ERSTE-SCHRITTE-Intervention

Das ERSTE-SCHRITTE-Projekt begleitet und unterstützt Mütter und Kinder in Gruppen und durch individuelle Kontakte, bis die Kinder – mit meist drei Jahren – in den Kindergarten kommen. Das Projekt hat sowohl »Komm«- als auch »Geh«-Strukturen, was ERSTE SCHRITTE zu einer sowohl »center«- als auch »home«-basierten Intervention macht. Eine solche Kombination hat sich in anderen Frühpräventionsprogrammen als Erfolgsfaktor erwiesen (Olds, Sadler u. Kitzman, 2008; Emde u. Robinson, 2000). Einerseits bieten Projektmitarbeiterinnen individuelle Kontakte an, vor allem im Rahmen von Telefonaten und Hausbesuchen, die ihnen auch ermöglichen, mit anderen Familienmitgliedern, wie zum Beispiel den Vätern, in Kontakt zu treten. Andererseits werden Mütter und ihre Kleinkinder eingeladen, an wöchentlichen Gruppen mit jeweils zwei Projektmitarbeiterinnen und anderen Müttern und deren Kindern teilzunehmen. Ersten Eindrücken zufolge scheint diese systematische Kombination aus »Komm«- und »Geh«-Strukturen der ERSTE-SCHRITTE-Intervention im Vergleich zur Vergleichsgruppe erfolgreicher zu sein. Die Teilnehmerinnen scheinen so besser motiviert werden zu können, schon bald nach der Geburt des Kindes an den Gruppen teilzunehmen und kontinuierlich die Gruppen zu besuchen. Hausbesuche und Telefonkontakte erwiesen sich auch als sinnvoll, da Frauen aus verschiedenen Kulturen (z. B. aus Eritrea, Äthiopien, China und Korea) nicht gestattet ist, ihr Zuhause in den ersten Wochen nach der Geburt zu verlassen. Diese Kontakte helfen Teilnehmerinnen und Mitarbeiterinnen, während dieser wichtigen Phase des Projekts in Kontakt zu kommen oder zu bleiben.

Fortbildung der Mitarbeiterinnen

Jeweils drei von vier unserer Projektmitarbeiterinnen[5] in Frankfurt sind Mütter und haben einen Migrationshintergrund. Sie haben unterschiedliche berufliche und Ausbildungshintergründe, jedoch hat keine von ihnen Vorerfahrung mit Psychoanalyse, weder im Rahmen einer Behandlung noch im Rahmen einer Ausbildung. Aus

---

5   Alle Mitarbeiter des Praxisteams sind weiblich.

unserer Erfahrung mit anderen Präventionsprojekten[6] verfügen wir über ein psychoanalytisch fundiertes Konzept. Es ist für die Zusammenarbeit mit Laien geeignet, eingeschlossen positiv bewerteter Supervision und psychoanalytischer Kinder- und Säuglingsbeobachtungsstrategien, sodass es für ERSTE SCHRITTE adaptiert werden konnte.

Die Professionalisierung der Projektmitarbeiter ist eines der wichtigsten Merkmale des Projekts. Wie Olds et al. (2008) und Holodynski, Stallmann und Seeger (2007) in ihren Metaanalysen von Frühpräventionsprojekten zeigten, scheint die Wirkung einer Intervention positiv von der Professionalität der Mitarbeiter beeinflusst zu sein. Werden beispielsweise Hausbesuche von professionellen Mitarbeitern und nicht von Laien durchgeführt, ist die Wirkung des Projekts größer (Holodynski et al., 2007).

Die Fortbildung der ERSTE-SCHRITTE-Mitarbeiterinnen beruht auf drei Säulen: curriculumbasierte Schulungen, Praxisreflexionen und psychoanalytische Supervision. Das Curriculum, ein flexibler Lehrplan, der Wissensbausteine in nicht festgelegter Reihenfolge anbietet, ist ausschließlich praxisbezogen. Er wurde nach relevanten (Entwicklungs-)Themen, die in den Mutter-Kind-Gruppen aufkamen – darunter Fragen zur Gruppendynamik und zum Stillen –, konzipiert und berücksichtigt psychoanalytische Entwicklungslehre sowie Texte zu Migrationserfahrungen. Die Konzeptualisierung des Curriculums orientiert sich stark an bereits bestehenden psychoanalytisch orientierten Elternprogrammen (Emde u. Robinson, 2000; Meurs, Jullian u. Vliegen, 2006; Parens, Scattergood u. Petersen, 1995). Theoretisches Wissen wird während der Mutter-Kind-Gruppen in kleinen, »verdaulichen« Einheiten entsprechend den Wünschen und Bedürfnissen der Mütter weitergegeben. Besonders Henri Parens' Elternschule prägte hierbei unser Vorgehen (vgl. seinen Beitrag in diesem Band). Die Fortbildung der Mitarbeiterinnen umfasst regelmäßige Fallsupervisionen und Praxisreflexionen mit der zuständigen Ausbildungsverantwortlichen[7] und Supervi-

---

6 Z. B. die Frankfurter Präventionsstudie oder EVA zugunsten benachteiligter Kinder in Kindergärten (Leuzinger-Bohleber et al., 2006a, 2006b, 2011).

7 In Frankfurt ist dies die Kinder- und Jugendlichenpsychoanalytikerin Claudia Burkhardt-Mußmann.

sionen mit externen Kinder- und Jugendlichenpsychoanalytikern.
Alle Bausteine dieser Qualifizierung sollen die Mitarbeiterinnen
für Übertragungs- und Gegenübertragungsprozesse sensibilisieren
und ihnen ein tieferes Verständnis für die Situation der Frauen und
die Bedürfnisse der Kinder ermöglichen. Sie lernen, eine psychoanalytische Einstellung sowie Halte- und Container-Funktionen
zu entwickeln (Bion, 1963/1992). So können sie den Müttern als
Vorbild und als eine »sichere Basis« während der vulnerablen Phase
der frühen Mutterschaft dienen.

Hausbesuche

Wenn Frauen der ERSTE-SCHRITTE-Interventionsgruppe zugeordnet wurden, kontaktiert die zuständige Projektmitarbeiterin die
Frau und besucht sie kurz nach der Geburt zu Hause. Hausbesuche
erwiesen sich aus folgenden zwei Gründen als besonders bedeutsam:
Wie zuvor erwähnt, lernten wir, dass es Frauen und ihren neugeborenen Kindern in einigen Kulturen nicht erlaubt ist, ihre Wohnung
für einige Zeit nach der Geburt zu verlassen. Würden wir keine
Hausbesuche und Telefonate anbieten, würden diese Frauen wahrscheinlich während dieser vulnerablen Phase kurz nach der Geburt
nicht mit den Projektmitarbeiterinnen in Kontakt bleiben. Für den
Fall, dass Mütter zum Beispiel wegen Krankheit für eine längere Zeit
nicht (wieder) an den Gruppen teilnehmen können, bieten wir an,
die Hausbesuche und Telefonkontakte zu verlängern, bis sie in der
Lage sind, zu den Gruppen zu kommen. Zweitens ermöglichen die
Hausbesuche, einen sehr persönlichen Kontakt zwischen der Mitarbeiterin und der jungen Mutter aufzubauen. Die Mitarbeiterinnen
erfahren viel über die derzeitige Lebenssituation sowie über den
Gesundheitszustand von Mutter und Kind und lernen eventuell
auch andere Mitglieder der Familie kennen. Die Mitarbeiterinnen
versuchen, die persönlichen Erfahrungen der Geburt und mögliche
Komplikationen zu verstehen. Jedoch benötigt es oft Zeit, um Vertrauen aufzubauen, bevor die Mütter solche intimen Erfahrungen
mitteilen. Wenn es Anzeichen für eine Postpartum-Depression oder
andere psychische Auffälligkeiten gibt, können die Mitarbeiterinnen die Mütter auf die Möglichkeit, sich psychoanalytisch beraten
zu lassen, verweisen.

Obwohl die Projektmitarbeiterinnen oft mit ihnen unbekannten kulturellen Gesten konfrontiert sind und erste Begegnungen von Fremdheit beherrscht sind, legen Hausbesuche und Telefonkontakte häufig den Grundstein für die Beziehung zwischen der Mitarbeiterin und der (erweiterten) Familie, besonders den Vätern. Deren Zustimmung und Kooperation ist meist unentbehrlich für eine erfolgreiche Projektteilnahme der Mütter.

Moderierte Mutter-Kind-Gruppen

In wöchentlichen, eineinhalbstündigen Gruppentreffen laden Projektmitarbeiterinnen Mütter und ihre Kinder ein, andere Mütter zu treffen, die wie sie Migration und frühe Mutterschaft erleben. Wie Abbildung 3 zeigt, nehmen bereits im März 2013 114 Teilnehmerinnen aus 26 verschiedenen Nationen an der ERSTE-SCHRITTE-Intervention oder der Vergleichsintervention teil. In den meisten der Gruppen mit einer maximalen Gruppengröße von acht Frauen sind solche, die aus fünf verschiedenen Ländern nach Deutschland emigriert sind. Dies führte automatisch dazu, dass Deutsch die gemeinsame Sprache wurde – eher eine Notwendigkeit als eine Wahl. Dies ermöglicht den Frauen, ihr Deutsch in einem sicheren Rahmen anzuwenden und auszubauen.

Die Gruppen werden von jeweils zwei fortgebildeten Projektmitarbeiterinnen moderiert und organisiert. In den ERSTE-SCHRITTE-Gruppen soll den Frauen ein *Möglichkeitsraum (potential space)* im Sinne Winnicotts (1971/2006) eröffnet werden. Das Gruppenmilieu soll den Frauen erlauben, sich über individuelle Erfahrungen von Migration auszutauschen und die Entwicklung ihrer Kinder gemeinsam mit den Mitarbeiterinnen zu beobachten und zu diskutieren. Die Mitarbeiterinnen stellen dabei unter anderem in psychoanalytischer Haltung sensibel reflektierende Fragen, um die Mutter-Kind-Beziehung individuell zu unterstützen. Das Setting soll Müttern die Möglichkeit bieten, neue Erfahrungen an der Grenze von öffentlichem und privatem Raum zu machen (vgl. Leuzinger-Bohleber, 2009). Die Gruppenatmosphäre ähnelt darin anderen psychoanalytisch orientierten Elternprogrammen (Parens et al., 1995; Meurs et al., 2006; Meurs, in diesem Band). Rituale, wie zum Beispiel kleine, von den Mitarbeiterinnen vorbereitete Snacks

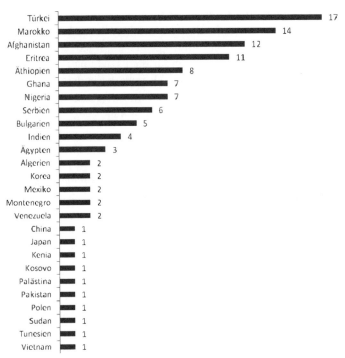

Abbildung 3: Herkunftsländer der Teilnehmerinnen (Anzahl der Teilnehmerinnen N = 114; Anzahl der Länder N = 26); Stand: März 2013

und das Singen von (Kinder-)Liedern (u. a. Begrüßungs- und Abschiedslieder), spielen eine wichtige Rolle für die Herstellung eines geschützten Raumes, in dem sich die Mütter »genährt« und umsorgt fühlen.

Wie bereits erwähnt, finden die Gruppentreffen in denselben Institutionen statt, in denen die Mütter zuvor die Integrationskurse besuchten. Neben dem Vorteil, dass die Frauen bereits die Örtlichkeit kennen und daher den Weg zu den Gruppentreffen leichter finden, hoffen wir, dass die räumliche Nähe zu den Integrationskursen sowie Deutsch als Gruppensprache die Frauen motiviert, die Teilnahme an den Integrations- und Sprachkursen wieder aufzunehmen und sie abzuschließen, wenn sie aufgrund der Schwangerschaft unterbrochen wurden.

Illustration der Grundlagen für die Entwicklung von
»Wissensbausteinen« und ihre Vermittlung

Wie bereits beschrieben, nehmen wir an, dass die Trias von Migration, Isolation und Depression sich in den Interaktionen der teilnehmenden Mütter widerspiegeln kann; dass sie die reflexiven Fähigkeiten und das Erziehungsverhalten beeinträchtigen kann, indem sie die »natürliche« Fähigkeit der Mütter, konsistent auf die Hinweise ihres Kindes einzugehen, zumindest sporadisch stört. Wir gehen jedoch auch davon aus, diese Störungen mit Hilfe des szenischen Verstehens, wie wir es im Rahmen von Praxisreflexion und Supervision anwenden, bearbeiten und die verstandenen Zusammenhänge den Eltern und Kindern zur Verfügung stellen zu können. Damit auch die Eltern ein Arbeitsmodell erwerben und verinnerlichen können (vgl. hierzu Abbildung 1 zur Konzeptualisierung des Projekts ERSTE SCHRITTE), bieten wir »Wissensbausteine« an. Sie sind als »Elternschulung« Teil des Gruppenangebots. Sie vermitteln Kenntnisse über die emotionale, physische und kognitive Entwicklung der Kinder und sind eingebettet in die sichere Basis, die die Gruppe darstellt. Wie »erfahrungsnah« die Themen sind, die aufgegriffen werden, soll anhand folgender Vignette illustriert werden. Sie soll zeigen, wie das unverarbeitete Erleben, im Aufnahmeland neu und unzureichend vorbereitet einzutreffen, unbewusst wiederholt und agiert und zudem noch transgenerational von der Mutter an ihre eineinhalb Jahre alte Tochter weitergegeben wird.

Neu in eine schon bestehende Gruppe zu kommen, kann Erinnerungen an die Ankunft in Deutschland wachrufen. Viele unserer Teilnehmerinnen halten sich deshalb am Anfang lange schweigsam und gleichsam wie »nicht existent« zurück. Ganz anders die 29 Jahre alte F. Sie ist von der Aufgabe okkupiert, sich dem Kreis der anwesenden Mütter zu präsentieren, und wählt dazu den Einstieg über ihr Make-up und ihre Kleidung. Sie ist zu beschäftigt, um noch an die kleine Tochter zu denken. Da sie sich selbst auch keine Zeit zur Orientierung zugesteht, kommt sie auch nicht auf die Idee, ihre Tochter mit der neuen Umgebung vertraut zu machen. Darum kümmern sich dann die Gruppenleiterinnen sowie andere Mütter.

Die kleine Aischa,[8] Frau F.s Tochter, stapft in gefütterten Winter-
stiefelchen und dickem Mantel über die Decke, auf der die Babys
liegen. Die Gruppenleiterin dokumentiert:

»Ihre Mutter hat offensichtlich vergessen, sie auszuziehen. Ich begrüße
Aischa, ziehe ihr Schuhe und Jacke aus und gebe ihr etwas zu spielen. Sie
läuft zu David und nimmt ihm den Ball weg. Die Mutter von David und
ich versuchen, die beiden dazu zu bringen, gemeinsam Ball zu spielen,
indem wir ihn uns zuwerfen. Aischas Mutter ist gerade damit beschäftigt,
sich einen Teller Gebäck zu holen, geht zu ihrer Tochter, steckt ihr etwas
davon in den Mund, die spuckt es wieder aus, geht zu David, kneift ihn ins
Gesicht und geht wieder fort. David weint. Aischa starrt unbeteiligt woan-
ders hin und ihre Mutter isst und lacht. David spielt inzwischen mit einem
anderen Jungen Ball. Aischa kommt dazu und nimmt ihnen den Ball weg,
wobei sie auf Davids Hand tritt. Wieder weint David. Aischa läuft herum,
die Mutter kommentiert, Aischa sei ein schönes Mädchen. Während die
Gruppe ihr Begrüßungslied singt, bei dem Kinder wie Mütter sich sehr
wohl fühlen, fällt mir auf, dass ich Aischa nicht mehr sehe, und gehe sie
suchen. Sie ist im Gang und räumt ein paar Stühle um. Ich spreche mit
ihr, aber sie scheint mich nicht zu verstehen, und so nehme ich sie an der
Hand und bringe sie zurück in den Raum. Ich versuche, mit ihr zu spielen.
Sie scheint nicht interessiert. Die Mutter ruft sie, um ihr etwas zu essen zu
geben, aber auch darauf reagiert sie nicht. Vielleicht liegt es ja doch nicht
an der Sprache. Die Mutter sagt wieder, Aischa sei ein schönes Mädchen.
Diese läuft zu zwei spielenden Jungen, nimmt ihnen die Bausteine weg und
haut sie damit. Beide Jungen weinen – sie sind etwa ein halbes Jahr jünger
als Aischa. Die Mutter betont stolz, Aischa sei ein starkes Mädchen. Aischa
ist nicht mehr da. Ich gehe sie suchen. Wieder ist sie im Gang, klettert
gerade auf einen Stuhl, und ich hole sie zurück. Ihre Mutter ist mit dem
dritten Kuchenteller beschäftigt.«

Das auffällige Verhalten des Mutter-Kind-Paares wiederholt sich
über mehrere Gruppentreffen. Die beiden ziehen den Unmut aller
Anwesenden auf sich und es droht ihnen, aus der Gruppe ausge-
schlossen zu werden. Für die Gruppenleiterinnen ist es eine große

---

8 Alle Angaben zu den teilnehmenden Familien wurden aktiv verschlüsselt (anonymisiert).

Herausforderung, sich von diesem Sog nicht mitreißen zu lassen und stattdessen das zerstörerische Verhalten von Aischa im Zusammenhang mit einem Mangel an mütterlichem Schutz zu sehen. Aischa platzt, nicht unähnlich ihrer kontraphobisch agierenden Mutter, in bestehende Beziehungen hinein, greift an und flüchtet sich dann in den Gang, wo sie mutterseelenallein und zudem gefährdet wäre (Klettern auf einen Stuhlstapel), käme nicht immer wieder die Gruppenleiterin, um nach ihr zu schauen und sie zurückzuholen. Die wenigen Angebote der Mutter sind inadäquat. Aischa spuckt sie real wie im übertragenen Sinne wieder aus. Der mütterliche Kommentar, sie sei schön und stark, wird wohl kaum eine gefühlte Entsprechung finden. Das zeigt eine Analyse ihrer Angriffe. Ihre »Opfer« sind nämlich alle in gelingende Beziehungsaktivitäten eingebunden. Gefühle, nicht dazuzugehören und deshalb verlassen und hilflos zu sein, treten dadurch umso schmerzhafter an das Kind heran. Hilflose Wut und Verzweiflung bedürfen bei Eineinhalbjährigen noch der regulierenden Hilfe der Beziehungspersonen, sonst drohen sie, wie bei Aischa, in blinder Destruktion zu enden. Der sich anbahnende zerstörerische Kreislauf wird durch die Intervention einer Gruppenleiterin unterbrochen, die aus dem Weglaufen und Suchen ein »Fort-Da-Spiel« entwickelt, indem sie die kleine Aischa, jedes Mal wenn sie sie im Flur gefunden hat, in die Luft wirft. Aischa jauchzt vor Vergnügen. Die Heftigkeit dieser Bewegungsabläufe entspricht dem durchaus aufgeladenen inneren Aufruhr des Kindes, aber gepaart mit der Geste des aktiven Zurückholens kann Aischa darin die Zustimmung erkennen, als Teil der Gruppe gewollt zu sein. Das lustvoll erwartete Gefundenwerden ist der Beginn einer tragenden Beziehung zunächst zu dieser einen Bezugsperson und funktioniert in der Folge als Öffnung zu allen Mitgliedern der Gruppe. Zur Überraschung aller Teilnehmerinnen atmet auch Aischas Mutter sichtbar auf und spricht ihre Freude darüber aus, ihr Kind so fröhlich zu sehen, gepaart mit der Erleichterung, nun nicht mehr nur Störenfried zu sein. Auch äußerlich markiert sie ihre Zugehörigkeit zur Gruppe. Sie hatte lange Zeit die Gewohnheit gehabt, etwas abseits auf einem Stuhl zu sitzen. Auf einmal finden wir sie mit den anderen Frauen im Kreis auf dem Boden. Und wenn die Mutter sich wohlfühlt, wird sie den Ort auch ihrem Kind als sicher vermitteln. Wir wissen, wie bedeutsam das »social referencing«, die ambivalenzarme Übergabe des Kindes durch die Mutter in andere Hände, für das Wohlfühlen des Kindes ist (vgl. Hardin, 2008).

Die Irritation, die durch den impulsiv erlebten Einbruch des Mutter-Kind-Paares entstanden war, wird mit Hilfe des szenischen Verstehens als eine mögliche Wiederholung der »Ankunft in Deutschland« gesehen.[9] Diese Interpretation wird von den Gruppenleiterinnen aufgegriffen und zum Gruppenthema gemacht. Die Mütter teilen sich ihre jeweils eigenen Erfahrungen mit, die immer Elemente der Erschütterung beinhalten. Indem »embodied Erinnerungen« Raum gegeben wird, indem sie gehört und kommentiert werden, erhalten sie Bedeutung; für viele der Anwesenden zum ersten Mal in ihrem Leben. Es gehört zum Bestandteil der Gruppenintervention in dem Projekt, Anlässe zu nutzen, die biografisches Material hervorbringen, das dann zur Konstruktion der eigenen Lebensgeschichte genutzt werden kann. Aufbauend auf diesen gemeinsam in der Gruppe geteilten Erfahrungen, werden die »Wissensbausteine« vermittelt. Die Bewältigung der Ankunft im Aufnahmeland hängt von der Qualität der Übergänge ab. Die Überleitung zur Bedeutung der Übergänge für die eigenen Kinder ergibt sich folgerichtig und leicht nachvollziehbar. Die Erweiterung dieses Themas befasst sich mit der Frage der unbewussten Weitergabe der eigenen Traumatisierungen, der »Gespenster in der Kinderstube« (Faimberg). Auch wenn wir berücksichtigen, dass die Sprach- und Bildungsniveaus der Teilnehmerinnen ebenso unterschiedlich sind wie ihre Herkunft, haftet dem Zugang über das eigene Erleben etwas Basales an, das diese Begrenzungen zu überschreiten hilft.

Exkurs: Emotionale Feinfühligkeit untersuchen – Verflechtung von Intervention und Forschung

Um die Wirksamkeit des Präventionsprojekts ERSTE SCHRITTE zu untersuchen, werden verschiedene Instrumente eingesetzt, darunter (halb-)standardisierte Interviews und Fragebögen zur mütterlichen Gesundheit, sozialen Belastungen und erlebter Unterstützung. Auch

---

9 Wir gehen nicht davon aus, dass allein der Migrationsakt zu der unangemessenen Bewältigung geführt hat. Aber unzureichende psychische Voraussetzungen werden durch eine große Belastung zu einer nicht zu bewältigenden Erfahrung.

werden die Bindungssicherheit, die kognitive, die motorische und die Sprachentwicklung der Kinder zu verschiedenen Zeitpunkten untersucht. Um die Mutter-Kind-Beziehung und ihre Entwicklung zu erfassen, werden zudem die Emotional Availability Scales (EAS; Biringen u. Easterbrooks, 2008) als Ergebnismaß eingesetzt. Die EAS, aus der Bindungsforschung entwickelt, beinhalten darüber hinaus Elemente des Konzepts emotionaler Feinfühligkeit, das ursprünglich von Emde (1980) für das psychotherapeutische Setting entwickelt wurde (s. a. Emde u. Easterbrooks, 1985), sowie solche der Systemtheorie. Sie ermöglichen einen detaillierten Einblick in die Beziehung und Interaktion zwischen Bezugsperson und Kind, indem die Dyade auf sechs Dimensionen beurteilt wird. Vier der Dimensionen fokussieren auf das Verhalten der Eltern (Sensitivity, Structuring, Non-Intrusiveness, Non-Hostility) und zwei fokussieren auf das Verhalten des Kindes (Child Responsiveness, Child Involvement of the Caregiver). Besonders vorteilhaft ist, dass diese Dimensionen unabhängig vom kulturellen Hintergrund der Bezugsperson geratet werden können (Biringen, 2009).

Die Dimensionen der EAS werden anhand von Videoaufnahmen der Mutter-Kind-Interaktion während einer 30-minütigen Fütterungs- oder Spielsituation zu verschiedenen Messzeitpunkten geratet. Die Videoaufnahmen werden nicht nur für Forschungszwecke genutzt, sondern wir berücksichtigen die Erfahrung anderer Interventionsprogramme, in denen ein Videofeedback an die Mütter sich als vielversprechend erwies (Ramsauer, 2010). Videoaufnahmen werden regelmäßig in Teamsupervisionen angeschaut und mit der klinischen Projektleiterin diskutiert. Dies ermöglicht den Projektmitarbeiterinnen, ein tieferes Verständnis für die individuelle Mutter-Kind-Beziehung und die Entwicklung des Kindes aufzubauen, auch um Ideen zu generieren, wie diese spezifische Dyade unterstützt werden kann. Es erwies sich als sinnvoll, diese für die Erläuterung bestimmter Entwicklungsthemen im Rahmen der Gruppentreffen in *allgemeiner* Form zu nutzen, statt darüber im Einzelkontakt mit den Müttern zu sprechen.

Die Vergleichsgruppe: »Selbstorganisierte Mutter-Kind-Gruppen«

Für die Vergleichsgruppe (B-Gruppen) nahmen wir einen gegenwärtigen Trend auf, gut integrierte Migranten als (oft ehrenamtliche) Laienhelfer in Präventionsprojekten einzusetzen. Die Wirksamkeit der Programme, die von Laien mit einem Migrationshintergrund durchgeführt werden, ist oftmals schlecht evaluiert (vgl. Friedrich u. Siegert, 2009). Im Rahmen von ERSTE SCHRITTE können die Integrationslotsinnen[10] ihre Gruppen, die offenen »Mutter-Kind-Treffs«, frei nach ihren eigenen Vorstellungen leiten und organisieren, wie sie es aufgrund ihrer eigenen Erfahrungen als Migrantinnen und Mütter für richtig halten. Nur für organisatorische Fragen (z. B. zu den Räumlichkeiten) und für die Datenerhebung haben die Lienhelferinnen Kontakt zur Projektorganisation.

Herausforderungen

Zu den größten Herausforderungen zählen die Rekrutierung und die individuelle Betreuung von Teilnehmerinnen. Aus der frühen Projektimplementierungsphase wissen wir, dass nicht nur die Mütter im Hinblick auf den Alltag häufig wenig strukturiert sind – beispielsweise nicht wissen, welcher Wochentag ist –, sondern auch ihre Partner. Daher begannen die Projektmitarbeiterinnen, die Teilnehmerinnen einen Tag vor dem Gruppentreffen an dieses zu erinnern – eine Maßnahme, die auch in anderen Projekten angewandt wird (z. B. Ludwig-Körner u. Schöberl, 2010). Je öfter die Frauen die Gruppen besucht hatten, desto weniger »Hilfestellungen« in Form von Telefonanrufen oder Kurznachrichten brauchten sie. Das erwähnte gezielte Einsetzen von (Gruppen-)Ritualen zu Beginn und zum Ende der Gruppentreffen unterstützte ebenfalls die kontinuierliche Anwesenheit und ein pünktliches Erscheinen der Frauen.

---

10 Wie die ERSTE-SCHRITTE-Gruppen werden auch die Vergleichsgruppen ausschließlich von Frauen geleitet.

Dennoch muss erwähnt werden, dass es sowohl in den ERSTE-SCHRITTE-Gruppen als auch in den Vergleichsgruppen aufgrund von häufigen Umzügen, wenig Routine und Tagesstruktur der Frauen und ihrer Familien, besonders, wenn die Männer arbeitslos sind, teils eine hohe Fluktuation der Teilnehmerinnen gibt. Vorläufige Analysen zeigen jedoch, dass Teilnehmerinnen von ERSTE-SCHRITTE-Gruppen häufiger und regelmäßiger an den Gruppentreffen teilnehmen als jene der Vergleichsgruppen.

Zusammenfassung und Ausblick

Als Frühpräventionsprogramm für Kleinkinder mit Migrationshintergrund zielt ERSTE SCHRITTE auf die Optimierung der frühen Eltern-Kind-Beziehungen ab. Erreicht werden soll dies durch eine Unterstützung der elterlichen Erziehungskompetenzen und der Integration von Müttern (und Vätern). Wir hoffen, so die Bindungssicherheit sowie die sozio-emotionale und die kognitive Entwicklung ihrer Kinder positiv zu beeinflussen. Empirische Befunde legen nahe, dass professionell unterstützte, gute erste Beziehungserfahrungen die langfristige Integration von Kindern mit Migrationshintergrund und ihrer Familien sowie die Sprachentwicklung der Kinder verbessern können. Sollte sich das Modellprojekt ERSTE SCHRITTE als wirksam erweisen, wäre eine Implementierung an anderen Standorten möglich.

Aus einer vorläufigen Analyse der soziodemografischen Hintergründe der Teilnehmerinnen, wie ihrer Nationalität (siehe oben) sowie der Gründe für ihre Migration, ergeben sich Hinweise auf eine große Heterogenität der Untersuchungsgruppe. Die Auswirkungen dieser Heterogenität für die Projektimplementierung und auf die Ergebnisse der Studie müssen noch besser verstanden werden. Bisher kennen wir die Faktoren, die eine (kontinuierliche) Teilnahme begünstigen, nicht im Detail – eine zentrale Frage vor dem Hintergrund, dass sich die Rekrutierung als sehr viel zeitaufwendiger erwies als ursprünglich angenommen. Wirken sich die Herkunft, die Ethnizität und der sozioökonomische Hintergrund oder auch die Gründe für die Migration selektiv auf eine erfolgreiche Teilnahme am Projekt aus, oder wirkt das ERSTE-SCHRITTE-Programm *global?* Selbstverständlich erlaubt uns die angestrebte Anzahl von etwa 200 teilnehmenden Frauen in Frankfurt und Berlin nicht, einige sehr spezifische Hypothesen in diesem Kontext statistisch zu prüfen. Diesbezüglich müssen wir uns darauf beschränken, erste Beobachtungsdaten zu sammeln und Hypothesen zu generieren. Auch muss geprüft werden, inwiefern psychoanalytische Entwicklungskonzepte und eine psychoanalytische Haltung in diesem Kontext geeignet sind. Wie reagieren Frauen und ihre Familien auf einen psychoanalytischen, reflektierenden, nichtdirektiven Unterstützungsansatz, wenn sie andere Formen der Kommunikation und Unterstützung gewohnt sind? Sind psychoanalytische Entwicklungskonzepte weitreichend, flexibel und gehaltvoll genug, um jeweilige Traditionen und kulturelle Eigenheiten zu verstehen? Sind sie differenziert genug zur Unterstützung der jeweiligen Mutter-Kind-Beziehung, ohne anstelle von Integration unbewusst Assimilation zu fördern, wenn zum Beispiel andere Kulturen die Mutter-Kind-Interaktion nicht in der exklusiven, individualisierten Art und Weise »westlicher« Kulturkreise pflegen?

Auch der Selbstreflexionsprozess der Migrantinnen, die oft niemals zuvor eingehend über mögliche Unterschiede zwischen ihren eigenen Vorstellungen von Kindererziehung und Kindesentwicklung, beziehungsweise denen ihres Herkunftslandes und jenen in Deutschland nachgedacht haben, ist hierbei zu beachten.

Daher scheint es sinnvoll, dass die Projektmitarbeiterinnen gut mit dem städtischen sozialen Netz vertraut sind, die »Migrantenszene« kennen und sich bis zu einem gewissen Grad mit dem Aufenthaltsrecht auskennen, um die Teilnehmerinnen entsprechend unterstützen und authentisch beraten zu können. In diesem Sinne scheinen eine Anerkennung der und ein Arbeiten mit den komplexen äußeren Realitäten der Teilnehmerinnen notwendig. Die Wirkungen unseres Arbeitens mit den inneren *Welten* der Teilnehmerinnen und ihrer Kinder unter Berücksichtigung ihrer jeweiligen äußeren *Realitäten* werden vor dem beschriebenen Hintergrund tiefer gehend zu untersuchen sein.

Literatur

Andresen, S. (im Druck). Just wait, and don't upset yourself. When children are exposed to poverty in their daily lives. In R. N. Emde, M. Leuzinger-Bohleber (Eds.), Early parenting research and prevention of disorder: psychoanalytic research at interdisciplinary frontiers. London: Karnac.

Autorengruppe Bildungsberichterstattung (2012). Bildung in Deutschland 2012 (Nationaler Bildungsbericht). Ein indikatorengestützter Bericht mit einer Analyse zur kulturellen Bildung im Lebenslauf. Bundesministerium für Bildung und Forschung. Zugriff am 13.05.2013 unter http://www.bildungsbericht.de/index.html?seite=10203.

Bade, K. J. (2010). Wer sind die eigentlichen Integrationsverweigerer? MiGAZIN. Zugriff am 14.08.2012 unter http://www.migazin.de/2010/09/16/wer-sind-die-eigentlichen-integrationsverweigerer/all/1/.

Bauer, J. (2011). Das Gedächtnis des Körpers. Wie Beziehungen und Lebensstile unsere Gene steuern. München: Piper.

Beebe, B., Lachmann, F. (2002). Infant research and adult treatment: co-constructing interactions. Hillsdale, NJ: Analytic Press.

Berlin, L. J., Zeanah, C. H., Liebermann, A. F. (2008). Prevention and intervention programs for supporting early attachment security. In J. Cassidy, P. R. Shaver (Eds.), Handbook of attachment. Theory, research, and clinical applications (pp. 745–761). New York: The Guilford Press.

Bion, W. R. (1963/1992). Elemente der Psychoanalyse. Frankfurt a. M.: Suhrkamp.

Biringen, Z. (2009). The universal language of love. Assessing relationships through the science of emotional availability. Boulder, CO: Emotional Availability.

Biringen, Z., Easterbrooks, A. N. (2008). The emotional availability (EA) intervention with child care professionals. Journal of Early Childhood and Infant Psychology, 4, 39–51.

Boudon, R. (1974). Education, opportunity, and social inequality. Changing prospects in Western society. New York: Wiley & Sons.

Brisch, K. H. (2010). Bindungsstörungen. Von der Bindungstheorie zur Therapie. Stuttgart: Klett-Cotta.

Damasio, A. R. (1999/2002). Ich fühle, also bin ich. Die Entschlüsselung des Bewusstseins. München: Ullstein.

DeKlyen, M., Greenberg, M. T. (2008). Attachment and psychopathology in childhood. In J. Cassidy, P. R. Shaver (Eds.), Handbook of attachment. Theory, research, and clinical applications (pp. 637–665). New York: The Guilford Press.

Die Bundesregierung (2008). Der Nationale Integrationsplan. Neue Wege – Neue Chancen. Zugriff am 14.04.2013 unter http://bundesregierung.de/Content/DE/Publikation/B/nationaler-integrationsplan.html

Die Welt Online (2011). Zuwanderung – Türken empfinden Deutschkurse als ungerecht. Zugriff am 14.05.2013 unter http://www.welt.de/politik/ausland/article5063122/Tuerken-empfinden-Deutschkurse-als-ungerecht.html.

Dozier, M., Zeanah, C. H., Wallin, A. R., Shauffer, C. (2012). Institutional care for young children: review of literature and policy implications. Social Issues and Policy Review, 6 (1), 1–25.

Emde, R. N. (1980). Emotional availability: a reciprocal reward system for infants and parents with implications for prevention of psychosocial disorders. In P. M. Taylor (Ed.), Parent-infant relationships (pp. 87–115). Orlando, FL: Grune & Stratton.

Emde, R. N., Easterbrooks, M. A. (1985). Assessing emotional availability in early development. In W. K. Frankenberg, R. N. Emde, J. W. Sullivan (Eds.), Early identification of childhood risk (pp. 79–102). New York: Plenum Press.

Emde, R. N., Robinson, J. L. (2000). Guiding principles for a theory of early intervention. A developmental-psychoanalytic perspective. In J. P. Shonkoff, S. J. Meisels (Eds.), Handbook of early childhood intervention (pp. 160–178). New York: Cambridge University Press.

Esser, H. (2004). Welche Alternativen zur »Assimilation« gibt es eigentlich? In K. J. Bude, M. Bonnes (Hrsg.), Themenheft Migration – Integration – Bildung. Grundfragen und Problembereiche. IMIS-Beiträge, Heft 23 (S. 41–59). Osnabrück: IMIS.

Fonagy, P., Gergely, G., Jurist, E. L, Target, M. (2002). Affect regulation, mentalization, and the development of the self. New York: Other Press.

Friedrich, L., Siegert, M. (2009). Förderung des Bildungserfolgs von Migranten: Effekte familienorientierter Projekte. Abschlussbericht zum Projekt Bildungserfolge bei Kindern und Jugendlichen mit Migrationshintergrund durch Zusammenarbeit mit den Eltern. Working Paper 24. Nürnberg: Bundesamt für Migration und Flüchtlinge.

Hardin, H. T. (2008). »Weinen, Mama, weinen!« Außerfamiliäre mütterliche Betreuung und Verlusterfahrungen. Psyche – Zeitschrift für Psychoanalyse und ihre Anwendungen, 62 (2), S. 136–153.

Holodynski, M., Stallmann, F., Seeger, D. (2007). Bildungsbedeutung von Eltern, Familien und anderen Bezugspersonen für Kinder. Expertise im Auftrag der Enquetekommission »Chancen für Kinder« des Landtags NRW. Düsseldorf: Landtag NRW.

King, V. (2007). Identitätssuche und Generationendynamiken in der Adoleszenz. In J. Wiesse, P. Joraschky (Hrsg.), Identitäten im Verlauf des Lebens (S. 34–51). Göttingen: Vandenhoeck & Ruprecht.

Leuzinger-Bohleber, M. (2009). Frühe Kindheit als Schicksal? Trauma, Embodiment, Soziale Desintegration. Psychoanalytische Perspektiven. Kohlhammer: Stuttgart.

Leuzinger-Bohleber, M. (submitted for publication). Social emotional risk factors. Child Indicators Research (CIR) Journal.

Leuzinger-Bohleber, M., Brandl, Y., Hau, S., Aulbach, L., Caruso, B., Einert, K., Glindemann, O., Göppel, G., Hermann, P., Hesse, P., Heumann, J., Karaca, G., König, J., Lendle, J., Rüger, B., Schwenk, A., Staufenberg, A., Steuber, S., Uhl, C., Vogel, J., Wolff, L., Hüther, G. (2006a). Die Frankfurter Präventionsstudie. Zur psychischen und psychosozialen Integration von verhaltensauffälligen Kindern (insbesondere von ADHS) im Kindergartenalter – ein Arbeitsbericht. In M. Leuzinger-Bohleber, Y. Brandl, G. Hüther (Hrsg.), ADHS –

Frühprävention statt Medikalisierung: Theorie, Forschung, Kontroversen (S. 238–269). Göttingen: Vandenhoeck & Ruprecht.

Leuzinger-Bohleber, M., Brandl, Y., Hüther, G. (Hrsg.) (2006b). ADHS – Frühprävention statt Medikalisierung: Theorie, Forschung, Kontroversen. Göttingen: Vandenhoeck & Ruprecht.

Leuzinger-Bohleber, M., Fischmann, T., Laezer, K. L.; Pfenning-Meerkötter, N., Wolff, A., Green, J. (2011). Frühprävention psychosozialer Störungen bei Kindern mit belasteten Kindheiten. Psyche – Zeitschrift für Psychoanalyse und ihre Anwendungen, 65, 989–1022.

Leuzinger-Bohleber, M., Fischmann, T., Vogel, J. (2008). Frühprävention, Resilienz und »neue Armut« – Beobachtungen und Ergebnisse aus der Frankfurter Präventionsstudie. In D. Sack, U. Thöle (Hrsg.), Soziale Demokratie, die Stadt und das randständige Ich. Dialoge zwischen politischer Theorie und Lebenswelt (S. 149–177). Kassel: kassel university press.

Leuzinger-Bohleber, M., Fischmann, T., Vogel, J. (2009). »Weißt du, manchmal möchte ich nicht mehr leben …«. Frühprävention als Stärkung der Resilienz gefährdeter Kinder? Ergebnisse aus der Frankfurter Präventionsstudie. In R. Haubl, F. Dammasch, H. Krebs (Hrsg.), Riskante Kindheit. Psychoanalyse und Bildungsprozesse (S. 87–128). Göttingen: Vandenhoeck & Ruprecht.

Lösel, F., Schmucker, M., Plankensteiner, B., Weis, M. (2006). Bestandsaufnahme und Evaluation von Angeboten im Elternbildungsbereich. Abschlussbericht. Erlangen: Bundesamt für Migration und Flüchtlinge.

Ludwig-Körner, C., Schöberl, G. (2010). STEEP Berlin/Brandenburg: Die helfende Beziehung in der STEEP TM-Arbeit. In I. Renner, A. Sann (Hrsg.), Forschung und Praxisentwicklung Früher Hilfen. Modellprojekte begleitet vom Nationalen Zentrum Frühe Hilfen (S. 163–179). Köln: Eigenverlag.

Meurs, P., Jullian, G., Vliegen, N. (2006). Culture sensitive developmental guidance for immigrant families with pre-school children. Pathways to resilience within The First Steps prevention programme. In M. C. Foblets, J. Vrielink, J. Billiet (Eds.), Multiculturalisme ontleed. Een staalkaart van onderzoek aan de K. U. Leuven (pp. 255–285). Leuven: Leuven University Press.

Moss, E., Bureau, J.-F., Béliveau, M.-J., Zdebik, M., Lépine, S. (2009). Links between children's attachment behavior at early school-age, their attachment-related representations, and behavior problems in middle childhood. International Journal of Behavioral Development, 33 (2), 155–166.

News.de (2010). Trittin-Forderung: Weniger Hürden für Zuwanderer, 17.10.2010. Zugriff am 14.05.2013 unter http://www.news.de/politik/855077689/wenigerhuerden-fuer-zuwanderer/1/.

Olds, D. L., Sadler, L., Kitzman, H. (2008). Programs for parents of infants and toddlers: recent evidence from randomized trials. Journal of Child Psychology and Psychiatry, 48 (3–4), 355–391.

Panksepp, J. (1998). Affective neuroscience. The foundations of human and animal emotions. New York: Oxford University Press.

Parens, H., Scattergood, E., Petersen, K. (1995). Kindliche Aggressionen. Wie wir Grenzen setzen und den konstruktiven Umgang mit Gefühlen unterstützen können. München: Kösel.

Prenzel, M., Artelt C., Baumert, J., Blum, W., Hammann, M., Klieme, E., Pekrun,

R. (Hrsg.) (2007). PISA 2006. Die Ergebnisse der dritten internationalen Vergleichsstudie. Zusammenfassung. Zugriff am 13.05.2013 unter http://pisa. ipn.uni-kiel.de/zusammenfassung_PISA2006.pdf.

Ramsauer, B. (2010). Elterngruppentherapie »Kreis der Sicherheit (Circle of Security™)« – eine analytisch orientierte Bindungstherapie. Guest talk at the Sigmund-Freud-Institute, Frankfurt a. M., September, 30.09.2010.

Sluzki, C. (2001). Psychologische Phasen der Migration und ihre Auswirkungen. In T. Hegemann, R. Salman (Hrsg.), Transkulturelle Psychiatrie. Konzepte für die Arbeit mit Menschen aus anderen Kulturen (S. 108–123). Bonn: Psychiatrieverlag.

Stern, D. (1985/2007). Die Lebenserfahrung des Säuglings. Stuttgart: Klett-Cotta.

Stern, D. (1990). Tagebuch eines Babys. Was ein Kind sieht, spürt fühlt und denkt. München: Piper.

Stern, D. (1998). Geburt einer Mutter. Die Erfahrung, die das Leben einer Frau für immer verändert. München: Piper.

Weinfield, N. S., Sroufe, L. A., Egeland, B., Carlson, E. (2008). Individual differences in infant-caregiver attachment: conceptual and empirical aspects of security. In J. Cassidy, P. R. Shaver (Eds.), Handbook of attachment, Theory, research, and clinical applications (pp. 78–101). New York: The Guilford Press.

West, K. K., Mathews, B. L., Kerns, K. A. (im Druck). Mother-child attachment and cognitive performance in middle childhood: an examination of mediating mechanisms. Early Childhood Research Quarterly.

Winnicott, D. W. (1971/2006). Vom Spiel zur Kreativität. Stuttgart: Klett-Cotta.

Wolff, A. (im Druck). History and concept development of psychoanalytically based prevention projects in preschool institutions of the city of Frankfurt. Conducted by the Sigmund-Freud-Institute and the Institute for Psychoanalytic Child and Adolescent-Psychotherapy. In R. N. Emde, M. Leuzinger-Bohleber (Eds.), Early parenting research and prevention of disorder: psychoanalytic research at interdisciplinary Frontiers. London: Karnac.

Katrin Luise Laezer, Verena Neubert, Lorena Hartmann, Tamara Fischmann, Marianne Leuzinger-Bohleber

Frühprävention in Kindertagesstätten mit Hochrisikokindern: Die EVA-Studie

Wie Hasselhorn, Hartmann, Reuße und Gold in ihrem Beitrag in diesem Band ausführen, gehört es zu den Anliegen des in Frankfurt gegründeten IDeA-Zentrums (Individual Development and Adaptive Education of Children at Risk), die Wirkung von frühen Interventions- und Präventionsprogrammen bei sogenannten *Hochrisikokindern* zu erforschen. Wir berichten in diesem Beitrag vom EVA-Projekt (**Eva**luation zweier Frühpräventionsprogramme in Kindertagesstätten mit Hochrisikokindern), einem der größeren Projekte innerhalb des IDeA-Zentrums. Es fokussiert die Evaluation zweier unterschiedlicher Frühpräventionsprogramme in Frankfurter Kindertagesstätten in sozial benachteiligten Stadtteilen. Das Design, der Stand des Projektes sowie erste Ergebnisse werden vorgestellt. Das EVA-Projekt ist eine Replikationsstudie der Frankfurter Präventionsstudie (FP), auf die wir daher zuerst kurz eingehen.

Die Frankfurter Präventionsstudie

Die FP ist eine repräsentative, Cluster-randomisierte Studie, die vom SFI in den Jahren 2003 bis 2006 durchgeführt wurde. 14 städtische Kindertagesstätten in Frankfurt a. M. waren daran beteiligt. Die repräsentative Stichprobe der FP umfasste 1.000 Kinder. Das Studiendesign und die Ergebnisse sind bereits national und international veröffentlicht worden (vgl. u. a. Leuzinger-Bohleber, 2010a, 2010b; Leuzinger-Bohleber, Fischmann, Goeppel, Laezer u. Waldung, 2008a; Leuzinger-Bohleber, Fischmann u. Vogel 2008b; Leuzinger-Bohleber u. Fischmann, 2010; Leuzinger-Bohleber et al., 2011). Das Hauptanliegen der FP war es, ein psychoanalytisch orientiertes Frühpräventionsprogramm zu evaluieren, das von der Frankfurter Forschergruppe um Marianne Leuzinger-

Bohleber entwickelt wurde. Die Haupthypothese lautete, dass das zweijährige, psychoanalytisch orientierte Interventionsprogramm die Anzahl der Kinder mit psychosozialen Anpassungsstörungen zum Zeitpunkt ihrer Einschulung statistisch signifikant reduzieren kann.

Studiendesign und Stichprobenziehung der Frankfurter Präventionsstudie

Um das Präventionsprogramm mit einer repräsentativen Stichprobe von 1.000 Kindern evaluieren zu können (davon 500 in der Interventionsgruppe und 500 in der unbehandelten Kontrollgruppe), wurde 2003 eine repräsentative Basiserhebung durchgeführt. Es nahmen alle 114 städtischen Kindertagesstätten in Frankfurt a. M. daran teil. Insgesamt wurden 2.700 Kinder untersucht, alle Kinder, die als Drei- oder Vierjährige im Herbst 2003 in den Einrichtungen untergebracht waren. Die Erzieher schätzten die Aggressivität, Hyperaktivität und Ängstlichkeit der Kinder entlang eines Fragebogens (Döpfner, Berner, Fleischmann u. Schmidt, 1993) ein. Zudem wurde die Sozialstruktur als Anteil der Kinder mit Beitragsübernahme durch die Stadt Frankfurt a. M. erhoben. Die Kindertagesstätten der Studie wurden zufällig aus Clustern, die sich aus den Fragebogendaten und der Sozialstruktur ergaben, ausgewählt und der Interventions- und Kontrollgruppe zugeordnet. Im Frühling 2004 begann die Intervention in 14 verschiedenen städtischen Kindertagesstätten der Stadt Frankfurt a. M. Das psychoanalytische Frühpräventionsprogramm bestand aus unterschiedlichen Bausteinen: eine 14-tägliche, psychoanalytische Fallsupervision für die Erzieher,[1] wöchentliche Beratungsangebote für Eltern und Erzieher durch erfahrene Mitarbeiter des SFI in den Kindertagesstätten, intensive Zusammenarbeit mit den Eltern und dem Angebot einer Kinderpsychotherapie vor Ort in der Einrichtung.

---

1   In diesem Beitrag wird der Einfachheit halber nur die männliche Form verwendet. Die weibliche Form ist selbstverständlich immer mit eingeschlossen.

Ergebnisse der Frankfurter Präventionsstudie

Das wichtigste Ergebnis der FP ist, dass durch die psychoanalytische Intervention die Ausprägungen von Aggressivität und Ängstlichkeit bei allen Kindern der Interventionsgruppe statistisch signifikant zurückgingen. Die Ausprägung von Hyperaktivität wurde nur bei den Mädchen signifikant reduziert, bei den Jungen war ein solcher Effekt nicht zu beobachten. Auf der Grundlage dieser Ergebnisse und vielen Einzelfallstudien wurde die EVA-Studie entwickelt, die im Folgenden vorgestellt wird.

Frühprävention mit Hochrisikokindern: Die EVA-Studie

Die EVA-Studie ist eine Replikationsstudie der FP. Sie evaluiert die zwei unterschiedlichen Frühpräventionsprogramme FRÜHE SCHRITTE und FAUSTLOS und ihre differenzielle Wirksamkeit bezogen auf Kinder, die unter schwierigen sozialen und ökonomischen Umständen aufwachsen. Die Zusammensetzung der Stichprobe ist der wichtigste Unterschied zwischen den beiden Studien. Die FP wurde, wie eben erwähnt, auf Basis einer repräsentativen Stichprobe aller städtischen Kindertagesstätten in Frankfurt durchgeführt, die EVA-Studie hingegen konzentriert sich auf eine Hochrisikogruppe. Im Folgenden wird auf die Hintergründe eingegangen, die dazu geführt haben, dass für die Umsetzung von EVA eine Hochrisikostichprobe ausgewählt wurde.

Die Auswertung grundlegender Literatur zu diesem Thema von Laezer, Leuzinger-Bohleber, Rüger und Fischmann (im Druck) zeigt, dass der sozioökonomische Status einer Familie ein wichtiger Prädiktor für die spätere psychische Gesundheit ist und ein niedriger Status das Risiko für die Entwicklung von Psychopathologien bei Kindern erhöht (Bøe, Overland, Lundervold u. Hysing, 2012; Hölling, Kurth, Rothenberger, Becker u. Schlack, 2008; Merikangas, He, Brody, Fisher, Bourdon u. Koretz, 2010; Reijneveld, Brugman, Verhulst u. Verloove-Vanhorick, 2005). Es besteht ein positiver Zusammenhang zwischen dem höheren sozioökonomischen Status im Kindesalter, der Intelligenz und dem Bildungserfolg (Friedrich u. Siegert, 2009; Guo u. Mullan-Harris, 2000; Sirin, 2005; vgl. auch Hasselhorn et al. in diesem Band). Weiterhin können auf Basis der Auswirkungen eines Umfelds mit problematischer Sozialstruktur Vorhersagen über die Familienstruktur und eine spätere psychische Erkrankung getroffen werden. Dieser Befund wird durch das Ergebnis gestützt, dass die soziale Benachteiligung von Kindern aus Stadtteilen mit erhöhter sozialer Problemlage mit emotionalen Problemen und Verhaltensauffälligkeiten zusammenhängt und auch die Schulreife dieser Kinder beeinflusst (Flouri, Mavroveli u. Tzavidis, 2011; Hanson et al., 2011). Besonders im Umfeld psychosozial benachteiligter Familien kann eine Kumulation von Entwicklungsproblemen und Vulnerabilitäten festgestellt werden. Viele Risikofaktoren treten nicht gesondert auf, sondern häufen sich bei bestimmten Familien und Kindern (Laucht, 2009). Eine durch ungünstige Faktoren negativ beeinflusste Entwicklung kann oft durch die frühe Eltern-Kind-Beziehung vorausgesehen werden (Laucht, 2009).

Kinder, deren Bindung als desorganisiert eingestuft wird, sind am anfälligsten für spätere Verhaltensauffälligkeiten, insbesondere für die Entwicklung externalisierender Symptome wie Aggressivität, Auffälligkeiten im Schulzusammenhang und schlechte Schulleistungen (Dozier, Stovall, Albus u. Bates, 2001; Green, Stanley, Smith u. Goldwyn, 2000; Lyons-Ruth, Alpern u. Repacholi, 1993; Moss, Cyr u. Dubois-Comtois, 2004; Moss et al., 2006; Solomon, George u. De Jong, 1995; Stacks u. Oshio, 2009). Die Eltern-Kind-Beziehung kann jedoch nicht nur als Risikofaktor bezeichnet werden, sondern auch eine Ressource darstellen. Eine sichere Bindung im Kindesalter kann ein Schutzfaktor sein und wird mit einer optimalen, prosozialen Entwicklung des Kindes in Verbindung gebracht, einer höheren sozialen und emotionalen Kompetenz, höheren kognitiven und sprachlichen Fähigkeiten sowie einer geringen Abhängigkeit von Erwachsenen (Belsky u. Fearon, 2002; Bohlin, Hagekull u. Rydell, 2001; Leuzinger-Bohleber, 2009; Spieker, Nelson, Petras, Jolley u. Barnard, 2003; Stacks u. Oshio, 2009; Weinfield, Sroufe, Egeland u. Carlson, 2008). Ein Erklärungsansatz für den Zusammenhang zwischen der schwierigen psychosozialen Situation und der Bindungsqualität des Kindes ist, dass ein Kind, das in einer unter finanzieller Not und sozialen Schwierigkeiten leidenden Familie aufwächst, permanentem Stress ausgesetzt ist (Egeland 2006). Egeland, Pianta und Sroufe konnten zeigen, dass es möglich ist, die Entwicklung von sozio-emotionalen und das Verhalten betreffenden Kompetenzen in der ersten Klasse durch das Wissen um belastende Erfahrungen in der Familie im Vorschulalter vorherzusagen (Pianta, Egeland u. Sroufe, 1992).

Zusammenfassend kann festgehalten werden, dass eine Benachteiligung aufgrund der Herkunft des Kindes aus Gebieten mit gehäufter sozialer Problemlage sowie Eigenschaften der Eltern die kognitive und emotionale Entwicklung des Kindes beeinflussen und einen Risikofaktor für die kindliche Entwicklung darstellen. Dem ist entgegenzusetzen, dass eine sichere Bindung einen Schutzfaktor für das Kind und seine Entwicklung darstellen kann. Diese empirischen Befunde wurden bei der Konzeptionalisierung der EVA-Studie berücksichtigt.

Design der EVA-Studie

Bei der EVA-Studie handelt es sich um eine Evaluationsstudie der Projkte FRÜHE SCHRITTE und FAUSTLOS, die ein kontrolliertes, Cluster-randomisiertes Studiendesign realisiert, das im Deutschen Register Klinischer Studien mit der Nummer DRSK-ID: DRKS00003500 registriert ist (eine Zusammenfassung wurde »Trials« vorgelegt durch Laezer et al., im Druck). Die zentrale Forschungsfrage bezieht sich auf die unterschiedliche Effektivität zweier Frühpräventionsprogramme in einer Hochrisikostichprobe: Welche Auswirkungen haben beide Programme auf das Verhalten der Kinder (bspw. Aggression, Ängstlichkeit und Hyperaktivität)? Haben die Interventionen Einfluss auf die Bindungstypen der Kinder und ist es möglich, durch das Programm FRÜHE SCHRITTE – im Gegensatz zu FAUSTLOS – eine unsichere in eine sichere Bindung zu wandeln?

Unsere Hypothese lautet, dass das psychoanalytisch orientierte Frühpräventionsprogramm FRÜHE SCHRITTE den Bedürfnissen der Kinder aus problematischen Verhältnissen eher entgegenkommt als das stärker standardisierte und manualisierte FAUSTLOS, wel-

ches einem strengen Curriculum folgt. Daraus resultiert, der Hypothese zufolge, dass FRÜHE SCHRITTE bessere Ergebnisse in Bezug
auf die Dimensionen Verhalten und Bindungssicherheit erreichen
kann (Leuzinger-Bohleber u. Fischmann, 2010; Leuzinger-Bohleber
et al., 2011).

Das Frühpräventionsprogramm FRÜHE SCHRITTE

Das psychoanalytische Präventionsprogramm FRÜHE SCHRITTE
besteht aus verschiedenen Bestandteilen, um auf die idiosynkratische Situation der einzelnen Kinder und ihrer Familie spezifisch
eingehen zu können:

– Ein Bestandteil des FRÜHE-SCHRITTE-Programms ist eine
   14-tägliche psychoanalytische Fallsupervision für die Erzieher
   in den Kindertagesstätten durch erfahrene, psychoanalytische
   Supervisorinnen und Supervisoren. Das Ziel der Supervision ist
   es, die Erzieher darin zu unterstützen, ein vertieftes Verständnis
   der unbewussten Konflikte und Motive der einzelnen Kinder
   zu entwickeln und ihnen zu helfen, damit und mit schwierigen
   Situationen besser umzugehen.
– Ein weiterer zentraler Bestandteil ist die wöchentliche Präsenz
   eines erfahrenen analytischen Kinder- und Jugendlichenpsycho-
   therapeuten in den Einrichtungen vor Ort. Dieser stellt sowohl
   für die Eltern als auch für die Erzieher ein Beratungsangebot
   bereit. Der Erfahrung nach ist die Schwelle für Familien aus
   einem Hochrisikomilieu, in dem die EVA-Studie durchgeführt
   wird, eine psychotherapeutische Praxis aufzusuchen, sehr hoch.
   Aus diesem Grund wird diese Beratung und Therapie in den
   Einrichtungen selbst angeboten (vgl. unten). Zudem hat sich
   gezeigt, dass oft das beiläufige Gespräch (»Tür-und-Angel-Ge-
   spräch«) für die therapeutische Arbeit in unserer Stichprobe von
   großer Bedeutung ist.
– Durch eine Sondergenehmigung, die das Sigmund-Freud-Institut
   für die Durchführung der EVA-Studie erhielt, ist es möglich, dass
   auch direkt vor Ort in den Kindertagesstätten kassenfinanzierte
   Psychotherapien durchgeführt werden können. So können auch
   die Kinder erreicht werden, die dringend eine psychotherapeutische Behandlung benötigen, deren Familien aber kaum eine

reguläre psychotherapeutische Praxis aufsuchen würden beziehungsweise können.

- Ein weiterer Teil des Präventionsprogramms ist die individuelle Betreuung von Kindern beim Übergang von der Kindertagesstätte in die Grundschule. Erfahrene Studenten der Pädagogik und Psychologie begleiten und unterstützen Kinder mit problematischen Bindungstypen während dieser Übergangsphase. Jeder Student trifft sich einmal wöchentlich mit einem Kind und stellt für das Kind somit eine alternative Bezugsperson dar. Die Studenten werden durch eine zweiwöchentliche Supervision unterstützt, in der sie die Möglichkeit erhalten, über die Bedürfnisse des Kindes und die Situation der Familie zu reflektieren.
- FRÜHE SCHRITTE enthält auch das Programm FAUSTLOS, welches von den Erziehern in den Kindertagesstätten mit der ganzen Kindergruppe durchgeführt wird. Für die Durchführung von FAUSTLOS erhalten die Erzieher eine spezielle Schulung.

Das Präventionsprogramm FAUSTLOS

FAUSTLOS ist ein standardisiertes Curriculum zur Frühprävention von impulsivem und aggressivem Verhalten bei Vorschulkindern sowie zur Förderung ihrer emotionalen und sozialen Kompetenzen. Es setzt sich aus drei Hauptkomponenten zusammen: der Förderung der Empathiefähigkeit, der Stärkung der Impulskontrolle sowie der Förderung von Kompetenzen im Umgang mit Ärger und Wut (Cierpka u. Schick, 2004, 2006; Cierpka, 2009).

Das Programm ist in 28 von den Erziehern geleiteten Lektionen unterteilt. FAUSTLOS konzentriert sich nicht auf das einzelne Kind, sondern auf die ganze Kindergartengruppe. Das Hauptziel ist, die Kinder zu befähigen, sich mit den Gefühlen eines anderen auseinanderzusetzen, dessen Perspektive einzunehmen und empathisch zu reagieren. Impulsives und aggressives Verhalten soll durch das Lernen von Problemlösungsstrategien und das Einüben prosozialen Verhaltens in Rollenspielen reduziert werden (Cierpka u. Schick, 2004).

In der EVA-Studie nimmt jedes Kindertagesstätten-Team zuerst an einer Schulung teil, bevor das Programm in der Einrichtung angewendet wird.

Stichprobenziehung der EVA-Studie

Die beiden Interventionsprogramme wurden in jeweils sieben städtischen Kindertagesstätten etabliert. Um sicherzustellen, dass es sich dabei um Einrichtungen mit einer Hochrisikopopulation handelt, beziehen wir uns bei der Auswahl der Kindertagesstätten auf die Ergebnisse der Clusteranalyse aus der FP. In deren Rahmen sind alle 114 städtischen Kindertagesstätten der Stadt Frankfurt a. M. unter der Berücksichtigung folgender Kriterien verschiedenen Clustern zugewiesen worden: die Sozialstruktur der Einrichtung und die durch den Verhaltensbeurteilungsfragebogen gemessenen Verhaltensauffälligkeiten der Kinder auf den Subskalen »Oppositionell-aggressives Verhalten«, »Ängstlichkeit« und »Hyperaktivität« (Döpfner, Berner, Fleischmann u. Schmidt, 1993). Aus der so entstandenen Matrix wurden zufällig 14 Einrichtungen aus denjenigen Clustern ausgewählt, die sowohl eine problematische Sozialstruktur als auch hohe Werte auf den Skalen Aggression, Ängstlichkeit und Hyperaktivität aufwiesen, und randomisiert dem Interventions- und dem Vergleichsprogramm zugeteilt. Es zeigte sich, dass sich die Sozialstruktur der Kindertagesstätten seit der Durchführung der FP kaum geändert hatte. Zusätzlich wurden sozialstatistische Daten zur Kinderarmut in der Stadt Frankfurt a. M. nach Stadtteilen (Jacobs, 2010) berücksichtigt.

Im Gegensatz zu der FP war es uns aus ethischen Gründen nicht möglich, eine Interventionsgruppe einer Kontrollgruppe gegenüberzustellen, die keinerlei Intervention erhielt, denn, wie erwähnt, lagen alle Einrichtungen in Stadtteilen mit erhöhter sozialer Problemlage. Daher entschieden wir uns für eine Vergleichsstudie von zwei Interventionsprogrammen, die beide Vor- und Nachteile aufzuweisen schienen. Das Ziel war es daher herauszufinden, welches Interventionsprogramm sich in welchen Einrichtungen bei welchen Kindern als erfolgreicher als das jeweils andere erweisen würde.

In den 14 Kindertagesstätten wurde allen Familien mit Kindern im Alter von 3;0 bis 4;11 die Teilnahme an der Studie angeboten. Insgesamt stimmten 298 Familien einer Teilnahme zu. Bei der Basiserhebung, kurz vor Beginn der Interventionen, zeigten sich keine signifikanten Gruppenunterschiede zwischen den beiden Interventionsgruppen hinsichtlich der Geschlechterverteilung und des

Alters (Leuzinger-Bohleber, Laezer, Neubert, Pfenning-Meerkötter u. Fischmann, im Druck).

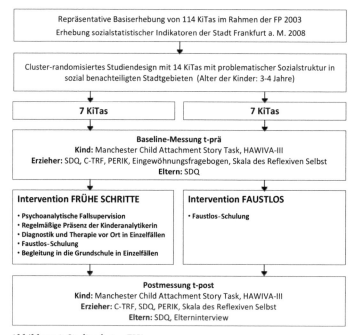

Abbildung 1: Studiendesign EVA

Abbildung 1 zeigt das vollständige Design der EVA-Studie, welches einem multiperspektivischen Ansatz folgt, um einen möglichst vollständigen Eindruck von den Kindern zu erhalten. Erzieher, Eltern und Kinder werden sowohl mit quantitativen als auch mit qualitativen Methoden untersucht.

Wie in Abbildung 1 ersichtlich ist, gibt es zwei Hauptmesszeitpunkte, t1-prä, bevor die Interventionen beginnen, und t2-post, zwei Jahre später. Zum ersten Messzeitpunkt (t1-prä) füllen die Eltern und die Erzieher Fragebögen zum Kindesverhalten aus. Sowohl die Eltern als auch die Erzieher beantworten zu beiden Messzeitpunkten den »Strength and Difficulties Questionnaire« (SDQ) (Goodman, 1997; Goodman, 1999; Goodman u. Scott, 1999; Klasen et al., 2000). Zusätzlich erhalten die Erzieher die »Teacher Report

Form« der »Child Behavior Checklist« (C-TRF) (Achenbach u. Edelbrock, 1983; Achenbach, 1997; Achenbach u. Rescorla, 2010; Elting, 2003). Ein weiteres Instrument, welches für die Erfassung von Daten durch die Erzieher benutzt wird, ist der Fragebogen »Positive Entwicklung im Kindergartenalltag« (PERIK) (Mayr u. Ulrich, 2009a, 2009b), der die Resilienzentwicklung der Kinder erfasst. Außerdem werden die Erzieher gebeten, eine detaillierte Beschreibung eines von ihnen ausgesuchten Kindes im Rahmen der Formulierung eines freien Textes zu geben. Aus diesem Narrativ können Daten zur Reflexivität gewonnen werden, zu deren Auswertung die »Reflective Self Functioning Scale« (RFSF) (Fonagy, Gergeley, Jurist, Target u. Vorspohl, 2011) herangezogen wird.

Die Klassifizierung der Bindungstypen der Kinder erfolgte über den »Manchester Child Attachment Story Task« (MCAST), welcher eines unserer Hauptinstrumente darstellt. Der MCAST ist ein Geschichtenergänzungsverfahren (Barone et al., 2009; Green et al., 2000; Wan u. Green, 2010) für Kinder im Alter von drei bis acht Jahren. Er besteht aus vier verschiedenen »story stems«, die jeweils einen Bindungsstressor enthalten, welcher beim Kind bindungsrelevante Verhaltensweisen auslösen soll. Der Testleiter spielt im Rahmen eines Puppenhausspiels eine Geschichte mit der Mutter-Puppe und der Kind-Puppe an, die eine bindungsrelevante Stresssituation enthält (z. B. wacht die Kind-Puppe mitten in der Nacht aus einem Albtraum auf). Dann bittet der Testleiter das Kind, die angespielte Geschichte in einem Puppenspiel mit Mutter-Puppe und Kind-Puppe zu vervollständigen. Die Testsituationen werden auf Video aufgezeichnet und hinterher von geschulten Ratern in 33 Kategorien gecodet. Die unabhängige und blinde Reliabilitätsprüfung der fünf EVA-Rater (Bindungsstile A vs. B vs. C vs. D) ergab ein Fleiss-Kappa = 0.62 (95 % CI = 0.55–0.70). Als Kontrollvariable zum Sprachverständnis der Kinder im Spiel mit dem MCAST wird der Verbal-IQ der Kinder mit dem Hannover-Wechsler-Intelligenztest für das Vorschulalter – III (HAWIVA) erfasst (Ricken, Fritz, Schuck u. Preuß, 2007).

Die gleichen Instrumente werden auch zum Post-Messzeitpunkt eingesetzt. Zusätzlich wird zu diesem Messzeitpunkt ein Interview mit den Eltern geführt, um einen Eindruck von den Lebensumständen der Familie sowie von möglichen Risikofaktoren in der

Umgebung des Kindes zu gewinnen. Als Risikofaktoren werden in diesem Gespräch folgende Merkmale erhoben: die Familienstruktur (die beispielsweise durch Scheidung, Adoption, alleinerziehende Elternteile gekennzeichnet sein kann), die Migrationsgeschichte der Familie, das Bildungsniveau und den Beruf beziehungsweise die Berufstätigkeit der Eltern, die Lebensumstände der Familie, das Vorkommen von schweren Erkrankungen in der Familie oder beim Kind (Neubert u. Laezer, 2011). Diese Interviews folgen einem halb-strukturierten Interviewleitfaden, was den Eltern die Möglichkeit offen lässt, ihre eigene Familiengeschichte zu erzählen und über individuelle Erfahrungen oder Traumata zu berichten. Die tägliche Stressbelastung der Eltern wird durch den Einsatz des »Everyday-Stressors-Index« (ESI) (Jäkel u. Leyendecker, 2008) innerhalb dieser Gespräche ebenfalls erfasst. Die Einführung des Interviews zum Post-Messzeitpunkt begründet sich in dem bis zu diesem Zeitpunkt entwickelten Vertrauen zwischen Eltern und Forschern, welches es erst erlaubt, solch private Themen innerhalb eines Interviews zu besprechen.

Erste Eindrücke von den Lebensumständen der Hochrisikokinder – Bruchstücke aus den Elterninterviews

Um einen Eindruck von den Lebensumständen, Problemen und Konflikten zu vermitteln, mit denen die Familien aus der Studie konfrontiert sind, werden an dieser Stelle zwei kurze Beschreibungen von Familien aus der Stichprobe vorgestellt. Die Informationen sind den Elterngesprächen entnommen, die zum Post-Messzeitpunkt durchgeführt worden sind.[2]

---

2 Das hier vorgestellte Material ist zum Schutz der Familien anonymisiert und verfremdet worden.

Simon – »Niemand kann ihn beruhigen, nichts, nichts, nichts …«

Simon ist sechs Jahre alt und lebt bei seiner alleinerziehenden Mutter, die mit 19 Jahren aus Afrika als Au-pair-Mädchen nach Deutschland kam. Die Mutter beschreibt, dass sie sich kurz nach ihrer Ankunft in Deutschland in Simons Vater verliebt habe und deswegen geblieben sei. Während der Schwangerschaft mit Simon habe es viele Schwierigkeiten mit dem Vater gegeben. Beide trennten sich, bevor Simon geboren wurde, und die Mutter entschied sich nach der Trennung, in Deutschland zu bleiben. In Afrika verließ die Mutter die Schule nach dem Abitur, schloss später in Deutschland aber keine Berufsausbildung oder ein Studium an. Zum Zeitpunkt des Interviews (2012) ist Simons Mutter nicht erwerbstätig, sie und ihr Sohn leben von staatlicher Unterstützung.

Die Mutter berichtet, dass Simon als Baby immer sehr hungrig war, sie ihn aber nicht habe stillen können. Als er zehn Monate alt war, musste seine Mutter ins Krankenhaus, da sie an Diabetes leidet. Simon blieb mit einer Tagesmutter zu Hause, die ihn zwei Tage und Nächte lang allein in der Wohnung ließ. Im Alter von vier Jahren, bei einem Schwimmausflug mit seiner Mutter, ertrank er beinahe. Er musste reanimiert werden und wurde für eine Woche im Krankenhaus behandelt. Simons Mutter beschreibt auch, dass sie immer wieder Zusammenbrüche aufgrund ihres Diabetes erleide und ihr Sohn bereits vier Mal den Notarzt rufen musste, um ihr Leben zu retten. Sie beschreibt, dass Simon sehr viel weint und dass ihn dann niemand beruhigen könne. Sein Weinen würde sogar noch schlimmer, wenn sie versuche, ihn zu trösten und zu umarmen. Sie wisse nicht, was sie tun solle, sie könne nur warten, bis er von selbst aufhöre zu weinen. Auch in der Kindertagesstätte könne er von niemandem beruhigt werden. Er suche zwar den Kontakt zu den Erziehern, gehe von einem Erzieher zum anderen, aber »Niemand kann ihn beruhigen, nichts, nichts, nichts …«. Manchmal habe Simon »Flashs«, zum Beispiel beim Fernsehen. Er stehe dann auf, gehe zur Küchentür, warte für eine Weile dort, ohne ein Wort zu sagen, und gehe dann wieder zurück zum Fernseher. Er müsse sich immer wieder davon überzeugen, dass sie auch wirklich da sei.

Yusuf – »Viel Streit, viel Stress – sein Leben war schon immer so«

Yusuf ist acht Jahre alt. Er lebt mit seiner zehn Jahre alten Schwester und seiner Mutter zusammen, seine Eltern trennten sich, als er acht Monate alt war. Seine Mutter berichtet, dass die Beziehung zu Yusufs Vater für sie sehr anstrengend war. Eine Freundin der Mutter, die für uns während des Treffens dolmetscht, beschreibt Yusufs Lebensumstände: »Viel Streit, viel Stress – sein Leben war schon immer so.« Beide Eltern haben die türkische Staatsbürgerschaft und haben sich in der Türkei kennengelernt. Der Vater lebte zu der Zeit schon in Deutschland und war im Urlaub in der Türkei, als er die Mutter kennenlernte. Nach der Hochzeit zogen beide Eltern nach Deutschland. Die Mutter hatte bis zu diesem Zeitpunkt noch nie die Türkei verlassen und sprach oder verstand kein Deutsch. Die nächsten vier Jahre blieb sie zu Hause und durfte auf Anweisung des Vaters die Wohnung nicht verlassen. Während dieser vier Jahre wurde die Mutter dreimal von der Polizei aus der Familie geholt und in ein Frauenhaus gebracht, sie kehrte jedoch jedes Mal wieder zu ihrem Ehemann zurück. Zum jetzigen Zeitpunkt hat Yusuf keinen Kontakt zu seinem Vater. Nach der Trennung der Eltern hat er seinen Vater dreimal gesehen, allerdings wurde der Kontakt unterbunden, da der Vater zu diesen Treffen alkoholisiert erschien.

Seine Mutter beschreibt Yusufs Verhalten als aggressiv und durcheinander. Er versuche immer, seinen Willen durchzusetzen, und fange an zu schreien und zu weinen, wenn sie seinen Anweisungen nicht folge. Sie fühle sich sehr hilflos und wisse nicht weiter.

Erste Ergebnisse der EVA-Studie

Erste Ergebnisse der Eingangsmessung der Bindungsklassifizierung zeigen deutlich, dass die EVA-Studie eine besondere Stichprobe untersucht, mit sehr hohen prozentualen Anteilen von Hochrisikokindern. Von N^{ges} = 298 Kindern konnten wir, bei einer Drop-out-Quote von 19 %,[3] insgesamt 241 MCAST-Videos auswerten und

---

3 Die Drop-out-Quote von 19 % setzt sich zusammen aus Kindern, die länger abwesend waren, sich nicht motivieren ließen, am Puppenhausspiel teilzunehmen, und die Auswertungskriterien nicht erfüllten.

diesen Kindern einen Bindungstypen zuordnen. In Bezug auf die Drop-out-Quote konnten zwischen den Interventionsgruppen keine signifikanten Gruppenunterschiede gefunden werden. Bei der Betrachtung der Bindungstypen in der EVA-Stichprobe fällt der hohe Anteil an unsicher gebundenen Kindern von 71 % auf (26 % der Kinder sind unsicher-desorganisiert gebunden, 33 % Kinder unsicher-vermeidend und 12 % unsicher-ambivalent, vgl. Tabelle 1). Nur ein sehr geringer Anteil an sicher gebundenen Kindern (29 %) konnte identifiziert werden. Die Verteilung der Bindungstypen in unserer Stichprobe zur Eingangsmessung ist höchst ungewöhnlich im Vergleich zu anderen, repräsentativen Stichproben (vgl. Tabelle 1): Van IJzendoorn und Kroonenbergs (1988) fanden in ihrer Metaanalyse zu Bindungsklassifikationen des Fremde-Situation-Tests einen Anteil von 34 % von Kindern mit einer unsicheren Bindung (A = 28 %, C = 6 %, D-Wert wurde noch nicht ausgewertet). Ein Jahrzehnt später analysierten van IJzendoorn, Schuengel und Bakersmans-Kranenburg (1999) den Anteil an Kindern mit unsicherer Bindung in einer normalen, nichtklinischen Mittelschichtpopulation in Nordamerika und ermittelten einen Anteil von 33 %. Eine Forschergruppe in Israel (Sagi, Koren-Karie, Gini, Ziv u. Joels, 2002) kam in israelischen Städten auf einen Anteil von 18 % Bindungsunsicherheit.

Unsere Ergebnisse nähern sich im Kontrast dazu eher den Befunden an, die IJzendoorn, Schuengel und Bakersmans-Kranenburg (1999, S. 229) in einer Teilstichprobe (N = 586) mit Kindern aus Familien mit einem niedrigen sozioökonomischen Status fanden. Allein der Anteil an Kindern mit einer unsicher-desorganisierten Bindung betrug dort 25 %, in der EVA-Stichprobe liegt der Anteil bei 26 %.

Tabelle 1: Verteilung der Bindungstypen der EVA-Studie und anderer Studien

Stichproben	N	Bindungstypen (in %)			
		unsicher-vermeidend (A)	sicher (B)	unsicher-ambivalent (C)	unsicher-desorganisiert (D)
EVA-Studie	241	33	29	12	26
Westeuropa[1]	510	28	66	6	–
USA[2]	1584	21	67	12	–
Israel Städte[3]	758	3	72	21	3

1) van IJzendoorn u. Kroonenberg, 1988; 2) van IJzendoorn et al., 1999; 3) Sagi et al., 2002. Die Zahlen der EVA-Studie beruhen auf der korrigierten Berechnung vom Juli 2013.

Vor diesem Hintergrund ist für die weitere Forschung die Frage von Interesse, wie Bindung und individuelle Risikofaktoren auf der Ebene des einzelnen Kindes zusammenhängen. Bisher bestand nur die Möglichkeit, die Risikofaktoren auf der Ebene der Clusteranalyse zu betrachten. Die zusätzlichen Informationen zu Risikofaktoren aus den Elterninterviews ermöglichen einen tiefergehenden Einblick in die Lebensumstände von Familien aus unserer Stichprobe. So können die Lebensumstände der Kinder, die in benachteiligten Stadtvierteln von Frankfurt a. M. aufwachsen, detaillierter und der Zusammenhang zur unsicheren Bindung beschrieben werden. Belsky und Fearon (2002) fanden in ihrer Studie heraus, dass insbesondere unsicher-vermeidend gebundene Kinder dann am meisten gefährdet sind, Verhaltensstörungen zu entwickeln, wenn die Belastungsfaktoren in der Umwelt der Kinder (d. h. die Risikofaktoren wie Arbeitslosigkeit und chronische Krankheiten in der Familie) zunehmen. In dieser Studie unterschieden sich die desorganisiert gebundenen Kinder im Hinblick auf Verhaltensauffälligkeiten nicht mehr von den sicher gebundenen Kindern, wenn mehr als drei Risikofaktoren zu finden waren. Dieses interessante Ergebnis hat uns dazu inspiriert, im weiteren Verlauf der Studie zu untersuchen, wie weit die protektive Kraft sicherer Bindung reicht und auf welche Weise eine Häufung von Risikofaktoren auf die Bindungsbeziehung einwirkt.

Besondere Aufmerksamkeit wird innerhalb der EVA-Studie den unsicher-desorganisierten Kindern entgegengebracht. Kinder mit diesem Bindungstyp zeigen widersprüchliches und bizarres Verhalten. Geraten diese Kinder in Stress oder Gefahr und wird das Bindungssystem aktiviert (d. h. die Suche nach der primären Bindungsperson für Sicherheit und Trost), können folgende Reaktionen beobachtet werden: das völlige Fehlen einer Bindungsstrategie; widersprüchliche Verhaltensweisen oder Affekte tauchen simultan auf; Einfrieren, Verstummen, dissoziative Zustände; abnormale Bewegungen sowie Ängstlichkeit oder Furcht vor den Eltern (Green, Stanley u. Peters, 2007). Viele Forscher haben auf den Zusammenhang zwischen desorganisiertem Verhalten in früher Kindheit und einem ungelösten Trauma oder Verlust der Mutter hingewiesen (vgl. zusammenfassend Lyon-Ruth u. Jacobvitz, 2008). Eine Studie mit Müttern und ihren sechsjährigen Kindern in Japan ergab eine Übereinstimmung zwischen dem ungelösten mütterlichen Trauma und einem desorganisierten Bindungsverhalten der Kinder von 77 % (Behrens, Hesse u. Main, 2007). Diesen Kindern bleibt der angemessene Trost durch die Mütter in kritischen und angstvollen Momenten verwehrt, entweder weil die Mütter von ihren eigenen Affekten überflutet werden oder weil sie ihre Kinder nicht adäquat beruhigen können.

Weitere Risikofaktoren für desorganisiertes Verhalten werden in der Forschung diskutiert: mütterliche Depression und Drogenabhängigkeit, ängstliches und ängstigendes elterliches Verhalten (Lyon-Ruth u. Jacobvitz, 2008). Mehrere Studien bestätigen zudem den Zusammenhang zwischen einer entgleisten elterlichen affektiven Kommunikation (d. h. negativ-intrusives Verhalten, Rollenkonfusion, Rückzug, affektive Kommunikationsfehler, Unvorhersehbarkeit der mütterlichen Reaktion, s. Lyons-Ruth, Bronfmann u. Parsons, 1999) und desorganisierten Verhaltensweisen der Kinder (Gervai et al., 2007; Goldberg, Benoit, Blokland u. Madigan, 2003; Grienenberger, Kelly u. Slade, 2005).

Wissend, dass die desorganisiert-gebundenen Kinder in der EVA-Studie eine schlechtere Prognose als die Kinder der anderen drei Bindungstypen für die kognitive, emotionale und soziale Entwicklung aufweisen (vgl. Lyon-Ruth u. Jacobvitz, 2008), stellt das psychoanalytische Programm FRÜHE SCHRITTE vor allem solchen Kindern zusätzlich die individuelle, halbjährige Betreuung durch Lehramtsstudenten beim Übergang von der Kindertagesstätte in die Grundschule zur Seite.

Die EVA-Studie kann nur durch ein großes Netzwerk und die Zusammenarbeit zwischen Wissenschaftlern und erfahrenen Kinderanalytikern realisiert werden. Wir hoffen, durch das gemeinsame Engagement dazu beizutragen, dass die Kinder unserer Hochrisiko-stichprobe nachweislich von den Präventionsangeboten profitieren. Wie in einigen Beiträgen in diesem Band diskutiert wird, ist auf-grund vieler Studien aus dem Bereich der psychoanalytisch orientierten Resilienzforschung zu erwarten, dass korrigierende, positive Beziehungserfahrungen (z. B. zu Erzieherinnen, Therapeutinnen, Projektmitarbeiterinnen) sich als »embodied memories« im Unbewussten der Kinder erhalten und im besten Fall ein Gegengewicht zu den oft traumatischen Beziehungserfahrungen in ihren Primärfamilien darstellen können. Wie Stuart Hauser und sein Forscherteam (Hauser, Allen u. Golden, 2006) in beeindruckender Weise zeigen konnten, helfen solche alternativen Beziehungserfahrungen Hochrisikokindern oft in erstaunlicher Weise, das »Prinzip Hoffnung« in ihrer Seele aufrechtzuerhalten und angesichts eines Kinderalltags mit Gewalt, Vernachlässigung und Missbrauch nicht zu resignieren.

Literatur

Achenbach, T. M. (1997). Guide for the Caregiver Teacher Report Form for ages 2–5. Burlington, VT: University of Vermont: Department of Psychiatry.

Achenbach, T. M., Edelbrock, C. S. (1983). Manual for the Child Behavior Checklist and revised child behaviour profile. Burlington, VT: Queen City Printers Inc.

Achenbach, T. M., Rescorla, L. A. (2010). Multicultural Supplement to the Manual for ASEBA Preschool Forms u. Profiles. Burlington, VT: University of Vermont, Research Center for Children, Youth, & Families.

Barone, L., Del Giudice, M., Fossati, A., Manaresi, F., Actis Perinetti, B., Colle, L., Veglia, F. (2009). Psychometric properties of the Manchester Child Attachment Story Task: an Italian multicentre study. International Journal of Behavioral Development, 33 (2), 185–190.

Behrens, K. H., Hesse, E., Main, M. (2007). Mothers' attachment status as determined by the Adult Attachment Interview predicts their 6-year-olds' reunion responses: a study conducted in Japan. Developmental Psychology, 43 (6), 1553–1567.

Belsky, J., Pasco Fearon, R. M. (2002). Infant-mother attachment security, contextual risk, and early development: a moderational analysis. Development and Psychopathology, 14, 293–310.

Bøe, T., Overland, S., Lundervold, A. J., Hysing, M. (2012). Socioeconomic status and children's mental health: results from the Bergen Child Study. Social

Psychiatry and Psychiatric Epidemiology, 47 (10), 1557–1566; doi:10.1007/s00127-011-0462-9.

Bohlin, G., Hagekull, B., Rydell A. M. (2001). Attachment and social functioning: a longitudinal study from infancy to middle childhood. Social Development, 9 (1), 24–39.

Cierpka, M. (2009). FAUSTLOS – wie Kinder Konflikte gewaltfrei lösen lernen (7. Aufl.). Freiburg: Herder.

Cierpka, M., Schick, A. (2004). FAUSTLOS: Ein Curriculum zur Förderung sozial-emotionaler Kompetenzen und zur Gewaltprävention für den Kindergarten. Handbuch. Göttingen: Hogrefe.

Cierpka, M., Schick, A. (2006). Das Fördern von emotionalen Kompetenzen mit FAUSTLOS bei Kindern. In M. Leuzinger-Bohleber, Y. Brandl, G. Hüther (Hrsg.), ADHS – Frühprävention statt Medikalisierung. Theorie, Forschung, Kontroversen (S. 286–301). Göttingen: Vandenhoeck & Ruprecht.

Döpfner, M., Berner, W., Fleischmann, T., Schmidt, M. (1993). VBV 3–6 Verhaltensbeurteilungsbogen für Vorschulkinder. Weinheim: Beltz Verlag.

Dozier, M., Stovall, K. C., Albus, K. E., Bates, B. (2001). Attachment for infants in foster care: the role of caregiver state of mind. Child Development, 72, 1467–1477.

Egeland, B. (2006). Ergebnisse einer Langzeitstudie an Hoch-Risikofamilien: Implikationen für Prävention und Intervention. In K. H. Brisch (Hrsg.), Bindung und seelische Entwicklungswege: Grundlagen, Prävention und klinische Praxis (S. 305–324). Stuttgart: Klett-Cotta.

Elting, P. (2003). Überprüfung der psychometrischen Parameter von CBCL 1_721–5 und CTRF an einer deutschen Stichprobe. Inaugural Dissertation zur Erlangung des Doktorgrades der Medizin, Universitätsklinik Frankfurt a. M.

Flouri, E., Mavroveli, S., Tzavidis, N. (2011). Cognitive ability, neighbourhood deprivation, and young children's emotional and behavioral problems. Social Psychiatry and Psychiatric Epidemiology, 47 (6), 985–992.

Fonagy, P., Gergely, G., Jurist, E. L., Target, M., Vorspohl, E. (Hrsg.) (2011). Affektregulierung, Mentalisierung und die Entwicklung des Selbst. Stuttgart: Klett-Cotta.

Friedrich, L., Siegert, M. (2009). Förderung des Bildungserfolgs von Migranten: Effekte familienorientierter Projekte. Abschlussbericht zum Projekt: Bildungserfolge bei Kindern und Jugendlichen mit Migrationshintergrund durch Zusammenarbeit mit den Eltern. Working Paper 24 der Forschungsgruppe des Bundesamtes für Migration und Flüchtlinge (BAMF), Nürnberg.

Gervai, J., Novak, A., Lakatos, K., Toth, I., Danis, I., Ronai, Z., Nemoda, Z., Sasvari-Szekely, M., Bureau, J. F., Bronfman, E., Lyons-Ruth, K. (2007). Infant genotype may moderate sensitivity to maternal affective communications: attachment disorganization, quality of care, and the DRD4 polymorphism. Social Neuroscience, 2 (3–4), 307–319. doi:10.1080/17470910701391893.

Goldberg, S., Benoit, D., Blokland, K., Madigan, S. (2003). Atypical maternal behavior, maternal representations, and infant disorganized attachment. Development and Psychopathology, 15, 239–257.

Goodman, R. (1997). The Strengths and Difficulties Questionnaire: A Research Note. Journal of Child Psychology and Psychiatry, 38 (5), 581–586.

Goodman, R. (1999). The extended version of the strengths and difficulties questionnaire as a guide to child psychiatric caseness and consequent burden. Journal of Child Psychology and Psychiatry, 40 (5), 791–799.

Goodman, R., Scott, S. (1999). Comparing the Strengths and Difficulties Questionnaire and the Child Behavior Checklist: is small beautiful? Journal of Abnormal Child Psychology, 27 (1), 17–24.

Green, J., Stanley, C., Peters, S. (2007). Disorganized attachment representation and atypical parenting in young school age children with externalizing disorder. Attachment and Human Development, 9 (3), 207–222.

Green, J., Stanley, C., Smith, V., Goldwyn, R. (2000). A new method of evaluating attachment representations in young school-age children: The Manchester Child Attachment Story Task. Attachment and Human Development, 2 (1), 48–70.

Grienenberger, J. F., Kelly, K., Slade, A. (2005). Maternal reflective functioning, mother-infant affective communication, and infant attachment: exploring the link between mental states and observed caregiving behavior in the intergenerational transmission of attachment. Attachment and Human Development, 7, 299–311.

Guo, G., Mullan Harris, K. (2000). The mechanisms mediating the effects of poverty on children's intellectual development. Demography, 37, 431–447.

Hanson, M. J., Miller, A. D., Diamond, K., Odom, S., Lieber, J., Butera, G., Horn, E., Palmer, S., Fleming, K. (2011). Neighbourhood community risk influences on preschool children's development and school readiness. Infants and Young Children, 24 (1), 87–100.

Hauser, S. T., Allen, J. P., Golden, E. (2006). Out of the woods. Tales of resilient teens. London: Havard University Press.

Hölling, H., Kurth, B. M., Rothenberger, A., Becker, A., Schlack, R. (2008). Assessing psychopathological problems of children and adolescents from 3–17 years in a nationwide representative sample: results of the German health interview and examination survey for children and adolescents (KIGGS). European Child Psychiatry, 1, 34–41.

Jacobs, H. (2010). Frankfurter Sozialbericht Teil IX: Zukunft für Frankfurter Kinder sichern! SGB II – Leistungsbezug von Kindern und soziale Segregation in Frankfurt a. M. – eine kleinräumige Analyse und Diskussion von Ansätzen zur Bekämpfung von Armut und Benachteiligung von Kindern. Frankfurt a. M.: Dezernat für Soziales, Senioren, Jugend und Recht, Stadt Frankfurt a. M.

Van IJzendoorn, M. H., Kroonenberg, P. M. (1988). Cross-cultural patterns of attachment: A meta-analysis of the Strange Situation. Child Development, 59, 147–156.

Van IJzendoorn, M. H., Schuengel, C., Bakersmans-Kranenburg, M. J. (1999): Disorganized attachment in early childhood: Meta-analysis of precursors, concomitants, and sequelae. Development and Psychopathology, 11, 225–249.

Jäkel, J., Leyendecker, B. (2008). Everyday Stressors Index (ESI) – Deutsche

Version: Zugriff am 15.04.2013 unter http://www.zpid.de/pub/tests/5970_Fragebogen_ESI.pdf.

Klasen, H., Woerner, W., Wolke, D., Meyer, R., Overmeyer, S., Kaschnitz, W., Rothenberger, A., Goodman, R. (2000). Comparing the German Versions of the Strengths and Difficulties Questionnaire (SDQ-Deu) and the Child Behavior Checklist. European Child u. Adolescent Psychiatry, 9 (4), 271–276.

Laezer, K. L., Leuzinger-Bohleber, M., Rüger, B., Fischmann, T. (im Druck). Evaluation of two prevention programs »Early Steps« and »Faustlos« in day-care centers with children at risk: study protocol of a cluster randomized controlled trial. Trials.

Laucht, M. (2009). Vulnerabilität und Resilienz in der Entwicklung von Kindern: Ergebnisse der Mannheimer Längsschnittstudie. In K. H. Brisch (Hrsg.), Bindung und Trauma: Risiken und Schutzfaktoren für die Entwicklung von Kindern (S. 53–71). Stuttgart: Klett-Cotta.

Leuzinger-Bohleber, M. (2009). Frühe Kindheit als Schicksal? Trauma, Embodiment, Soziale Desintegration. Psychoanalytische Perspektiven. Stuttgart: Kohlhammer.

Leuzinger-Bohleber, M. (2010a). Early affect regulations and its disturbances: Approaching ADHD in a psychoanalysis with a child and an adult. In M. Leuzinger-Bohleber, J. Canestri, M. Target (Eds.), Early development and its disturbances: Clinical, conceptual and empirical research on ADHD and other psychopathologies and its epistemological reflections (pp. 185–206). London: Karnac Books.

Leuzinger-Bohleber, M. (2010b). Psychoanalytic preventions/interventions and playing »rough-and-tumble« games: alternatives to medical treatments of children suffering from ADHD. International Journal of Applied Psychoanalytic Studies, 7, 332–338.

Leuzinger-Bohleber, M., Fischmann, T. (2010). Attention-Deficit-Hyperactivity Disorder (AD/HD): a field for contemporary psychoanalysis? Some clinical, conceptual and neurobiological considerations based on the Frankfurt Prevention Study. In J. Tsiantis, J. Trowell (Eds.), Assessing change in psychoanalytic psychotherapy of children and adolescents (pp. 139–176). London: Karnac Books.

Leuzinger-Bohleber, M., Fischmann, T., Goeppel, G., Laezer, K. L., Waldung, C. (2008a). Störungen der frühen Affektregulation. Klinische und empirische Annäherungen an ADHS. Psyche – Zeitschrift für Psychoanalyse und ihre Anwendungen, 62, 621–653.

Leuzinger-Bohleber, M., Fischmann, T., Vogel, J. (2008b). Frühprävention, Resilienz und »neue Armut« – Beobachtungen und Ergebnisse aus der Frankfurter Präventionsstudie. In D. Sack, U. Thöle (Hrsg.), Soziale Demokratie, die Stadt und das randständige Ich (S. 149–177). Kassel: kassel university press.

Leuzinger-Bohleber, M., Fischmann, T., Laezer, K. L., Pfenning-Meerkötter, N., Wolff, A., Green, J. (2011). Frühprävention psychosozialer Störungen bei Kindern mit belasteten Kindheiten. Psyche – Zeitschrift für Psychoanalyse und ihre Anwendungen, 65, 989–1022.

Leuzinger-Bohleber, M., Laezer, K. L., Neubert, V., Pfenning-Meerkötter, N.,

Fischmann, T. (in press): »Aufsuchende Psychoanalyse« in der Frühprävention – klinische und extraklinisch-empirische Studien. Frühe Bildung.

Lyons-Ruth, K., Alpern, L., Repacholi, B. (1993). Disorganized infant attachment classification and maternal psychosocial problems as predictors of hostile-aggressive behavior in the preschool classroom. Child Development, 64, 572–585.

Lyon-Ruth, K., Bronfman, E., Parsons, E. (1999). Maternal frightened, frightening, or atypical behavior and disorganized infant attachment patterns. In J. I. Vondra, D. Barnett (Eds.), Atypical patterns of infant attachment: theory, research, and current directions. Monographs of the Society for Research in Child Development, 64 (3, Serial No. 258), 67–96.

Lyons-Ruth, K., Jacobvitz, D. (2008). Attachment disorganization. Genetic factors, parenting contexts, and developmental transformation from infancy to adulthood. In J. Cassidy, P. R. Shaver (Eds.), Handbook of attachment. Theory, research, and clinical applications (pp. 666–697). New York/London: The Guilford Press.

Mayr, T., Ulrich, M. (2009a). Positive Entwicklung und Resilienz im Kindergartenalltag: Der Beobachtungsbogen PERIK. Frühförderung interdisziplinär – Zeitschrift für frühe Hilfen und frühe Förderung benachteiligter, entwicklungsauffälliger und behinderter Kinder, 28 (1), 12–22.

Mayr, T., Ulrich, M. (2009b). Positive Entwicklung und Resilienz im Kindergartenalltag: Perik: Begleitheft zum Beobachtungsbogen Perik. Freiburg: Herder.

Merikangas, K. R., He, J. P., Brody, D., Fisher, P. W., Bourdon, K., Koretz, D. S. (2010). Prevalence and treatment of mental disorders among US children in the 2001–2004 NHANES. Pediatrics, 125 (1), 75–81.

Moss, E., Cyr, C., Dubois-Comtois, K. (2004). Attachment at early school age and developmental risk: examining family contexts and behavior problems of controlling-caregiving, controlling-punitive, and behaviorally disorganized children. Developmental Psychology, 40 (4), 519–532.

Moss, E., Smolla, N., Cyr, C., Dubois-Comtois, K., Mazzarello, T., Berthiaume, C. (2006). Attachment and behavior problems in middle childhood as reported by adult and child informants. Developmental Psychology, 18 (2), 425–444.

Neubert, V., Laezer, K. L. (2011). Leitfaden für ein Elterninterview zur Erfassung von Risikofaktoren. Frankfurt: Unveröffentlichtes Manuskript.

Pianta, R., Egeland, B., Sroufe, L. A. (1992). Maternal stress and children's development: Prediction of school outcomes and identification of protective factors. In J. Rolf (Ed.), Risk and protective factors in the development of psychopathology (pp. 215–235). New York: Cambridge University Press.

Reijneveld, S. A., Brugman, E., Verhulst, F. C., Verloove-Vanhorick, S. P. (2005). Area deprivation and child psychosocial problems – a national cross-sectional study among school-aged children. Social Psychiatry and Psychiatric Epidemiology, 40 (1), 18–23.

Ricken, G., Fritz, A., Schuck, K.-D., Preuß, U. (2007). Hannover-Wechsler-Intelligenztest® für das Vorschulalter – III: Manual zur Durchführung und Auswertung. Göttingen: Huber.

Sagi, A., Koren-Karie, N., Gini, M., Ziv, Y., Joels, T. (2002). Shedding further light on the effects of various types and quality of early child care on infant-mother attachment relationship: the Haifa Study of Early Child Care. Child Development, 73, 1166–1186.

Sirin, S. R. (2005). Socioeconomic status and academic achievement: a meta-analytic review of research 1990–2000. Review of Educational Research, 75 (3), 417–453.

Solomon, J., George, C., De Jong, A. (1995). Children classified as controlling at age six: evidence of disorganized representational strategies and aggression at home and at school. Development and Psychopathology, 7 (3), 447–463.

Spieker, S. J., Nelson, D. C., Petras, A., Jolley, S. N., Barnard, K. E. (2003). Joint influence of child care and infant attachment security for cognitive and language outcomes of low-income toddlers. Infant Behavior and Development, 26, 326–344.

Stacks, A. M., Oshio, T. (2009). Disorganized attachment and social skills as indicators of Head Start children's school readiness skills. Attachment and Human Development, 11, 1–21.

Wan, M., Green, J. (2010). Negative and atypical story content themes depicted by children with behaviour problems. Journal of Child Psychology and Psychiatry, 51 (10), 1125–1131.

Weinfield, N. S., Sroufe, L. A., Egeland, B., Carlson, E. A. (2008). Individual differences in infant-caregiver attachment: conceptual and empirical aspects of security. In J. Cassidy, P. R. Shaver (Eds.), Handbook of attachment: theory, research, and clinical applications (pp. 78–101). New York: The Guilford Press.

III Embodiment, Trauma und Psychoanalyse

Agneta Sandell

Vom namenlosen Grauen zu ertragbarer Furcht

Die psychoanalytische Behandlung
eines 22 Monate alten Kindes

Ich möchte von einem kleinen Mädchen berichten und davon, wie ich ihre Schwierigkeiten verstanden habe. Das kleine Mädchen war 22 Monate alt, als es zu mir kam und wir eine Behandlung begannen, die man Baby-Analyse nennt (Norman, 2001). Eigentlich war sie gar kein Baby, sondern ein sehr junges Kind. Sie war ein Kind, das gerade erst begonnen hatte, in Sätzen mit einem oder zwei Wörtern zu sprechen. Das Mädchen war zusammen mit seiner Mutter bei mir in Behandlung und die Analyse dauerte, bis sie etwas älter als zweieinhalb Jahre – also 32 Monate – alt war.

Der Titel meines Beitrags lautet »Vom namenlosen Grauen zu ertragbarer Furcht«. Ich werde später erklären, was mit »namenlosem Grauen« gemeint ist und wie ich zusammen mit dem kleinen Mädchen und ihrer Mutter nach einem Ansatz von Johan Norman, einem schwedischen Kollegen, gearbeitet habe. Es handelt sich dabei um psychoanalytisches Arbeiten mit Säuglingen und kleinen Kindern bis etwa zweieinhalb Jahren (Norman, 2001).

Zuerst möchte ich von dem kleinen Mädchen erzählen, das ich in diesem Beitrag Hilda nennen werde.

Hilda

Hilda war 22 Monate alt, als ich sie zum ersten Mal sah. Hildas Mutter hatte mich angerufen und mir kurz von ihrem Anliegen berichtet. Also wusste ich ein wenig über ihre Probleme, als wir – Hilda, die Mutter und ich – uns zum ersten Mal trafen.

Hilda hat einen Bruder, der elf Monate älter ist. Die Mutter beschrieb ihn als kräftiger, widerstandsfähiger und geduldiger. Sie sagte, es habe nie besondere Probleme mit ihm gegeben. Die Mutter erzählte weiter, dass Hilda niemals beruhigt, sicher oder friedlich zu sein schien, nicht einmal im Beisein der Mutter. Sie schien sich nie einer entspannten Gelassenheit hinzugeben und noch weniger einem sicheren, vertrauenden Schlaf. Während der ersten sechs Monate musste die Mutter sie immer mit sich umhertragen, dennoch war sie niemals ruhig. Als Hilda zwischen sechs und sieben Monaten alt war, konnte man sie hinlegen, ohne dass sie schrie. Aber sie lag einfach da und es schien, als blickte sie starr ins Nichts. Egal ob tags oder nachts, jedes Mal, wenn die Eltern nach ihr schauten, sah sie so aus. Ihr Bruder war auch ein Kleinkind, das ebenso wie Hilda Pflege brauchte, und daher waren die Eltern erschöpft.

Es half auch nicht, dass Hilda wie gewöhnlich bei ihren Eltern schlief. Sie lag nur still da und starrte vor sich hin. Die unglücklichen Eltern empfanden dies als so einsam, so unverständlich und unheimlich. Hilda hatte die verstörende Neigung, sich in sich selbst zurückzuziehen und dabei alles andere auszusperren. Es war schwer, zu ihr durchzudringen und mit ihr in Verbindung zu kommen. Sie war oft darin gefangen, monoton und ziellos Dinge zu sammeln und zu sortieren. Zum Beispiel sortierte sie zu Hause das Besteck oder ordnete die Speisen auf ihrem Teller, statt sie zu essen. In der Kinderkrippe verlas sie Legosteine oder Ähnliches. Anstatt dass sie versuchte, etwas damit zu bauen, verteilte sie die Teile auf Häufchen. Es war dann schwer, zu ihr durchzudringen, und so fuhr sie einfach fort, endlos zu sortieren. Das kann für so ein junges Kind ganz normal sein – Hilda tat es jedoch auf eine Weise, die auch den Erziehern in der Krippe Sorgen bereitete.

Hildas Leben hatte traumatisch begonnen. Die Mutter war bei Hildas Geburt beinahe gestorben und sie brauchte mehrere Wochen, um sich davon zu erholen. Der arme Vater stand unter Schock und war zutiefst erschüttert. Er hatte sich völlig hilflos gefühlt und war entsetzt, als er mit der neugeborenen Hilda und mit dem anderen Kleinkind zu Hause allein dastand.

Einige Bemerkungen zur psychoanalytischen Technik und zum Setting

In meinem Behandlungszimmer arbeitete ich mit Hilda und ihrer Mutter nach dem Verfahren, das Johan Norman entwickelte und beschrieben hat (Norman, 2001). Björn Salomonsson, ein anderer schwedischer Kollege, hat diese Art von Verfahren ebenso beschrieben und umfangreich beforscht (Salomonsson, 2007; Salomonsson u. Sandell, 2011a, 2011b, 2011c).

Ich sah Hilda und ihre Mutter zwei- bis viermal die Woche, aber das schwankte auch. Für gewöhnlich sah ich sie zwei- bis dreimal die Woche und während der letzten zwei Monate der Behandlung zweimal die Woche. Ich sprach direkt mit Hilda und beschrieb, was ich sah, welche Gedanken ich dazu hatte und was es in mir auslöste. So hat es Johan Norman beschrieben: Bemerkungen, die direkt an das Baby gerichtet sind, zu dem, was man gerade im Behandlungszimmer sieht, hört und erlebt. Wenn ich mit der Mutter sprach, erklärte ich Hilda, warum ich das tat. Die Sitzungen wurden für die Supervisionsgruppe gefilmt.

Als Psychoanalytiker versucht man für seine Eindrücke und sein emotionales Erleben die passenden Worte zu finden. Von ihnen geleitet, beschreibt man die Vorgänge, die man wahrnimmt während der Sitzung. Beim psychoanalytischen Arbeiten ist es natürlich unerlässlich, zu versuchen, mit dem, was in der eigenen inneren Welt, in der eigenen Psyche vor sich geht, in innerem Kontakt zu sein. Das wird allerdings noch wichtiger, wenn man mit einem kleinen Kind arbeitet. Die eigenen Wahrnehmungen bilden die wichtigste Erkenntnisquelle, die einem zur Verfügung steht. Es ist diese Information, die Gegenübertragung im weiten Sinne, die bei der Arbeit mit sehr jungen Kindern die Richtung vorgeben muss. Das bedeutet, es gibt etwas zutiefst Subjektives mit ausgeprägten intuitiven Elementen im eigenen Verstehen. Man muss dem gegenüber die Haltung einnehmen, dass es sich um etwas handelt, das man erst ausprobiert, überprüft – etwas, woran man sich vorsichtig herantastet. Es entstehen in einem selbst Gedanken, Gefühle, Bilder – Gedanken, die man gemeinsam mit seinem Patienten (auch wenn es sich um ein sehr kleines Kind handelt) abstimmt und überprüft.

Johan Norman (2001) unterstreicht die Wichtigkeit der Subjektivität des Analytikers – die Überzeugungen des Analytikers – und dass das Verstehen herantastend und experimentell ist. Norman bezieht sich auf den britischen Psychoanalytiker Wilfred Bion (1987) und sein Konzept der »fantasievollen Spekulation« (Imaginative Conjecture). Natürlich hat man die eigene Erfahrung und sein theoretisches Wissen zur Verfügung, jedoch tritt dies alles während der Sitzung in den Hintergrund.

Ich möchte gern hinzufügen, wie wichtig es ist, sich auf die Gegenübertragung zu verlassen und ihr zu vertrauen. Das bedeutet, dass man als Analytiker in der Lage sein muss, sich voller Vertrauen der eigenen Gegenübertragung auszusetzen, und auch fähig sein muss, die Widersprüche und die Unsicherheit bezüglich der eigenen Eindrücke auszuhalten.

Auf der einen Seite droht eine zu große subjektive Irrationalität. Auf der anderen Seite lauern jedoch die Gefahren zu großer Rationalität und technischer Formalität, die Träumen und Spielen keinen Platz einräumen. Darin liegt nichts Mystisches verborgen, aber es gibt auch keine bestimmte Methode, die man in einem »technischen Sinne« lehren oder lernen könnte (Sandell, 1999).

Hilda konnte ein wenig sprechen, als wir mit der Analyse begannen. Gesprochene Sprache verstand sie ziemlich gut, obgleich sie nur einen kleinen aktiven Wortschatz hatte. Die Arbeit mit Hilda unterscheidet sich von der Arbeit mit einem Säugling, der nicht sprechen kann und nicht die Bewegungsfreiheit eines etwas älteren Kindes hat. Aber selbst viel jüngere Babys verstehen offensichtlich die Bedeutung und die Absicht von dem, was man sagt, obwohl sie über noch keine Sprache im verbal-linguistischen Sinn verfügen. Im Grunde ist der psychoanalytische Ansatz bei Kleinkindern derselbe wie bei Säuglingen.

Die Spielsachen, die ich für Hilda hatte, waren ein paar Bälle, einige Züge aus Holz, einige Autos, einige große Plüschtiere – ein großes Känguru mit einem Baby in seinem Beutel, ein großer Plüschlöwe und zwei kleine Baby-Stoffpuppen. Es gab außerdem noch eine Reihe kleiner Tiere aus Plastik, darunter eine etwas größere Löwin und zwei Löwenjungen.

Die erste Sitzung mit Hilda und ihrer Mutter

Hilda stellte sich heraus als ein ernstes kleines Mädchen mit großen Augen und einem erwartungsvollen und ängstlichen Gesichtsausdruck. Sie war winzig klein und sehr blass. Sie hatte einen großen Schnuller in ihrem Mund und zog ein riesiges Kuscheltier hinter sich her – eine Art Bunny-Häschen, ein bisschen wie ein großer, unförmiger Sack. Sie hatte etwas äußerst Unruhiges an sich. Ich war ziemlich erstaunt. Sie stolperte durch die Eingangstür in den Flur und sagte mit schriller Stimme mehrmals zu ihrer Mutter: »Nicht 'fährlich, nicht 'fährlich« (nicht gefährlich).

Hilda und ihre Mutter waren zwei Menschen in großer Not. Das war mein Eindruck. In meinem Behandlungszimmer angelangt, wandte ich mich an Hilda und erklärte ihr, warum sie gekommen waren, um mich zu sehen. Hilda saß auf dem Schoß ihrer Mutter und hielt ihr großes Bunny-Häschen fest umarmt. Sie schaute mich ernst und prüfend an.

Schon während der ersten Sitzung erzählte mir die Mutter ihre Geschichte. Ich hatte sie aufgefordert, mir zu berichten, und ich hatte mich gleichzeitig Hilda zugewandt und erklärte ihr: »Und dann möchte ich deine Geschichte hören. Ein Kind erzählt anders, drückt sich auf andere Art aus, mit anderen Mitteln.« Ich zeigte auf die Spielsachen. Und ich fuhr fort: »Es ist wichtig, dass ich von dir erfahre, wie es zwischen euch läuft. Wir haben viel Zeit. Wir können uns dabei die Zeit lassen, die du brauchst, damit sich die Geschichte natürlich entfaltet.« Ich sagte, ich wolle zuerst verstehen, damit ich ihnen besser helfen könne.

Die Mutter erzählte mir, dass sie und der Vater sich sehr viel Sorgen um Hilda machten. Es falle ihnen schwer, zu verstehen, wie Hilda sich fühle. Es sei schwierig, zu ihr durchzudringen. Sie wollten ihr wirklich helfen, aber sie wüssten nicht, wie sie Hilda beruhigen könnten. Die Mutter erzählte mir von der Schwangerschaft mit Hilda, von der Geburt, davon, dass sie beinahe gestorben wäre und dass sie lange Zeit danach in schlechter Verfassung gewesen sei.

Ich wandte mich an Hilda und sprach mit ihr, worüber die Mutter geredet hatte. Hilda hörte mit traurigem Gesicht angestrengt und aufmerksam zu. Bald darauf glitt sie vom Schoß der Mutter herunter, während die Mutter sitzen blieb. Hilda begann – wie ich es verstand – ihre missliche Lage darzustellen.

Mit viel Mühe fing sie an, alle Tiere zusammenzutragen, die großen wie die kleinen. »Alle 'iere«, sagte sie. In leisem, schrillem Tonfall wiederholte sie angstvoll: »Liddle (so nannte sie sich selbst) alle (T)iere« … »Liddle evely« … »und schau nach (T)iere«. Sie wirkte sehr angespannt und unglücklich. Es gab immer wieder einige Tiere, die sie nicht richtig festhalten konnte und die zu Boden fielen. Ich bemerkte hierzu: »Sie wirken alle so schlecht gehalten, alle davon, so schlecht gehalten. Sie wirken alle so unruhig und verunsichert. Sie brauchen wirklich Hilfe.«

Dies ereignete sich wieder und wieder mit einigen Variationen über mehrere Sitzungen. Sie zerrte und trug die Tiere, ließ sie fallen und hob sie wieder auf. Nach einer Weile hatte sie alle Tiere zu mir herübergetragen und auf meinen Schoß gelegt.

Während mehrerer Sitzungen in den ersten Wochen zeigte sich häufig folgende Szene: Zuerst legte Hilda die große Plüschkänguru-Mutter auf meinen Schoß und ich hielt sie fest. Dann sollte die Känguru-Mutter wiederum all die kleinen Tiere festhalten. Dann wollte Hilda, dass ich ihr half, alles zur ihrer Mutter herüberzutragen. Ängstlich achtete sie die ganze Zeit darauf, dass jedes Tier dabei war, und wurde aufgebracht, wenn wir eines davon fallen ließen. Währenddessen sprach ich mit ihr darüber, dass sie von mir wollte, der Mama zu helfen, jeden festzuhalten, sie alle festzuhalten.

Hildas Mutter begriff schnell und kam rasch mit dieser Form von Behandlung zurecht. Es wurde klar, dass es ihr leichtfiel, sich mit dieser Art des Verstehens und mit dieser Art, Dinge in Beziehung zu setzen, zu identifizieren.

Namenlose Furcht

Als ich später diese Gedanken über Hilda und ihre Lage für mich selbst klarer formulierte, dachte ich in den Begriffen namenlose Furcht (Fear), namenloses Grauen (Dread; Bion, 1962/1984) und unvorstellbare/undenkbare Angst (Anxiety; Winnicott, 1962).

Im Grunde hängt namenloses Grauen mit dem katastrophalen Versagen der Halte-Funktion (Containing Function) zusammen:

wenn das Halten aus verschiedenen Gründen scheitert. Zum Beispiel, wenn eine Mutter sich nicht auf ihr Baby einstellen kann und sich dem Kind gegenüber psychisch nicht öffnet. Das haltende Objekt kümmert sich um die inneren Zustände und Gefühle des Kindes. Die unvorstellbare Angst ist eine Angst davor, in Stücke zu zerfallen und im Nichts zu verschwinden. Die Zuwendung und das einfühlende Verstehen der Mutter schützen für gewöhnlich davor.

Die Mutter (in der Regel ist es die Mutter) hilft dem Kind im jungen Alter dabei, mit solchen erschreckenden Eindrücken, Fantasien und Erfahrungen umzugehen, und zwar dadurch, dass sie diese verträglich macht und Ordnung und Sinn herstellt. Ein wichtiger Bestandteil dieser psychologischen Pflegefunktion ist das, was Bion (1962/1984) Rêverie nennt: ein inneres, eher intuitives Umsorgen und traumartiges Denken.

Offensichtlich hatte Hilda große Schwierigkeiten, eine stabile Beziehung zu solch einem guten haltenden Objekt, zu ihrer Mutter, zu einer haltenden Mutter-Figur herzustellen. Wenn so eine Beziehung nicht hergestellt wurde, dann dreht sich schnell alles um Abhängigkeit und um die grauenhafte Furcht, dass das überlebenswichtige Objekt verschwinden könnte. Wenn die Mutter für das Kind nicht erreichbar ist, wenn sie unfähig ist, die Eindrücke und Erfahrungen des Kindes wahrzunehmen und aufzunehmen und ihm zu helfen, damit umzugehen –, dann wird das Kind alleingelassen mit dem Gefühl, es sei nicht möglich, diese Eindrücke und Erfahrungen zu verstehen und Sinn in ihnen zu finden. Aber nicht nur das, was das Kind erlebt, ist dann nicht erträglich. Es ist »unvorstellbar« und wird von dem Kind als destruktiver Angriff, als etwas Schlimmes, erlebt. Das Kind wird in einem Zustand »namenlosen Grauens« (Bion, 1962/1984) alleingelassen. Unvorstellbare Angst und namenlose Furcht können als Ausdruck einer formlosen Furcht beschrieben werden; einer Furcht, die einhergeht mit der entsetzlichen Vorstellung, sich aufzulösen und im leeren Raum zu verlieren.

R. Britton (1998) betont, dass diese Furcht nicht einfach nur den eigenen Tod zum Gegenstand hat, wie wir es in der Sprache der Erwachsenen ausdrücken würden. Eher ist sie eine archaische, elementare (basale) Furcht; eine Furcht davor, nicht zu existieren, eine Furcht, dass irgendetwas die Vergangenheit, Gegenwart und Zukunft auslöschen und vernichten wird.

Diese Furcht nimmt später im Laufe ihrer Entwicklung andere Formen an. Sie hat dann eher die Gestalt einer Angst, seine Identität zu verlieren und nicht zu wissen, wer man ist. Es handelt sich um eine Angst, die typischerweise in der Adoleszenz auftritt. Sie kehrt allerdings tendenziell in allen schweren Zeiten und in Lebenskrisen wieder.

In der klinischen Praxis begegnen uns manchmal Menschen, die zum Suizid hingezogen sind, um auf diese Weise der Angst vor Vernichtung und Auslöschung zu entfliehen.

Zurück zu Hilda

Wie ich schon berichtete, waren unter den Spielsachen eine Löwenmutter und zwei Löwenjungen. Nach einiger Zeit – vielleicht zehn Sitzungen – stellte sich ein Ablauf ein, wie Hilda mit diesen Löwen spielte. Sie bewegte sie und führte mit ihnen eine Art Szene auf. Das eine oder das andere der Löwenjungen ging immer verloren. Es fiel wieder und wieder hinter die anderen zurück und war dann irgendwo allein. Zuerst war das schwer für Hildas Mutter zu ertragen. Stattdessen hob sie das fallen gelassene Junge auf und legte es zur Löwenmutter und dem anderen Jungen zurück. Hilda tat so, als würde sie das nicht bemerken, um alsbald dafür zu sorgen, dass das Junge wieder verloren ging. Ich kommentierte das und sprach darüber, wie es sich anfühlt, die ganze Zeit verloren zu sein (zu gehen), und darüber, dass es ein Kind zu viel gab. Das Kind sei lästig und man könnte daher so tun, als ob es überhaupt nicht da wäre.

Nach einigen Sitzungen veränderte sich die Szene. Hilda hörte auf, ein Junges zu verlieren. Jetzt waren beide Jungen bei der Mutter – aber nun gab es ein großes Problem. Hilda wollte, dass beide Jungen sicher auf dem Rücken ihrer Mutter sitzen. Aber es gab nicht genug Platz für beide. Eines fiel immer herunter. Hilda war sehr frustriert, dass beide nicht gleichzeitig auf dem Rücken der Mutter bleiben konnten. Schließlich stieß sie die Tiere wütend von sich weg und ließ die drei auf dem Boden verteilt liegen. Sie gab vor, die Tiere dort nicht liegen zu sehen, obwohl sie Schwierigkeiten hatte, nicht über sie zu stolpern, wenn sie zum wiederholten Mal sich entschied, an ihnen vorbeizugehen und das Zimmer zu durchqueren.

Etwa vier oder fünf Wochen später wurde Hilda krank und konnte nicht kommen. Besorgt bestand sie darauf, mit mir am Telefon zu sprechen. Eindringlich bat sie mich: »Aneta (Agneta), pass auf, bewach die Tiere, alle Tiere … pass auf, schlaf, behalt … bewach, schlaf, bleib, alle Tiere.« Ich versicherte ihr, ich würde, solange sie weg sei, mit Sorgfalt und Vorsicht auf die Tiere achtgeben.

Hildas Mutter erzählte mir, Hilda habe nun angefangen, zu Hause alle Stofftiere – wenn möglich auch die des Bruders – zusammenzutragen, und wollte sie ganz nahe bei sich haben, wenn sie schlafe. Überhaupt schlafe sie besser, seit die Analyse begonnen habe. Jetzt schlafe sie fast immer gut, was die Eltern sehr erleichtere. Es war nun so, dass sie und ihre Eltern sich fühlten, als ob sie ruhig sein könnten. Um die ganze Ruhelosigkeit würde sich bei mir in der Analyse gekümmert. Die Ruhelosigkeit gehöre nun zu mir und in mein Behandlungszimmer.

Wochen vergingen und Hilda konnte besser arbeiten und sich ausdrücken. Genauer gesagt bedeutet dies, dass die diffuse Furcht und Angst zunehmend eine Form annahm. Davor war es eine konturlose, formlose Angst, die unmöglich, sich vorzustellen, und die »unbegreifbar«, undenkbar gewesen war. Nun schien es, als ob sich spezifischere Quellen der Angst und spezifischere Ängste herausbildeten. Konkretere und denkbare Formen prägten sich aus.

Wenn das Containing und Halten allgemein gut funktionieren (wenn sie gut genug sind), dann lebt das Kind in der sicheren und magischen Illusion, beschützt zu sein. Dafür ist eine vertrauensvolle Beziehung zu guten Objekten notwendig. Äußere und innere Objekte helfen dem Kind, die eigene Kleinheit und Hilflosigkeit zu erfahren und anzunehmen. Ein unreifes Individuum kann nicht zwischen Bedrohungen unterscheiden, die von innen oder von außen kommen. Das gilt übrigens auch für reife Erwachsene in belastenden Situationen.

Im Hinblick auf vertrauensvolles Containing ist es wichtig, die destruktiven Gefühle des Kindes anzuerkennen und auszuhalten. Die aggressiven, sadistischen und neidvollen Anteile des Kindes müssen anerkannt, verstanden und durch das haltende Objekt (Containing Object) entschärft werden, beispielsweise indem die Mutter fähig ist, diese Anteile zu denken und ohne von ihnen beschädigt zu werden.

Ein weiterer Aspekt besteht darin, dass das kleine Kind noch nicht zwischen einer Mutter, die von Krankheit oder anderen äußeren Einflüssen lädiert wurde, und einer Mutter unterscheiden kann, die von den destruktiven Impulsen des Kindes verletzt wurde. Das Kind nimmt eine unzureichende Mutter schnell wahr als eine Mutter, die vom Kind verletzt wurde. In der Fantasie des Kindes wird sie zu einer Mutter, die weder das Kind beschützen kann noch ihm wohlwollend gegenübersteht. Sie wird stattdessen zu einer Mutter, die verletzt wurde und sich auch rächen möchte. Diese Einsichten verdanken wir dem kleinianischen und post-kleinianischen Denken. Dieser Mangel an dem, was wir Urvertrauen nennen, macht das Individuum natürlich vulnerabel und leicht anfällig für Erfahrungen, die unverträglich sind.

Es fehlte Hilda offenbar an diesem Gefühl – jener Illusion – von grundsätzlicher und omnipräsenter Geborgenheit. Es mangelte ihr an Urvertrauen. Es schien, als ob Hilda ständig bedroht wäre – von außen her und aus ihrem Inneren. Ich sah in Hilda ein entsetztes Kind. Sie schien relativ ruhig zu sein, wenn sie nahe bei ihrer Mutter war, aber sie schien sehr damit beschäftigt zu sein, sich an ihrer Mutter festzuhalten, sich an ihr festzuklammern.

Eine andere Art, sich selbst zu beschützen, bestand darin, dass sie sich von allem Kontakt zurückzog. Oft verschloss sie sich und machte sich unerreichbar. Wenn das während einer Sitzung geschah, schien es, als wäre sie sich der Anwesenheit von mir und ihrer Mutter nicht bewusst. Sie erweckte den unheimlichen Eindruck, als wäre sie vollständig allein im Zimmer. Dann war sie wieder darin gefangen, teilnahmslos Dinge zu sortieren, zum Beispiel die Tiere oder anderes Spielzeug.

Es gab offensichtlich einen Zusammenhang zwischen ihrer Abwehrstrategie (dem Trennen der Verbindung zur Außenwelt) auf der einen Seite und ihrem verzweifelten Klammern an die Mutter auf der anderen Seite. Als ich das erkannte, kommentierte ich dazu, wie einsam es sie mache, so gespenstisch einsam und so ängstlich. Es wurde zu einem Teufelskreis zwischen Rückzug und Festklammern: Zuerst fürchtete sie, ohne ein schützendes Objekt ausgelöscht zu werden. Daraufhin klammerte sie sich fester an das Objekt, um sich danach wieder selbst zu schützen, indem sie sich zurückzog, sich wieder verschloss.

Eine Sitzung nach einigen Monaten Arbeit

Manchmal benutzte ich den Ausdruck »unheimlich«, wenn ich davon sprach, wie beunruhigend es sich vielleicht anfühlte. Beispielsweise sagte ich: »Es ist so unheimlich« Oder: »Es kann so gruselig sein, so unheimlich, dass du dann einfach still daliegst, hellwach bist und fast die ganze Nacht Ausschau hältst.«

Nach einigen Monaten Analyse packte Hilda in einer Stunde auf einmal die Angst vor einem kleinen Bären aus Plastik. Der Bär hatte wie zum Angriff seine Tatzen erhoben. Zuvor hatte sie sich nie für den Bären interessiert, der sich jedoch die ganze Zeit schon unter den Tieren befunden hatte. Jetzt schaute sie ihn plötzlich voller Entsetzen an, als hätte sie gerade eben etwas an ihm entdeckt. Sie hielt ihn von sich weg und starrte ihn entsetzt an. Mit einem Schrei schmiss sie ihn dann zu Boden und sprang ihrer Mutter auf den Schoß. »Geh nach Hause, geh nach Hause, gruselig, gruselig!«

Nach einiger Zeit hob ich den Bären auf, sprach mit ihm und mit Hilda. Es dauerte ein wenig, bis sie sich so weit beruhigt hatte, dass sie zuhören könnte. Sie saugte energisch an ihrem Schnuller und deutete ängstlich an, dass der Bär weggelegt werden solle, hoch auf ein Bücherregal. »Weg, weg!«, schrie sie. »Da, da, weg, nicht schauen, nicht schauen!« Und: »Geh nach Hause, geh nach Hause!«

Ich stellte ihn weg, nach ganz oben. Nun schaute sie mich entsetzt an, so als hätte ich mich in eine Hexe verwandelt. Ich denke, es war so, als wäre ich mit einem gefährlichen Teil des Bären identifiziert worden. Ich sagte in etwa: »Jetzt bin ich, Agneta, so böse wie der Bär geworden, als ich ihn in der Hand hatte und mit ihm sprach, eine Bären-Agneta.«

»Geh nach Hause!«, heulte sie. Ihre Mutter bemerkte, dass der Bär um sein Maul herum rot sei (seine Zunge). »Vielleicht sieht es aus wie Blut«, sagte die Mutter. Das führte dazu, dass Hilda sich mit entsetzten Augen zu ihrer Mutter umdrehte und nun nicht mehr wusste, wo sie sich hinwenden sollte. Die Mutter und ich, wir beide schienen nun sehr gefährlich zu sein. So als wären wir nicht mehr gut und verlässlich, sondern verunreinigt und beschädigt, nur weil wir den Bären berührt und über ihn und auch über das Blut geredet hatten. Sie weinte herzzerreißend und war starr vor Entsetzen. Ich fragte mich, wie wir das ertragen und ihr helfen sollten.

Ich versuchte darüber zu sprechen und sagte, es fühle sich gerade so gruselig und schwer an. »Es ist nicht leicht, das zu ertragen, es fühlt sich so gruselig an. Wie könnte man das auch aushalten, es ist ja so schwer.« Sie schien ein wenig zuzuhören. Ein wenig später sagte ich, ich würde den Bären kennen. »Weißt du, es ist gut, ihn zu kennen … Er ist gruselig, wenn man nicht versteht, nicht versteht, wenn jemand gefährlich oder wütend wird … wenn plötzlich alles wütend und gruselig wird.«

Nach einer Weile sagte ich, dass sie, Hilda, wahrscheinlich manchmal sehr wütend sei – auch Mama und Papa und ihr Bruder. Etwas später fügte ich hinzu, dass ich glaubte, dass es sie sehr erschrecke, wenn sie selbst wütend werde. Das sei vielleicht das Allerbeängstigendste. Hilda war still geworden und hörte skeptisch zu, während sie an ihrem Schnuller saugte. Schließlich rutschte sie vom Schoß der Mutter und kam auf mich zu. Sie wies mich an, den Bären in einen Schrank zu stellen und vorsichtig die Tür zu schließen. Inzwischen hatte sie sich einigermaßen beruhigt.

In der Nacht nach dieser Sitzung schlief Hilda schlecht. Ihre Mutter erzählte, sie sei sehr unruhig gewesen. Zur nächsten Sitzung war sie wieder wie immer und freute sich zu kommen. Der Bär war noch immer im Schrank. Hilda spielte mit den anderen Tieren, so als wäre nichts passiert. Sie erwähnte weder den Bären, noch würdigte sie den Schrank auch nur eines Blickes. Es war, als ob am Tag zuvor nichts Außergewöhnliches passiert wäre. Ich glaube, Hilda benutzte den Bären, um eine sehr einschüchternde und böse Objektbeziehung zu inszenieren und zu externalisieren. Sie tat dies vor den Augen ihrer Mutter, mit mir schützend in der Nähe.

Nach einigen Sitzungen fing ich an, mit ihr über den Bären zu sprechen. Seit er in den Schrank gestellt worden war, hatte er keinerlei Erwähnung mehr gefunden. Als nur sein Name fiel, schluchzte Hilda wieder laut »gruselig«. Jedoch ließ sie sich dieses Mal von ihrer Mutter beruhigen.

In der Nacht nach der Stunde schrie Hilda nach Mama und Papa und sagte, dass Gruselig (oder: »Grusel«) da sei. Sie zeigte an die Decke ihres Kinderzimmers. Hilda sorgte dafür, dass in dieser Nacht mit ihr zusammen alle Stofftiere, alle Teddybären und Plüschhasen in das Bett ihrer Eltern gebracht wurden. Die Mutter erzählte, Hilda habe mit Nachdruck gesagt, dass die Tiere Gruselig nicht mögen. Gruselig war einfach zum Namen des Bären geworden.

Ich verstand es so, dass Hilda zusammenhängender und integrierter und nun somit fähig geworden war, aggressive, destruktive und neidvolle Impulse zu projizieren. Dadurch wurde es ihr möglich, gute und böse Objekte auseinanderzuhalten. Einfacher gesagt: Das bedeutete, dass sie endlich die guten Objekte vor den schlechten beschützen konnte und sie jene nicht mehr aufgrund von Verwechslung zerstörte. Die diffuse Gefahr, der Schrecken hatte eine Form bekommen. Sie hatte eine Gestalt angenommen und dadurch etwas, worauf sie sich beziehen konnte.

Die Spaltung und die Projektion sind lebensnotwendige Funktionen der Psyche. Wenn man in ständiger Furcht davor lebt, dass jemand, den man braucht, sich in etwas Böses verwandelt, in jemanden, der einen verletzen möchte, oder wenn etwas von lebensnotwendiger Bedeutsamkeit jederzeit giftig und tödlich werden kann – dann kann man von unerträglicher Ungewissheit und Angst heimgesucht werden. H. Rosenfeld hat das als psychotische Konfusion beschrieben (Rosenfeld, 1950, 1987). Vor allem im frühen Leben sind diese psychischen Mechanismen notwendig für eine Entwicklung, die gut genug ist. Sie schützen vor einem Leben in vollständiger Desorientierung. Spaltung und Projektion sind also unverzichtbar, solange sich noch nicht die Fähigkeit entwickelt hat, Nuancen und Widersprüche zu ertragen; also solange sich nicht die Funktion gebildet hat, mit Ambivalenzen umgehen zu können.

Jetzt begannen sich für Hilda die Dinge ziemlich schnell zu entwickeln. In einer Sitzung nahm Hilda sich die Känguru-Mutter und tat genau das Gleiche, was sie ganz zu Beginn der Analyse oft getan hatte: Zuerst legte sie die große Kängurumutter auf meinen Schoß und ich hielt das Tier fest. Dann sollte die Kängurumutter wiederum all die kleinen Tiere festhalten. Das Kängurubaby blieb die ganze Zeit über im Beutel der Kängurumutter. Dann wollte Hilda, dass ich die ganze Ladung zu ihrer Mutter hinübertrage. Ein Unterschied war jetzt, dass Gruselig, also der Bär, nicht bei den anderen Tieren dabei sein durfte. »Nicht Gruselig, Gruselig nicht mit ihnen«, bestimmte Hilda. Gruselig musste noch immer fast die ganze Zeit über im Schrank bleiben. Manchmal wollte sie, dass ich ihn herausholte, damit sie einen Blick auf ihn werfen konnte. Früher war Gruselig, der Bär, einfach nur eines der Tiere gewesen, also kein besonderes. Das war, bevor er »Gruselig« wurde.

Einige Sitzungen später begann Hilda, Gruselig mit einzubeziehen. Sie holte ihn aus dem Schrank und ließ nun zu, dass er für einfache Spiele bei den anderen Tieren dabei war, zum Beispiel beim In-den-Kindergarten-Gehen oder beim Einkaufen. Nach einigen weiteren Stunden nahm Hilda Gruselig in die Hand und ließ ihn heftige Beißattacken machen – die meisten davon bei mir, irgendwann aber auch bei der Mutter. Hilda blieb dann sehr nahe bei mir stehen. Sie hielt sich an meinem Bein fest, beugte sich zu ihrer Mutter hinüber und ließ Gruselig sie angreifen. Meistens musste er aber im Schrank eingesperrt sein.

Wie gewöhnlich kommentierte ich hier und da das Geschehen ein wenig. Weil es Hilda oft verstörte und verängstigte, war es nicht leicht, mir ihr über den Bären Gruselig zu sprechen. Manchmal sprang Hilda auf den Schoß ihrer Mutter und starrte mich mit Entsetzen in den Augen an. Ich spürte, wie viel einfacher es gewesen wäre, nicht diese gruseligen Dinge zu erwähnen, nicht über sie zu sprechen, sie einfach sein zu lassen – anstatt Hilda mit dem Schwierigen und Gruseligen zu konfrontieren, sie einfach in Ruhe zu lassen und es ihr nicht zu verwehren, sich selbst auszuklinken. Man hätte leicht darin einen Angriff oder übergriffiges Verhalten sehen können. In diesen Momenten während einer Sitzung ist es nicht immer einfach, zwischen einem Angriff und etwas Helfendem unterscheiden zu können.

Als ich während einer Sitzung einmal zu Hilda sagte, sie wolle wahrscheinlich, dass es Gruselig gar nicht gäbe oder dass er zumindest weit, weit weg lebte, da widersprach sie zu meiner Überraschung entschieden. »Nein, nicht!«, sagte sie mit Nachdruck und fügte hinzu: »Gruselig lebt im Schrank, im Zimmer, hier, im Schrank lebt Gruselig, lebt der Bär. Nicht weg!« Beachten Sie, dass sie ihn nun den Bären genannt hat!

Eine ganz besondere Sitzung

Ich werde nun von einer ganz besonderen Sitzung berichten. Es war jene, die zu einer entscheidenden Entwicklung führen sollte. Dieses

Mal kam Hildas Vater anstelle der Mutter mir ihr zur Sitzung. Ich wurde erst kurz vor der Sitzung darüber informiert, und ich hatte mich entschieden, die beiden zu sehen, obgleich ich dem Vater sagte, dass es wahrscheinlich eine ungewöhnliche Stunde werden würde. Und so war es auch!

Anfangs begrüßte mich Hilda nicht oder schaute auch nur in meine Richtung. Steif saß sie auf dem Schoß ihres Vaters, stramm und aufrecht, saugte energisch an ihrem Schnuller und drückte ihren großen Hasen an sich. Sie starrte aus dem Fenster – Minuten vergingen, ohne auch nur einen Blick in eine andere Richtung, ohne sich zurückzulehnen.

Ich sagte, die Dinge verhielten sich nun so anders und so falsch. Hier wäre alles so mit der Beziehung zu ihrer Mutter verbunden und dass sie, Hilda, mir in ihrem Spielen das gezeigt habe, was schwierig mit der Mutter-Figur sei.

Der Vater war sehr aufgewühlt und fragte sich, was er in der Beziehung zu Hilda falsch gemacht habe. In der Sitzung versuchte er nun, mit Hilda in Kontakt zu treten, aber sie blieb weiterhin steif sitzen. Es war erschütternd, ihre Entschlossenheit zu beobachten, mit der sie uns ausblendete. Man hätte darin auch einen Ausdruck von gesundem Protest erblicken können, der sich jedoch schließlich in etwas völlig Unbarmherziges verwandelt hatte. Tatsächlich hatte ich sie niemals als besonders wütend erlebt – frustriert schon, aber nicht wütend. Nun wirkte sie vor allem wütend und entschlossen. War sie so entsetzt darüber, dass die Dinge so falsch liefen?

Der Vater fing an, von sich und Hilda zu erzählen und davon, wie anders es mit ihrem Bruder war. Mir fiel auf, dass Hilda trotz allem zuzuhören schien, was der Vater mir erzählte. Er berichtete von seiner Wahrnehmung der ganzen Situation zu Hause und dass er für Hilda kaum zu existieren schien. Nach einer Weile sagte ich: »Hilda, ich glaube, es ist gut, dass Papa, jetzt wo er da ist, auch über dich und sich spricht.« Und ich sagte, obwohl es so merkwürdig und so schwer sei, dass Mama nicht wie gewöhnlich bei ihr war, es dennoch vielleicht etwas Gutes sein könnte. »Jetzt verstehe ich besser«, sagte ich, »dass es hier wirklich um Mama und Baby-Hilda geht. Die Situation hier kann nicht einfach so verändert werden – wie dumm von mir.«

Irgendwann, die Sitzung war schon fortgeschritten (nach 25– 30 Minuten), fing es an, sich aufzulockern. Der Vater war ihr gegenüber sehr einfühlsam. Er war überwältigt und sagte, er habe nun viel zum Nachdenken. Ich hatte jetzt das Gefühl, dass Hilda sich von ihrem Vater gut verstanden und geborgen fühlte.

Plötzlich ließ Hilda ihren großen Stoffhasen los. Wütend und gewaltsam warf sie ihn auf mich. Obwohl dies wütend und gewaltsam geschah, war es noch immer ihr Lieblingshase – ihr Übergangsobjekt. Ich nahm es als einen starken Annäherungsversuch wahr. Behutsam warf ich ihn zurück und sie warf ihn wieder her. Ich sagte: »Ich glaube, du willst mir zeigen, wie es sich anfühlt, hin- und hergeworfen zu werden. Und vielleicht sogar weggeworfen zu werden.« Die Sitzung endete in einer Stimmung von großer Erleichterung. Nach dieser Sitzung hatte sich etwas verändert. Es war, als wäre etwas für uns alle freigelassen worden.

Hilda wurde nun sehr unzufrieden, weil es bei mir keinen Löwenvater gab. Sie beklagte sich lautstark. (Tatsächlich gab es einen großen Stofflöwen, der von seiner Größe gut zu dem großen Känguru passte. Ich bin mir nicht sicher, ob Hilda überhaupt sah, dass es ein Löwe war.)

Wieder eine Sitzung mit dem Vater

Einen Monat nach diesem ersten, ungeplanten Besuch begleitete der Vater Hilda erneut. Dieses Mal war es geplant. Hilda war glücklich und aufgeregt. Sie zeigte all die Dinge und sprach immerzu weiter. Aber es war sehr interessant zu sehen, dass sie völlig andere Sachen tat als mit ihrer Mutter. Sie spielte mit den Holzzügen, die sie vorher noch nicht einmal berührt hatte. Der Vater erzählte mir, er fühle sich, als hätte er ein anderes Kind. Hilda hatte angefangen, sich ihm viel mehr zuzuwenden. »So als hätte sie mich entdeckt«, sagte er. Ich glaube, es war sehr verständlich, dass Hilda andere Sachen tat, wenn ihr Vater bei ihr im Zimmer war. Ich glaube, sie wollte und musste die Arbeit mit ihrer Mutter schützen, die Zartheit der Beziehung zu ihrer Mutter – eine Beziehung, die zu Beginn ihres Lebens einst so bedrohlich gewesen war, sogar nicht existent.

Das Ende der Behandlung

Die Behandlung zusammen mit ihrer Mutter dauerte noch einige Monate, bis Hilda 32 Monate alt war. Die Analyse erstreckte sich über zehn Monate, einschließlich der Weihnachts-, Oster- und Sommerferien. Hildas Sprachentwicklung war rasant fortgeschritten. Sie war viel verspielter geworden, lächelte und lachte oft, jedoch war sie manchmal auch sehr wütend. Zu Hause und im Kindergarten nahm man sie als ein viel glücklicheres kleines Kind wahr, als viel neugieriger und stärker an anderen interessiert. Sie spielte angemessen mit den anderen Kindern. Zu Hause passierte es manchmal, dass Hilda sich in das mechanische Sortieren von Dingen, wie beispielsweise Essbesteck, flüchtete – aber es war dann einfach, sie abzulenken und zu erreichen.

Nach einem Jahr, als Hilda vier Jahre alt war, sah ich sie zur Nachuntersuchung und noch einmal später, als sie fünfeinhalb Jahre war. Alles war zufriedenstellend normal. Sie war ein aufgewecktes, lebendiges und freundliches Kind mit guten Beziehungen. Sie entwickelte sich gut. Sie schlief gut, träumte aber viel. Hildas Mutter fasste es so zusammen: »Es ist, als hätte sie ihre Welt erweitert. Es fühlt sich an, als hätte sie die Welt entdeckt!«

Ich glaube, dass für Hilda nun Erfahrungen etwas waren, um das sich vernünftig gekümmert wurde und dem mit Hilfe ihrer Objekte Sinn verliehen werden konnte. Vielleicht könnte man sagen, in ihrer inneren und äußeren Welt wurde es möglich, Dinge kennenzulernen, Neues zu erfahren und diesen Anforderungen auch gerecht zu werden. In zunehmendem Maße bildete sich ein expandierendes Universum aus.

Die Furcht hatte einen Form, eine Gestalt bekommen und war unter dem Schutz ihrer Eltern erträglich geworden. Hilda lebte nicht mehr unter einer formlosen, archaischen Furcht, einem namenlosen Grauen. Ihr Leben drehte sich nicht mehr ums Überleben. Das ermöglichte es ihr, sich beinahe normal zu entwickeln.

Hilda war ein sehr kleines Kind und sie hatte die Entwicklung auf ihrer Seite – aber ich glaube kaum, dass sie einfach aus ihren ernsten Schwierigkeiten herausgewachsen wäre. Ganz im Gegenteil: Ich glaube, es bestand große Gefahr, dass Hilda ohne fremde Hilfe eine ge- und verschlossene innere Wirklichkeit entwickelt hätte. Eine rigide Mentalität, die nicht ihre Objekte und die Welt kennenlernen will, sondern eine beschränkte Welt aus den genannten abgeschlossenen psychischen Strukturen (Finished Formations; Sandell, 1996).

Übersetzung: Ulrich Baumann

Literatur

Bion, W. R. (1962/1984). Learning from experience. London: Karnac.
Bion, W. R. (1987). Clinical seminars and four papers. Abingdon: Fleetwood Press.
Britton, R. (1998). Belief and imagination. Explorations in psychoanalysis. London: The New Library of Psychoanalysis.
Norman, J. (2001). The Psychoanalyst and the baby: a new look at work with infants. International Journal of Psychoanalysis, 82, 83–100.
Rosenfeld, H. R. (1950). Note on the psychopathology of confusional states in chronic schizophrenia. International Journal of Psychoanalysis, 31, 132–137.
Rosenfeld, H. R. (1987). Impasse and interpretation. London: Routledge.
Salomonsson, B. (2007). »Talk to me baby, tell me what's the matter now«. Semiotic and developmental perspectives on communication in psychoanalytic infant treatment. International Journal of Psychoanalysis, 88, 1, 127–146.
Salomonsson, B., Sandell, R. (2011a). A randomized controlled Trial of mother-infant psychoanalytic Treatment. 1. Outcomes on self-report questionnaires and external ratings. Infant Mental Health Journal, 32 (2), 207–231.
Salomonsson, B., Sandell, R. (2011b). A randomized controlled trial of mother-infant psychoanalytic treatment. 2. Predictive and moderating influences of quantitative Treatment and Patient Factors. Infant Mental Health Journal, 32 (3), 377–404.
Salomonsson, B., Sandell, R. (2011c). Maternal experiences and the development of the mother-infant dyad: introducing the Interview of Mother's Experiences (I-ME). Journal of Reproductive and Infant Psychology, 30 (1), 21–50.
Sandell, A. (1996). From finished formations to identification with the thinking Object. Psychoanalysis in Europe, Bulletin 46.
Sandell, A. (1999). Inre och yttre drama: om motöverföring i en tonårspsykoanalys. In J. Norman, F. Ylander (Eds.), Motöverföring. Om omedveten kommunikation (pp. 32–52). Stockholm: Natur och Kultur.
Winnicott, D. W. (1962). The maturational process and the facilitating environment. London: Hogarth Press.

Siri Erika Gullestad

Die Seele im Körper entdecken

Eine Fallstudie

Der Titel der Sandler Conference 2013 lautete »Den Körper in der Seele entdecken«. Als ich mir diesen Titel durchlas, ertappte ich mich mehrfach bei einer Umkehrung der Worte, im Sinne von *die Seele im Körper* entdecken. Ich fragte mich: Wie kann das sein? Offensichtlich weisen diese zwei Titel in verschiedene Richtungen – aber ist dem wirklich so? Dies ist die zugrunde liegende Fragestellung meines Beitrags.

Meine Betitelung »Die Seele im Körper entdecken« verleiht einer zuhörenden Perspektive Ausdruck, die den Körper und die Körperhaltung mit einbezieht. Besser gesagt, es handelt sich um eine beobachtende Perspektive, da die Analytikerin aus einer solchen Perspektive heraus dem Patienten nicht nur zuhört – sie schaut und beobachtet gleichermaßen. Ebendiese beobachtende Perspektive, den Körper beachtend – das *Hören* der Körpersprache, die Implikation, dass der Körper *spricht* –, war Teil meiner psychoanalytischen Ausbildung am Norwegischen Psychoanalytischen Institut in Oslo. Der Titel dieser Konferenz »Den Körper in der Seele entdecken« kann meiner Auffassung nach mit einer neueren theoretischen Perspektive innerhalb der Psychoanalyse assoziiert werden, welche im Konzept des Embodiments festgehalten wird. Das Konzept des Embodiments hat beispielsweise auf drastische Art und Weise unser Verständnis der Funktionsweise des Gedächtnisses verändert. Kontrastierend bezieht sich mein Titel »Die Seele im Körper entdecken« auf eine theoretische Perspektive mit einer langjährigen Tradition innerhalb der Psychoanalyse.

Die Geschichte psychoanalytischer Ideen ist nicht mein Fachgebiet, aber ich denke, viele werden mir zustimmen, wenn ich sage, dass die norwegische psychoanalytische Tradition, Körpersprache in die psychoanalytisch beobachtende Perspektive zu integrieren, von Wilhelm Reich beeinflusst wurde. Reich kam, Hitlers Deutsch-

land 1934 entfliehend, auf Harald Schjelderups Einladung hin nach
Norwegen und wurde Analytiker und Mentor zahlreicher norwe-
gischer Psychiater und Psychologen, die den Wunsch hatten, sich
auf dem Gebiet der Psychoanalyse zu spezialisieren. Reichs Konzept
des Charakters – eingeführt mit seinem Buch »Charakteranalyse«
1933 – war von großem Einfluss auf Harald Schjelderup, der sowohl
als Gründungsvater der Psychologie als auch der Psychoanalyse in
Norwegen bezeichnet werden kann. Schjelderup wurde 1927 Norwe-
gens erster Professor der neuen akademischen Disziplin der Psychologie und war Mitbegründer des 1934 gegründeten Norwegischen
Psychoanalytischen Instituts. Als Professor der Psychologie war es
Schjedlerups großes Anliegen, die psychoanalytische Theorie in
die akademische Psychologie zu integrieren. Psychologie-Institut in
Oslo führte er als Methode eine Tradition ein, anhand derer die psychoanalytische Tiefenpsychologie Daten hervorbringen sollte, die in
einen dauerhaften Dialog mit den Forschungsergebnissen anderer
psychologischer Felder, wie beispielsweise Gedächtnisforschung
oder Sozialpsychologie, gesetzt werden sollten. Dies ist natürlich
eine schwer durchsetzbare Idealvorstellung … Nichtsdestotrotz ver-
dankt die Psychoanalyse ihren *Raum* innerhalb der akademischen
Psychologie in Oslo Schjelderup.

    1941 veröffentliche Schjelderup ein Buch mit dem Titel »Die
Neurose und der neurotische Charakter« – ein Buch, das in Nor-
wegen den Status eines Klassikers erlangt hat. Inspiriert von Reichs
Arbeiten entwickelte Schjelderup hier seine eigene distinktive psy-
choanalytische Position und kritisierte Reichs Theorien der Sexual-
ökonomie und der Funktion des Orgasmus sowie die Theorien von
Bion, die sich nach Schjelderups Auffassung in eine spekulative
Richtung entwickelt hatten. »Die Neurose und der neurotische
Charakter« demonstriert, wie neurotische Konflikte nicht nur in
Symptomen und Träumen anhand der Symbolisierung ausgedrückt
werden, sondern die gesamte Struktur des Charakters infiltrieren.
Schjelderup zufolge scheint die Freud'sche Methode, unbewusste
Dynamiken zu interpretieren im Umgang mit neurotischen Patienten, welche in ihrem Wesen oftmals steif und rigide wirken,
häufig insuffizient. Als Analytiker schreibt er: »Man hat das Gefühl, den Analysand nicht wirklich zu erreichen. Als ob er ein Ge-
häuse um sich trüge. Man bekommt nicht den rechten Kontakt zu

ihm« (Schjelderup, 1941/1988, S. 70). Die Analyse wird in diesen Fällen eine theoretische Angelegenheit, anstelle einer emotionalen Erfahrung. In solchen Fällen, fährt Schjelderup fort, gelange man zu dem Eindruck, dass die eigentliche Manier des Seins und Dinge zu sagen als Zurückhaltung dient – eine Zurückhaltung, die durch die Freud'sche Methode unberührt bleibt: »Man findet eine steife, reservierte – eine ›Störe-meine-Kreise-nicht‹-Einstellung, die alle realen und spontanen Affekte fernhält. Oder die Stimme ist monoton, ausdruckslos« (S. 70). So sagt der Analysand vielleicht, er sei verzweifelt oder rasend, aber die Stimme und die Einstellung vermitteln eine andere Geschichte. In diesen Fällen beginnt man, sich für die formalen Aspekte der Reaktionen zu interessieren: Wichtiger, als was gesagt wird, ist, wie es gesagt wird, zum Beispiel, in welcher Manier etwas gesagt wird – mit welchem Verhalten Affekte zum Ausdruck gebracht werden oder nicht zum Ausdruck gebracht werden: Lächeln, Verachtung, die spezifische Beschaffenheit von Höflichkeit oder Aggression. Des Weiteren könnten wir hinzufügen: Oftmals ist die Art, wie ein Mensch denkt, auffälliger, als was er denkt. Charakter wird normalerweise durch eine generelle Manier des Seins und des Verhaltens ausgedrückt. Schjelderup (1936) – der diesen Aufsatz auf Deutsch verfasste – spricht von »Verhalten«.

An dieser Stelle sollte betont werden, dass Charakterstile ihre Korrelate in körperlichen Haltungen und muskulären (Bewegungs-) Mustern und ihren Ausdruck in Gesten, Mimik und auch Intonation finden. Das Konzept der »muskulären Panzerung« wurde von Reich eingeführt und weist muskuläre Korrelate zu psychologischen Haltungen auf. Schjelderup konzentrierte sich auch spezifisch auf die körperlichen Konsequenzen der von ihm genannten neurotischen Hemmungen: Das neurotisch gehemmte Individuum atmet nicht auf eine offene, spontane Art und Weise, die Respiration ist eher eingeschränkt. Folglich wird der Kliniker, im Sinne dieser charakteranalytischen Tradition darin geschult, die psychologische Haltung anhand der Wahrnehmung der Körperhaltung der jeweiligen Person zu *lesen*. Eine steife, *aufgeblasene* Brust kann eine arrogante Haltung signalisieren; ein lockerer, hypotonischer Händedruck kann eine unterwürfige Art des Seins ausdrücken. Der geübte Kliniker kann sozusagen die individuelle geistige Haltung direkt anhand genauer Wahrnehmung der Körperhaltung *sehen* oder einfangen.

Tatsächlich tun wir ebendies immer wieder im Alltag und unsere Perspektive schlägt sich auch in unserem Sprachgebrauch nieder: Wenn wir von einer *steifen, rigiden* oder *rückgratlosen* Person sprechen, charakterisieren wir sowohl die psychologische Haltung als auch die korrespondierende Körperhaltung.

In Norwegen wurde die Charakteranalyse zum Aushängeschild eines spezifischen Ausbildungsinstituts innerhalb der *Familie* der psychodynamisch orientierten psychotherapeutischen Spezialisierungen. Nichtsdestotrotz können wir mit Sicherheit sagen, dass Charakter und dessen körperliche Ausdrucksformen eine integrierte Perspektive innerhalb der psychoanalytischen Ausbildung geworden sind. Der Körper sollte offensichtlich Beachtung finden. Aus dieser Perspektive repräsentiert »*den Körper bedenken*« einen familiären Gedankengang.

In seinem Buch erörtert Schjelderup auch die enormen therapeutischen Herausforderungen einer rigiden Charakterstruktur. Eine Herausforderung besteht darin, dass, während die Symptome ego-dystonisch und folglich der Person fremd sind, der Charakter ego-systonisch und Teil dessen ist, was das Individuum als Persönlichkeit oder Selbst erachtet – normalerweise leidet niemand an dem eigenen Charakter. Eine weitere Herausforderung liegt darin, dass der Charakter aus stabilen, defensiven Organisationsmustern besteht, welche im Laufe der Behandlung strukturierten Widerstand leisten. Schjelderup schlussfolgert, dass die Freud'sche Methode, unbewusste, symbolische Bedeutungen zu interpretieren, sich bei der Charakterpathologie als insuffizient erweist. Stattdessen müsse man dem Patienten beschreiben, wie er sich in der psychoanalytischen Behandlung verhalte und die Aufmerksamkeit darauf lenken, wie er sich zu anderen in Beziehung setze. Abschließend stellt Schjelderup auf Deutsch fest: »Nicht der Traum, sondern das Verhalten ist die via regia zum sogenannten Unbewussten« (1936, S. 646).

An dieser Stelle ist besonders Schjelderups Sichtweise der traumatischen Erfahrung und deren Einfluss auf die psychische Organisation des Kindes von Interesse. Die traumatische Situation, die Schjelderups Ansicht nach der Grund allen psychischen Leidens ist, wird durch eine Erfahrung der beinahe totalen Hilflosigkeit und Zerstörung und ihre überwältigende Natur gekennzeichnet. Traumatische Erfahrungen sind relational und entstehen für das

Kind in der Begegnung mit Bezugspersonen – oftmals handelt es
sich um das Alltagsgeschehen, innerhalb dessen dem kindlichen
Gesuch Abweisung, Aggression oder Verachtung entgegengesetzt
wird. In dieser Situation kann das Kind mit einem eigenartigen
Abstellen aller Affekte reagieren – ein Abschalten, das sich auch in
der Organisation der Charaktereigenschaften, in muskulären An-
spannungen und auch in irregulärer Respiration niederschlagen
wird. Kurz gesagt, Affekte werden abgeschaltet, der Körper und der
Charakter übernehmen. Folglich, betont Schjelderup, können sich
traumatische Erfahrungen durch die Abwesenheit von Affekten
und deutlichen Symptomen manifestieren. Besser gesagt, sie finden
ihren Ausdruck in einer generellen Hemmung – sichtbare Einstellungen, muskuläre Muster und Arten des Daseins – im Verhalten
des Individuums. Im heutigen Sprachgebrauch sprechen wir eher
von emotionalen Vorgehensweisen. Wie dem auch sei, durch die
Differenzierung von symbolischen und nichtsymbolischen Ebenen
hat Schjelderup womöglich ein Verständnis vorausgesehen, das in
den vergangenen Jahren durch die Einflüsse von Neurowissenschaften und Mikrostudien der Eltern-Kind-Interaktion zunehmend an
Bedeutung gewonnen hat.

   An dieser Stelle betone ich zwei Implikationen dieser »Den Körper bedenken«-Perspektive: Erstens impliziert sie, den Schwerpunkt
auf Struktur und Form zu legen – im Gegensatz zu dem dynamischen Inhalt des analytischen Materials. Zweitens stellt sie ein weit-
läufiges Konzept dar, das im eigentlichen Sinne relevante psychoanalytische Daten konstituiert. Ricoeur (1977) sieht den »Zweck«
der Psychoanalyse in der Erfahrung des Individuums, artikuliert
durch Sprache, kommuniziert an jemand anderen in Form eines
Narrativs. »Psychoanalyse ist keine beobachtende Wissenschaft, da
sie eine Interpretation ist, eher zu vergleichen mit der Geschichte
als mit der Psychologie« (»la psychoanalyse n'est pas une science
d'observation, parce qu'elle est une interprétation, davantage com-
parable l'histoire qu'à la psychologie«; Ricoeur, 1965, S. 338). Im
Gegensatz dazu bedeutet, die Seele im Körper zu finden, dass das
Observieren und nicht das bloße Zuhören ein notwendiger Teil
des analytischen Repertoires ist. Klinisch impliziert dies zum Beispiel, dass die Wahrnehmung der gesamten Gestalt einer Patientin,
wenn sie den Raum betritt, und die Manier, in der sie ihren Körper

auf der Couch ausrichtet, für das Verständnis des Materials ebenso wichtig sein können, wie der Inhalt ihrer Assoziationen. In Verbindung hiermit führte Schjelderup das Konzept der globalen Analyse ein: »Ängste, Charakterstrukturen und muskuläre Haltungen gehen miteinander einher und die Analyse kann mal den einen, mal den anderen Ausgangspunkt wählen. Aber in jedem Fall muss sich die Analyse mit der Persönlichkeit als einem Ganzen befassen. Die Behandlung muss global sein« (1956, S. 50).

Beziehungsstrategien

In diesem Beitrag werde ich die Idee der Arten-des-Seins diskutieren, die mir als ein ertragreiches Konzept zur Wahrnehmung und Organisation klinischen Materials erscheint. Die Art-des-Seins-mit-dem-anderen (»Way-of-being-with-another«) wurde von Daniel Stern (1994) in seinem Versuch, ein sogenanntes klinisch relevantes Baby zu konstruieren, eingeführt. Die Art-des-Seins scheint eine Alltagsbegrifflichkeit zu sein, welche auch als Beziehungsstil oder genauer formuliert Beziehungsstrategie definiert werden kann – welche ich als Bezeichnung präferiere.

Die Idee des Charakters deutet auf die stabileren, permanenten Aspekte der Persönlichkeit hin. Wenn wir von Beziehungsstrategien sprechen, beziehen wir uns auf etwas, das charakteristisch ist, wie zum Beispiel das Wiederholen von Beziehungsmustern, die den Stil eines Individuums konstatieren. Der Unterschied zwischen beiden Konzepten besteht darin, dass das Konzept des Charakters historisch eingebettet ist in eine Einzelpersonperspektive, während die Idee der Beziehungsstrategien im Zusammenhang mit der Tradition der Objektbeziehungen steht. Bei Reichs (1933/1970) Konzept haben defensive Charaktereigenschaften die intrapsychische Funktion, Triebdrang abzuwehren und das innere Gleichgewicht zu erhalten, sie sind nicht unbedingt objektgerichtet, wie es die Idee der Beziehungsstrategien impliziert. Killingmo (2007) definiert Strategie als eine internalisierte Art, mit dem Objekt zu verhandeln, die sich für das Kind im Rahmen der Erfahrungen als die nützlichste erwiesen hat, um etwas zu erlangen oder zu vermeiden. Beziehungsstrategien können relativ rigide und allgemeingültig sein und dienen folglich sowohl als Abwehr als auch als Widerstand gleichwertig mit Charaktereigenschaften. Jedoch beinhaltet eine Strategie auch immer eine eingebaute intentionale Botschaft an das Objekt (Killingmo, 2007, S. 79).

Als Psychoanalytiker selektieren wir Konzepte und priorisieren vom Theorieansatz her einige im Vergleich zu anderen. Was ich in diesem Zusammenhang als unsere Lieblingskonzepte bezeichne, beeinflusst, wie wir klinisches Material organisieren – sie konstatieren die *Linse,* durch die wir den Patienten wahrnehmen –, und sie markieren sowohl unsere analytische Haltung als auch die technischen Interventionen. Für mich ist das Konzept der Beziehungsstrategien ein absolutes Lieblingskonzept. Es repräsentiert eine Beobachtungseinheit auf dem Kurs der zuvor präsentierten charakteranalytischen Tradition, mit den wertvollen Schwerpunkten Struktur und Form und erwirkt gleichzeitig eine Fokussierung auf Beziehungen. Bjørn Killingmo und ich bezeichnen diese theoretische Position als Beziehungsorientierte Charakteranalyse (Gullestad u. Killingmo, 2005; Killingmo, 2007).

Im Folgenden versuche ich anhand eines Fallbeispiels zu demonstrieren, wie Beziehungsstrategien – welche wie zuvor erwähnt die individuelle Art-des-Seins-mit-dem-anderen repräsentieren – sich als eine nützliche Beobachtungseinheit im Umgang mit charakterbasierter Psychopathologie erweisen.

Edward – »der einsame Wolf«

Edward ist 41 und begibt sich in die Psychoanalyse aufgrund »geringen Selbstwertgefühls, wiederkehrender Depressionen, Aggressionen, Rachegedanken, chronischer Schuldgefühle und Panik- und Angstgefühlen«. In seiner Arbeit als Künstler agiert er allgemein recht produktiv, wobei er aufgrund von Gefühlen der Wertlosigkeit und Unsicherheit periodisch arbeitsunfähig ist. Er ist verheiratet und hat drei Kinder. Die Ehe funktioniert eher dürftig mit gewalttätigen Streitereien und ohne Intimitäten mit seiner Frau. Die ICD-10-Diagnose bestätigt wiederkehrende Depressionen (F33.1).

Edward war bereits in verschiedenen psychotherapeutischen Behandlungen, einschließlich einer Paartherapie, welche ihm zu ein wenig »Verständnis« verhalf, jedoch keine wirkliche Hilfe war. Er wurde auch mit SSRI-Medikamenten behandelt, welche ein Gefühl der »Totheit« hervorriefen. Seine Psychoanalyse belief sich auf drei Jahre mit vier Sitzungen pro Woche.

Edwards Mutter war starke Alkoholikerin mit mehreren Suizidversuchen und wiederholten Einweisungen in psychiatrische Institutionen. Sie stammte aus einer Boheme-Familie voller Künstler und Intellektueller und hatte eine turbulente Erziehung mit viel Alkohol durchlebt. Sein Vater war ein Geschäftsmann mit eigener Firma, ein mächtiger, kalter und autoritärer Mann, der Edward systematisch durch Prügel strafte. Als er sechs Jahre alt war, ließen sich die Eltern scheiden, wobei das Sorgerecht an den Vater ging. Edwards Kindheit war instabil mit mehreren Aufenthalten in einem Waisenhaus und einem geringen Sicherheitsgefühl. Es gab einen Bruch im Kontakt zu der Mutter, der sich auf zwölf Jahre belief, im Alter von 13 bis 25.

Edwards Fall ist Teil einer kleinen Studie über psychoanalytische Behandlungen, namentlich bekannt als Oslo-II-Studie, unter der Leitung von Sverre Varvin (1999), mit Teilnehmern aus der Norwegian Psychoanalytic Association. Zusätzlich zu solchen Maßnahmen wie dem SCL-90, IIP etc. werden die Patienten vor und nach der Behandlung dem Rorschach-Test und dem Adult Attachment Interview (AAI) unterzogen. Während der Behandlung wurden sie alle sechs Monate durch einen unabhängigen Forscher bezüglich ihrer Erfahrungen mit dem psychoanalytischen Prozess interviewt. In der Diskussion dieses Falles werde ich Material aus den AAI präsentieren, die vor und nach der Behandlung geführt wurden. Die Interviews wurden unabhängig von Pat Crittenden und ihrer internationalen AAI-Gruppe, aber analog dem von Crittenden entwickelten System kodiert. (Unsere norwegische Forschungsgruppe wurde von Crittenden in AAI geschult.)

Von meinem Standpunkt aus gibt es mindestens zwei Vorzüge, den Patienten anhand des AAI zu präsentieren.

Erstens: Bindungsmuster im Sinne von AAI bezeichnen eine konzeptionelle Einheit ähnlich wie die Beziehungsstrategien. Bindungsmuster fangen Beziehungsarten ein, die das Individuum in einem spezifischen zwischenmenschlichen Umfeld entwickelt hat, um Sicherheit zu maximieren und Ängste zu minimalisieren. Sie reflektieren individuell konstruierte, erfahrungsbasierende innere Arbeitsmodelle (Bowlby, 1973/1978), welche kognitiv-affektive Schemata von Selbst, Bezugsperson, Kontext und deren Interaktion repräsentieren. Beziehungsmuster sind Kontext-adaptierte, selbstschützende Strategien (Crittenden, 1995), die im Verlauf der gesamten Lebensspanne dazu dienen, Schutz und Geborgenheit bei Beziehungspersonen zu evozieren. Man könnte sagen, dass Bindungsmuster die Beziehungsstrategien des Individuums ausdrücken.

Zweitens: Die Kodierung des AAI basiert auf der Struktur des Interviews. Das Konzept der kohärenten Konversation, ausgearbeitet von dem Sprachphilosophen Grice (1975), dient als übergeordnetes Prinzip für die Interpretation (Main, 1991). Die Kohärenz des Diskurses ist mit metakognitivem Monitoring (Main, 1991), auch Reflexive Funktion (Fonagy, Steele, Steele u. Target, 1997; Fonagy u. Target, 1997) oder Integration (Crittenden, 1999–2001) genannt, verbunden und impliziert die Fähigkeit, über das Denken zu denken, zum Beispiel die Beschaffenheit, Quelle und Validität der eigenen Repräsentanzen zu reflektieren. Die Kodierung basiert auf den psycholinguistischen Qualitäten, welche dem Diskurs des Individuums eigen sind – im Mittelpunkt stehen Struktur und Syntax der Sprache. Die Kodierung umfasst ebenfalls paralinguistische Aspekte der Kommunikation im Sinne der Intonation und affektiver Begleitgeräusche der Sprache – wie Seufzen, tiefes Atmen, Weinen und Lachen. Dementsprechend liegt der Fokus der Interpretation auf der Form des Narrativs anstelle des Inhalts. Tatsächlich stellt die AAI-Schulung – anhand der Mikroanalyse der Sprachstruktur – eine systematische Übung zur Identifikation des Umgangs eines Individuums mit beispielsweise traumatisierenden Erfahrungen dar.

Ich werde versuchen aufzuzeigen, wie die Form des Diskurses eine Basis für das *Diagnostizieren* dominanter Beziehungsstrategien darstellt. Des Weiteren werde ich argumentieren, inwiefern die Bewertung der therapeutischen Veränderung auch die Modifikation von Form und Struktur erfassen sollte.

Edwards Prä-Behandlungs-AAI

Natürlich ist es hier nicht möglich, Edwards AAI in vollem Umfang zu präsentieren. Ich werde an dieser Stelle Auszüge seiner Antworten auf die erste allgemeine Frage, eine Beschreibung der Beziehung zu seinem Vater und abschließend die Antwort auf eine der integrativen Fragen vorstellen.

Interviewer: »Zuerst werde ich dich bitten, mir eine Orientierung bezüglich deiner Familie, als du Kind warst, zu geben; wo wurdest du geboren, aus welchen Mitgliedern bestand deine Familie, wo hast du gelebt, welche Tätigkeiten haben deine Eltern ausgeübt, bist du viel umgezogen? Damit ich allgemein ein wenig weiß, bevor wir anfangen.«

Edward (Auszug): »Diese, diese jene Kindheit, war gekennzeichnet – durch die Tatsache, dass sie Alkoholikerin war, dann. Es war solch – solch eine übliche Redensart ›Mutter ist müde‹. Und das hieß, sie war betrunken, ohne dass wir ganz verstanden, was das war.

[...] Aber da ist – ich erinnere mich an wenige Episoden aus den solchen ersten sechs Jahren, dann. Und es gibt irgendwie lauter solch insignifikanter Episoden, viele davon. Solche, wie wir irgendwie in der Küche standen und die Lichter ausschalteten, und plötzlich konnten wir dann das Auto draußen im Dunkeln sehen. (Hmm.) Das konnte man nicht, wenn das Licht an war und solche Sachen. Und irgendwie beobachteten wir wie Vater wegfuhr. Solches ist solch eine Episode, zum Beispiel. Ansonsten, war solches charakterisiert durch sie ... – es war ziemlich solch instabil damals. (Hmm.) Es war, ereignete sich solch, dass – dass wir eingesperrt – wir waren eingesperrt. Dann spielten wir Streiche – dann durchschnitten wir die Telefonleitung außerhalb des Hauses und ... Einmal nahmen wir die ganzen Möbel in, in das Kinderzimmer und warfen sie aus dem Fenster ... und dann erinnere ich mich, dann wurden wir eingesperrt. Ins Zimmer gesperrt. Und dann nahmen wir – dann nahmen wir unseren eigenen Kot und schmierten ihn einfach über die ganzen Wände. Dann solche ... Sorten von Episoden, an die erinnere ich mich, solche. Es gibt auch solche schönen Sachen. Vor dem – vor dem Radio am Morgen, sehen Sie?«

Edward sagt nicht »Als ich ein Kind war«, er verwendet ein Nomen – diese Kindheit. Die Vergangenheit wird so eine Entität, eine unpersönliche »Sache«, die er überdenken und beschreiben kann

wie ein außenstehender Beobachter. Eine solche Nominalisierung
ist ein Diskursmarker für einen herablassenden Sprachstil, welcher
als ein Aspekt des prozeduralen Gedächtnisses kodiert wird.

»Dann« und »solch« werden mit hoher Frequenz verwendet.
»Dann« drückt aus, dass etwas als Konsequenz einer anderen Sache
erfolgt und wird als eine temporale und logische Ordnung kodiert.
Falls es Chaos in Edwards Kindheit gab, so ist es – zumindest heutzutage – ein chronologisches Chaos! »Dann« hat auch eine sum-
mierende Qualität, es drückt aus, dass etwas eine Sache des Verlaufs
ist. Auf diese Weise geht Edward sicher, dass er sich auf gewohntem
Terrain bewegt – er kann nicht überrascht werden. Das Wort »solch«
impliziert Vertrauen. Wenn es so häufig verwendet wird wie in diesem Fall, wird der Fluss des Satzes gestört. Die Erzählung wird zum
Stakkato – und die affektive Verbindung wird unterbrochen.

Nachdem Edward signalisiert, sich nur noch an wenig erinnern
zu können und auch nur an signifikante Episoden, bezieht Edward
sich auf zwei Episoden von großer Signifikanz: Der kleine Edward
steht im Dunkeln und schaut zu, wie sein Vater in einem Auto wegfährt, und Edward und seine Schwester werden im Kinderzimmer
eingeschlossen. Durch die einleitende Klassifizierung der Ereignisse
schafft er Distanz und erlangt Kontrolle – Edward gibt vor, wie die
Geschichte evaluiert zu werden hat. Die Distanzierungsstrategie wird
auch in dem plötzlichen Verlagern des Fokus deutlich – von der traumatischen Gefangenschaft zu der Erwähnung »solch netter Dinge«.

Die Erzählung des Eingesperrtseins ist laut Crittendens Kodie-
rungssystem keine vollständige Episode. Obwohl die vorangegangenen Ereignisse – das Durchtrennen der Telefonleitung etc. – kurz erwähnt werden, werden weder die affektiven Ausdrücke der Bezugsperson noch Edwards eigene Gefühle preisgegeben. Edward spricht
in Formen der Konklusion, seine mentalen Zustände, welche die
Handlungen erklären, sind abwesend. Der Code ist fragmentierte
Episode, welche durch eine geringe reflexive Funktion charakterisiert wird. Die Konklusionen werden in einer beinahe trockenen,
zynischen Manier mit Selbstwert verringerndem, bitterem Humor
vorgetragen.

Die AAI-Kodierung basiert auch auf der Repräsentation der Beziehungen innerhalb verschiedener Erinnerungssysteme. Zusätzlich zu Mains System mit angewandter semantischer, episodischer

und arbeitender Erinnerung schließt Crittendens System, auf der Basis moderner kognitiver Neurowissenschaft, verbildlichte und prozedurale Erinnerung mit ein. Von besonderem Interesse ist die Tatsache, dass Crittenden – selbst keine Psychoanalytikerin – einen Schwerpunkt auf die Beziehung zum Interviewer, welche von dem Sprecher evoziert wird, legt, und zwar in der Hinsicht, dass sie prozedurale Erinnerung kodiert. In Edwards Fall implizieren die distanzierende und die »zusammenfassende« Qualität, dass er eine »professionelle« Beziehung mit dem Interviewer anstrebt, indem er »den Fall Edward« betrachtet. Der Zuhörer wird angehalten, auf eine kultivierte Art und Weise zuzustimmen. Diese Art der Beziehung wird als »analytische Allianz« kodiert.

Die Tatsache, dass Edwards eigene Affekte nicht in der Wiedergabe der Ereignisse eingebunden sind, verleiht dem Stil eine Trockenheit, die stark mit dem Dramatischen des Inhalts kontrastiert. Das Kotschmieren, eine unverschleierte, primitive Andeutung des Analthemas, wird auf brutale Weise ohne Rahmenerzählung präsentiert – ein Indikator für eine niedrige reflexive Funktion (Fonagy et al., 1997) – als ob Edward seine Worte dem Interviewer ins Gesicht »schmiert«. Gefühle der Überwältigung, Verwirrung oder Kränkung sind natürliche Reaktionen des Zuhörers. Dies deutet ein involvierendes, zwingendes Element in Edwards Strategie an.

Das Verhältnis zum Vater

Hier kann ich leider nicht Edwards ausgiebige Erzählungen über die Beziehung zu seiner Mutter präsentieren. Die fünf Worte, die er wählt, um die Beziehung zu beschreiben, sind traurig, sehnsüchtig, Ekel, Schuld und Wut. Seine Beschreibungen werden vorrangig von Gefühlen der Wut und des Ekels dominiert: »Ich hatte solche Gedanken der Rache und … Ich habe das Gefühl auf eine bestimmte Art und Weise habe ich so viel solch Ekelhaftes gesehen … Solch Verfall und … Scheiße.«

Ich habe mich entschieden, Edwards Erzählungen über die Beziehung zu seinem Vater, welche einen Zugang zu einem weiteren traumatisierenden Aspekt seiner frühen Beziehungen darstellen, hier zu präsentieren:

Interviewer: »Können Sie mir fünf Worte oder Sätze geben, die Ihre Beziehung zu Ihrem Vater als Kind charakterisieren?«

Edward: »Hmmm. Nein, naja irgendwie erinnere ich mich an nichts. Ich erinnere mich nur an genau das mit dem wegfahrenden Auto. (Hmm.) Dass – das Auto wegfuhr. Mit ihm. ... Also – nein. Ich er –, es gibt kein solches. Eh – als wir dann nach Italien fuhren. Er kam nicht mit uns, wir sahen ihn ein Jahr lang nicht. (Atmet schwer.) (Hmm.)... Er dann also ein wenig abwesend. Ich denke das stimmt so. Ja, ein wenig solches – er war abwesend.«

Interviewer: »Sie sagten, Sie hatten Angst? Episoden?«

Edward: »Nein, naja, natürlich hatte ich dann Angst vor ihm, denn er war ein großer, wütender – wütender Mann, der uns prügeln konnte. Falls es notwendig war. Also hatte ich Angst vor ihm. Es ist offensichtlich, dass ich Angst vor ihm hatte. Er war eine bedrohlich ... bedrohliche Gestalt ... Es war irgendwie er der ... war ... – ja, er war derjenige, der die Bestrafung ausführte auf die eine Art. (Hmm.) Das bedeutet es also Angst zu haben.«

Interviewer: »Warum, denken Sie, verhielt sich Ihr Vater so?«

Edward: »... Er war auf eine Art und Weise solch ein Schellfisch. Vielleicht war es schwer für ihn, sich auszudrücken – (räuspert sich) es war dann nicht einfach für ihn, seine Gefühle auszudrücken. ... Ja, vielleicht reizte ihn die Situation einfach. (Hmm. Hmm.) Oder vielleicht war er ein wenig ... ja. Er musste in gewisser Hinsicht die ganze Zeit in einer relativ angespannten Situation leben. Eine Frau, die Alkoholikerin war, und die Kinder, über die er sich sorgte, dass sie bekämen, was sie benötigten, und ... und vielleicht war es dann eine Last, sodass, nein, dann weiß ich nicht. Es, aber es ist sicherlich möglich, dass er, dass er uns viel Liebe gezeigt hat. Ohne dass ich mich daran erinnern kann. (Hmm.) ... Ja.«

Bezüglich der Episoden, die »abwesend« illustrieren, wird wiederholt ein Mangel an episodischer Erinnerung und eine Präferenz dafür, innerhalb der Sicherheiten der Semantik zu verweilen, demonstriert. Edward antwortet mit dem Bild von Vaters wegfahrendem Auto (das Auto, das wegfährt; das Auto, das geht) – ein Beispiel der verbildlichten Erinnerung (Schachter u. Tulving, 1994; Crittenden, 1997), als unverbundenes Bild kodiert, was nahelegt, dass das Bild nicht in eine episodische Erzählung integriert ist, sondern isoliert und ohne Kontext besteht.

Bildersprache präsentiert auf eine mächtige Weise Affekte; das

Bild des kleinen alleingelassenen Jungen, als das Auto (Vater) wegfährt, enthält einen starken Affekt. Man spürt Edwards Verzweiflung
und Trostlosigkeit. Der Affekt, der nicht direkt vermittelt werden
kann, wird durch das Bild vermittelt. Edward atmet schwer, er tut
dies mehrmals im Verlauf des Interviews – dies wird als ausgedrück-
ter Affekt und somit als ein dritter Aspekt der prozeduralen Erinnerung verbucht. Der Code ist somatische Aufregung und impliziert,
dass Affekte, die nicht mentalisiert werden, somatisch anhand der
Körpersprache ausgedrückt werden.

Ebenso wenig finden wir in der Beschreibung des »Angst-Ha-
bens« Episoden. Am auffälligsten ist hier die Verwendung der Kategorisierungen: großer, wütender Mann; bedrohliche Gestalt; derjenige, der die Bestrafung ausführt. Auf diese Art schützt sich Edward
davor, Furcht, Angst und Aggressionen, welche nicht als solche dargestellt werden können, zu erfahren. Als er angehalten wird zu reflektieren, warum der Vater sich so verhalten haben könnte, nimmt
er dessen Perspektive ein: Sicherlich hatte sein Vater harte Zeiten
durchmachen müssen – seine Situation war angespannt durch eine
alkoholkranke Ehefrau etc. Normalerweise stellt die Fähigkeit der
Empathie einen Hinweis auf psychologische Reife dar. In diesem
Fall ist jedoch ausschlaggebend, dass Edward gänzlich den Standpunkt des Vaters übernimmt und seinen eigenen gänzlich weglässt.
Der Vater wird geschickt entschuldigt, der Verantwortung für die
Abwesenheit und der grausamen Bestrafung enthoben. Der vorliegende Code lautet Entlastung, er impliziert, dass die Gefühle,
den Vater zu vermissen, und die Wut über das Verlassenwerden,
abgewehrt werden. In Einklang damit bestärkt die hypothetische
Konstruktion (es ist sicherlich möglich), dass Liebe bestimmt vorhanden war, er jedoch unfähig ist, sich dieser zu erinnern: Ein weiteres Mal ist Edward der Schuldige.

Integrative Fragen

Interviewer: »Wie denken Sie haben die Ereignisse in Ihrer Kindheit Sie als
Erwachsenen beeinflusst?«
Edward (Auszug): »Eeeh, etwas ist passiert, Ich habe ... etwas ziemlich Ir-
reparables getan. Auf eine Art und Weise. Etwas Merkwürdiges ist passiert.

Ich habe etwas ziemlich Irreparables getan, das ein oder andere Mal [...]
Aber ich habe solche – wirklich solche Träume darüber ... meine Mutter
zu töten, sehen Sie? Und in den Träumen dann, physisch eh ... naja, in
den Träumen, dass sie mich fesselt. Und es war eine Angelegenheit von
Leben und Tod gewesen ... Plötzlich habe ich dann einen Kopf wie ein
Löwe. Sodass ich einen Löwenkopf hatte. Und ich biss oder riss ihren Kopf
ab. [...] Dies sind solche – solche wiederkehrende Träume, die ich dann
habe – wo ich dann einfach exekutiert werde. Irgendwie werde ich zur
Rechenschaft gezogen – und ich soll exekutiert werden, und ich versuche
einfach zu sagen, dass ich irgendwie keine Bestrafung erhalten kann, die
so streng ist. (Hmm.) Dies sind solche Träume dieser Art wo du exekutiert
wirst. Und dann sagen sie: ›Wir müssen den Strom auf sechs schalten.‹
Und dann sage ich, ›Nein, schaltet auf acht, dann geht es schneller‹, auf
irgendeine Weise. ›Nein, sechs genügt.‹ Und dann – nein, dann wird sich
für sechs entschieden. Und dann werde ich exekutiert. Aber ich habe nicht
die geringste Ahnung, warum.«

Die integrative Frage lädt zu der Annahme einer reflexiven Haltung
ein. Edward jedoch konzentriert sich auf eine Fantasie, etwas falsch
gemacht zu haben, gefolgt von einem Traum, in dem er bestraft
wird. Er wird überwältigt durch konkrete Assoziationen und verliert
seinen bevorzugten Standpunkt als Observierender. Es findet ein
massiver Distanzverlust statt, sowohl in Bezug auf seine Fantasien
als auch zur Interviewsituation. Die im Traum ausgedrückten Affekte, die durch die Erzählung dessen aktiviert werden, enthalten
einen intensiven Hass auf eine verschlingende und fesselnde Mutter-Figur und nachfolgende Schuldgefühle und Selbstbestrafung.
Edward kommt zu der Schlussfolgerung, dass er etwas Unverzeih-
liches getan hat – er ist schlecht. Das Traumsymbol des aggressiven,
beißenden Löwen spielt die Hauptrolle. Die Themata Aggression,
Verbrechen und Strafe scheinen zu überwältigend, um auf eine integrierte Art und Weise besprochen zu werden, und lösen einen re-
gressiven Prozess inklusive dem Verlust der reflexiven Funktion aus.

Interpretation des AAI

Zusammenfassend ist Edwards Diskurs durch Nominalisierung, hypothetische Konstruktionen und unpersönliche Pronomen gekennzeichnet. Der Diskurs findet größtenteils innerhalb eines semantischen Systems mit wenig Zugang zur episodischen Erinnerung statt. Diese Marker sind typisch für ein von dem Abtun der Affekte charakterisiertes, unsicher-vermeidendes Bindungsmuster. Im psychoanalytischen Sprachgebrauch ist das Abtun eine Sache der Isolation, beispielsweise der Mechanismus, Worte von ihren Affekten zu separieren, welcher wiederum ein Markenzeichen des intellektualisierenden Abwehrstils ist. Im Sinne Killingmos (1990) Argumentation wird Isolation durch verschiedene Formen der Pausen oder Unterbrechungen erreicht, es wird eine Distanz zwischen der gesprochenen Sprache und dem aktivierten Affekt hergestellt, wodurch der Andeutende von dem Angedeuteten separiert wird. Edwards Diskurs weist viele Beispiele solcher Unterbrechungen auf.

Alles in allem wird Edwards Bindungsstrategie durch Distanzierung gekennzeichnet. Authentische Gefühle der Furcht, Angst, der Sehnsucht nach Geborgenheit werden abgewehrt. Affekte werden teils als Bilder festgehalten, teils somatisch ausgedrückt. Sie »gehören« ihm nicht – und werden weder symbolisiert noch in der direkten Rede zum Ausdruck gebracht. Des Weiteren repräsentiert Edward nicht seine Perspektive. Seine Geschichte wird aus der elterlichen Perspektive erzählt, sodass Handlungen und Verhalten der Eltern entschuldigt und entlastet werden. Die Verantwortung für negative Ereignisse wird der Unzulänglichkeit des Selbst zugeschrieben. Anstatt wütend auf seine Eltern zu sein, wird Edward depressiv. Letzten Endes werden der emotionale Rückzug und der Isolation zur dominierenden Beziehungsstrategie. Das Bedürfnis nach Kontakt wird durch Selbstständigkeit ersetzt. Edward ist »der einsame Wolf«.

Abschließend bleibt zu sagen, dass die Form des Diskurses eventuell einen Einstieg in die dominanten Arten-des-Seins und Beziehungsstrategien des Individuums darstellen kann. Tatsächlich veranschaulicht Edward, wie schwerwiegende Beziehungstraumata durch die Formation des Charakterstils »Stark-Sein« abgefertigt werden – hier treffen wir auf einen Mann, der keine anderen Menschen benötigt! Während der analytischen Behandlung fand dieser Beziehungsstil auch in Edwards charakteristischer Manier, auf der Couch zu liegen, seinen Ausdruck: Die Brust war *aufgeblasen,* ziemlich steif, als ob er mir signalisieren wollte, hier haben wir einen höchst maskulinen Mann, der allein klar kommt. Obwohl er auf einer verbalen Ebene eifrig kooperierte, sich selbst zu analysieren und ein *guter* und folgsamer Patient zu sein, so sprach sein Körper mit einer anderen *Stimme* – einer Stimme der Zurückhaltung, die mir mitteilte, dass er mich nicht benötigte.

Erfassen der Veränderung

Das Post-Behandlungs-AAI ist hier nicht Teil meines Beitrags, jedoch werde ich in aller Kürze sagen, dass das Post-Protokoll signifikante Veränderungen verzeichnet. So schreibt Edward beispielsweise die Verantwortung für negative Ereignisse nicht länger ausschließlich sich selbst zu. Die dominante Beziehungsstrategie der Selbstvorwürfe wird mentalisiert und in den Reflexionsprozess mit eingebunden. Verfehlungen, insbesondere des Vaters, werden nun auf eine unmissverständliche Art präsentiert – »Ich denke, er hat dann sehr versagt«, schildert Edward einmal im Post-Interview. Auch wird die Sehnsucht nach dem Vater, im Erstinterview lediglich durch die bildliche Erinnerung repräsentiert, nun direkter zum Ausdruck gebracht. Folglich werden im Post-Behandlungs-AAI internalisierte Objektbeziehungen offensichtlich mit einer weiterreichenden Integration der Affekte repräsentiert. Auf einer prozeduralen Ebene wird der distanzierte, analytische Stil durch einen direkteren Kommunikationsstil, mit angemessenem Affekt und mit dem Verständnis des Interviewers im Hinterkopf, ersetzt. Dies wird als kooperativ kodiert. Schlussendlich war die größte Veränderung im Post-Interview, dass Edward sich weniger von seinen schmerzhaften Gefühlen der Sehnsucht, der Angst und der Wut distanzierte. Er ist direkter geworden – um es mit Schjelderups Worten zu sagen: Er ist offener geworden.

Wie diese Veränderung erzielt wurde, ist hier nicht das Thema. Jedoch werde ich einen kleinen Einblick geben, wie Edward sich selbst beschreibt im Verlauf eines Post-Behandlungs-Forschungs-

Interviews, wie seine rigide, distanzierende und klassifizierende
Haltung, die sich durch das AAI zog, mittels der Behandlung »in
Bewegung« kam:

»Aber wie ich zu A. (z. B. der Analytikerin) sagte, es gab dann vieler solch
Episoden in meinem Leben, die Schwarz-Weiß-Bilder waren, die reine Fak-
ten waren. Dies und das geschah, und so ist das Leben und naja ... Solche
Schwarz-Weiß-Bilder – dass, als ich anfing, mit ihr zu sprechen – dass sie
irgendwie anfingen, sich zu bewegen, Farbe und Geruch anzunehmen. Es
begann, sich zu bewegen, und gab viel solchem Schmerz Aufwind. Viel
Schmerz dann, und ich habe viel geweint. Und auf eine gewisse Art wurden
diese Sachen mehr mit einbezogen.«

Edward berichtet angemessen, wie seine kategorisierende Umklam-
merung subjektiver Ereignisse seine Affekte auf Abstand hielt. Als
dieser Griff im Dialog mit der Analytikerin einmal gelöst worden
war, wurden die Tränen freigesetzt. Seine Beschreibung des Effekts
des therapeutischen Prozesses als »Bewegung« scheint den erfah-
rungsgemäßen Gegenpol zu der Reduktion der Affektisolation, das
herausragende Merkmal des Prä-AAI, darzustellen. Die Diskussion,
welche Elemente der Therapie zu dieser Art der Veränderung beitrugen, sprengt ebenfalls den Rahmen dieses Beitrags. Ich behaupte
jedoch, dass die prozeduralen Elemente des psychoanalytischen Settings hier von Bedeutung waren: Im Laufe der Behandlung betonte
Edward mehrmals, wie »wundervoll« es war, zu den analytischen
Sitzungen zu kommen, wo alles so vorhersehbar war, die Therapeu-
tin war immer da – »Sie sind immer da, wohlriechend, mit einer
ruhigen Stimme.« Dies stand in starkem Kontrast zu der »Scheiße
und Verwesung«, die er als kleiner Junge erfahren hatte, wenn er
seine betrunkene Alkoholikermutter aufsuchte. Tatsächlich ist die
»körperliche« und sinnliche Qualität in Edwards Beschreibung des
analytischen Settings bemerkenswert.

Bezüglich des Assessments therapeutischer Ergebnisse denke ich,
dass wir Methoden benötigen, die in der Lage sind, Modifikationen
einer stabileren Struktur zu erfassen – anhand der Observierung
der Form. Bei einer gänzlichen Evaluierung der Veränderung im
AAI erweisen sich prozedurale Erinnerung und Integration als all-
umfassende Dimensionen. Sich der prozeduralen Erinnerung zu-

zuwenden, wird momentan als essenzielle Korrespondenz zwischen moderner kognitiver Neurowissenschaft und der zeitgenössischen Psychoanalyse (Clyman, 1991; Kandel, 1999; Leuzinger-Bohleber, 2002; Westen u. Gabbard, 2002) und als entscheidend für ein Verständnis der therapeutischen Veränderung (Fonagy, 1999) betont. Prozedural vorgestellte Objektbeziehungsszenarien könnten als *Tor* zu den Qualitäten internalisierter Objektbeziehungen, die nicht einfach durch symbolische oder semantische Repräsentanzen ausgedrückt werden können, erachtet werden. Einer der spezifischen Aspekte der Crittenden-AAI-Methode wendet sich der prozeduralen Erinnerung zu in der Form der Sprachmanier, der in der Interviewsituation ausgedrückten Affekte und des Umgangs mit der Beziehung zum Interviewer. In diesem Sinne ist AAI keine Methode welche allein auf das Studieren mentaler Endprodukte begrenzt ist, sie inkorporiert auch die dynamische Beziehung zwischen dem Forscher und dem Objekt. Folglich stimmt es mit methodologischen Voraussetzungen überein, welche von vielen Psychoanalytikern als Notwendigkeit bei der Datenerhebung psychoanalytisch relevanter Daten erachtet werden (Thomä u. Kächele, 1975; Killingmo, 1992).

Ich möchte kurz erwähnen, dass in der Oslo-II-Studie Veränderungen auch durch tiefgehende psychoanalytische Follow-up-Interviews ausgewertet wird. Hier setzen wir dieselbe Beobachtungseinheit Arten-des-Seins-mit-dem-anderen ein. Wir versuchen dies via Übertragungs- und Gegenübertragungsmustern, welche während des Forschungsinterviews in der Beziehung zum Interviewer zum Tragen kommen, zu analysieren. Der Schwerpunkt liegt hierbei auf dem, was der Patient tut, und nicht allein auf dem, was er sagt.

Klinische Implikationen

Die klinischen Implikationen der in dieser Präsentation implizierten theoretischen Position – welche wir beziehungsorientierte Charakteranalyse nennen – gehen über diesen Rahmen hinaus. Jedoch unterstreiche ich hier – ebenso wie Schjelderup – die enorme therapeutische Herausforderung in der Arbeit mit charakterbasierten Beziehungsstrategien. Diese Strategien repräsentieren, was Sandler und Sandler (1994, S. 436) beschrieben als »organisierte Lösungen, welche der Patient anhand seiner Entwicklung erarbeitet hat, um sich beisammen zu halten und sich gegen überwältigende und bedrohliche Erfahrungen zu wehren«. Werden diese in der Übertragung verwirklicht, können sie einen strukturellen Widerstand darstellen, während sie zeitgleich Teil der für den Patienten notwendigen Abwehr sind. Gleichzeitig beinhalten sie eine unbewusste Botschaft des Patienten. Wie kann der Therapeut dies ansprechen? Ein kurzes Beispiel aus Edwards Psychoanalyse:

Edwards dominante Beziehungsstrategie war es, »der einsame Wolf« zu sein. Im Laufe der Behandlung versuchte ich diese Strategie durch die Beschreibung seiner Form anzugehen, beispielsweise seines Sprachstils. So waren Edwards charakteristische Aussagen, wenn er den Alltag seiner Familie beschrieb, »Ich bin außen vor« oder »Ich bin ein Außenseiter«. Dann wies ich darauf hin: »Sie sagen, dass Sie ein Außenseiter sind. Indem Sie diese Art der Sprache verwenden, scheint es, als beschrieben Sie eine Tatsache. Als ob Sie daran nicht beteiligt sind.« Diese Interpretation der Form diente dazu, eine emotionale Dynamik in Edwards eingefrorene Sprache zu bringen. Die Metapher des »einsamen Wolfs« wurde in den therapeutischen Dialog eingebracht, um seine psychologische Position einzufangen. »Sie scheinen einen Mythos des ›einsamen Wolfs‹ kreiert zu haben. Auf diese Weise schützen Sie sich davor, Ihr Bedürfnis nach Ihren Kindern zu verspüren, ein Gefühl, das Sie verletzlich macht und Angst vor Ablehnung hervorruft.« Durch das Aufweisen der Isolation, welche sich sowohl in der Form als auch im Inhalt ausdrückte, wurde die »Entität« der Isolation in die Reflexion gebracht, wodurch Edward bewusst gemacht wurde, dass die Außenseiterposition *seine* Wahl war. Im Follow-up-Forschungsinterview – in dem er den Verlauf seiner Veränderung kommentierte – sagte er über seine familiären Beziehungen Folgendes: »Ich glaube, alles ist einfacher in Bezug auf die Kinder und die Familie und zu Hause und mit jedem. Ich sah mich selbst als der eine – der eine, der draußen stand und die anderen Familienmitglieder beobachtete. Mehr aus der Ferne. Auch anwesend, aber irgendwie die vier zusammen, und dann gibt es noch mich, irgendwie. Jetzt erachte ich mich selbst als viel wichtiger …«

Natürlich muss das Beschreiben oder *Aufzeigen* beispielsweise des Sprachstils mit Taktgefühl und Respekt erfolgen – unter genauer

Beobachtung der affektiven Qualität der therapeutischen Beziehung. (Kann der Patient diesen Kommentar verkraften und mich weiterhin als den gutmütigen Therapeuten erfahren?) Das ist selbstverständlich ein herausfordernder Prozess.

Abschließende Bemerkungen

In diesem Beitrag habe ich versucht, die Bedeutung dessen, sich auf Struktur und Form zu fokussieren, zu unterstreichen. Wie ich bereits am Anfang erwähnte, ist diese Perspektive keine neue. Ich möchte hervorheben, dass die norwegische »Schjelderup-Tradition«, die Betonung der Bedeutung des Charakters, ihren Ursprung in den Arbeiten des Deutschen Wilhelm Reich hat. 1971 hielt die norwegische Psychoanalytikerin Hjørdis Simonsen anlässlich des 50. Jubiläums des Berliner Psychoanalytischen Instituts einen Vortrag mit dem Titel »Das Verhalten als Selbstdarstellung einer Lebensgeschichte«. Das Thema war, wie wir Menschen verstehen. Nachdem sie der Freud'schen Interpretation volle Anerkennung gezollt hatte, wendete sie sich dem zu, was in dem Inhalt der Worte Ausdruck findet, dem Nonverbalen – ausgedrückt durch Charakter und durch die individuelle Art zu sein, dem Verhalten: Durch die Form und Körpersprache würden wir die direkteste und sinnlichste Einfühlung in die innere Welt der anderen Person erhalten. Simonsen schloss ihren Vortrag mit den folgenden Worten:

»Erlebnis wird Erfahrung.
Erfahrung ist Form.
Die Form trägt in sich selbst den Bericht ihrer Entstehung.«

Übersetzung: Rebecca Tovar

Literatur

Bowlby, J. (1973/1978). Attachment and loss. Vol. 2. London: Penguin.

Clyman, R. B. (1991). The procedural organisation of emotions: a contribution from cognitive science to the psychoanalytic theory of therapeutic action. Psychoanalytic perspectives. Journal of the American Psychoanalytic Association, 39, 349–382.

Crittenden, P. M. (1995). Attachment and psychopathology. In S. Goldberg, R. Muir, J. Kerr (eds.), Attachment theory. Social, developmental, and clinical perspectives (pp. 367–406). London: The Analytic Press.

Crittenden, P. M. (1997). Towards an integrative theory of trauma: a dynamic-maturation approach. In D. Cicchetti and S. Toth (Eds.), The Rochester Symposium on Developmental Psychopathology, Vol. 10: Risk, trauma and mental processes (pp. 34–84). Rochester: University of Rochester Press.

Crittenden, P. M. (1999–2001). Attachment in adulthood. Coding manual for the dynamic-maturational approach to the Adult Attachment Interview. Unpublished manuscript, Miami, FL, available from the author. (Published in Italian 1999).

Fonagy, P. (1999). Memory and therapeutic action. International Journal of Psychoanalysis, 80, 215–223.

Fonagy, P., Target, M. (1997). Attachment and reflective function: their role in self-organization. Development and Psychopathology, 9, 679–700.

Fonagy, P., Steele, M., Steele, H., Target, M. (1997). Reflective-Functioning Manual. Version 4.1. For application to Adult Attachment Interviews. London: University College London.

Grice, H. P. (1975). Logic and conversation. In P. Cole (Ed.), Syntax and semantics. Speech acts (pp. 41–58). New York: Academic Press.

Gullestad, S. E. (2003). The Adult Attachment Interview and psychoanalytic outcome studies. International Journal of Psychoanalysis, 84, 651–668.

Gullestad, S. E., Killingmo, B. (2005). Underteksten. Psykoanalytisk terapi i praksis. (The subtext. Psychoanalytic therapy in practice). Oslo: Universitetsforlaget.

Kandel, E. R. (1999). Biology and the future of psychoanalysis. A new intellectual framework for psychiatry revisited. American Journal of Psychiatry, 156, 505–524.

Killingmo, B. (1990). Beyond semantics: a clinical and theoretical study of isolation. International Journal of Psychoanalysis, 71, 113–126.

Killingmo, B. (1992). Issues in psychoanalytic research. Scandinavian Psychoanalytic Review, 15, 37–57.

Killingmo, B. (2007). Relational-oriented character analysis. A position in contemporary psychoanalysis. Scandinavian Psychoanalytic Review, 30, 76–83.

Leuzinger-Bohleber, M., Pfeifer, R. (2002). Remembering a depressive primary object: memory in the dialogue between psychoanalysis and cognitive science. International Journal of Psychoanalysis, 83, 3–33.

Main, M. (1991). Metacognitive knowledge, metacognitive monitoring and singular (coherent) vs. multiple (incoherent) model of attachment. Findings and directions for future research. In C. M. Parkes, J. Stevenson-Hinde, P. Marris (Eds.), Attachment across the life cycle (pp. 127–159). London: Routledge.

Reich, W. (1933/1970). Character-Analysis. New York: Farrar, Strauss & Giroux.

Ricoeur, P. (1965). De l'interprétation. Un essai sur Freud. Paris: Seuil.

Ricoeur, P. (1977). The question of proof in Freud's psychoanalytic writings. Journal of the American Psychoanalytic Association, 25, 835–871.

Sandler, J., Sandler, A.-M. (1994). Theoretical and technical comments on regression and anti-regression. International Journal of Psychoanalysis, 75, 431–444.

Schachter, D. L., Tulving, E. (1994). What are the memory systems of 1994? In D. L. Schachter, E. Tulving (Eds.), Memory Systems (pp. 1–38). Cambridge, MA: Bradford.

Schjelderup, H. (1936). Charakterveränderungen durch psychoanalytische Behandlung. Acta Psychiatrica et Nevrologica, 11, 631–650.

Schjelderup, H. (1941/1988). Nevrosene og den nevrotiske karakter. Oslo: Universitetsforlaget.

Schjelderup, H. (1956). Personality changing processes of psychoanalytic treatment. Acta Psychologica, 12, 47–64.

Simonsen, H. (1971). Das Verhalten als Selbstdarstellung einer Lebensgeschichte. Vortrag anlässlich der 50-Jahr-Gedenkfeier des Berliner Psychoanalytischen Instituts (Karl-Abraham-Institut). (Gedruckte Version in G. Maetze [Hg.]: Psychoanalyse in Berlin. 50-Jahr-Gedenkfeier des Berliner Psychoanalytischen Instituts [Karl-Abraham-Institut]. Meisenheim: Hain, 1971)

Stern, D. N. (1994). One way to build a clinically relevant baby. Infant Mental Health Journal, 15 (1), 9–25.

Thomä, H., Kächele, H. (1975). Problems of metascience and methodology in clinical psychoanalytic research. Annual of Psychoanalysis, 3, 49–119.

Varvin, S. (1999). The Oslo II study: A process-outcome study of psychoanalysis. In P. Fonagy (Ed.), An open door review of outcome studies in psychoanalysis. London: University College.

Westen, D., Gabbard, G. O. (2002). Developments in cognitive neuroscience: II. Implications for theories of transference. Journal of the American Psychoanalytic Association, 50, 99–134.

Die Autorinnen und Autoren

Massimo Ammaniti, M. D., Kinderpsychiater, Psychoanalytiker (IPA). Professor für Entwicklungspsychopatholgie an der Sapienza Universität in Rom, Italien.

Claudia Burkhardt-Mußmann, analytische Kinder- und Jugendlichenpsychotherapeutin in eigener Praxis, Supervisorin und Dozentin am Anna-Freud-Institut und an der Universität Frankfurt a. M., seit 2007 Konzeptualisierung und Umsetzung des Präventions- und Migrations-Projekts ERSTE SCHRITTE.

Annette Busse, M. A., wissenschaftliche Mitarbeiterin am Institut für Erziehungswissenschaft der Universität Kassel sowie im Projekt ERSTE SCHRITTE.

Robert N. Emde, M. D., em. Professor für Psychiatrie, University of Colorado, School of Medicine. Derzeit Consultant des Center for American Indian and Native Alaskan Health an der Colorado School of Public Health. Als Forscher der frühen Kindheit und Psychoanalytiker war er Mitglied des US-Kommitees zur Entwicklung der Leitlinien für Early Head Start. Ehemaliger Präsident der Society for Research in Child Development, Ehrenvorsitzender der World Association for Infant Mental Health und ebenso im Verwaltungsrat von Zero To Three: The National Center for Infants, Toddlers and Families.

Tamara Fischmann, PD Dr. rer. med., Dipl.-Psych., Psychoanalytikerin (DPV/IPA), wissenschaftliche Mitarbeiterin am Sigmund-Freud-Institut in Frankfurt a. M. mit Schwerpunkt Methodik und Empirie in der Psychoanalyse. Hauptforschungsinteresse: Traumforschung. Neben der wissenschaftlichen Arbeit klinische Tätigkeit in eigener Praxis.

Korinna Fritzemeyer, Dipl.-Psych., wissenschaftliche Mitarbeiterin am Institut für Erziehungswissenschaften der Universität Kassel und Projektkoordinatorin für ERSTE SCHRITTE in Berlin, in psychoanalytischer Ausbildung am Karl-Abraham-Institut (DPV/IPA).

Vittorio Gallese, Facharzt für Neurologie, Professor für Physiologie am Institut für Neurowissenschaften und Direktor der Doctoral School of Medicine, Universität Parma, Italien.

Stefanos Georgiadis, Ph. D., Wissenschaftler am Department für Angewandte Physik, University of Eastern Finland, Kuopio.

Andreas Gold, Professor für Pädagogische Psychologie an der Universität Frankfurt a. M. Stellvertretender wissenschaftlicher Leiter des LOEWE-Zentrums IDeA (Individual Development and Adaptive Education of Children at Risk). Forschungsinteressen im Bereich schulische Lehr- und Lernprozesse, Lernstörungen sowie Effektivität von Interventionsmaßnahmen.

Antoine Guedeney, Psychoanalytiker, Leiter der Kinder- und Jugendpsychiatrie am Bichat Claude Bernard APHP Universitätsklinikum (Hospital Bichat), Paris University, und der kinderpsychiatrischen Klinik des 18. Bezirks in Paris. Senior Member der Forschungsstelle INSERM U 669.

Siri Erika Gullestad, Dr. phil., Professorin für Klinische Psychologie des Instituts für Psychologie, Universität Oslo, Norwegen. Leiterin der Klinik für psychodynamische Psychotherapie. Lehr- und Supervisionsanalytikerin der IPA, eigene psychoanalytische Praxis. Ehemalige Vorsitzende der Norwegian Psychoanalytic Society sowie frühere Leiterin des Instituts für Psychologie in Oslo.

Lorena Hartmann, Dipl.-Psych., wissenschaftliche Mitarbeiterin am Sigmund-Freud-Institut in Frankfurt a. M., promoviert zum Thema »Mentalisierung und Bindung«, in Ausbildung zur Psychoanalytikerin (DPV/IPA).

Ulrike Hartmann, Dr. rer. nat., Dipl.-Psych., Leiterin der Koordinationsstelle des LOEWE-Zentrums IDeA (Individual Development and Adaptive Education of Children at Risk). Sie organisiert den wissenschaftlichen Austausch innerhalb des Zentrums sowie dessen Öffentlichkeitsarbeit. Dissertation zu Aspekten der sozial-kognitiven Entwicklung im Kindes- und Jugendalter, vor allem der Fähigkeit zur sozialen Perspektivenkoordination.

Marcus Hasselhorn, Professor für Psychologie und Geschäftsführender Direktor am Deutschen Institut für Internationale Pädagogische Forschung (DIPF). Wissenschaftlicher Leiter am LOEWE-Forschungszentrum IDeA (Individual Development and Adaptive Education of Children at Risk). Forschung hauptsächlich zu Lernstörungen, Arbeitsgedächtnis und den Voraussetzungen für schulischen Erfolg.

Pasi A. Karjalainen, Ph. D., Professor für Image Processing and Signal Analysis am Department für Angewandte Physik, University of Eastern Finland, Kuopio.

Katrin Luise Laezer, Dr. phil, Dipl.-Psych., Dipl.-Soz.wiss., wissenschaftliche Mitarbeiterin am Sigmund-Freud-Institut in Frankfurt a. M. und an der Universität Kassel mit den Forschungsschwerpunkten ADHS, Frühprävention und Bindungsforschung; Lehrbeauftragte an der Universität Innsbruck, in Ausbildung zur Psychoanalytikerin (DPV/IPA).

Hanne Lappi, M. D., war Wissenschaftliche Mitarbeiterin an der University of Eastern Finland, Kuopio, und arbeitet als Ärztin.

Judith Lebiger-Vogel, Dr. phil., Dipl.-Psych., wissenschaftliche Mitarbeiterin am Sigmund-Freud-Institut, Frankfurt a. M. und an der Universität Kassel, in psychoanalytischer Ausbildung (DPV/IPA). Forschungsschwerpunkte: Psychoanalyse und Gesellschaft, psychotherapeutische Nachwuchsforschung, Psychotherapieforschung, Identitätsentwicklung.

Johannes Lehtonen, M. D., Psychoanalytiker der Finnischen Psychoanalytischen Vereinigung, em. Professor für Psychiatrie, Institut für klinische Medizin/Psychiatrie und Department für Angewandte Physik, University of Eastern Finland, Kuopio; National Institute of Health and Welfare, Helsinki, Finland.

Marianne Leuzinger-Bohleber, Dr. phil. habil., Professorin für Psychoanalytische Psychologie an der Universität Kassel, Direktorin des Sigmund-Freud-Instituts in Frankfurt a. M., Psychoanalytikerin (DPV, SGP), Co Chair des International Research Boards der International Psychoanalytical Association, Lehranalytikerin in eigener Praxis.

Linda C. Mayes, M. D., Arnold-Gesell-Professorin für Kinderpsychiatrie, Pädiatrie und Psychologie am Yale Child Study Center sowie Sonderbeauftragte/-beraterin des Dekans, Yale School of Medicine. Mitglied des Direktoriums des Anna Freud Centre, London. Sie koordiniert die frühkindliche Förderung am Yale Child Study Center. Forschungen zu den Auswirkungen von Frühverwahrlosung und Mechanismen der Stressregulierung sowie zu den neuronalen Veränderungen und deren Folgen im Übergang vom Erwachsenleben in die Elternschaft.

Francesca Menozzi, Ph. D., Psychologin. Forschungen zum Übergang zur Elternschaft, Ko-Elternschaft sowie Eltern-Kind-Interaktionen in Zusammenarbeit mit dem Department of Dynamic and Clinical Psychology der Sapienza Universität in Rom, Italien.

Patrick Meurs, Professor an der University of Louvain/Leuven (KUL) sowie an der Highschool University of Brussels (HUB), Belgium. Forschungsfelder: Entwicklungspsychologie und Psychopathologie, entwicklungspsychologisch basierte Prävention und klinische Kompetenzen für die Beratung von Eltern und Kindern. Mitverantwortlich für die postgraduale Ausbildung in der psychoanalytischen Kinderpsychotherapie sowie in interkultureller Psychotherapie und Mediation. Ko-Autor des kultursensiblen Frühpräventionsprogramms FIRST STEPS für Familien mit Migrationshintergrund und ihre Kinder. Klinischer Psychologe und psychoanalytischer Psychotherapeut mit Praxis im ambulanten Therapiezentrum der Faculty of Psychology and Educational Sciences der KUL.

Verena Neubert, M. A., wissenschaftliche Mitarbeiterin am Sigmund-Freud-Institut in Frankfurt a. M. und Lehrbeauftragte am Fachbereich Humanwissenschaften der Universität Kassel.

Juha-Pekka Niskanen, Msc, Wissenschaftler am Department für Angewandte Physik, University of Eastern Finland, Kuopio.

Ari Pääkkönen, Ph. D., außerordentlicher Professor (Neurophysik), stellvertretender Leiter des Instituts für Klinische Neurophysiologie am Kuopio University Hospital.

Henri Parens, M. D., FACPsa., em. Professor für Psychiatrie am Jefferson Medical College sowie Lehr- und Supervisionsanalytiker für Kinder- und Jugendliche am Psychoanalytic Centre of Philadelphia. Herausgeber etlicher Bücher, u. a. »The development of aggression in early childhood«, »Aggression in our children: coping with it constructively«, »Parenting for emotional growth«.

Rolf Pfeifer, Dr. sc. techn., Professor für Informatik, Universität Zürich, Direktor des Labors für Künstliche Intelligenz, Co-Direktor »Swiss National Competence Center for Robotics«. Hauptforschungsthemen: Embodied Intelligence und biologisch inspirierte Robotik.

Sonja Reuße arbeitet als Koordinatorin am LOEWE-Zentrum IDeA (Individual Development and Adaptive Education of Children at Risk). Sie organisiert den wissenschaftlichen Austausch innerhalb des Zentrums sowie dessen Öffentlichkeitsarbeit.

Constanze Rickmeyer, Dipl.-Psych., wissenschaftliche Mitarbeiterin im Projekt ERSTE SCHRITTE am Sigmund-Freud-Institut in Frankfurt a. M.

Sandra Rusconi Serpa, Psychologin, Psychotherapeutin. Professorin an der University of Geneva, Faculty of Psychology and Education Sciences. Leiterin der Forschungseinheit des Service of Psychiatry of Children and Adolescents. Mitglied des Forschungsteams um B. Cramer and D. Stern, das die psychodynamische Eltern-Kind-Kurzzeit-Psychotherapie entwickelt hat. Forschungen zur Evaluation der Prozesse und Wirkungen in Eltern-Kind-Therapien, zur Analyse und Kodierung von Verhaltensbeobachtungen in Eltern-Kind-Interaktionen sowie zur Kodierung von elterlichen mentalen Repräsentationen.

Helena J. V. Rutherford, Ph. D., wissenschaftliche Mitarbeiterin am Yale Study Center. Forschungen zu den Veränderungen von Gehirn und Verhalten auf dem Weg zur Elternschaft. Neurowissenschaftliche Verhaltensstudien zur Erforschung, wie Mütter auf die kindlichen emotionalen Signale reagieren und wie sie ihre eigenen Emotionen im Kontext der kindlichen Signale regulieren.

Agneta Sandell, Psychologin, Psychoanalytikern für Erwachsene, Kinder und Jugendliche. Mitglied und Lehranalytikerin der Swedish Psychoanalytic Association sowie Mitglied der IPA. Ehemalige Vorsitzende der Swedish Psychoanalytic Society.

Daniel S. Schechter, M. D., Senior Lecturer für Psychiatrie an der University of Geneva, Faculty of Medicine, Leiter von Consult-Liaison Service und Parent-Child Research der Abteilung für Kinder- und Jugendpsychiatrie. Er ist außerplanmäßiger Professor für Psychiatrie in der Division of Developmental Neuroscience sowie an der Fakultät des Center for Psychoanalytic Training & Research an der Columbia University College of Physicians and Surgeons in New York.

Renata Tambelli, klinische Psychologin, Psychoanalytikerin (IPA), ordentliche Professorin und Direktorin des Department of Dynamic and Clinical Psychology an der Sapienza Universität in Rom, Italien.

Mika P. Tarvainen, Ph. D., Dozentin im Bereich Medical Signal Analysis and Physiological Modelling, Senior Researcher am Department für Angewandte Physik, University of Eastern Finland, Consultant am Department für Klinische Physiologie und Nuklearmedizin, Kuopio University Hospital.

Cristina Trentini, Ph. D., Psychologin, Forschung in Zusammenarbeit mit dem Department of Dynamic and Clinical Psychology der Sapienza Universität in Rom, Italien, zu psychodynamischen und neurobiologischen Zusammenhängen von Bindung, Empathie und Elternschaft.

Minna Valkonen-Korhonen, M. D., ist außerplanmäßige Professorin am Department für Psychiatry, University of Eastern Finland, Kuopio. Präsidentin der Finnish Psychiatric Association. Interessengebiete: Psychophysiologie, Psychoanalyse, psychoanalytische Psychotherapie.

Schriften des Sigmund-Freud-Instituts

Reihe 2: Psychoanalyse im interdisziplinären Dialog

Band 1: Ulrich Moser
Psychische Mikrowelten –
Neuere Aufsätze
Herausgegeben von Marianne Leuzinger-
Bohleber / Ilka von Zeppelin. 2005.
498 Seiten, mit 10 Abb. u. 2 Tab., kart.
ISBN 978-3-525-45165-6

Band 2: Gerlinde Gehrig /
Klaus Herding (Hg.)
Orte des Unheimlichen
Die Faszination verborgenen Grauens
in Literatur und bildender Kunst
2006. 300 Seiten, mit 70 Abb., kartoniert
ISBN 978-3-525-45176-2

Band 3: Rolf Haubl /
Marianne Leuzinger-Bohleber /
Micha Brumlik (Hg.)
Bindung, Trauma und soziale
Gewalt
Psychoanalyse, Sozial- und
Neurowissenschaften im Dialog
2006. 295 Seiten, mit 5 Abb. und 1 Tab.,
kartoniert
ISBN 978-3-525-45177-9

Band 4: Gerald Hüther /
Marianne Leuzinger-Bohleber / Y
vonne Brandl (Hg.)
ADHS – Frühprävention statt
Medikalisierung
Theorie, Forschung, Kontroversen
2. Auflage 2006. 306 Seiten, mit 14 Abb.
und 3 Tab., kartoniert
ISBN 978-3-525-45178-6

Band 5: Annegret Mahler-Bungers /
Ralf Zwiebel (Hg.)
Projektion und Wirklichkeit
Die unbewusste Botschaft des Films
2007. 235 Seiten, kartoniert
ISBN 978-3-525-45179-3

Band 6: Timo Hoyer (Hg.)
Vom Glück und glücklichen Leben
Sozial- und geisteswissenschaftliche
Zugänge
2007. 275 Seiten, mit 2 Abb. und 2 Tab.,
kartoniert. ISBN 978-3-525-45180-9

Band 7: Tilmann Habermas /
Rolf Haubl (Hg.)
Freud neu entdecken
Ausgewählte Lektüren
2008. 231 Seiten, kartoniert
ISBN 978-3-525-45167-0

Band 8: Stephan Hau
Unsichtbares sichtbar machen
Forschungsprobleme in der
Psychoanalyse
2. Auflage 2009. 326 Seiten, mit 13 Abb.
und 10 Tab., kartoniert
ISBN 978-3-525-45181-6

Band 9: Gisela Greve
Bilder deuten
Psychoanalytische Perspektiven auf
die Bildende Kunst
2009. 171 Seiten, mit 30 farb. Abb. und
6 s/w Abb., kartoniert
ISBN 978-3-525-45182-3

Vandenhoeck & Ruprecht

Schriften des Sigmund-Freud-Instituts

Reihe 2: Psychoanalyse im interdisziplinären Dialog

Band 10: Marianne Leuzinger-
Bohleber / Laura Viviana Strauss /
Klaus Röckerath (Hg.)
Verletztes Gehirn – Verletztes Ich
Treffpunkte zwischen Psychoanalyse
und Neurowissenschaften
Mit einem Vorwort von Mark Solms.
2009. 269 Seiten, mit 32 Abb. und 3
Tab., kartoniert
ISBN 978-3-525-45183-0

Band 11: Paul-Gerhard Klumbies /
Marianne Leuzinger-Bohleber (Hg.)
Religion und Fanatismus
Psychoanalytische und theologische
Zugänge
2010. 340 Seiten, mit 2 Abb. und 1 Tab.,
kartoniert
ISBN 978-3-525-45184-7
E-Book: ISBN 978-3-647-45184-8

Band 12: Gisela Greve
Leben in Bildern
Psychoanalytisch-biographische
Kunstinterpretationen
2010. 234 Seiten, mit 38 farb. und 15
s/w-Abb., kartoniert
ISBN 978-3-525-45185-4

Band 13: Rolf Haubl /
Katharina Liebsch (Hg.)
Mit Ritalin® leben
ADHS-Kindern eine Stimme geben
2010. 211 Seiten, mit 11 Abb., kartoniert
ISBN 978-3-525-45186-1
E-Book: ISBN 978-3-647-45186-2

Band 14: Ilka Lennertz
**Trauma und Bindung bei
Flüchtlingskindern**
Erfahrungsverarbeitung bosnischer
Flüchtlingskinder in Deutschland
2011. 439 Seiten, mit 16 Abb. und 5
Tab., kartoniert
ISBN 978-3-525-45126-7
E-Book: ISBN 978-3-647-45126-8

Band 15: Judith Vogel
»Gute Psychotherapie«
Verhaltenstherapie und Psychoanalyse
im soziokulturellen Kontext
2011. 484 Seiten, mit 13 Abb. und 37
Tab., kartoniert
ISBN 978-3-525-45187-8
E-Book: ISBN 978-3-647-45187-9

Band 16: Rolf Haubl /
Marianne Leuzinger-Bohleber (Hg.)
**Psychoanalyse: interdisziplinär
– international –
intergenerationell**
Zum 50-jährigen Bestehen des
Sigmund-Freud-Instituts
2011. 396 Seiten, mit 9 Abb. und 1 Tab.,
kartoniert
ISBN 978-3-525-45129-8
E-Book: ISBN 978-3-647-45129-9

Zu diesen Titeln und zu anderen aus
dem Sigmund-Freud-Institut finden Sie
ausführliche Texte und Leseproben auf
www.v-r.de

Vandenhoeck & Ruprecht